Annett Strauch

Steckbriefe homöopathischer Arzneimittel

Ergänzt durch lustige Geschichten zum leichteren Erfassen der Grundthemen homöopathischer Arzneimittel

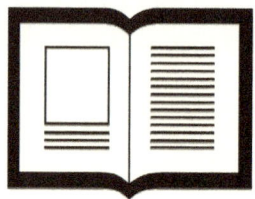 Bleib auf dem Laufenden und trage dich für meine Buchnews ein – du erhältst kostenlose Leseproben schon vor der Veröffentlichung und ab und an sogar ein Gratisexemplar – lass dich überraschen :-)

Webadresse der Anmeldeseite:

 http://seelenschoggi.ch/newsletter/

Impressum

© 2015 – Annett Strauch
E-Mail: buch@seelenschoggi.ch

Inhaltsverzeichnis

Apis mellifica	5
Aconitum napellus	19
Nux vomica	37
China	49
Dulcamara	58
Silicea	70
Arnica montana	89
Ignatia amara	108
Mercurius solubilis	133
Belladonna	166
Pulsatilla	195
Rhus toxicodendron	223
Ferrum	248
Chamomilla	271
Bryonia alba	297
Arsenicum album	321
Lycopodium	353
Staphisagria	385
Stramonium	420
Opium	442
Cina	466
Aurum	485
Cocculus	508
Sulfur	532
Stannum	577

Steckbriefe homöopathischer Arzneimittel

Ergänzt durch lustige Geschichten zum leichteren Erfassen der Grundthemen homöopathischer Arzneimittel

Grösstenteils zusammengestellt aus den alten Klassikern der Homöopathie findest du in diesem Buch umfassend beschrieben die Kernthemen zu folgenden homöopathischen Arzneimitteln:

Apis, Aconitum, Nux vomica, China, Dulcamara, Silicea, Arnica, Ignatia, Mercurius solubilis, Belladonna, Pulsatilla, Rhus toxicodendron, Ferrum, Chamomilla, Bryonia, Arsenicum, Lycopodium, Staphisagria, Stramonium, Opium, Cina, Aurum, Cocculus, Sulfur, Stannum.

Abgerundet werden die meisten Steckbriefe durch einprägsame Geschichten, in denen sich wichtige Leitsymptome des jeweiligen homöopathischen Arzneimittels lustig verpackt wiederfinden. Du wirst merken, wie leicht du allein schon durch das Lesen dieser Geschichten die Symptome behalten kannst - und genau darum geht es dabei.

Viele der Geschichten haben ein offenes Ende … du kannst sie also selbst fortsetzen und damit den Lerneffekt noch um ein Vielfaches steigern.

Ich wünsche dir jetzt beim Lesen der Geschichten genau so viel Spaß, wie ich ihn beim Schreiben hatte.

Ganz viel Freude wünscht Dir

Annett :-)

Apis

Bei diesem Mittel muss man unterscheiden zwischen Apisinum und Apis mellifica. Apisinum ist das Gift der Honigbiene (damit wurden auch die Prüfungen durchgeführt, welche in die Arzneimittellehren eingegangen sind) und Apis mellifica ist eine Verreibung der ganzen Honigbiene.

Welche Symptome macht es?

- brennende Schmerzen

- starke Schwellungen

- Gliederreissen

- wassersüchtige Schwellungen (bei Gewebsentzündungen - Rose, Nephritis, Wassersucht)

- Augenentzündungen

- Hämorrhoiden

- Nabelbruch bei Kindern

- vermindertes Durstgefühl

- behinderte Harnfunktion

- Schwellungen sind rosa bis rot, glänzend und glasig

- Schwellungen in Mund und Rachen sind rot, glänzend und gedunsen

Rechts/Links:

die meisten Symptome treten rechts auf, oder beginnen zumindest rechts

Gemüt:

- nervös, reizbar, man kann ihm nichts recht machen
- ziellose Aktivität, zapplig, unkonzentriert
- weinerliche Stimmung, hat Angst vor Vergiftungen
- Eifersucht
- erotische Manien, Obszönitäten
- kann sich beim Lesen nicht konzentrieren
- ist linkisch, lässt leicht Dinge fallen
- hat das Gefühl, als sei sein Gehirn sehr müde

Schlaf:

- sehr unruhig
- bei Gehirnkrankheiten, Stupor - eventuell durch lautes Aufschreien unterbrochen - plötzliches Auffahren während des Schlafes
- träumt sorgenvoll und von schwerer Arbeit

Modalitäten:

Verschlimmerung:

- Schmerzen werden durch die leichteste Berührung verschlimmert
- Wärme, besonders in geschlossenen Räumen wird nicht gut vertragen
- Druck und feste, enge Kleidung verschlimmern die Beschwerden

Verbesserung:

- das Brennen wird durch Kälteanwendung gelindert

- frische Luft verbessert

Vorlieben/Abneigungen:

- Verlangen nach Milch

Art der Ausscheidungen:

- sehr heisser Tränenfluss
- Schweiss wechselt mit trockener Hitze ab - dieser Wechsel ist bei keinem anderen Mittel so stark, wie bei Apis.
- spärlicher und stark gefärbter Urin.
- gleichzeitiges Lassen von Urin und Stuhlgang.

Regel:

- unterdrückte Regel - geht mit Kopfsymptomen einher, besonders bei jungen Mädchen
- bei der Regel Schwäche und stechender Schmerz
- starke Schmerzen in der Eierstockgegend

Art der Schmerzen:

- Stechend, brennend, prickelnd, heftig, feurig - wie ein Bienenstich
- schon die leichteste Berührung verstärkt die Schmerzen

Körperregionen:

- Augen (eitrige Entzündungen, Gerstenkörner), Augenlider, Ohren, Gesicht, Lippen, Zunge, Hals, After (scheint offen zu sein), Hoden

Bezug auf Organe:

- Eierstöcke (auch bei Krebs der Eierstöcke - in Verbindung mit stechenden, brennenden Schmerzen), Eierstockentzündungen und -zysten (besonders rechts)
- Blase - Blasenentzündung, besonders wenn beim Wasserlassen die letzten Tropfen brennen.
- Haut - akute Exantheme
- Gehirn und Hirnhäute (besonders wenn diese Erkrankungen durch Unterdrückung von Hautkrankheiten verursacht wurden)

Leitsymptome:

- brennende, stechende, heftige, feurige Schmerzen
- Stechen in den Gehirnhäuten
- Stechen in den Schleimhäuten
- stechende Schmerzen im Hals
- stechende Schmerzen bei Hämorrhoiden
- bei den stechenden Schmerzen ist fast immer gleichzeitig ein Brennen vorhanden
- ödematöse, wassersüchtige Zustände der Gewebe - Entzündungen
- Anschwellungen entstehen sehr schnell und können in fast jedem Körperteil auftreten
- fast völliger Mangel an Durst

- berührungsempfindlich am ganzen Körper - besonders in der Bauch- und Unterleibsgegend

- die Haare tun weh

- der Patient hat die Empfindung, als ob jeder Atemzug sein letzter sein könnte

Notfallsituationen:

- wenn sich bei Gehirnentzündungen ein gellendes, durchdringendes Aufschreien einstellt, ist Apis das Mittel der Wahl

- Diphtherie, wenn der Rachen stark ödematös angeschwollen ist und durch Verschluss das Rachens und Kehlkopfes Erstickung droht - in diesem Fall können die typischen Schmerzen vorhanden sein, müssen aber nicht, es kann aufgrund des fortgeschrittenen Stadiums auch ein absolut schmerzloser Zustand vorliegen

- Scharlach, wenn der Ausschlag zurückgeht und darauf schwere Gehirnerkrankungen folgen

- plötzlich auftretende, allergische Reaktionen - anaphylaktischer Schock

Geschichte zu Apis

Der Ausflug

Samuel Hahnemann sass an seinem Schreibtisch – es war mitten in der Nacht – und er brütete über einer schwierigen Übersetzung, wie er es so oft nachts tat. Plötzlich hörte er ein undeutliches Summen oder Brummen. Dieses Geräusch kam näher und näher, es kam ihm fast so laut vor, wie der Propeller eines Helikopters.

Er drehte sich um – und wollte seinen Augen nicht trauen – vor der Zimmertür machte sich eine Riesenbiene zur Landung bereit. Mit ihrem Kopf öffnete sie vorsichtig die Tür, flog ganz sanft auf ihn zu, setzte sich neben ihn und lächelte ihn freundlich an.

Hahnemann rieb sich die Augen, hielt sie zu und dachte, dass seine Sinne ihm hier einen Streich spielten. Er zählte langsam bis drei und öffnete die Augen wieder – NEIN – wirklich ... diese Riesenbiene sass immer noch neben ihm, zum Greifen nahe.

> *„Nun entspann Dich erst einmal lieber Samuel, ich bin Klara und möchte dich auf einen Ausflug einladen."*

Hahnemann dachte bei sich:

> *„Was soll's, nun ist sie schon einmal hier, da kann ich auch mitfliegen, vielleicht träume ich ja auch nur."*

Wie es auch immer gewesen sein mag —— der Ausflug begann.

> *„Steig auf meinen Rücken und halt dich gut fest, wir fliegen gleich los."*

So hoben sie ab, flogen durch das Fenster in die dunkle Nacht und die Riesenbiene Klara begann ganz leise zu erzählen:

> *„Wir Bienen leben schon seit Beginn unseres Daseins, seit 50 Millionen Jahren, in einer staatlichen Ordnung, schon viel eher als Eure Urahnen lebten wir so.*
>
> *Unsere Bienenkönigin ist nie alleine. Sie will immer von ihren Hofdamen umgeben sein und gefüttert werden. Wenn sie zur Hochzeitsreise ausfliegt,*

dauert es nicht lange und sie ist sofort Ziel und Mittelpunkt einer sexuell rasenden und tobenden Männergesellschaft. Am Ende dieser Reise wird sie Mutter eines riesigen Bienenvolkes, wird gepflegt und gehegt von ihren Dienerinnen und gefüttert von ihren Arbeitsbienen. Sie selbst ist eigentlich eine riesige, schwer bewegliche und plumpe Gebärmaschine mit unendlich vielen Samenfäden in ihrem Körper. Mit diesen jedoch kann sie auf eine geheimnisvolle Art und Weise auf ihr Volk einwirken.

Sie sondert Pheromone ab, welche auf das Geschlechtsleben der weiblichen Arbeitsbienen einen degenerierenden Einfluss haben, wodurch sich deren weiblicher Geschlechtstrieb in einen unermüdlichen Bau- und Schaffenstrieb wandelt.

Jede Biene ist Teil eines grossen sozialen Organismus, sie kann nicht als Einzelwesen überleben.

Jedes Mal, wenn ein Mensch in unsere Ordnung eindringt und uns unserer Waben beraubt, ist dies für unser Volk wie eine riesige Naturkatastrophe. Jetzt kämpft unser Volk darum, die gestörte Ordnung wieder herzustellen, wobei viele einzelne Bienen ihr Leben lassen müssen. Immer wieder nehmen wir dieses Schicksal geradezu stoisch und gelassen hin und bauen unsere Ordnung mit unserem äusserst starken Erneuerungswillen wieder von neuem auf."

So flogen sie noch eine Weile weiter und die Morgendämmerung zog langsam herauf. Hahnemann dachte still über das eben Gehörte nach und gewann Ehrfurcht vor diesen kleinen, so gut organisierten und willensstarken Wesen.

„Siehst du da hinten diesen schönen kleinen See? Dort wollen wir landen und den schönen neuen Tag begrüssen."

Klara flog jetzt langsamer, immer tiefer und setzte sanft zur Landung an. An einem wunderschönen Badestrand beobachteten sie den traumhaften Sonnenaufgang. Er kündete einen schönen, heissen Sommertag an. Die beiden genossen noch eine Weile die Ruhe und nickten dabei sogar leicht ein.

Langsam trafen auch die ersten Badegäste ein. In der heissen Sonne liess sich eine Frau ein Kirscheis schmecken.

Doch plötzlich gab es einen riesigen Tumult.

Angelockt durch den süssen Kirscheisduft summte nämlich eine Biene um den Kopf der Frau herum. Die Dame war sehr ängstlich und schlug wie wild mit den Händen um sich, wodurch sich die Biene natürlich bedrängt fühlte und sich durch einen Stich wehrte.

Die Frau schrie vor Schmerz laut auf und Samuel wollte sofort aufspringen, um ihr zu helfen. Klara hielt ihn jedoch zurück und sagte:

> *„Schau Dir erst alles in Ruhe an, Du träumst diese Geschichte ja nur und der Frau wird nichts passieren, Du kannst ihr danach gleich wirksam helfen, das verspreche ich Dir."*

Mit einem etwas unguten Gefühl im Bauch blieb er also sitzen und vertraute Klara. Er beobachtete genau, was mit der Dame geschah und das war folgendes:

Die Stelle des Bienenstichs schwoll sehr schnell stark an, war rot, glänzend und glasig. Die Dame klagte über heftige, prickelnde, stechende und wie Feuer brennende Schmerzen. Sie konnte die Stelle nicht berühren vor Schmerz. Ihr Mann wollte helfen und bot ihr ein Glas Wasser an, doch sie hatte überhaupt gar keinen Durst.

Plötzlich wurde alles schlimmer, Wassereinlagerungen, ein Hautausschlag und Jucken traten ganz schnell überall auf – der ganze Körper schien entzündet und die Haut schien bis zum Platzen gespannt.

Da nun auch ihr Hals stark anschwoll – das Zäpfchen im Rachen sah aus wie ein gefüllter Sack – dachte sie bei sich, dass nun jeder Atemzug ihr letzter sein könne.

Nun konnte Hahnemann nicht mehr an sich halten und begann, Klara Vorwürfe zu machen. Die blieb jedoch ganz ruhig, griff in die Tasche und gab ihm ihre Arznei.

Sie hatte sie selbst hergestellt, darin waren Teile ihres ganzen Körpers und ihres Giftes zusammen verrieben und schön gleichmässig auf kleine Zuckerkügelchen verteilt. Sie sagte:

> *„Schnell, geh zu der Frau und gib ihr davon ein bis zwei Kügelchen auf ihre Zunge und wiederhole es nach einigen Minuten nochmals."*

Samuel staunte sehr, als es der Frau nach dieser Arzneigabe in kürzester Zeit besser ging. Die Schwellungen am ganzen Körper und im Mund liessen zuerst nach.

Sie konnte wieder besser atmen und fühlte sich insgesamt wesentlich besser. Danach liessen auch die anderen Beschwerden nach und die feurigen Schmerzen waren fast ganz verschwunden.

„Zeit zum Abflug, komm steig auf, wir wollen weiter fliegen."

Während sie nun wieder flogen dachte Samuel an die eben erlebte Szene. Es ist unglaublich! Mit der Arznei von Klara habe ich dieser Frau so schnell und sicher helfen können. Das beeindruckt mich stark. Dieses Krankheitsbild wird für immer in meinem Gedächtnis bleiben.

Schon nach kurzer Flugzeit sahen sie von oben einen wunderschönen, prachtvoll blühenden Garten mit unzähligen duftenden Blüten. Hiervon fühlte sich Klara wie magisch angezogen und setzte zur Landung an. So kam es, dass sie sich im Garten von Familie Kirsch niederliessen.

Frau Kirsch hatte heute gleich drei Kuchen gebacken, stellte zwei verschiedene Sorten Kaffee und Tee, eine Kanne Kakao und eine Kanne Milch bereit und hatte den grossen Tisch liebevoll gedeckt. An nichts sollte es Ihrem Liebsten fehlen. Dabei hatte sie noch nicht einmal mit Besuch gerechnet, aber freute sich jetzt natürlich umso mehr, dass von allem reichlich da war.

„Mit meiner guten Organisation kann halt gar nichts schief gehen"

dachte sie freudig.

So setzten sich alle an den reich gedeckten Tisch und liessen es sich schmecken. Ja sogar das Baby in Frau Kirschs Bauch schien vor Freude Purzelbäume zu schlagen. Doch plötzlich rief sie:

„Schatz, mein Bauch, da stimmt etwas nicht. Alles zieht sich zusammen und verkrampft sich, unser Baby soll doch erst ein dreieinhalb Monaten kommen."

Klara beobachtete die Szene und rief:

„Schnell Samuel, gib der Frau von meiner Arznei."

Hahnemann wunderte sich ein wenig, vertraute der Biene aber inzwischen sehr und so gab er Frau Kirsch von dieser Arznei.

Augenblicklich liessen die starken Krämpfe und Kontraktionen des Uterus nach und traten auch bis zum Ende der Schwangerschaft nicht wieder auf. Frau Kirsch war sehr glücklich und brachte nur ganz kurze Zeit vor dem errechneten Geburtstermin ein kräftiges kleines Mädchen zur Welt. Sie wurde auf den Namen Apisina getauft.

Als Frau Kirsch zur Nachuntersuchung bei ihrem Frauenarzt erschien, staunte dieser nicht schlecht, denn die Eierstockzysten, die Frau Kirsch solange mit sich trug, waren plötzlich vollständig verschwunden. Wie ist das möglich?

Doch was ist nur inzwischen mit Herrn Kirsch passiert? Furchtbar nervös und reizbar ist er geworden, nichts kann man ihm mehr recht machen.

Scheinbar ziellos läuft er von einer Ecke zur anderen, zappelt herum und kann noch nicht mal mehr ein Buch lesen, weil er sich dabei absolut nicht konzentrieren kann. Er hat das Gefühl, sein Gehirn sei schrecklich müde.

Seine Frau bat ihn:

> *„Deckst du bitte den Tisch, Schatz? Ich muss mich noch um Apisina kümmern. Sie schreit schon wieder nach ihrer Milch und kann, wie immer, gar nicht genug davon kriegen."*

So begann Herr Kirsch den Tisch zu decken. Als er die Kaffeekanne auf den Tisch stellte, hob er den Deckel und roch ganz argwöhnisch am Kaffee – in letzter Zeit überfiel ihn immer öfter die Angst, man wolle ihn vergiften.

Seine Frau hat sich ja vor Kurzem auch schon so lange mit diesem blonden Mann unterhalten – wer weiss, was da läuft – vielleicht wollen ihn die Beiden ja loswerden?!

Je länger er darüber nachdachte, desto schlimmer wurden diese Gedanken und er kam – wie schon so oft in letzter Zeit – in eine weinerliche Stimmung. Zu allem Überfluss fällt ihm nun auch noch die Kaffeekanne um – natürlich direkt auf den Kuchen – und zu allem Überfluss fällt auch noch ein Teller zu Boden und zerbricht.

Klara sagte:

> *„Samuel, bitte gib ihm von meiner Arznei, löse fünf Kügelchen davon in einem Glas Wasser auf und lasse ihn davon vier Tage lang, zweimal einen kleinen Schluck, trinken"*

In Ordnung, dachte sich Hahnemann, sie weiss ja scheinbar ganz genau, was sie tut. So erhielt nun auch Herr Kirsch diese Arznei.

Und – was soll ich sagen – sein Gemütszustand begann sich langsam wieder in Richtung „normal" zu verändern – eine tolle Arznei, nicht wahr?

Endlich konnte Herr Kirsch auch wieder ruhig und fest schlafen und träumte nicht mehr jede Nacht von allen möglichen Sorgen und schwerer Arbeit. Er wunderte sich auch sehr, dass seine Hämorrhoiden ihm nun nahezu gar keine Beschwerden mehr machten.

Samuel und Klara fühlten sich bei den Kirschs sichtlich wohl und beschlossen, sich hier noch eine Weile niederzulassen. Sie wollten auch gerne sehen, wie sich Apisina weiter entwickelte – sie hatte nämlich einige auffallende Merkmale.

Manchmal liefen der Kleinen ganz heisse Tränen aus den Augen. Immer möchte sie alle Fenster geöffnet haben, egal ob Sommer oder Winter und wenn die Mama mal kurz nicht hinschaut, liebt sie es ganz besonders, ihren heissen und manchmal glühenden Körper im kalten Schnee zu wälzen.

Frau Kirsch wunderte sich sehr über diese komischen Dinge und machte sich Sorgen, Apisina könne sich erkälten. Nach wie vor hat sie immer noch ein starkes Verlangen nach Milch.

Klara sagte leise:

> *„Siehst du Samuel, diese Eigenarten der kleinen Apisina weisen dich darauf hin, dass auch bei ihr meine Arznei bald einmal gefragt sein könne."*

Und genau so sollte es kommen.

Apisina wurde krank. Scharlach – diagnostizierte der Arzt. Es schien sich jedoch sehr plötzlich eine Besserung einzustellen. Auffallend schnell ging der Scharlachausschlag zurück und die Eltern freuten sich, dass es nun bald vorüber wäre.

Auf einmal aber verschlimmerte sich der Zustand von Apisina dramatisch. Dem Scharlach folgte eine Gehirnentzündung!

Furchtbar gellend und durchdringend schrie Apisina in der Nacht und auch manchmal am Tage. Schon die kleinste Bewegung verschlimmerte ihren Zustand und enge Kleidung konnte sie jetzt gar nicht mehr vertragen. Sogar die Haare taten ihr sehr weh. Schweissausbrüche und trockene Hitze wechselten sich laufend ab. Klara rief:

„Samuel, nun aber schnell – gib ihr meine Arznei!"

Gesagt, getan. Hahnemann löste fünf Kügelchen der Arznei in Wasser auf und gab sie Apisina schluckweise im Abstand von einigen Minuten ein, bis sich ihr Zustand verbesserte. Danach gab er das Mittel nur noch in grösseren Abständen und nur dann, wenn es ausgewirkt hatte und sich der Zustand wieder zu verschlimmern schien.

Apisina war bald wieder genesen und fühlte sich gut.

Apisinas Tante, Claudia, hatte von der Erkrankung ihrer Nichte erfahren und machte sich auf den Weg, sie zu besuchen. Sie freute sich sehr, dass es der Kleinen schon wieder so gut ging.

Aber was war denn mit Claudia selbst los?

Vor einiger Zeit hatte sie ihren geliebten Mann verloren.

Die beiden führten eine sehr glückliche und sexuell aktive Ehe. Claudias sexuelles Verlangen war wirklich ziemlich ausgeprägt und hatte durch den Tod ihres Mannes sein Ventil verloren.

Als Ausgleich dazu stürzte sie sich regelrecht in alle möglichen Aufgaben und hatte einen enormen Schaffenstrieb entwickelt. Allerdings reichte dies nicht aus und sie schien innerlich zu brodeln – wie ein Vulkan vor dem Ausbruch. Diese emotionalen Anspannungen kamen immer wieder einmal zum Ausbruch, sie schrie ihre Gedanken heraus und zerbrach vor lauter Zorn Gegenstände.

Jedoch bereut sie diese Entgleisungen immer sehr schnell und bemüht sich, sich zurückzuhalten ... bis ... es zum nächsten Ausbruch kommt.

Du kannst dir sicher denken, was Klara jetzt zu Samuel sagt? Richtig! Und auch hier funktionierte die Arznei der Biene.

Doch gehen wir in der Zeit einige Jahre weiter!

Inzwischen ist Apisina 15 Jahre alt und man könnte sie als albernen und schwärmerisch veranlagten Teenager bezeichnen.

Dass sie ihre eigene Geschlechtlichkeit noch nicht auslebt und noch keine wirkliche Beziehung dazu hat, zeigt sich jetzt deutlich in ihren Träumen. Manchmal träumt sie, sie sei ein Junge und manchmal träumt sie, sie sei schon eine erwachsene Frau.

Frau Kirsch aber (sie war ja, als Apisina geboren wurde schon fast 40), befand sich nun schon kurz vor ihrer Menopause. Sie ist eine äusserst lebhafte, sehr sympathische und gut aussehende Frau mit einer ausgesprochen guten Figur. Sie ist immer elegant und ordentlich gekleidet, sehr sauber und auch sorgfältig frisiert. Sie scheint dabei jedoch etwas unruhig und manchmal auch theatralisch, exaltiert.

Ständig bewegt sie ihre Hände, und wenn es diese nicht sind, ist es die Schulter, der Kopf oder ein anderer Körperteil. Nach wie vor ist sie immer noch sehr fleissig, ist jedoch auch manchmal schon nach leichter Arbeit ziemlich schnell erschöpft.

Um alles und jeden macht sie sich Sorgen —— und manchmal muss sie sogar weinen.

Nie genug kriegen kann sie jedoch von der Liebe, sie hat ein ausgeprägtes Triebleben. Noch dazu ist sie sehr eifersüchtig auf Ihren Mann, der sich ihrer Meinung nach viel zu stark mit seinem Beruf identifiziert.

Am liebsten würde sie ihm diese Arbeit wegnehmen – einen geradezu tierischen Spass macht es ihr dann, ein besonders wichtiges und wertvolles Buch ihres Mannes zu zerstören und wegzuwerfen. Als sie dies nun wieder einmal tat, sagte Klara:

> *„Hier müssen wir eingreifen Samuel.*
>
> *Gib ihr von meiner Arznei, jedoch in grossen Abständen, bis sich ihr Gemüt wieder beruhigt.“*

So tat es Hahnemann und sorgte dadurch dafür, dass die Familie wieder glücklicher zusammenlebte.

Als Dank für die grossartige Hilfe, die unsere Biene Klara Familie Kirsch geleistet hat, wurde der schöne blühende Garten jetzt noch blühender gemacht und unendlich viele Blumen als Nahrungsgrundlage für die Bienen gepflanzt.

Aconitum napellus

Der blaue Sturm- oder Eisenhut. Diese Pflanze wird im Volksmund auch Nonnenhaube, Mönchskappe, Ziegentot oder Totenblume genannt. In Kriegszeiten wurde sie auch als Pfeilgift eingesetzt. Ihr natürlicher Standort sind Hoch- und Mittelgebirge. Den Namen Sturm- oder Eisenhut erhielt sie, da ihre Blüten von der Seite betrachtet wie der Eisenhelm eines Ritters aussieht. Der Eisenhut zählt zu den giftigsten Substanzen, da er als Bestandteil das Aconitin (eines der stärksten Pflanzengifte) enthält.

Die homöopathische Arznei wird aus der ganzen Pflanze (inklusive Wurzel) hergestellt.

Grundsätzliche Themen der Arznei sind: **plötzlich, heftig, panisch, intensiv, stürmisch, Schock, Tod.**

Ein weiteres zentrales Thema ist die übermässige Erregbarkeit des Nerven- und Gefässsystems. Bei Aconitum ist der auslösende Faktor von überragender Bedeutung. Hier: Einwirkung von kaltem, trockenem Wind oder plötzlichem Schreck!

So stürmisch wie der Beginn aller Beschwerden ist, so plötzlich ist auch das Ende der Beschwerden.

Dieses Mittel muss immer dann zuerst gegeben - und allen anderen Mitteln vorgezogen werden, wenn Erkältungsfieber vorhanden ist. Sobald jedoch Schweiss eintritt, ist es nicht mehr angezeigt.

Aconitum ist ein wichtiges Mittel nach einem akuten, heftigen Schreck und hilft nach Situationen, in denen man den Tod vor Augen hatte - zum Beispiel nach einem schweren Unfall. Auch wenn dieses Ereignis schon vor mehreren Tagen, Wochen oder gar Monaten stattgefunden hat, kann Aconitum hier noch sehr hilfreich sein.

Auch bei chronischen Phobien und Angstzuständen kann Aconitum sehr hilfreich sein.

Welche Symptome macht es?

- Unruhe, Angst, Herzklopfen, Aufregung

- plötzliche Kopfschmerzen, ausgelöst durch kalten Wind oder heftigen Schreck

- heftiges Gliederreissen, welches mit einem Zerschlagenheitsgefühl des ganzen Körpers einhergeht

- Rötung und starke Schmerzen der Augen, ausgelöst durch Kälte oder kalten Wind

- trockenes und heisses Gefühl in den Augen, als ob Sand darin wäre

- geschwollene harte und rote Augenlider (Abneigung gegen Licht)

- plötzlich auftretende und heftige Ohrenschmerzen, ausgelöst durch Kälte oder kalten Wind (Gefühl, wie Wasser in den Ohren)

- Schmerzen an der Nasenwurzel

- überempfindlicher Geruch

- verstopfte Nase, trockene Schleimhaut

- trockener Mund

- Steifigkeit der Glieder

- Gicht mit fieberhaften Zuständen

- rheumatische und nervöse Zahnschmerzen, welche mit Unruhe und Angst einhergehen

- Schwindel und Ohnmachtsanfälle

- ängstliche Erstickungsanfälle

- Asthma

- kurzer, trockener oder hohler und heiserer Husten, besonders bei Kindern

- Erbrechen, Magendrücken

- Verstopfung

- Durchfall: wässrige oder auch weisse Stuhlentleerungen

- ängstlicher Harndrang

- brauner, dunkler, feuriger und seltener Harn

- Fehlgeburt mit Fieber

- Nervenfieber mit trockener Haut und brennender Hitze

- brennend heisse Geschwulst an verletzten Teilen

- Wechselfieber mit vorherrschender trockener Hitze und Durst

- plötzliches Fieber, beginnt mit Frösteln und steigt dann schnell an

- Kältewellen ziehen beim Fieber durch den Körper, Durst und Unruhe sind immer vorhanden

- Fieber geht mit Angstgefühlen einher!

- Hering beschreibt das Aconitum Fieber sehr passend so: "Hitze mit Durst, harter, voller, frequenter Puls; ängstliche, nicht zu beruhigende Ungeduld, ausser sich, wirft sich in Todesangst hin und her."

- plötzlich auftretender (oft um Mitternacht - aus dem Schlaf heraus) trockener und heiserer Husten (auch Pseudokrupp)

- Brennen im Blasenhals und der Harnröhre

- gehemmter Urinfluss, auch blutig (Angst zu Beginn des Harnens)

- Harnverhaltung - geht mit Schreien und Unruhe einher (Nierengebiet empfindlich)

- Taubheit und Vibrieren in den Extremitäten

- eisige Kälte und Unempfindlichkeit von Händen und Füssen

Aconitum zählt zur Trias der grossen Schmerzmittel (die weiteren: Chamomilla und Coffea).

Aconitum Schmerzen sind äusserst intensiv und unerträglich - sie werden schlimmer gegen Abend und nachts. Oft treten zusätzlich zu den Schmerzen - oder auch abwechselnd damit - Taubheitsgefühl, Kribbeln oder Ameisenlaufen auf (die Schmerzen sind jedoch vorherrschend).

Der Patient verträgt es nicht, berührt zu werden und möchte nicht unbedeckt sein.

Uhrzeiten:

Abend, Mitternacht, Nacht - nach Mitternacht

vor Mitternacht bis 4:00 Uhr morgens

viele Symptome verschlimmern sich in der Dämmerungszeit

Rechts/Links:

Aconitum wirkt meistens links

Gemüt:

- ängstliche Unruhe des Gemüts - bis zur Geistesverwirrung gesteigert
- Ausersichsein
- grosse Befürchtungen
- Panikzustände
- grosse Todesangst
- heftige seelische Erschütterungen
- Gefühl, sterben zu müssen oder den Tod hautnah zu erleben - sagt seinen Todestag voraus
- unbeständige Stimmung, Reizbarkeit
- jede noch so geringe Beschwerde wird von grosser Angst und Sorge begleitet
- inneres, beklommenes Gefühl

- plötzlich auftretende Angstanfälle werden von absolut symptomfreien Phasen abgewechselt - bis es wieder zu einem Angstausbruch kommt

- auch in symptomfreien Phasen besteht die unterschwellige Angst vor dem Tod, jedoch sagen die Patienten hier nicht direkt ihren Todestag voraus, sondern nur dass sie bald sterben werden —— oft verfassen Sie Ihr Testament und verabschieden sich innerlich langsam vom Leben

- Angst in Menschenmengen

- Angst auf grossen, leeren Plätzen

- denkt, seine Gedanken kämen aus dem Magen oder bestimmte Teile des Körpers seien unnatürlich dick

- hat das Gefühl, dass er das, was er gerade getan hat, im Traum gemacht habe

- Gefühl auf dem Scheitel, als ob ein Haar ausgezogen würde oder hoch stände

Hinweise zur Persönlichkeit

Aconitum Patienten haben das Verlangen, immer und überall die Ersten zu sein. Wenn nun dieses Verlangen nach Erfolg unterdrückt wird, oder der Patient versucht, es zu unterdrücken, folgt oft darauf ein grosstuerisches und prahlendes Gehabe.

Ein Aconitum Patient wirkt vollblütig, kräftig, robust, abgehärtet, fröhlich und vital. Er hat einen lebhaften Geist und einen athletischen Körperbau. Er ist meist extrovertiert und redet sehr gerne. Jedoch ist er auch leicht erregbar, furchtsam und ängstlich. Oft hat er Angst, aus dem Haus zu gehen. Besonders in der Dunkelheit entstehen viele Angstgefühle.

Aconitum Patienten sind oft sehr empfindlich bei Wetterwechsel. Sie erschrecken leicht, sind ängstlich ruhelos und wechseln oft ihre Lage. Mit Schmerzen können sie überhaupt nicht umgehen.

Aconitum Patienten sind sehr mitfühlend aber mögen selbst keinen Trost!

Die andere Seite von Aconitum:

Der Aconitum Patient kann auch sehr traurig, apathisch und allem gegenüber gleichgültig sein. Er wimmert dann erbärmlich, weint brüllend und heult ohne irgend einen erkennbaren Grund.

Eine solche Phase tritt oft nach einer langen Periode sehr schwerer Angstanfälle auf - dies ist dann die Reaktion des Aconitum Patienten auf diese panische Angst - da er es nicht mehr ertragen kann, verfällt er in eine emotionale Gleichgültigkeit, welche bis hinzu Selbstmordgedanken oder gar zum Selbstmord führen kann.

Nash zählt Aconitum zur Trias der Unruhemittel (die anderen beiden: Arsenicum und Rhus toxicodendron).

Schlaf:

- Schlaflosigkeit wegen Ängstlichkeit
- ängstliche Träume
- Irrereden im Schlaf
- Erwachen ein bis zwei Stunden nach dem Einschlafen mit heftigem Schreck
- Schlaflosigkeit älterer Menschen
- kann nicht einschlafen, da Gedanken unaufhörlich arbeiten

Modalitäten:

Verschlimmerung:

- Kälte, trockene und kalte Luft, Ost- oder Nordostwind, im Winter, Zugluft

- rheumatisch, entzündliche sowie Brust- und Fiebersymptome verschlimmern sich abends und nachts, beim Aufrichten, Tiefatmen, Liegen auf der schmerzhaften Seite sowie bei Bewegungen im Freien

- in der Dämmerungszeit

- Berührung

- Zudecken und Wärme (kleine Kinder strampeln die Decke weg)

- Sonneneinwirkung

- Musik

- Tabakrauch

Verbesserung:

- Ruhe und Wärme (Achtung: die nervösen Symptome verhalten sich genau umgekehrt!)

- frische Luft

- durch Auftreten des Schweisses (meist reichlich und heiss)

Vorlieben/Abneigungen:

Verlangen:

nach kalten Getränken, Saurem, Bier, nach Gesellschaft

Abneigung:

gegen Kaffee, Wein, geistige Anstrengungen

Art der Ausscheidungen:

Nase:

- keiner oder nur ganz wenig wässriger Schleim

Magen:

-   Erbrechen geht mit Angst, Hitze, Schweiss und vermehrtem Harn-
    abgang einher

Stuhl:

-   grün, wie gehackte Kräuter oder Spinat

-   weisser Stuhl - roter Urin

-   blutende Hämorrhoiden

-   wässriger Durchfall bei Kindern (diese weinen und klagen viel,
    sind unruhig und schlaflos)

Urin:

-   rot, heiss, schmerzhaft und spärlich - bei Neuralgien auch gestei-
    gerter Harnabgang

Regel:

-   Ausbleiben der Regel nach Schreck und Kälte

-   Erregung beim Auftreten der Regel

-   Nasenbluten während der Regel

Art der Schmerzen:

-   berstend, brennend (wie heisser Draht), pulsierend, rasend, inten-
    siv, heftig, reissend, schneidend - treiben zur Verzweiflung

-   Patienten schreien vor Schmerzen, werfen sich hin und her und
    vertragen keine Berührung.

- Schmerzattacken sind mit Taubheitsgefühlen, Kribbeln oder Ameisenlaufen verbunden.

Körperregionen:

Kopf, Gesicht, Augen, Nase, Ohren, Mund, Hals, Atemwege, Harnwege

Bezug auf Organe:

Herz, Magen, Nieren, Blase, Nerven- und Gefässsystem

Leitsymptome:

- hochakute Zustände

- Beschwerden durch kalten Wind

- Beschwerden durch Schreck

- Angst in Menschenmengen

- Angst auf grossen, leeren Plätzen

- starke Beschwerden werden von einer heftigen Ruhelosigkeit begleitet

- ängstlicher Gesichtsausdruck, oft mit starrem Blick

- eng gestellte Pupillen (Belladonna: weit)

- brennende Kopfschmerzen - als ob kochendes Wasser im Gehirn brodeln würde

- äusserst intensive Schmerzen der Augen

- plötzlich auftretende Schmerzen oder Fieber (oft nachts)

- starker, unauslöschlicher Durst auf kalte Getränke

- bitterer Geschmack von allem, ausser von Wasser

- Hals rot, trocken und wie eingeschnürt

- pfeifende Geräusche beim Ausatmen (beim Husten)

- starkes Hitzegefühl im Kopf

- roter Kopf (oder auch eine rote und eine blasse Wange —— auch: Chamomilla, Ipekakuanha)

- Zucken der Gesichtsmuskeln - mit Taubheitsgefühlen bis zur Gesichtslähmung durch Einwirkung kalter Luft

- Gefühl, als würde der Kopf auseinander gedrückt

- Gefühl, als hätte man Wasser in den Ohren

- geschwollene Zunge, Vibrieren in der Zungenspitze

- weiss belegte Zunge

- heisses und entzündetes Zahnfleisch

- Abdomen empfindlich gegen Berührung

- rasendes Herz, schneller und kräftiger Puls

- trockene Haut - kein Schweiss (Aconitum im ersten Fieberschub, sobald der Patient dann anfängt zu schwitzen, ist meist Belladonna angezeigt)

- Blutwallung, trockene und glühende Hitze

- rotes Gesicht, welches aber beim Aufrichten blass wird

- Ameisenlaufen und Taubheitsempfindungen

- Schwindel beim Aufrichten vom Liegen

- Schreck erfüllte, grosse Augen, die man oft nach seelischen Erschütterungen sieht

- unerträgliche, ziehende Nervenschmerzen in der linken Gesichtsseite

- Frost und Hitze wechseln sich ab (Fieber)

- Unruhe, Angst, Herzklopfen, Aufregung

- heftiges Gliederreissen, welches mit einem Zerschlagenheitsgefühl des ganzen Körpers einhergeht

- kurzer, schneller Atem

- heisse Hände und kalte Füsse

- Gefühl wie von Eis, eiskalten Nadeln oder Eiswasser auf der Haut

- bei Folgen von unterdrückten Absonderungen, z.B. Verstopfung, Schweiss oder Regelblutung

Notfallsituationen:

- erstes Mittel bei Entzündungen aller Art, z.B. Lungenentzündung, Gehirnentzündung, Augenentzündung, Appendizitis, Brustentzündungen, Gelbsucht, Gerstenkorn

- Hypertonie nach Ärger und Aufregung

- Apoplex mit Gesichtslähmung (links)

- plötzlich auftretende Meningitis (mit Gefühl, als ob ein heisses Eisenband um den Kopf gespannt wäre oder aber kochendes Wasser im Gehirn brodeln würde)

- Augenverletzungen durch Fremdkörper im Auge

- Pseudokrupp

- Ikterus bei Neugeborenen

- Harnverhaltung aufgrund des Geburtstraumas

- Angina pectoris - Taubheitsgefühl im linken Arm, grosse Angst

- Blasenentzündung - mit Unruhe, Angst, Harnverhaltung - akut auftretend nach kaltem Wind

- Ischias - ausgelöst durch kalten Wind - mit Taubheit und Kribbeln im Bein (links)

- plötzliches, hohes, trockenes Fieber mit hellrotem Ausschlag - bei Röteln

- Bluthochdruck - begleitet von Todesangst

- Herzinfarkt - hochgradige Brustschmerzen, strahlend in den linken Arm mit starker Todesangst

Hinweise zur Unterscheidung zwischen Aconitum und Belladonna

Starke Hitze der Haut

Aconitum: trocken ohne Schweiss

Belladonna: stärkere Hitze mit Schweiss an bedeckten Teilen

Aconitum: grosse Todesangst mit Umherwerfen, Aufregung

Belladonna: halb betäubt, Zuckungen und Gliederwerfen im Schlaf

Aconitum: starke Beschwerden in der Brust und am Herz

Belladonna: Beschwerden konzentrieren sich auf den Kopf

Aconitum: Todesangst ohne Delirium

Belladonna: Angst vor eingebildeten Dingen - mit Delirium

Geschichte zu Aconitum

Kunaconit, der ängstliche Ritter

Gerade war Samuel von seinem Ausflug mit Klara heimgekehrt und hatte sich ordentlich ausgeschlafen.

Es war schon Nachmittag und er las noch einmal seine Aufzeichnungen über diese aufregende Reise in Ruhe durch, als er plötzlich das leicht quietschende Geräusch seiner Aufzugsklingel hörte (Du musst wissen, dass Samuel immer schon ein sehr zuvorkommender und fortschrittlich denkender Mensch war und bereits einen – natürlich Hand betriebenen – Aufzug hatte, als noch niemand anderes überhaupt daran dachte.)

Samuel dachte also bei sich:

„Nanu – wer mag das wohl sein? Ich erwarte doch heute gar keinen Besuch!"

Dabei stand er auf und begann, die Seilwinde zu bedienen. Der Aufzug setzte sich langsam in Bewegung und auf dem Weg nach oben war Kunaconit, ein stattlicher Ritter. Im grossen Spiegel des Aufzugs (ja, Samuel dachte sich damals schon, dass dieser kleine Raum durch einen grossen Spiegel viel grösser wirken würde ;-)) sieht man einen sehr robusten und kräftigen, vollblütigen Mann von athletischem Körperbau. Durch das schwere Leben eines Ritters erscheint er vital und abgehärtet.

Doch hättest du nun auch die Möglichkeit, in sein Gemüt zu sehen, würdest du bemerken, dass ihn Fröhlichkeit und ein sehr lebhafter Geist auszeichnen. Gerne ist er in Gesellschaft, öffnet sich den Menschen und redet dann auch viel.

… ach, was gab es schon für schöne Feste auf seiner Burg – jeder, der einmal dabei war erinnert sich gern und lebhaft daran.

Aber innerlich sieht es in Ritter Kunaconit jetzt gerade ganz anders aus.

Er hat nämlich panische Angst in diesem Aufzug. Diese Angst kommt daher, dass er denkt, einige Teile seines Körpers seien unnatürlich dick und er denkt sich:

„Wenn das so weitergeht, fülle ich den ganzen Aufzug aus und muss ersticken."

Und als ob das nicht schon reichen würde, beginnen seine Gedanken nun scheinbar auch noch direkt aus dem Magen zu kommen. Er hat Todesängste auszustehen, seine Knie zittern und er wünscht sich nur, so schnell wie möglich aus diesem Aufzug rauszukommen, damit er – wenn es nun schon nicht anders sein soll – doch wenigstens im Liegen sterben könne.

Denn, dass er sterben muss, weiss er nun ganz gewiss.
Samuel bedient immer noch die Winde des Aufzugs und denkt:

„Mein Gott – heute kostet es mich besonders viel Kraft, den Aufzug nach oben zu ziehen."

Endlich geschafft! Samuel öffnet die Tür des Aufzugs und will seinen Gast freundlich begrüssen – doch dazu soll er nicht kommen. Kunaconit verlässt fluchtartig den Aufzug, legt sich ohne einen weiteren Gruss auf Samuels Sofa und sagt:

„Guter Mann, bitte gib mir ein Glas kaltes Wasser und dann hol schnell Bleistift und Papier, ich muss mein Testament machen, denn ich werde noch heute Abend um 18:26 Uhr sterben."

Kannst du dir ungefähr vorstellen, wie verwirrt Samuels Gesichtsausdruck ist, als er sich diesen Ritter auf seinem Sofa jetzt genauer ansieht?

Doch Samuel holt ihm das Gewünschte, sieht ihn sich dann gründlich an und denkt nach.

„Er muss Fieber haben – sein Kopf ist ganz rot und ab und zu schaudert es ihn vor Frost. Er wirft sich auch so unruhig hin und her."

Nachdem Kunaconit sein eiskaltes Wasser getrunken hat, bleibt er noch kurz liegen, um sich weitere Gedanken über den Inhalt seines Testaments zu machen.

Samuel bemerkt, dass sich die Röte in seinem Gesicht jetzt nur noch auf einer Wange zeigt - die andere dagegen ist blass. Seltsam, findet er:

„Seine Augen — — die Pupillen sind ja ganz eng, obwohl wir gerade die Dämmerstunde haben.

Wiederum ein sehr interessanter Zustand."

Doch das grosse Leiden Kunaconits will einfach kein Ende nehmen.

Riesige Schmerzen überfallen ihn, sie sind kaum auszuhalten und er ist ausser sich. Überzeugt davon, dass es nun in Riesenschritten aufs Ende zugeht, setzt er sich auf und beginnt, sein Testament zu schreiben.

Schon wieder fällt Samuel etwas merkwürdiges auf:

„Eben noch war er ganz rot, nun setzt er sich hin und sein Kopf wird auf einmal blass – sehr sehr eigenartig!"

Angst erfüllt schreibt Kunaconit und bedenkt als erstes seine liebe Frau Aconita, ach – könnte sie doch nur hier sein, denkt er sich. Also schreibt er, sie soll seine Ritterburg erben und all sein Vermögen soll ihr zugute kommen. Eine Träne läuft ihm dabei über die, immer noch blasse, Wange.

„Samuel – mein linker Arm! Er wird ganz taub! Mir ist, als laufen tausende Ameisen darüber!"

Samuel betrachtet ihn immer noch voller Verwunderung und Verwirrung, er kann sich diesen Zustand einfach nicht erklären. Alles geschieht plötzlich, so schnell und so massiv ... und warum ist sich dieser Ritter nur so sicher, dass er gleich sterben wird?

So etwas hat Samuel noch nie erlebt. Ziemlich fassungslos schaut er ihn wieder einmal von oben bis unten an – aber jetzt fällt ihm etwas auf, was er bisher übersehen hat.

Seitlich, an seiner Rüstung, baumelt ein kleines Fläschchen.
Neugierig sieht er es sich näher an — und auf dem Fläschchen steht ganz klein geschrieben:

Arznei der Familie Kunaconit.

Samuel wundert sich ein wenig, öffnet das Fläschchen und findet darin ein Schriftstück sowie viele kleine, weisse Kügelchen. Er nimmt das Schriftstück zur Hand, um es zu studieren, muss dazu aber nun doch seine Lupe zu Hilfe nehmen. Dann liest er folgendes:

Das Geschlecht der Kunaconits ist ein sehr Altes.

Angehörige dieses Geschlechts zeichnen sich durch eine kräftige und athletische Statur aus. Das raue Leben hat sie abgehärtet und sie sind sehr vital.

Es kann jedoch vorkommen, dass ein Angehöriger dieses edlen Rittergeschlechts sehr plötzlich krank wird. Diese stürmisch auftretenden Krankheitszustände werden häufig durch kalten Wind, durch Schreck oder durch Panik ausgelöst. Sollte so etwas passiert sein — — und Du findest ein Mitglied unserer Familie in einem solchen Zustand vor, gib ihm bitte von dieser Arznei.

Es wird ihm kurz danach besser gehen.

Sobald jedoch Schweiss auftritt, darfst Du ihm nichts mehr davon geben.

Vielen Dank für Deine Hilfe – die Kunaconits werden es Dir reich vergelten.

Samuel denkt bei sich:

„Nun, so werde ich ihm von dieser Arznei geben und sehen, was passiert."

Gedacht, getan – es ist inzwischen 18:10 Uhr – Kunaconit erhält diese Arznei. Schon 10 Minuten später (Ritter Kunaconit ist natürlich nicht gestorben) geht es ihm sehr viel besser.

Er ist ruhiger, hat keine Angst mehr und auch das rote Gesicht und die Frostschauder haben ihn plötzlich genau so schnell verlassen, wie sie vorher aufgetaucht sind. Samuel ist sichtlich beruhigt.

Nun, da Kunaconit wieder ganz der Alte ist, stellt er sich Samuel vor, bedankt sich bei ihm und lädt ihn ein, für eine Zeit mit auf seine Burg zu kommen. So machen sie sich auf die Reise und kommen im Morgengrauen auf Burg Kunacon an.

„Liebste Aconita"

ruft Kunaconit schon von weitem.

„Ich bin wieder da und schau, was für lieben Besuch ich mitgebracht habe."

Aconita hat, wie so oft in letzter Zeit, sehr schlecht geschlafen. Zuerst wachte sie, kurz nach dem Einschlafen, mit einem heftigen Schrecken auf. Und danach hinderte sie ein unaufhörlicher Gedankenstrom daran, wieder einzuschlafen. Und als sie dann doch endlich eingeschlafen war, hatte sie mit vielerlei ängstlichen Träumen zu kämpfen. Das war wirklich keine schöne Nacht!

Durch den lauten Ruf Kunaconits haben sich alle Burgbewohner auf dem grossen Platz versammelt, um den Ritter ehrenhaft zu begrüssen. Auch Aconita gesellte sich dazu.

In dieser riesigen Menschenmenge fühlt sie sich jedoch äusserst unwohl. Ein beklemmendes Gefühl überfällt sie und sie bekommt grosse Angst. So befiehlt sie allen, sofort den Platz zu verlassen. Doch auch dies verbessert ihren Zustand nicht – nun sah sieht sich allein auf diesem riesigen Platz – und auch das macht ihr grosse Angst.

Dann sieht sie Kunaconit und denkt:

„Aber da kommt ja zum Glück schon mein grosser, heldenhafter Ritter heran."

Sie fällt ihm in die Arme und die beiden begrüssen sich sehr herzlich. Kunaconit stellt ihr auch sofort seinen Retter Samuel vor.

Nach Aconitas unruhiger Nacht und der eben durchgestandenen Panik versetzt sie dieser unerwartete Besuch erneut in eine extreme Ruhelosigkeit. Sie mag solche unvorbereiteten „Überfälle" nämlich gar nicht. Auf den Schlag geht es ihr nun auch wieder furchtbar schlecht.

Ein rauer Nordostwind kam auf und stürmt über den Hof der Burg – schnell laufen alle ins Haus.

Aconita beginnt nun ganz plötzlich furchtbar zu husten und noch dazu wird sie von riesigen Kopfschmerzen geplagt.

Ihr Herz rast fürchterlich. Sie ruft:

„Mir ist, als ob kochendes Wasser in meinem Gehirn brodeln würde. Meine Augen und meine Ohren tun so weh ... und bringt mir jetzt endlich mal jemand mein kaltes Wasser – mein Mund ist ganz trocken und ich habe riesigen Durst! — — Und ... was riecht hier eigentlich so komisch?"

Während dessen zucken ihre Gesichtsmuskeln ganz eigenartig.

Als Kunaconit sie trösten will und sie dabei ganz leicht berührt, stösst sie ihn sofort von sich. **Niemand darf sie jetzt berühren!**

Sie schreit vor Schmerz:

„Wie heisser Draht brennt es auf meiner Haut, mein Gesicht tut auf der linken Seite weh, es wird ganz taub und kribbelt – nun tut doch endlich etwas, gebt mir die Arznei meiner Familie!"

schreit sie verzweifelt und voller Angst – ihr Blick ist dabei schon ganz starr.

Samuel wundert sich nur noch über das schnelle Auftreten solcher hoch akuten und heftigen Krankheitszustände in dieser Rittersfamilie – aber er gibt auch Aconita etwas von der Arznei der Kunaconits (auch sie hat diese übrigens immer bei sich, in einem kleinen Säckchen, an der Seite ihres Rockes).

Genau wie bei Kunaconit tritt nun auch bei seiner Gattin in kürzester Zeit eine Besserung der Krankheit ein.

Als Dank für seine Hilfe erhält Samuel von Kunaconit eine Flasche dieser hilfreichen und wertvollen Arznei, damit er auch anderen Menschen damit zu Diensten sein könne.

Ab dem nächsten Tag wurde auf der Burg ein rauschendes Fest gefeiert – es dauerte eine ganze Woche lang – und man erzählt sich noch heute von diesen glücklichen und fröhlichen Tagen.

Nach dem Fest machte sich Samuel auf den Heimweg und kämpfte ziemlich mit den Nachwehen der grossen Feier. Soviel Wein hatte er noch nie getrunken ...

Nux vomica

Zur Herstellung von Nux vomica werden die Samen des baumartigen Busches Strychnos nux vomica (Brechnuss) verwendet. Dieser Busch wächst in Südostasien. Früher wurden diese Samen in Schutzamuletten verkauft (Krähenaugen). Diese dienten gegen Krampfanfälle.

Die Samen sind strychninhaltig. Schon sehr geringe Mengen dieses Giftes haben eine ausserordentliche Wirkung auf alle Sinne.

Arzneibeziehungen und Hinweise:

Antidote:

Camphora, Coffea, Ignatia, Cocculus, Kaffee, Wein und andere geistige Getränke

Feindliche Mittel:

Zincum, Essig

- unmittelbar nach einer starken Erkältung eingenommen, hebt Nux vomica alle sonst unvermeidlichen Folgen, bei denen sich später Aconitum oder Belladonna wirksamer erweisen. Dieses Mittel passt ganz besonders gut bei einer heftigen Gemütsart

- Nux vomica ist häufig nach Arzneiabusus indiziert, da es das Gleichgewicht der Kräfte wiederherstellt und chronischen Beschwerden entgegenwirken kann.
  ABER: Nux vomica wird weder die Wirkungen eines Arzneigiftes aufheben noch diesen Krankheitszustand heilen, wenn es homöopathisch nicht angezeigt ist — es wäre also falsch nach jedem Missbrauch oder langem Gebrauch bestimmter Medikamente Nux vomica zu verordnen, ohne diesen Fall und die Symptomatik genauer zu untersuchen.

Welche Symptome macht es?

Zentrales Hauptthema dieser Arznei ist: stressig, hektisch, überreizt, angespannt, fröstelig

- Schwindel mit kurzem Bewusstseinsverlust und Benommenheit

- Benommenheit des Kopfes, wie nach einem Rausch

- Schwere im Hinterkopf

- Kopfschmerz in der Stirn und im Genick

- ausserordentliche Schmerzempfindlichkeit

- Krämpfe - krümmt und windet sich

- Zittern

- Zusammenschnürungsgefühle

- Überempfindlichkeit aller Sinne

- Frostbeulen

- ekliger, fauliger oder auch saurer Geschmack im Mund, besonders morgens

- Magenbeschwerden: Blähungen, Druckempfindlichkeit - als sei ein Stein im Magen

- aufgetriebener Oberbauch

- saures Aufstossen und saures Erbrechen - dabei Wasserzusammenlaufen im Mund

- Galleerbrechen (auch Pulsatilla)

- Bluterbrechen

- Übelkeit, Unbehagen

- Sodbrennen - viel Magensäure

- akuter Hexenschuss (muss ich im Bett erst hinsetzen, bevor er sich auf die andere Seite drehen kann)

- Schmerzen im Kreuz

- Blasenentzündung mit schmerzhaftem und vergeblichem Harndrang
- Leberentzündung und -verhärtung
- Unterleibsschmerzen nach Entbindungen
- aufgeregter Geschlechtstrieb
- Impotenz
- Hämorrhoiden - juckend und sehr empfindlich (durch sitzende Lebensweise entstanden) - schmerzhafte Knoten
- quälende Verstopfungen
- Krampfadern - schwarz und hart (durch zu vieles Sitzen oder Stehen)
- Lähmung der Beine, Zerschlagenheitsschmerz, Ameisenlaufen und Zucken darin

Uhrzeiten:

- 3:00 bis 4:00 Uhr nachts
- morgens, beim Erwachen, nach dem Aufstehen - gereizte Stimmung

Rechts/Links:

- Nux vomica zählt zu den vorzugsweise links wirkenden Mitteln

Gemüt:

- alle Sinne sind überempfindlich

- alle Sinnesreize, wie Gerüche, Geräusche, Berührungen, geringer Ärger und andere kleinste Anlässe stören ungemein - er gerät darüber ausser sich

- ausserordentliche Schmerzempfindlichkeit

- leistungsorientiert, ehrgeizig, eifrig, sorgfältig

- Hektik, Stress, geschäftliche Sorgen - die Folgen davon

- kann trotz schwerem Kummer nicht weinen - bei Ärger aber schon

- Angst vor Armut

- Angst in Menschenmengen und in engen Räumen

- denkt, jemand sei in seinem Bett und mache keinen Platz

- denkt, andere würden ihn verspotten

- glaubt, das Bett würde sich herumdrehen

- materiell orientiert

- manchmal morgendliche Arbeitsunlust

- feines Gefühl für Recht und Unrecht

- dickköpfig und eigenwillig

- sucht Fehler bei anderen und beschuldigt diese - ist kritisch, verächtlich und selbstgerecht

- hässlich, boshaft

- mürrisch, nörgelnd

- erträgt keinen Widerspruch

- Geiz - grosszügig bei Freunden, geizig in der eigenen Familie

- keine Grosszügigkeit ohne Hintergedanken

- Zorn- und Wutausbrüche

- Mord- oder Selbstmordimpulse

- Angst, wenn er ein Messer sieht - denkt, er könnte sich oder anderen damit etwas antun

- Hypochondrie

- Ärgerlichkeit

- alles geht ihm zu langsam - läuft immer auf hohen Touren

- ist nervös, reizbar, unausgeglichen, angespannt - dabei aber aktiv und schnell

- Nux vomica sucht Entspannung auf seine ganz eigene Weise: "Wein, Weib, Gesang und gutes Essen", Stimulanzien jeder Art: Kaffee, Alkohol, Tabak, Drogen, Missbrauch von Medikamenten, Missbrauch von Abführmitteln

- durchzechte Nächte

- flatterhaftes Sexualleben mit massloser Triebhaftigkeit - unersättlich, grenzenlos, besitzergreifend mit starker Libido (diese Ausschweifungen führen manchmal zu starker Erschöpfung oder gar bis hin zur Impotenz)

- hastige, schnelle Esser - starkes Verlangen nach Gewürzen

- aber auch: Appetitlosigkeit

Charaktereigenschaften

Nux vomica Persönlichkeiten sind meist erfolgsorientierte, dünne, schnelle, aktive, nervöse und leicht reizbare Männer, muskulös gebaut mit einem länglichen und faltigen Gesicht mit harten Zügen (Magenfurche zwischen Nase und Mundwinkeln), dunklen Augenringen, einem durchdringenden Blick und mit erdig-gelblichem Teint, oft auch braunen Pigmentflecken (arbeitswütige Managertypen - mein Haus, mein Auto, mein Boot, meine drei Frauen!), die viel mit geistiger Arbeit beschäftigt sind, starken nervlichen Belastungen unterliegen und eine hauptsächlich sitzende Lebensweise haben.

Durch diese ständige nervliche Anspannung greifen sie oft zu Stimulanzien jeder Art, oft auch im Übermass. Bei Nux vomica Patienten kann eine unharmonische und krampfartige Handlungsweise auffallen - sie scheinen immer in Disharmonie zu sein.

Sie rasen von einem Termin zum nächsten, auftretende Widerstände fordern sie heraus - sie können nur sehr schwer verlieren. Durch ihre grosse Reizbarkeit können winzige Kleinigkeiten heftige Wutanfälle auslösen.

Nux vomica Persönlichkeiten haben eine starke Abneigung gegen das Heiraten, da damit ihre Freiheit verloren geht. Sollten Sie dennoch in einer festen Beziehung landen, so behandelt die Nux vomica Persönlichkeit den Partner wie ihren Besitz. Er selber nimmt sich aber alle Freiheiten heraus.

Es besteht eine Tendenz zu neurologischen Erkrankungen, wie Zuckungen, Lähmungen, Multiple Sklerose oder Schlaganfall.

Nux vomica Frauen traf man früher nur sehr selten, dafür jedoch heute immer mehr. Dies sind meist maskuline, emanzipierte, selbstsichere, karrierebewusste und ehrgeizige Frauen mit eleganter Erscheinung. Sie sind meist von dunklem Haut- und Haartyp. Sie haben klar gesetzte Ziele und können dadurch auf andere provozierend, arrogant oder manipulativ wirken. Durch ihren eigenen Machtanspruch können sie sich leicht überfordern und in Stress geraten.

In Partnerschaften bestimmen die Nux vomica Frauen, wo's langgeht. Auch sie haben Angst vor dem Heiraten, da sie fürchten, ihre Selbstständigkeit dadurch aufzugeben. Sie sind meist nicht fähig, einen Haushalt zu führen, da ihre Vorlieben hauptsächlich im geschäftlichen Bereich liegen.

Emotional sind sie aufbrausend, heissblütig und hysterisch veranlagt und geraten genauso leicht in Wut wie der Nux vomica Mann.

Schlaf:

- Schläfrigkeit abends, schläft schon lange vor dem zu Bett gehen ein

- Schlaflosigkeit durch Gedankenandrang

- Aufwachen gegen 3:00 Uhr oder 4:00 Uhr morgens (äusserst munter und mit klaren Gedanken) - schläft nach längerer Zeit wieder ein und erwacht dann völlig verkatert und wie zerschlagen (Nux-Schlaf)

- unruhiger Schlaf, Hin- und Herwälzen

- Träume von Hektik und Stress

- träumt, er würde von Tieren verfolgt

- sexuelle Träume

- schnarcht laut

Modalitäten:

Verbesserung:

- Wärme, warmes Einhüllen

- warm-feuchtes Wetter

- warme Getränke

- heisse Speisen

- Beschwerden werden in der Ruhe gemildert

- Lockern der Kleider

- Erbrechen

- Einhüllen des Kopfes

- nach dem Stuhlgang

- nach einem Wutausbruch

Verschlimmerung:

- Kälte

- trockene Kälte

- Wechsel des Wetters von warm zu trocken-kalt

- kalte Speisen

- nach dem Essen

- Entblössung

- frische Luft

- Zugluft

- eisiger Wind

- Beschwerden sind morgens und nach dem Essen am schlimmsten

Beschwerden infolge von:

- Folgen vom Sitzen auf kalten Steinen

- Kaffee, Wein, Branntwein, Nachtschwärmerei, geistiger Anstrengung, Sprechen, Nachtwachen

- anhaltendem Ärger

- Stress

- Haare schneiden

- Berührung

Vorlieben/Abneigungen:

Vorlieben:

- Verlangen nach Stimulanzien

- Verlangen nach Gesellschaft und Erfolg

- mag gerne fettes und kräftiges Essen

Abneigung:

- Menschenansammlungen

- gegen Vollwertnahrung

- gegen enge Räume

Art der Ausscheidungen:

Harn:

- Harndrang
- häufiges Lassen von wenig Urin
- Blut im Harn
- Schmerz im Blasenhals beim Harnlassen
- Nierengries und Nierensteine

Stuhl:

- häufiger, vergeblicher Stuhldrang, Verstopfung
- es kommt jedes Mal nur wenig Stuhl (fehlt der Stuhldrang völlig, ist Nux vomica kontraindiziert)
- Gefühl, als ob ein Teil des Stuhles zurückbliebe

Regel:

- gelblich färbender Weissfluss
- zu früh und zu stark
- verlängerte Regel
- immer unregelmässig
- Blut ist dunkel und klumpig
- Regel wird von Ohnmachten begleitet
- krampfartige Schmerzen, die über den ganzen Körper ausstrahlen

Art der Schmerzen:

- krampfartig (Koliken)
- blitzartig schiessend (Neuralgien)

- reissend

- wie zerschlagen und wund

- stechende Schmerzen gehen mit Zuckungen einher

- Schmerzempfindung, als sei etwas roh, offen oder aufgekratzt (z.B. im Hals) wie von einem rauen Fremdkörper

- typisch ist es Auftreten von Schmerzen in den Morgenstunden - der geringste Schmerz lässt aufschreien

Körperregionen:

Kopf, Augen, Ohren, Nase, Hals, Rücken, Brust

Bezug auf Organe:

Blase, Leber, Magen, Darm, Gefässsystem, Nervensystem

Leitsymptome:

- Lichtscheu

- morgens trockenes Gefühl in den inneren Augenwinkeln

- Lähmung des linken Oberlides

- bei Kopfschmerzen - unfähig die Augen zu öffnen

- Jucken in der Eustachschen Röhre

- Asthma - mit Völlegefühl im Magen, morgens oder nach dem Essen

- flache und beklemmte Atmung

- Zähneklappern vor Frost

- Kopfschmerz bei Sonnenschein

- die vordere Hälfte der Zunge ist sauber und die hintere mit dickem Belag bedeckt

- weisse, gelbe und rissige Ränder der Zunge

- abgeschabtes oder aufgekratztes Gefühl im Rachen

- Pflockgefühl im Hals, Hals trocken, rau und wund

- Nase ist nachts trocken und verstopft und tags tritt Fliessschnupfen auf

- Nase ist draussen trocken und verstopft und drinnen tritt Fliess-schnupfen auf

- Nasenlöcher sind abwechselnd verstopft

- eingebildete Gerüche - Feuer, Käse, Schwefel, Blut

- beim Schlucken Stiche zum Ohr

- heftige Hustenanfälle gehen mit berstendem Kopfschmerz einher - hält den Kopf beim Husten fest

- Husten mit Zerschlagenheitsschmerz im Oberbauch

- beim Husten Gefühl, als würde in der Brust etwas losgerissen

- kann enge Kleidung nicht ertragen

- Gefühl, als läge ein Band um den Leib

- Gefühl von Prellung und Wundheit in den Bauchwänden

- Bauchschmerzen bei Säuglingen - sie biegen sich wütend nach hinten durch

- spürt den Ärger in den Beinen

- Ischias durch Pressen beim Stuhlgang

Fieber:

- brennend heisses Gesicht und Körperoberfläche

- rotes Gesicht

- schon beim geringsten Aufdecken oder bei Bewegung im Bett ausgeprägtes Frösteln
- Wechselfieber mit Magenbeschwerden, mit Bläue des Körpers und vorherrschendem Frost - Zyanose der Fingernägel
- beim Fieber überwiegt das kalte Stadium
- saurer Schweiss beim Fieber
- Fieber geht einher mit Kreuzschmerzen, Kopfschmerz, Übelkeit, Stuhlverstopfung und mit einem steten Durst

Schweiss:

- einseitige Schweisse

Notfallsituationen:

- wirkungslose Wehen - mit Ohnmacht
- Ikterus bei Neugeborenen (auch Aconitum und Sulphur)
- Gallensteinkolik
- epileptische Anfälle (Anfall tritt beim Stuhlgang auf, Anfall nach dem Essen)
- Verstopfung nach Narkose
- Erbrechen und Übelkeit nach Narkose
- Narkosevergiftung nach einer Operation
- starke Krämpfe der Extremitäten (besonders bei Trinkern)
- Herzneurose nach Tabak- oder Kaffeegenuss
- morgendliche Neuralgien - besonders im Trigeminusbereich
- Migräne, besonders in den Morgenstunden - mit Übelkeit und Erbrechen
- Alkoholismus

China

Die homöopathische Arznei gewinnt man aus der Rinde des Chinarinden-baums (Cinchona pubescens Vahl). Standort sind die Osthänge der Anden im tropischen Südamerika. Die Bezeichnung China leitet sich von dem In-kawort "Quina" ab und bedeutet Rinde.

Arzneibeziehungen und Hinweise

Hauptmittel gegen Chinasiechtum (nach Missbrauch) **sind:**

Arsenicum, Ipecacuanha, Ferrum, Veratrum

China ist das angezeigte Mittel nach dem Missbrauch von Kamillentee.

Antidote:

Salbei, Tee, (Anis), Arnica, Arsenicum, Nux vomica, Ipecacuanha

feindliche Mittel: Digitalis, Selenium

Welche Symptome macht es?

Hauptthemen dieser Arznei sind:

Periodisch auftretende Beschwerden, Folgen durch Verlust von Körpersäf-ten, Reizbarkeit, Nervosität, Kälte, Schwäche, Überempfindlichkeit, Auf-getriebenheit des Bauches.

Bei plötzlichen Entleerungen, wie z.B. Blutsturz, starkes Nasenbluten usw. kann Trübsichtigkeit oder Verlust des Sehvermögens und Klingen in den Ohren eintreten. Tritt solch ein Fall ein, ist China das richtige Mittel.

Bei China kann es zu Blutungen aus allen Körperöffnungen kommen.

China ist bei weitem nicht das einzige Mittel bei Malaria. Richtig ist, dass es ein wichtiges Mittel bei periodisch auftretenden Affektionen ist und wenn auch andere Symptome passen, soll es Anwendung bei Malaria fin-den. Wenn nur die Periodizität vorhanden ist, muss man auch hier die anderen Symptome prüfen. Es könnten noch weitere Mittel infrage kommen, z.B.: Eupatorium, Ipecacuanha, Arsenicum album und andere.

Wenn Beschwerden von einem auf den anderen Tag immer schlimmer werden, muss man an China denken.

- grosse allgemeine Schwäche - Hinfälligkeit

- ausserordentlich empfindliches Nervensystem

- Kopfschmerzen, als wenn der Schädel zerspringen wollte

- Haarausfall nach der Entbindung

- Schwindel

- Abmagerung, besonders der Arme und Beine

- Atrophie bei Kindern

- Gliederschmerzen, die schon durch leiseste Berührung verstärkt werden - dabei Neigung zu Schweiss

- Knochenschmerzen

- Wechselfieber mit Durstmangel bei Frost und Hitze

- Hautwassersucht

- aufgetriebener Magen und Bauchraum mit Luftaufstossen und Windabgang, welches jedoch nicht erleichtert

- Blähungsbeschwerden

- Durchfall - mit Schwäche - Abgang unverdauter Speisen (auch nach dem Genuss von frischem Obst)

- Magenkrämpfe

- Durchfälle - nach dem Abstillen

- Lebererkrankungen - chronische Leberleiden (Schmerz im rechten Hypochondrium) (dabei Haut und Sklera gelb sowie dunkel gefärbter Urin und helle Stühle) Bitte beachten: bei diesen Erkrankungen empfiehlt Nash, höhere Potenzen anzuwenden (C 200)

- Zahn- und Kopfschmerzen bei stillenden Müttern oder Schwangeren

- Bettnässen bei schwächlichen Kindern

- unwillkürlicher Harn- und Kotabgang vor Schwäche

- Husten mit körnigem Auswurf

- Trigeminusneuralgien

- Ohrensausen

- Trübsehen

Rechts/Links

- häufig links

Gemüt

- „verbuchtelt Wechstaben" und setzt „Sorte und Wätze zusammen manchmal falsch"

- Ideenandrang

- mürrisch, launenhaft

- trübsinnig

- apathisch, gleichgültig, schweigsam, niedergeschlagen

- Ungehorsam

- plötzliche Weinanfälle - wirft sich hin und her

- sarkastisch und verletzend

- kritisiert argwöhnisch und verachtet andere

- unrealistische Illusionen - Luftschlösser

- Frustrationen durch Misserfolge

- Angst vor Tieren (selbst Haustiere, Katzen)

- denkt, Fremde würden sie verfolgen

- denkt, alle wollten sie behindern

- möchte allein sein

- Überempfindlichkeit bei allen äusseren Eindrücken

- ausserordentlich empfindliches Nervensystem

- ausserordentliche Empfindlichkeit gegen Berührung - diese Empfindlichkeit ist so gross, dass selbst ein Luftzug, der die betreffende Stelle trifft, heftige Beschwerden verursachen kann (diese Empfindlichkeit finden wir auch bei Plumbum, Capsicum - ein Capsicum Patient kann deswegen unter Umständen das Rasieren kaum ertragen)

- scharfe Sinne

- hochsensibel, künstlerisch begabt

Hinweise zur Persönlichkeit

Die China Persönlichkeit ist häufig dunkelhäutig und hat einen eingesunkenen und blassen, gelblichen Gesichtsausdruck mit blauen Augenringen. Es kann jedoch auch Röte und Aufgedunsenheit des Gesichtes auftreten. Ein China Patient ist äusserst empfindlich gegen Einflüsse wie Berührung oder Geräusche und Gerüche. Er scheint etwas unfreundlich, zurückhaltend und introvertiert.

Ein typischer China Zustand zeigt einen massiv erschöpften Patienten, der am Ende seiner Kräfte ist.

Er ist pessimistisch veranlagt, sucht und findet überall Fehler und hat an allem etwas auszusetzen. Oft hat er reges Interesse an übersinnlichen und spirituellen Dingen und eigene künstlerische Talente.

In diese Talente werden häufig viel zu hohe Erwartungen gesetzt und Luftschlösser gebaut. Da diese hoch gesteckten Erwartungen sich meist nicht erfüllen, fällt der China Patient in eine tiefe Enttäuschung und Frustration. Jetzt kann er einen sehr ausgeprägten Sarkasmus entwickeln, der bis zur Verachtung jedes anderen Menschen geht —— oder aber er entwickelt sich zum Pausenclown für alle. Die Ursache für diese Wandlung liegt in seinem durch Enttäuschungen verletzten, überempfindlichen Gemüt.

Schlaf

- Schläfrigkeit
- frühes Erwachen
- Schnarchen bei Kindern

Modalitäten

Verbesserung:

- einige Beschwerden bessern sich durch Kopfschütteln
- kräftiger Druck - **ABER:** die leiseste Berührung verschlimmert
- frische Luft
- Wärme
- Zusammenkauern

Verschlimmerung:

- Zugluft
- die kleinste Berührung - ABER: kräftiger Druck bessert
- nasses, nebliges Wetter
- Kälte
- Hitze im Sommer
- Abgang von Körpersäften
- nach dem Essen

- Rückwärtsbeugung
- jeden 2. Tag oder in einer anderen Periodizität (bis zu jedes Jahr) auftretende Beschwerden

Beschwerden infolge von:

- Säfteverlust (Blutung, profuser Weissfluss, Schweiss, Samenerguss, Sekrete, Entbindung, Ausfluss, Unfall, starke Regelblutung, Stillen, Eiterabsonderungen, Durchfall, Erbrechen, auch reichlicher Speichelfluss und lange anhaltender Tränenfluss)

Vorlieben/Abneigungen

Abneigung:

- Milch (unverträglich - Durchfall folgt oft)
- Obst (unverträglich - Durchfall folgt oft)

Art der Ausscheidungen

Harn:

- dunkler Harn - bei Lebererkrankungen

Stuhl:

- unverdaut, schaumig
- wässrig, gelb, bräunlich, entfärbt oder gelblich
- schmerzlose Entleerung bei Durchfall
- Stuhl begleitet von starkem Blähungsabgang
- chronische Durchfälle

Regel:

- zu früh

- dunkles Blut

Art der Schmerzen

Schon die geringste Berührung wird stark schmerzhaft empfunden - zum Beispiel die Bewegung der Haare macht unerträgliche Schmerzen des Kopfes (die Haare tun weh)

Körperregionen

Kopf, Augen, Ohren, Nase, Haut

Bezug auf Organe

Atemwege, Magen, Darm, Leber, Galle, Genitalien, Nervensystem

Leitsymptome

- Wechselfieber mit Durstmangel bei Frost und Hitze - oft tritt zwischen diesen beiden Zuständen Durst ein, mit gleichzeitiger Geschwulst der Füsse

- Blutandrang zum Kopf

- intensives Pulsieren von Kopf- und Schläfenadern

- klopfende Kopfschmerzen

- heftiges, trockenes Niesen

- erstickender Katarrh

- Rasseln in der Brust

- heftiger und hackender Husten nach jeder Mahlzeit

- Blässe und Kälte der Haut

- Klingen in den Ohren

- Frösteln, Zittern, Zähneklappern

- Zahnschmerzen während des Stillens

- Bleichsucht - oft mit Geschwulst der Füsse

- Kinder wollen nicht essen

- Appetitverlust, Heisshunger ist jedoch charakteristischer

- heftig stinkende Blähungen

- bis zum Platzen aufgetriebener Bauch, schon nach dem geringsten Essen - alles scheint sich in Gas zu wandeln - dabei das Verlangen aufzustossen, was jedoch nicht im geringsten erleichtert

- Völle- und Beklemmungsgefühl im Bauchraum - kann kaum atmen - doch trotzdem Hungergefühle zur Essenszeit

- Durchfall nach Obst

- chronische Durchfälle

- Verstopfung vor Schwäche

- Beschwerden im Klimakterium

- Nachtschweisse

- leichtes Schwitzen, schon bei der geringsten Bewegung oder Anstrengung

- eine Hand kalt, die andere heiss

- Hitze in der Hand wechselt mit Kälte

- Schmerzen in Gliedern und Gelenken - wie verstaucht

Fieber

- intermittierendes Fieber (alle 2 Stunden, jeden 2. oder 7. Tag (nicht nachts) oder in einer anderen Periodizität

- Schüttelfrost

- Schweissausbrüche
- schmerzhaft empfindliche Haut bei Fieber

Schweiss

- ermattende Schweisse - nachts oder morgens
- Neigung zu Schweissen
- Nachtschweisse
- Schweiss ungewöhnlich stark - führt zur Erschöpfung
- leichtes Schwitzen, schon bei der geringsten Bewegung oder Anstrengung
- kalter Schweiss um Mund oder Nase

Notfallsituationen

- Blutsturz - Mutterblutfluss
- Ausbleiben der Wehen - oder zu schwache Wehen
- Blutverlust des Neugeborenen während der Entbindung
- Blutung aus der Lunge
- Gallenkolik (periodisch wiederkehrend)
- Sommerdurchfälle (Reisedurchfall) - mit schneller Entkräftung
- Tinnitus - nach einem Unfall

Dulcamara

Das bittersüsse Nachtschattengewächs Solanum dulcamara L. ist ein mehrjähriger Halbstrauch. Er ist auch unter der Bezeichnung kletternder oder roter Nachtschatten, Hirschkraut, Alpranken oder Wasserranken bekannt. Er trägt im Sommer rispenartige Blüten mit violetten Blütenkronen und goldgelben Staubbeuteln, welche im Herbst zu leuchtend roten, hochgiftigen Beeren werden (sie sehen aus wie kleine Tomaten). Die Pflanze wächst in Europa an feuchten Standorten. Der Name Dulcamara setzt sich aus dem lateinischen "dulcis" und "amara" zusammen. (dulcis = süss, amara = bitter). Solanum stammt von "solari", was schmerzstillend bedeutet.

Arzneibeziehungen und Hinweise

Antidote:

Camphora, Cuprum, Essig (Kaffee stört nicht)

feindliche Mittel:

Belladonna, Lachesis

Welche Symptome macht es?

- Tagesschläfrigkeit wegen Müdigkeit und Zerschlagenheitsgefühl
- Schwindel Mittags vor dem Essen - auch früh, beim Aufstehen
- herausbohrender Schmerz in den Schläfen und der Stirn
- Kopfschmerz ergreift oft nur eine kleine Stelle des Kopfes (wie ein Druck mit einem stumpfen Instrument)
- Hinterkopfschmerz, der vom Nacken heraufsteigt
- Nackensteifigkeit

- Rückenschmerzen und Kreuzschmerzen - wie zerschlagen

- Halsschmerzen (entzündet)

- Steifigkeit der Finger

- rheumatische Beschwerden der Muskeln und Gelenke (Verschlimmerungen bei nasskaltem Wetter - Herbst)

- kleine Zuckungen in den Gliedmassen

- Jucken, zuweilen brennend und schnell hin und her laufend (besonders nachts)

- entzündliche Hautausschläge, Quaddeln (Ekzeme, Psoriasis, Neurodermitis, Nesselsucht) mit starkem Jucken und Brennen

- weisse Knoten mit rotem Hof an Armen und Oberschenkeln

- Milchschorf

- krustige und gelbe Schorfe am Kopf

- Herpes artige Blasen

- Erbrechen von weissem, zähem Schleim - Frösteln beim Erbrechen

- Sodbrennen, Übelkeit

- Blasenentzündung, Nierenentzündung

- Bronchitis

- Erkältungskrankheiten, die durch Abkühlung nach dem Schwitzen entstanden sind - dabei entzündliche und gereizte Augen

- Gastritis

- Durchfall, wässrige Stühle

Dulcamara hat eine besondere Beziehung zu Haut, Drüsen und Verdauungsorganen. Reichliche Schleimhautabsonderung, wobei die Haut überwiegend trocken bleibt.

Das charakteristische Hauptkennzeichen dieses Mittels ist, dass die Beschwerden durch den Witterungswechsel von warm zu kalt hervorgerufen, beziehungsweise verschlimmert werden.

Gegen Erkrankungen infolge von feuchter Kälte ist Dulcamara das, was Aconitum für Erkrankungen infolge von trockener Kälte ist!

Die Beschwerden von Dulcamara treten gerne gegen Abend ein.

Uhrzeiten

- häufig abends

Rechts/Links

- mehr links

Gemüt

- Herrschsucht und Arroganz
- möchte Angehörige gerne dominieren, Besitz ergreifende Art (Angehörige von Dulcamara fühlen sich sehr eingeengt)
- Ungeduld - weint davor
- weiss nicht, was er will - besonders morgens
- lehnt Dinge ab, um die er zuvor gebeten hat
- Streitsüchtig, ohne jedoch ehrlich zu sein
- ist sich keiner Schuld bewusst (bei Auseinandersetzungen), behauptet immer nur das Beste gewollt zu haben
- verkrampft, verklemmt und reserviert
- alberne Gebärden, tut als ob er etwas aus der Luft hascht, zupft an Kleidern oder an der Bettwäsche herum
- geistige Verwirrung - muss sich sehr anstrengen, die richtigen Worte zu finden, benutzt häufig auch falsche Ausdrücke (auch China!)

- Angst vor der Zukunft

- Angst um die Angehörigen

- denkt, das Bett würde sinken

- sieht beim Erwachen Geister und Gespenster, morgens

Schlaf

- unruhiger Nachtschlaf voll schwerer Träume

- unbehagliches Umherwerfen

- Morgens zeitiges Erwachen, mit Dehnen und starkem Müdigkeits-
gefühl - fühlt sich wie gelähmt

Modalitäten

Verbesserung:

- Wärme

- gleichmässig trockenes Wetter

- Bewegung

- Kopfschmerzen werden durch Unterhaltung erleichtert

Verschlimmerung:

- feuchte Kälte

- nasskalte Witterungsverhältnisse

- feuchte Räume

- Durchnässung, Unterkühlung

- Baden im kalten Wasser

- Unterkühlung nach Schwitzen

Beschwerden infolge von:

- plötzlichen Kälteeinbrüchen - kalte Herbstnächte, die auf einen warmen Herbsttag folgen - Übergang vom Sommer zum Herbst
- Sitzen auf kalten Steinen, kaltem Boden usw. (auch Nux vomica)

Vorlieben/Abneigungen

Vorlieben:

- brennender Durst auf kalte Getränke

Abneigung:

- Gewölbe, Kirchen, Keller, enge Räume
- Widerwillen gegen Nahrung

Art der Ausscheidungen

Schleim:

- dick und gelb (bei Husten und Konjunktivitis)

Harn:

- Eiweissharnen
- trüb, weisslich
- Brennen in der Harnröhre beim Wasserlassen

Stuhl:

- Durchfall, schleimig
- Farbe wechselt zwischen grünlich und gelb

Regel:

- an Stelle der Regel tritt Nasenbluten ein
- statt der Regel stark geschwollene Brust

Art der Schmerzen

- stechend, kneifend
- stumpfe Stiche - stossähnlich
- wühlende Schmerzen, schneidende Schmerzen
- Beklemmungsschmerz beim Ein- und Ausatmen

Körperregionen

Kopf, Ohren, Nacken, Rücken, Hals, Finger, Extremitäten

Bezug auf Organe

Haut, Bronchien, Blase, Magen, Darm

Leitsymptome

- Erkältungskrankheiten, die durch Abkühlung nach dem Schwitzen entstanden sind - dabei entzündliche und gereizte Augen - jede Erkältung schlägt auf die Augen
- Drücken in den Augen, am schlimmsten beim Lesen
- beim Sehen in die Sonne, Gefühl als wenn Funken aus den Augen sprühten
- Geschwulst und Verhärtung der Drüsen

- Beschwerden die durch Unterkühlung entstanden sind
- Reissen, welches nur linksseitig auftritt und sich in der Ruhe und bei der ersten Bewegung verschlimmert
- rheumatische Beschwerden bei nasskaltem Wetter
- klammartiges Ziehen im Daumen, so dass man denselben kaum zu bewegen wagt
- ziehendes Reisen in der Achsel
- Ziehen, stechender Schmerz im Hüftgelenk - beim Gehen - dabei das Gefühl, als wolle sich der Hüftknochen ausrenken
- ziehend, reissender Schmerz in den Oberschenkeln - verschwindet beim Gehen, kehrt aber beim Sitzen sofort zurück (auch im Schienbein, in den Waden und den Fussknöcheln das gleiche)
- Gicht
- Hexenschuss bei feuchter Kälte
- Schmerz im Kreuz, wie nach langem Bücken
- Trigeminusneuralgien nach Einwirkung feuchter Kälte
- reissende Schmerzen an den Wangen strahlen zu den Ohren aus
- Otitis mit Beteiligung der Nebenhöhlen und dickem, gelblichem Schleim
- Schwerhörigkeit bei nasskaltem Wetter
- Katarrh, häufig und immer gleich nach feuchter Kälte
- möchte beim Schnupfen die Nase warm halten, damit sie durch die Kälte nicht verstopft
- Nase draussen verstopft, drinnen fliesst sie (Nux vomica!)
- Beim Husten Stechen in den Brustseiten
- Heuschnupfen im Herbst (Rapsblüten, Gras)
- Warzen (kleine, harte, trockene)
- Muttermilchfluss versiegt bei Kälte

- Hautausschläge - nässende und eiternde oder trockene, sich kleienartig abschuppende Flechten

- roter Ausschlag, stechend juckend in der Ellbogenbeuge, welcher nach dem Kratzen brennt

- flechtenartiger Ausschlag auf den Händen und eine Menge Warzen

- häufiges, leeres Aufstossen - dabei auch Kratzen in Schlund und Speiseröhre

- Auftreibung des Unterleibes schon nach einer mässigen Mahlzeit

- Hautausschlag im Bereich des Nabels

- stechender, kneifender Schmerz mitten im Bauchnabel

- muss bei Kälteeinfluss sofort Wasser lassen

- Jucken der Genitalien bei feucht kaltem Wetter

- Durchfall nach eiskalten Getränken (nach Überhitzung)

- Durchfall nach Erkältung mit Leibschmerzen, welche nach der Ausleerung vergehen

- Statt der Regel Nasenbluten

- Herpes an den Genitalien

- eiskalte Füsse

Fieber

- allgemeines Unbehaglichkeitsgefühl

- Frösteln zieht sich vom Rücken über den Nacken nach dem Hinterkopf zu

- Herpesbläschen am Mund

- trockene und brennende Hitze überall

- Frösteln gegen Abend - meist im Rücken

- eisige Kälte mit Schmerzen

- Kälte am ganzen Körper, kann sich selbst am Ofen nicht erwärmen

- trockene Hitze und brennende Haut

- Frösteln mit Durst

Notfallsituationen

- Nierenentzündung, Blasenentzündung,

- Asthma bei feucht kaltem Wetter

Geschichte zu Dulcamara

Dulca Mariana - die Herrscherin

Samuel hatte seine Aufzeichnungen über den Versuch mit der Chinarinde beendet. Er las alles noch einmal durch und wollte gerade sein Buch zuschlagen, als er kräftige und schnelle Schritte auf seinem Flur hörte. Er stand auf und wollte nachsehen, wer da ist, als er auch schon vor einer grossen, dunkelhaarigen Frau stand.

Sie trug ein sehr elegantes Kleid und und machte auf den ersten Blick einen etwas arroganten Eindruck auf ihn. Sie zeigte mit ihrem Finger (der ziemlich dick angeschwollen war) auf ihn und sagte:

> *„Guten Tag Samuel, ich bin Dulca Mariana und möchte gerne etwas mit Dir besprechen."*

Samuel wich aufgrund ihrer forschen Art sofort etwas irritiert zurück. Dennoch sagte er freundlich:

> *„Freut mich, Dich kennen zu lernen, Dulca Mariana. Was möchtest Du mit mir besprechen?"*

Darauf atmete Dulca tief durch, warf den Kopf etwas nach hinten, schaute danach Samuel von oben herab an und sagte:

> *„Das war nicht in Ordnung! Du wurdest gestern zu meiner Tochter gerufen, um sie zu behandeln. Keiner hat das mit mir abgesprochen! Sicher, es geht ihr besser – aber trotzdem – was hätte nicht alles passieren können, über so etwas möchte ich das nächste Mal vorher informiert werden! Alles, was in meiner Familie passiert, muss mit mir abgesprochen werden! **Ich entscheide, was getan wird und was nicht!**"*

Samuel schaute sehr verwundert.

Es stimmt, er war gestern bei der kleinen Dulca Ria und er konnte ihr auch sehr schnell helfen. Ihr Vater hatte ihn herbeigerufen, weil es seiner Tochter auf einmal sehr schlecht ging.

Eben noch hatte sie am Flussufer gespielt, es war ein angenehm warmer Herbsttag, und dann, gegen Abend ging es plötzlich los. Sie bekam schreckliche Kopfschmerzen, die Wangen taten ihr weh und dieser Schmerz strahlte sogar bis zu den Ohren aus. Und ihre Augen – ganz dicken, gelben Schleim sonderten sie ab. Genauso sah auch der Auswurf aus, den sie beim Husten hatte. Dulca Ria sagte zu Samuel:

„Als es am späten Nachmittag kühler wurde, musste ich ständig zur Toilette. Mein Harndrang wollte gar nicht mehr nachlassen."

Samuel sah sie an und fragte:

„Möchtest Du Dich zudecken? Hier ist eine schöne warme Decke und ein warmer Tee für Dich."

Die Decke nahm Dulca Ria gerne an, den Tee mochte sie aber nicht.

„Kannst Du mir nicht lieber ein Glas kühles Wasser bringen?"

Samuel brachte es ihr und sie trank es sehr gerne. Plötzlich rief sie:

„Aua, mein Bauch – es sticht in meinem Bauchnabel."

Als Samuel sich das ansah, fiel ihm auch der Hautausschlag auf, der rund um den Bauchnabel herum entstanden ist.

Dulca Rias Vater hatte sich bisher sehr zurückgehalten, trat nun aber langsam heran und sagte zu Samuel:

„Schau, meine Urgrossmutter hat mir eine Arznei gegeben. Sie heisst Dulcamara. Da sie unserem Namen so ähnelt, vielleicht hilft sie uns ja auch."

Das könnte sein, sagte Samuel, der ja inzwischen schon viele solcher Arzneien kennen gelernt hatte. Er gab der Kleinen zwei Kügelchen davon. Bald danach ging es ihr auch schon besser.

So verabschiedete sich Samuel von Dulca Ria und ihrem, immer noch etwas eingeschüchtert wirkenden, Vater und machte sich auf den Heimweg.

Kannst du dir vorstellen, was in der Familie Dulca geschah, als Dulca Mariana nach Hause kam? Ihr Mann berichtete ihr ganz vorsichtig über das Vorgefallene und freute sich sehr, dass es der kleinen Dulca Ria schon wieder so gut ging. Er dachte, auch seine Frau wäre glücklich darüber. Doch weit gefehlt ...

Sie wurde sehr wütend und sagte:

„Wie kannst Du nur, ohne mich zu fragen, einen Arzt holen und Dulca Ria einfach ein Medikament geben lassen? Du weisst genau, dass hier alles abgesprochen werden muss – und zwar mit mir – schliesslich tue ich ja alles zu eurem Wohl – diese Undankbarkeit kränkt mich sehr. Was wäre nun gewesen, wenn er falsch gehandelt hätte – ich hätte nichts mehr beeinflussen können. Tu so etwas nie wieder!"

Dulca Mariana wurde gerade wieder sehr heftig von ihrem Rheuma geplagt. Vielleicht reagierte sie deshalb heute besonders arg.

Ihr Mann zog sich also lieber zurück und liess sie allein. Dulca Mariana ging auch kurz danach zu Bett, um sich von den Strapazen und dem Stress zu erholen.

Als sie sich ins Bett legte, dachte sie, dass das Bett sinken würde – dieses Gefühl hatte sie öfters und es beunruhigte sie nicht mehr sonderlich, so dass sie bis zum Morgen gut durchschlief.

Am Morgen aber, beim Erwachen, sah sie plötzlich einen Geist vor sich. Sie erschrak ziemlich heftig darüber und in ihrer Verwirrung fing sie plötzlich an, alberne Gebärden zu machen. Sie haschte in der Luft nach irgend etwas, tat als wolle sie es fangen und zupfte wild an ihrer Bettdecke herum.

Für ihren Mann war dies nichts Neues und er wusste inzwischen schon, dass hier das Medikament seiner Urgrossmutter hervorragende Dienste leisten kann. So gab er ihr davon und seine Frau war bald wieder ganz die alte:

„Dulcomo, Dulca Ria, kommt her! Wir müssen den heutigen Tag besprechen. Also, als erstes wirst Du, Dulcomo, dafür sorgen, dass ...

Silicea terra

Kieselerde wird aus Siliciumdioxid gewonnen, welches man in Sand, Quarz, Feuerstein oder Bergkristallen findet. Bei der Kieselerde handelt es sich um eine Strukturverbindung, welche Pflanzenstängeln Elastizität und Festigkeit verleiht. Im menschlichen Körper ist sie ein wichtiger Bestandteil des Bindegewebes und des Stützapparates (Haut, Knochen, Sehnen, Knorpel, Haare, Nägel).

Arzneibeziehungen und Hinweise

Antidote:

Camphora (Rückert gibt hier das Riechen an kalkerdiger Schwefelleber an und Hahnemann schreibt in den "Chronischen Krankheiten", dass er Camphora als nicht hilfreich befunden hat und gibt einzig die kalkerdige Schwefelleber als Antidot an.)

Feindliche Mittel:

Mercurius

Wirkungsdauer:

Hahnemann selbst hat hier nichts angegeben. Nach Rückert weit über 40 Tage. Silicea darf nur sehr vorsichtig dosiert werden und nicht vorschnell wiederholt werden! Eine Gabe - und dann Wirkungsdauer abwarten!

Bei Patienten mit Tuberkulose in der Vorgeschichte darf es nur mit grösster Vorsicht verabreicht werden, da altes Narbengewebe durch Silicea wieder aufbrechen kann - dies insbesondere bei hohen Potenzen.

Silicea kann Holz- oder Glassplitter, Dornen oder metallische Fremdkörper aus dem Körpergewebe befördern (auch Fischgräten in der Rachenschleimhaut) und wird deshalb auch als homöopathisches Messer bezeichnet.

Silicea ist oft bei Impfschäden oder Folgen von Impfungen angezeigt (insbesondere Folgen nach der Keuchhustenimpfung). Bei Auftreten von Krämpfen, Epilepsie, Neurodermitis, Ekzemen, Otitis oder Bettnässen.

Silicea ist ein Knochenmittel. Es ist oft bei Knochenfrass, Knochenentzündung, Auftreibung und Krümmung der Knochen angezeigt.

Welche Symptome macht es?

Grundsätzliche Themen von Silicea sind:

Zaghaftigkeit, mangelndes Selbstvertrauen, Sturheit, Frostigkeit, ungesunde Haut, Eiterungen, Schweiss - stinkender Fussschweiss.

Silicea Patienten sind häufig Frauen oder Kinder von schlankem und leichtem Körperbau und graziler Gestalt. Sie haben dünne Gliedmassen und feine Gesichtszüge sowie hell durchscheinende Haut. Auffallend ist der vorgewölbte Bauch und manchmal auch ein bleiches, knochiges Gesicht mit fliehendem Kinn. Weiterhin fallen weisse Flecken auf den - meist brüchigen - Fingernägeln sowie Risse an Fingerspitzen, Mundwinkeln, den Lippen oder auch zwischen den Fusszehen auf. Silicea Männer bekommen sehr früh eine Glatze.

- reichlicher Kopfschweiss

- schwaches Bindegewebe

- Osteoporose

- degenerative Gelenkerkrankungen

- unelastische Bänder und Sehnen

- brüchige Nägel (verkrüppelt oder eingewachsen)

- Entzündungen, die in Eiterung übergehen (Weichteile oder Knochen gleichermassen)

- tief sitzende Eiterungen des Zellgewebes

- Parodontitis

- Abszesse an Zahnwurzeln

- käsige Absonderungen der Ohren

- harte Knoten

- Zysten

- überschüssiges Narbengewebe

- Fisteln (Vagina, Rektum)

- Kalkablagerungen in Gelenken

- Ganglion am Handrücken

- Hauttumoren

- Geschwüre

- Schwellung des Oberarms nach einer Impfung

- Schwellungen des Fusses

- heftig stinkender Fussschweiss, welcher beim Gehen wund macht

- unerträglich saurer oder fauliger Gestank der Füsse ohne Schweiss

Mond

Verstärkung der Beschwerden zur Zeit des Neumonds (aber auch bei Vollmond)

Rechts/Links

Die alten Bücher sagen vorwiegend rechts, in den neueren finden wir öfters die Angabe, dass Silicea linkswirkend ist

Gemüt

- kultiviert, sanftmütig, fürsorglich

- rücksichtsvoll, ausgeglichen, liebevoll und freundlich, feinfühlig, schüchtern

- kühl und unnahbar im Auftreten - Charme eines Eiskristalls - meidet jegliche Berührung

- verzeihen schnell - ist nicht nachtragend

- verträgt keinen Widerspruch, ist dabei aber zurückhaltend

- reagiert unter Druck gereizt, lässt sich davon aber nichts anmerken

- von bescheidener Art - ist leicht zu beeindrucken und lässt sich leicht überreden

- will nicht im Mittelpunkt stehen - stellt sein Licht gerne unter den Scheffel

- kein Geltungsdrang, jedoch Bedürfnis korrekt, aufrichtig und pflichtbewusst eingeschätzt zu werden

- ordnungsliebend - arbeitet hochgradig akkurat, alles was Silicea tut, wird genau vorbereitet und sehr gewissenhaft ausgeführt - das hebt das Selbstvertrauen eines Silicea Patienten

- jegliches, selbst das kleinste Versagen führt zu Selbstvorwürfen

- Klarheit, Gründlichkeit - Tendenz zu Perfektionismus und Akribie

- sehr gewissenhaft - möchte jeder Sache auf den Grund gehen und alles bis ins Detail verstehen

- dickköpfig in Grundsätzen und fixiert auf die Prinzipien - kaum von einer Überzeugung abzubringen, wenn er sich einmal eine Meinung gebildet hat (dabei aber nicht aggressiv oder streitsüchtig, sondern einfach nur hartnäckiges Beharren auf dem Standpunkt)

- unnachgiebig gegenüber Veränderungen

- macht nur, was er für richtig hält - starrköpfig

- braucht viel Zeit, sich an neue Situationen zu gewöhnen - unflexibel und reagiert sehr verdriesslich darauf

- kann nicht lange warten - wenn es ihm zulange dauert, geht er einfach wieder

- sehr hoch gesteckte Lebensideale - alles soll perfekt sein - grosse Ansprüche und übersteigerte Ziele, wodurch Silicea befürchtet, den eigenen Ansprüchen nicht gerecht werden zu können (dadurch entsteht oft Angst, etwas könnte fehlschlagen, so dass Silicea aus dieser Angst heraus nun gar nichts unternimmt)

- starke Selbstzweifel

- Unfähigkeit, Verantwortung zu übernehmen

- intelligent, schnelle Auffassungsgabe - starker Wissensdurst

- Typ: ewiger Student, der aus Angst, zu wenig zu wissen, seinen Abschluss immer weiter hinausschiebt

- starkes Lampenfieber trotz guter Vorbereitung

- Zerstreutheit

- sensibel für Übersinnliches (Hellsichtigkeit)

- sehr lärmempfindlich, schrickt beim geringsten Geräusch zusammen

- äusserst empfindlich auf spitze Gegenstände aus Metall (Nadeln, Draht, Messer)

- stark erhöhter Geschlechtstrieb mit starken Erektionen Tag und Nacht

Besonderheiten

- denkt, er hätte Nadeln verschluckt - starke Fixierung auf Nadeln

- hat das Gefühl, in zwei Hälften geteilt zu sein - denkt, die linke Seite gehört nicht zu ihr

- denkt, alles würde fehlschlagen

- denkt, sie wird in die Luft gehoben

- sieht überall Bilder und Phantome

- hat fixe, eigensinnige Ideen (ich weiss genau, dass ich heute im Lotto gewinne!)

- Empfindung von einem Haar auf der Zunge

Schlaf

- spätes Einschlafen abends wegen zuströmender Gedanken

- Blutwallung und Klopfen in den Adern, nachts

- aufwärts Zucken des Körpers

- Träume von Heirat, Schlangen, Sand, Kristall, Erdbeben, Überschwemmungen

- träumt, erwürgt zu werden

- träumt von der Vergangenheit

- träumt von fremden Ländern

- Schlafwandeln bei Neu- oder Vollmond

- Schweiss auf der Kopfhaut beim Einschlafen

- kann nicht mehr einschlafen, wenn er in der Nacht erwacht

Modalitäten

Verbesserung:

- Wärme, Bettwärme

- Kopfbedeckung

- Einhüllen des Kopfes

- Einhüllen des Körpers

- im Sommer

- Liegen auf der rechten Seite

- durch Harnabgang

Verschlimmerung:

- Kälte

- kaltes Klima, Luftzug, kalter Wind

- Abkühlung, Entblössung

- Überhitzung in warmen, stickigen Räumen

- Baden - vor und während der Regel

- Liegen auf der linken Seite

- unterdrückter Schweiss

- Impfung

- nach dem Geschlechtsverkehr

- durch Berührung

- geistige Anstrengung

- Lärm

- bei Neumond (auch Vollmond)

- bei Gewitterluft

Beschwerden infolge von:

- Geschlechtsverkehr

- Impfung

- geistige Überanstrengung

- Bildschirmarbeit

Vorlieben/Abneigungen

Vorlieben:

- Verlangen, magnetisiert zu werden

- Verlangen nach Ofenwärme

- Verlangen nach Süssigkeiten, Eiern, Eis

- Verlangen nach Unverdaulichem

Abneigung:

- Milch, Muttermilch oder Alkohol werden nicht vertragen
- berührt oder angefasst beziehungsweise angesprochen zu werden
- gegen spitze Gegenstände
- im Mittelpunkt zu stehen
- Fett, Fleisch, Salz, Milch, warme Speisen, heisse Getränke

Art der Ausscheidungen

Auswurf:

- kleine, gelbe, zähe Kügelchen, die nach altem Käse riechen
- reichlich, gelb, klumpig, übel riechend und eitrig

Harn:

- gelber, griesartiger Bodensatz
- manchmal vergeblicher Harndrang mit Schmerz in der Harnröhre
- blutiger Harn
- beim Pressen zum Stuhl tritt Prostataflüssigkeit aus

Stuhl:

- häufig eingeschränkte Darmtätigkeit
- Stuhl kann nur mit grösster Mühe heraus gepresst werden und schlüpft oft wieder zurück
- Stuhldrang trotz Verstopfung
- Durchfall ist auch von starkem Pressen begleitet
- veränderliche Stühle - alle Arten und Farben durchfälliger Stühle treten auf (Pulsatilla)

- beim Stuhlgang Schmerz im After, als sei er zugeschnürt
- blutiger Schleim geht beim Stuhlgang mit ab

Regel:

- vor der Regel starker Druck über den Augen und beengtes Gefühl, als ob sie etwas Schweres drückte
- hartnäckige Verstopfung während der Regel
- Nachts ein Ziehen zwischen den Schulterblättern während der Regel
- Frostschauder über den ganzen Körper
- wundmachender Weissfluss mit beissenden Schmerzen
- Ausschlag an den Oberschenkeln
- Eierstockzysten (links)
- Harte Knoten in der Brust (links)
- Abszesse oder Fisteln im Vaginalbereich
- Angst während der Regel

Art der Schmerzen

- stechend, wie durch Nadeln
- wie von scharfen Splittern oder Dornen

Körperregionen

Hände, Finger, Nägel, Füsse, Brust, Augen, Ohren, Kopf, Extremitäten

Bezug auf Organe

Atemwege, Knochen, Lunge, Drüsen, Haut, Magen, Darm

Leitsymptome

- Schwindel scheint vom Rücken heran, durch das Genick in den Kopf zu kommen

- Schwindelanfälle beim in die Höhe sehen

- Schwindelanfälle beim Fahren - mit Übelkeit und Brechreiz sowie Wasserzusammenlaufen und Würgereiz

- Schwere im Kopf - glaubt, den Kopf nicht halten zu können

- dröhnendes Erschüttern im Gehirn bei starkem Auftreten oder Anstossen des Fusses

- drückender Kopfschmerz in der Stirn, schon bei geringster Geistesarbeit

- Reissen im Kopf, wird durch Bewegung verschlimmert - ist oft mit Klopfen verbunden und scheint innerlich und äusserlich zugleich zu sein

- der Kopf tut bei äusserlicher Berührung weh

- kolossale Frostigkeit - wenig Lebenswärme, friert ständig - selbst im Sommer warme Kleidung

- besonders kälteempfindlich am Kopf, trägt warme Mütze

- Frost bei jeder Bewegung, besonders beim Gehen, selbst im warmen Zimmer (dabei entsteht oft auch eine fliegende Hitze)

- Schmerz in den Augenlidern, Beissen in den Augenwinkeln

- Geschwüre am Auge

- Geschwulst der Tränendrüsen und des Tränensackes

- Druck in den Augen und Stiche in den Augenlidern

- Ausschlag über den ganzen Körper, wie Windpocken - stark juckend

- grosse Reizbarkeit und Empfindlichkeit der Haut bei Berührung - der ganze Körper schmerzt wie zerschlagen und geprügelt

- schwache Gelenke - sie knicken zusammen

- verhebt sich leicht

- drückender Schmerz in der Schulter, bis in die Hand - Gefühl, als könne man nichts Schweres heben

- schmerzhafter Ruck im Schultergelenk - der Arm schnellte in die Höhe

- zuckender Schmerz in den Oberarmen und den Muskeln des Oberschenkels

- Kahlköpfigkeit bei jungen Menschen

- besondere Kälte der Extremitäten - trägt im Bett warme Socken

- Brustschmerzen nach langem Sitzen - es entsteht eine grosse Unruhe, kann nicht sitzen bleiben

- eitrige, dünnflüssige Absonderungen bei Entzündungen (übel riechend)

- jede Wunde eitert

- drückend, stechende Schmerzen in Geschwüren

- Pieken, wie von einer Nadel in den Mandeln

- Stillprobleme wegen eingezogener Brustwarzen

- schon durch geringsten Kälteeinfluss treten Rhinitis, Sinusitis, Otitis, Pharyngitis oder Bronchitis auf

- harte Schwellungen der Drüsen (Hals, Nacken, Achseln, Leisten, Ohrspeicheldrüse)

- harte Tumore oder Wucherungen an verschiedenen Körperstellen

- Knoten in der Brust (links)

- Haarausfall nach erschöpfenden Krankheiten (bei Schweiss auf der Kopfhaut)

- Kopfschmerzen beginnen im Nacken und ziehen über den Scheitel bis zum rechten Auge - geht mit Frösteln einher und bessert sich durch Einhüllen des Kopfes

- eitriger Ausfluss aus den Ohren

- Jucken äusserlich am Ohr

- im Gehörgang ein Gefühl, als sei das Ohr verstopft oder ein schmerzhaftes Pressen und krampfartiges Ziehen

- Gluckern im Ohr, als würde etwas an das Trommelfell anschlagen

- sehr empfindlich gegen Geräusche

- akute und chronische Mittelohrentzündungen

- Stirn- und Nasennebenhöhlenentzündungen

- chronische, trockene Nasenverstopfung

- bald fliessender, bald stockender Schnupfen - Nase ist so verstopft, dass man kaum sprechen kann

- Nasenbluten ist nicht selten, oft fallen beim Bücken Blutstropfen aus der Nase

- Ausfluss eines scharfen Sekrets aus der Nase, wovon die Nasenlöcher wund und blutig werden (ohne vorhandenen Schnupfen)

- geschwürige Stellen an den Mundwinkeln

- schmerzhafte Schwellung im Zahnfleisch

- heftiger Zahnschmerz in der Nacht, reissend und stechend

- Schwellung einer Zungenhälfte

- Durst auf Kaltes - trotz der Frostigkeit

- beim Essen vergeht der Appetit - ist nach kurzer Zeit satt

- nach jedem Essen saurer, bitterer oder öliger Geschmack

- nach dem Essen Magenkrampf, Schneiden im Oberbauch, Gesichtshitze, Benebelung des Kopfes, Mattigkeit und Schläfrigkeit

- Kollern und Knurren im Leib

- hartnäckiger Husten (bei Personen, die mit Stein, Ton oder Gips arbeiten)

- eiskalte Füsse - Verlangen nach Wärmeflaschen an den Füssen

- schlechte Entwicklung bei Kindern - sie bleiben mager und klein, haben einen grossen Kopf und einen aufgetriebenen Bauch. Die Glieder sind abgemagert, die Augen eingesunken und das Gesicht hager und alt aussehend. Sie lernen spät laufen und Wachstum und Entwicklung scheinen stillzustehen
- Narben werden plötzlich schmerzhaft.

Fieber

- geht mit extremem Frost einher
- Eiskälte über den ganzen Körper

Schweiss

- schon bei geringster Anstrengung - besonders an Kopf und Nacken
- extrem stinkender und wundmachender Fussschweiss

Notfallsituationen

- Epilepsie (vor dem Anfall Kältegefühl des Körpers), bei Neu- oder Vollmond auftretend, nachts beginnend oder nach Impfung
- Verlust des Gehörs
- Riss des Trommelfells
- Entzündung der Brustwarzen - eiternde Brüste bei Stillenden
- Lungenfisteln
- Geschwüre der grossen Zehen
- Blindheit: grauer und schwarzer Star, Entzündung und Geschwulst der Augen
- Wechselfieber bei vorherrschender trockener Hitze

- Infektionen der Tränenkanäle bei Neugeborenen
- Gebärmutterblutung beim Stillen

Geschichte zu Silicea

Die Geburtstagsparty und der wunderbare Kuchen

Samuel dachte gerade noch einmal über Dulca Mariana und ihre herrsch-süchtige Art nach —— Dulcomo und Dulca Ria taten ihm ziemlich leid —— als der Postbote klopfte und ihm einen Brief brachte. Dieser Brief war auffallend schön gestaltet und die Adresse war in äusserst akkuraten Schönschrift-Buchstaben angebracht. Hier hatte sich jemand wirklich sehr viel Mühe gegeben. Die Absenderin des Briefes war: Silicea Kiesel, Erd-strasse 24 in Bergkristallhausen.

Er traute sich kaum, dieses Kunstwerk zu öffnen, da er es ja dadurch zer-stören würde. Aber es nützte nichts, er wollte doch den Inhalt lesen. Also öffnete er den Brief vorsichtig und zum Vorschein kam eine Einladung:

> *Lieber Samuel, ich möchte Dich sehr herzlich zu meiner Geburtstagsfeier am 26. Februar einladen.*
> *Viele liebe Grüsse*
> *Silicea Terra*

Auch der Text der Einladung wirkte äusserst kunstvoll. Auch hier sah man akkurat geschriebene Schönschrift-Buchstaben auf handgeschöpftem Papier. Samuel freute sich sehr über diese Einladung - der Brief hat ihn ge-rade noch rechtzeitig erreicht, denn es war schon der 25. Februar.

Unterdessen war Silicea schon intensiv mit den Vorbereitungen zu ihrer Geburtstagsfeier beschäftigt - schliesslich sollte alles perfekt werden. Sie machte gerade eine kurze Pause und überlegte sich dabei:

> *"Ich muss ja noch diesen wunderbaren dreischichtigen und fünffarbigen Ku-chen backen - meine Gäste erwarten das von mir - ohne dieses Kunstwerk ist es kein richtiger Geburtstag."*

Gerade als sie aufstehen wollte, um sich an die Arbeit zu machen, spürte sie, wie sich vom Rücken heran und über ihr Genick ein Schwindelgefühl bis zum Kopf hinzog. Ihr Kopf wurde auf einmal so schwer, dass sie glaubte, ihn gar nicht mehr halten zu können.

"Was soll nun werden - ich habe versagt! So, wie ich mich jetzt fühle, kann ich nie diesen Kuchen backen."

Silicea war zutiefst von sich enttäuscht. Doch es kam noch schlimmer. Sie spürte eine Eiseskälte über Ihren ganzen Körper, noch dazu waren ihre Füsse kalt wie Eis und ziemlich schweissig. So nahm sie sich also eine Decke und wickelte sich darin ein. Silly, ihre Tochter fand sie so vor und fragte, ob sie ihr helfen könne. Silicea sagte:

"Ach, wenn Du doch den wunderbaren Kuchen backen könntest, ohne den ein Geburtstag einfach kein Geburtstag ist!"

Silly dachte kurz nach und sagte dann:

"Liebe Mama, erkläre mir doch einfach, was ich tun muss, dann will ich ihn für dich backen."

So geschah es. Silicea erklärte ihrer Tochter das Rezept dieses Kuchens und Silly verschwand kurz danach in der Küche und begann den Teig zu rühren. Silicea holte sich eine zweite Decke und wickelte sich noch wärmer ein - sie wollte und wollte einfach nicht warm werden.

Noch dazu machte sie sich Gedanken, ob ihre Tochter es schaffen würde mit dem Kuchen. Sie kam zu dem Schluss, dass sie das einfach nicht kann. Es gibt so viel zu beachten, so etwas kann nur sie selbst perfekt erledigen. Also blieb ihr nichts anderes übrig, als aufzustehen und selbst weiterzumachen. So stand sie nun in ihre zwei Decken gewickelt in der Küche und begann die erste Farbe für ihren wunderbaren Kuchen anzurühren. Dabei dachte sie:

"Ich arme Silicea! Ich bin so krank, mir ist so kalt und doch muss ich alles alleine tun."

Nichtsdestotrotz, dank der ihr eigenen Akribie und ihres Perfektionismus gelang ihr der wunderbare Kuchen, wie er keinem anderen gelingen würde. Die Geburtstagsfeier war gerettet und die Gäste werden nicht enttäuscht sein von Silicea.

Silly war unwahrscheinlich beeindruckt von ihrer Mutter. Um ihr wenigstens noch ein bisschen Arbeit abzunehmen, räumte sie danach die Küche sehr gewissenhaft auf - sie ist äusserst ordnungsliebend. Dabei achtete sie auch gründlich darauf, dass alles wirklich auf seinem Platz steht. Die

Schüssel muss immer auf dem Schrank über der Spüle stehen und der Holzlöffel darf niemals woanders, als in der mittleren Schublade sein. An dieser Ordnung darf absolut garnichts verändert werden!

"Mama, rief Silly, morgen muss ich wieder zu einer wichtigen Vorlesung. Kannst Du mich bitte pünktlich wecken?"

Silicea sagte:

"Natürlich, Silly ... ich werde Dich auch morgen wieder wecken, genau so, wie ich das schon während deiner gesamten Studienzeit tue - mittlerweile kann ich das gar nicht mehr vergessen - schliesslich studierst Du ja nun schon seit 16 Jahren."

Worauf Silly erwiderte:

"Ich weiss halt noch lange nicht alles, was ich wissen muss, um meinen Beruf bestens ausüben zu können."

Wenn wir Silly betrachten, sehen wir eine schlanke, kleine Frau. Sie hat ganz dünne Arme und Beine und sehr feine Gesichtszüge. Ihre Haut ist hell und durchscheinend. Ganz besonders fällt ihr vorgewölbter Bauch auf. Man könnte denken, sie sei schwanger. Silly zeigt mit dem Finger (dabei sieht man deutlich viele weisse Flecken auf dem Fingernagel) auf eine Stelle in einem Buch.

"Siehst Du, zum Beispiel das hier, nichts weiss ich davon, wie soll ich da vernünftig arbeiten können ... ich muss noch viel mehr lernen, und wenn es noch einmal 16 Jahre dauert! Schliesslich möchte ich ja alles perfekt machen."

So ging Silly zu Bett und schlief ein. Zuerst einmal konnte sie gar nicht einschlafen, weil viele Gedanken einfach so in ihren Kopf strömten. Dann, als sie endlich eingeschlafen war, träumte sie wild durcheinander. Zuerst heiratete sie und kurz vor dem Ja-Wort kam eine Schlange zum Altar und biss ihren Bräutigam ins Bein. Gott sei Dank konnte er gerettet werden.

Doch dann ging es gleich wild weiter ... die Hochzeitsreise führte sie in fremde Länder. Dort angekommen gab es gleich in der ersten Nacht ein Erdbeben. Vor lauter Schreck wollte ihr Bräutigam sie nun erwürgen. Das wurde Silly alles zuviel. Der Neumond erleuchtete ihr Zimmer hell ... sie stand auf und wandelte im Schlaf in der Wohnung herum.

Silicea wurde nun auch wach und fand ihre Tochter in der Küche. Sie kannte diese Zustände schon, denn oft bei Neu- oder Vollmond schlafwandelte ihre Tochter. Sie strich ihr sanft übers Haar und sagte:

"Silly, Dein Kopf ist ja ganz nass geschwitzt. Komm, ich bringe Dich wieder in Dein Bett. Schlaf schön weiter, es ist noch viel Zeit bis zum Morgen"

Aber Silly war nun wach und konnte nicht mehr einschlafen. So kam ihr in den Sinn, dass sie jetzt furchtbar gerne Sand essen würde. Ja, am liebsten würde sich sich jetzt vor den Ofen setzen und eine schöne Portion Sandeis verdrücken. Doch daraus wurde nichts, denn plötzlich musste sie husten, wobei viele kleine, gelbe und zähe Kügelchen aus ihrem Hals herauskamen, die furchtbar nach altem Käse stanken ... dabei ist ihr natürlich augenblicklich der Appetit auf das feine Sandeis vergangen.

Die Nacht verging und der Morgen war gekommen. Silly stand auf und ging zur Uni. Silicea dagegen traf die letzten Vorbereitungen für ihre Geburtstagsfeier. Sie schnitt noch den wunderbaren Kuchen in absolut gleichmässige Stücken, als auch Silly schon wieder vor der Tür stand. Mit ihr zusammen traf auch der erste Geburtstagsgast ein. Es war Samuel. Er bedankte sich bei Silicea für die Einladung und gratulierte ihr herzlich zum Geburtstag. Danach wollte er ihr seinen Stockschirm (er hatte ihn dabei, weil es nach Regen aussah) geben, damit sie ihn weglegen kann. Als Silicea die glänzende Metallspitze dieses Schirms sah, wich sie erschrocken zurück. Sie rief:

"Nimm dieses furchtbare Spitze Metallding weg. Schnell!"

Samuel reagierte unverzüglich - inzwischen hatte er ja schon viele verschiedene Arzneimittel studiert - er wusste genau, welches Mittel hier gefragt war. Seltsam nur, dass sogar der Name der Frau mit dem des Mittels übereinstimmte.

Nachdem Silicea ihre Arznei bekommen hatte, beruhigte sie sich schnell wieder. Auch wurden ihre Füsse langsam wieder warm. Deswegen zog sie ihre Schuhe aus. Nun war jedoch es an Samuel, fast das Bewusstsein zu verlieren, denn ein nahezu unerträglicher Geruch stieg ihm in die Nase.

Er erklärte Silicea:

"Mach Dir keine Sorgen, Silicea, auch dieser schreckliche Fussgestank wird durch die Arznei vergehen! Nun zieh aber schnell die Schuhe wieder an, gleich treffen die nächsten Gäste ein."

So setzten sie sich an den Kaffeetisch und begannen über dies und jenes zu plaudern. Unter anderem erzählte Silly von ihren Traumerlebnissen der letzten Nacht.

Aus Versehen stiess sie mit ihrem Ellbogen gegen die Reste des wunderbaren Kuchens ... er fiel mitsamt der schweren und wunderschönen Platte zu Boden und landete auf Samuels Fuss ...

Arnica montana

Der vorsichtig getrocknete und gepulverte Wurzelstock (mit Wurzeln) des in Europa beheimateten Korbblütlers Bergwohlverleih (nach Hahnemann die Tinktur der frischen Wurzel). Die ganze, blühende Pflanze wird mit Arnica e tota planta bezeichnet (Die Blumen enthalten fast immer die Eier oder die Larven von Atherix maculatus, ein Insekt mit ähnlichen Eigenschaften wie Cantharis). Arnica wächst auf kalkarmem, saurem Boden der Bergregionen in Höhen von 600 bis 2800 m. Im Volksmund wird die Pflanze auch Bergwohlverleih, Wohlverleih, Fallkraut oder Kraftrose genannt.

Arnica ist eines der wichtigsten homöopathischen Notfallmittel. Es kommt bei Verletzungen, Schock und Blutungen zur Anwendung, es wirkt schmerzstillend und wird deshalb auch als "Aspirin der Homöopathie" bezeichnet.

Arzneibeziehungen und Hinweise:

Antidote:

Camphora, Arsenicum album, Ignatia, Ipecacuanha, Essig, Kaffee, Wein

Feindliche Mittel:

Wein

Wirkungsdauer:

circa sechs Tage

Hahnemann schrieb als Hinweis zu Arnica:

nie bei akuten inflammatorischen (entzündlichen) Krankheiten - bei Hitze und nie in Durchfällen

Prophylaktisch gegen Blutungen und Embolien ist Arnica einen Tag vor - und acht Tage nach einer Operation indiziert. Der Patient erholt sich dann schneller.

Prophylaktisch einige Tage vor der Entbindung, um traumatische Komplikationen bei der Geburt zu verhindern. Arnica verhindert Wundheit und heftige Nachwehen.

Nach Verletzungen kann Arnica sofort gegeben werden, sollte aber nach acht Tagen in einer höheren Potenz wiederholt werden, damit es seine Wirkung richtig entfalten kann.

Welche Symptome macht es?

- Zustände wie bei Frakturen, Verrenkungen, Verstauchungen, innerlichen Blutungen

- Zustände, wie nach Erschütterungen, stumpfen Verletzungen (selbst Jahre zurückliegende Kontusionen), Quetschungen, Gehirnerschütterung

- Arnica ist ein Hauptmittel gegen Quetschungen und ihre Folgen

- vorherrschend ist Schwäche, Müdigkeit, Zerschlagenheitsgefühl - fühlt sich am ganzen Körper wie zerschlagen

- Arnica hat eine deutliche Wirkung auf das Blut und beeinflusst das Venensystem

- alles, worauf er liegt, scheint ihm zu hart, er muss die Lage ändern, um Erleichterung zu finden

- Abgeschlagenheit des Körpers und der Glieder, besonders beim Liegen

Uhrzeiten

Verschlimmerung abends von 18 - 21 Uhr

Verschlimmerung nachts von 21 - 5 Uhr

Rechts/Links

oft links oder links beginnend

Persönlichkeit

Der Arnica Patient ist vollblütig und oft athletisch gebaut. Er hat ein rotes Gesicht, einen heissen Kopf und kalte Glieder. Typisch ist ein lebhafter Ausdruck sowie eine rote und kalte Nasenspitze. Oft sieht man an den Händen erweiterte Venen. Der Arnica Patient leidet trotz seiner Energie schon bei den geringsten Beschwerden unter starker Schmerzempfindlichkeit und einem Zerschlagenheitsgefühl.

Gemüt

- mürrisch, reizbar

- schreckhaft

- will in Ruhe gelassen werden

- hat keine Lust sich zu unterhalten, spricht kein Wort und beantwortet keine Fragen

- will nicht berührt werden

- will keinen Trost und kein Mitleid - weist jegliche Hilfe ab

- Annäherung und Zärtlichkeiten werden energisch zurückgewiesen

- man kann ihm nichts recht machen, er ist eigensinnig, diktatorisch und streitsüchtig

- ist von sich selbst sehr überzeugt

- Selbstgefälligkeit - bis hin zur Selbstüberschätzung

- kann Widerrede nicht vertragen - regt sich schon bei geringstem Widerspruch auf

- alles was er sagt klingt hochmütig oder wie ein Befehl

- kann stundenlang vor dem Spiegel stehen - entweder um sich selbst zu bewundern oder aber um festzustellen, wie viel Mitleid beziehungsweise Anerkennung er eigentlich bräuchte

- spricht ständig von sich selbst, narzisstische Veranlagung

- Unfähigkeit, eine länger dauernde aktive Tätigkeit durchzuführen

- Platzangst

- Angst vor Grausamkeit - Angst davor, geschlagen oder verletzt zu werden

- Angst, mit etwas in körperlichen Kontakt zu kommen - berühr mich nicht, komm mir nicht zu nahe - bleib ausserhalb meiner Grenzen und dringe nicht in mich ein (diese Angst kann so extrem werden, dass z.B. die Benutzung von Tampons oder gar der Geschlechtsakt unmöglich wird - hier herrscht nicht etwa ein vermindertes sexuelles Verlangen, sondern die extreme Angst vor der Penetration vor)

- Angst vor Geschlechtsverkehr bei Frauen

- Angst vor Vergewaltigung

- Angst, vergiftet zu werden

- Angst, von der Gesellschaft abgelehnt zu werden

- Angst, dass etwas Schreckliches passiert

- Angst vor Operationen, Angst vor dem Zahnarzt

- Angst vor einer Herzkrankheit

- Angst vor einem Schlaganfall

- Arbeitstier, kann nicht delegieren oder abgeben, arbeitet viel zu viel

- reagiert ungehalten, wenn die hohen Erwartungen nicht erfüllt werden

- erwartet Gehorsam

- zeigt viel Energie und Engagement, kann nicht entspannen

- ist fleissig und hat Freude an der Arbeit
- ist pflichtbewusst und überfordert sich dadurch ständig

Schlaf:

- das Bett scheint zu hart, alles tut weh
- Schlaflosigkeit bei Übermüdung
- Schlaflosigkeit im Klimakterium
- Schlaflosigkeit nach geistiger oder körperlicher Überanstrengung
- Erwachen durch starke Herzschmerzen, welche zum linken Ellbogen ausstrahlen - greift sich voller Angst nach dem Herzen
- Träume von Tod, Gräbern
- Träume von verstümmelten Körpern
- angsterfüllte und schreckliche Träume - Unfälle, Ersticken
- Träume von Blitz und Gewitter
- unwillkürlicher Stuhlabgang während des Schlafes

Modalitäten

Verbesserung:

- Liegen
- Kopftieflage
- weiche Unterlage
- Ruhe

Verschlimmerung:

- durch Berührung

- durch alle äusseren Einflüsse - mechanisch oder seelisch

- Bewegung

- Wein

- feuchte Kälte

- während des Schlafes

Beschwerden infolge von:

- Traumata

- Verdruss, Kummer

- psychischem Trauma

- körperlicher Anstrengung

Vorlieben/Abneigungen:

Vorlieben:

- Verlangen nach Essig

- Verlangen nach Whisky

Abneigung:

- berührt zu werden

- Abneigung gegen Annäherung und Trost

- gegen Milch, Fleisch und Suppe

Art der Ausscheidungen

Harn:

- Harnverhaltung durch Überanstrengung

- dunkles, ziegelsteinrotes Sediment

- schmerzhafter Harnabgang

Stuhl:

- stinkend, braun, blutig, eitrig

- unwillkürlich

- sieht aus wie braune Hefe

- muss sich nach jedem Stuhlgang hinlegen

- Stuhl mit gleichzeitigen Muskelschmerzen

- unwillkürlich abgehend während der Schlafes

Art der Schmerzen:

- starke Schmerzen

- Zerschlagenheitsgefühl - Gefühl, der ganze Körper sei gequetscht

- feines Stechen, auch tief eindringende Stiche an fast allen Teilen des Körpers, besonders aber am Kopf, in Händen und den Fingern

- brennende Schmerzen

- Kälte-Schmerz an verschiedenen Stellen des Körpers

- reissender Schmerz - besonders an den Extremitäten

- der Schmerz scheint sich grösstenteils nach oben zu verbreiten

- Arnica Schmerzen verstärken sich durch Sprechen, Schnauben, Bewegen und durch jeden Schall

Körperregionen

alle können betroffen sein

Bezug auf Organe:

Haut, Herz, Respirationsorgane, Magen, Darm, weibliche Genitalien

Leitsymptome:

- Schwindel, als ob Gegenstände herumwirbeln würden

- geschwollene, mit Blut unterlaufene Augen

- heisser Kopf bei kaltem Körper

- heisser Oberkörper mit Kälte der unteren Körperhälfte

- Eiskälte des Unterarmes

- Angst, berührt zu werden

- der ganze Körper ist überempfindlich

- schmerzhafte Überempfindlichkeit der Gelenke

- plötzliches Zucken einzelner Muskeln - fast in allen Teilen des Körpers

- Neigung zu blauen Flecken - schon bei geringster Einwirkung

- kann enge Kleidungsstücke nicht ertragen (Gürtel, Kragen usw.)

- akute oder auch länger zurückliegende Verletzungen

- Kribbeln an der Stirn, über den Augenhöhlen, auf dem Wirbel, zur Wange hin laufend, an der Seite der Nase, in den Lippen, im Zahnfleisch, auf den Seiten der Brust, im Rückgrat, in den Armen, in den Händen, in den Füssen und auf der Fusssohle

- kribbelndes und drückendes Gefühl in den von Quetschung beschädigten Teilen

- Blutungen oder Schmerzen nach einer Zahnbehandlung

- Blutungen aus der Nase, während das Gesicht gewaschen wird

- Nasenbluten und Husten nach jeder Anstrengung sowie nach dem Weinen

- Schmerz im Ohrknorpel - wie geprellt

- eitrige Mittelohrentzündung

- Absonderung von Blut aus dem Ohr

- Beschwerden nach sexuellem Missbrauch (Arnica Patienten können nach einem Trauma über Monate und Jahre daran festhalten, um die ihnen zugefügten Beschwerden immer und immer wieder zu erleiden)

- Wund- und Zerschlagenheitsgefühl nach der Geburt

- Krampfadern

- Dekubitus

- Gicht

- Rheumatismus beginnt tief unten und breitet sich nach oben aus

- schwarze und blaue Haut - Hämatome

- Jucken und Brennen der Haut - Ausschlag mit kleinen Stippchen

- Entwicklung kleiner Furunkel - charakterisiert durch symmetrische Verteilung oder gleichmässige Anordnungen

- symmetrische Hautausschläge

Nash schliesst seine Leitsymptome für Arnica mit folgenden, von ihm als echt und von unschätzbarem Wert bezeichneten Symptomen:

- *Betäubung mit unwillkürlichem Kot- und Harnabgang*

- *fürchtet, von ihm Entgegenkommenden geschlagen oder berührt zu werden*

- *fauliger Geruch aus dem Mund*

- *übel riechendes Aufstossen und wie faule Eier riechende Blähungen*

- *Zerschlagenheitsgefühl in der Uterusgegend, kann nicht aufrecht gehen*

- *Schmerzhaftigkeit der Geschlechtsteile nach der Geburt; beugt Blutungen oder Blutvergiftung vor*

- *Husten; das Kind schreit vor dem Anfall, als ob es Schmerzen hätte*
- *Husten mit dem Gefühl, als seien die Rippen gebrochen*
- *Knorpel und Knochen der Brust sind schmerzhaft*
- *verfällt während des Antwortens in tiefe Betäubung, ohne ausreden zu können*
- *der Kopf oder das Gesicht ist alleine heiss, der übrige Körper ist kühl*
- *viele kleine Furunkel, einer nach dem anderen, äusserst wehtuend*
- *verhütet Eiterung und Blutvergiftung und befördert die Absorption*

Besonderheiten

- Empfindlichkeit beim Kämmen der Haare
- Gefühl, als ob sich das Gehirn zusammengerollt habe
- die Kopfhaut fühlt sich zusammengezogen an
- behauptet, er sei gesund - obwohl er unter vielen Beschwerden leidet
- schickt helfende Personen weg und versichert, dass es ihm gut gehe - zieht sich zurück und will seine Ruhe haben
- in einem benommenen Zustand nach einem Trauma beantwortet er eine Frage richtig, dabei ist er geistig kurzzeitig ganz klar - und gleitet sofort danach wieder in die Benommenheit zurück
- hat Angst vor dem Fahren nach einem erlebten Autounfall
- Absonderungen (Atem, Schweiss, Blähungen) riechen auffallend nach faulen Eiern
- heftiger Husten, der beim Essen nachlässt
- Gefühl, als ob sich der Magen gegen die Wirbelsäule presse
- Gefühl, als sei eine Kugel im Magen
- Erbrechen durch Bewegung des Fötus

- Gefühl, als ob der Fötus quer liegen würde

- Schmerzen in den Genitalien beim Stillen

- Krampf im Rücken beim Stillen

- ständiges Harntröpfeln nach der Entbindung

- Zerschlagenheitsgefühl nach der Geburt

Differenzialdiagnose:

Das Gefühl der Zerschlagenheit haben noch weitere Mittel und diese sind differenzialdiagnostisch abzugrenzen:

Baptisia - Gefühl, als läge er auf einem Brett, ändert die Lage, das Bett ist ihm zu hart und es schmerzt ihn, er fühlt sich wie zerschlagen

Phytolacca - fühlt überall Schmerzen, vom Kopf bis zu den Füssen, die Muskeln sind schmerzhaft und steif - kann sich kaum bewegen, ohne zu stöhnen

Rhus toxicodendron - Schmerzhaftigkeit in jedem Muskel, welche bei anhaltender Bewegung vergeht, Steifigkeitsgefühl und Schmerz zu Beginn der Bewegung

Ruta - alle Körperstellen auf welchen er liegt sind schmerzhaft, wie zerschlagen

Staphisagria - alle Glieder schmerzen, wie zerschlagen und als ob keine Kraft mehr darin wäre

China - er fühlt überall Schmerzen, in den Gelenken, Knochen und in der Knochenhaut, als ob sie verrenkt wären, wie ein ziehendes Reissen, besonders im Rückgrat, im Kreuzbein, den Knien und in den Oberschenkeln

Fieber

- Wechselfieber nach Chinamissbrauch, wenn rheumatische Glieder-schmerzen vorhanden sind und eine Verschlimmerung durch Bewegung, Sprechen oder Geräusche vorherrscht
- Typhus ähnliche Fiebersymptome
- Zittern über den ganzen Körper
- Hitze und Röte des Kopfes - der übrige Körper kühl
- innere Hitze
- Hände und Füsse sind kalt
- Frostschauder beim Aufdecken im Bett

Schweiss

- nächtliche, saure Schweisse

Notfallsituationen:

- Schlaganfall - rotes Gesicht, gleichgültig oder ängstlich besorgt - unfreiwilliger Stuhl- oder Harnabgang
- Schädelbruch
- Gehirnerschütterungen
- Hirnhautentzündung
- Augenentzündung mit Blutunterlaufungen
- Netzhautblutungen
- Angina pectoris
- Herzkrampf
- Leiden durch Stösse auf den Magen oder andere Eingeweide

- Keuchhustenanfälle, welche mit Weinen beginnen

- verletzte Teile nach der Entbindung

- heftige Nachwehen

- Uterusblutungen infolge mechanischer Verletzungen

- Schockeinwirkungen mit starker seelischer Erschütterung

- nach Stromschlag

- Epilepsie nach einem Unfall

- Schwerhörigkeit nach Gehirnerschütterung oder durch Lärmbelastung

- drohender Abort durch Sturz

- Atemstillstand bei Neugeborenen mit bläulich-roter Haut nach einer schweren Geburt

- Depressionen aufgrund körperlicher Verletzungen, die auch schon Jahre zurückliegen können

- akuter Hörsturz

Geschichte zu Arnika montana

Arzneimittelprüfung im Hause Hahnemann

Nachdem Samuel bei Silicea die schwere, äusserst kunstvolle Platte des „Wunderbaren Kuchens" auf den Fuss gefallen war, wollte er nur noch schnell nach Hause – er hatte einfach keine Lust mehr auf diese Geburtstagsparty – sein Fuss tat höllisch weh und so verabschiedete er sich von allen Geburtstagsgästen.

Er machte sich nun also humpelnd auf den Heimweg – zu allem Überfluss hatte er auch noch seinen Stockschirm mit der schönen Metallspitze bei Silicea vergessen, weil diese darauf bestanden hatte, ihn im Keller zu verstecken – wie ärgerlich!

Bei jedem Schritt, den er ging, dachte Samuel:

> *„O Gott, wie tut mir dieser Fuss weh, wenn ich doch nur schon zu Hause wäre. O je, auch das noch – da vorne kommt Dr. Meyer auf mich zu, hoffentlich spricht er mich jetzt nicht an."*

Samuels Hoffnung erfüllte sich leider nicht. Dr. Meyer sah, wie Samuel humpelte und fragte ihn:

> *„Dr. Hahnemann, was ist passiert. Sie können ja gar nicht richtig gehen, ich schaue mir Ihren Fuss gleich einmal an."*

Doch Samuel winkte nur ab und sagte, dass alles in Ordnung sei. Das wollte Dr. Meyer jedoch nicht glauben und fragte:

> *„Tut es denn nicht sehr weh, Dr. Hahnemann?"*

Darauf antwortete Samuel überhaupt nicht mehr, ging weiter und liess Dr. Meyer einfach stehen. Inzwischen schaute er sehr mürrisch drein und humpelte sich Schritt für Schritt voran. Nun war es ja – Gott sei Dank – auch nicht mehr weit bis zu seinem Haus.

Unterdessen hatte Samuels Haushälterin, Arnicina, das Haus auf Vordermann gebracht. Sie war nämlich für einige Tage auf Urlaub bei ihrer Familie im Gebirge gewesen. Von dort hatte sie auch diese schöne Pflanze mit den gelben Blüten (die Bergbewohner nannten sie Bergwohlverleih), für

Samuel mitgebracht. Liebevoll pflanzte sie sie in einen schönen Keramiktopf und stellte sie in Samuels Arbeitszimmer, um ihm damit eine Freude zu machen.

Arnicina dachte gerade bei sich:

„Nun müsste Dr. Hahnemann aber gleich eintreffen."

Als sich auch schon die Tür öffnete und er eintrat. Er gab ihr die Hand, begrüsste sie und erkundigte sich:

„Wie war der Urlaub Arnicina?"

Arnicina wollte grade anfangen zu erzählen, als Samuel sie auch schon wieder unterbrach:

„Eigentlich kannst Du es mir auch später erzählen, ich habe jetzt keine Lust, mich zu unterhalten. Geh einfach und erledige Deine Arbeit. Auch ich habe noch zu tun."

Da sich Samuel sofort an seinen Schreibtisch setzte, bemerkte Arnicina nichts von seinen Schmerzen. Allerdings fiel ihr schon auf, dass er heute besonders kalte Hände und eine rote Nasenspitze hat. Sonst war das nie so. Ausserdem kannte sie solche Launen gar nicht bei ihm. Naja, was soll's vielleicht hat er einfach einen schlechten Tag. So zog sich Arnicina in die Küche zurück und begann, das Abendessen zuzubereiten. Sie dachte:

„Seltsam, er hat noch nicht einmal die schöne Blume bemerkt, die ich ihm mitgebracht habe – schade!"

Doch da hatte sie sich mächtig getäuscht. Er hat sie sehr wohl bemerkt. Und nicht nur das – da er ja nun seit längerer Zeit schon Arzneimittel erforschte und diese Blume noch nicht kannte, konnte er seinen Entdeckerdrang nicht mehr zügeln.

Also grub er die Pflanze (er nannte sie später Arnica, nach seiner Haushälterin, weil die ziemlich traurig war als er ihr Geschenk zerstörte) aus und begann damit, eine Tinktur aus deren Wurzeln herzustellen, denn er wollte damit die Wirkung der Pflanze erforschen.

Wenige Tage später war die neue Arznei nun fertig und er nahm eine Gabe davon ein. Kurze Zeit darauf stellte er fest, dass bei seinem Fuss, der bis dahin immer noch heftig schmerzte, eine deutliche Besserung eintrat. Sogleich notierte er:

„Beschwerden durch Prellung und heftige Schmerzen werden durch Arnica gelindert."

Doch nicht nur das, auch seine mürrische Laune schien sich nahezu augenblicklich wieder zu bessern. Nach dieser Entdeckung wollte Samuel die Arznei nun auch an anderen Personen testen.

Als erstes fielen ihm dazu natürlich Arnicina und ihre Familie ein. Bei Arnicinchen konnte er nahezu sofort beginnen, denn sie kam schreiend ins Haus und hatte ein aufgeschlagenes Knie. Ganz blau war es schon rundherum und es tat ihr schrecklich weh.

Da dieser Anblick Samuel an seinen Fuss erinnerte, gab er ihr eine Gabe Arnica und kurze Zeit später liess der Schmerz auch schon nach. Nach einigen Tagen gab er ihr nochmals von dieser Medizin und die Wunde heilte schnell und problemlos ab.

Doch nun zu Arnicina und ihrem Mann Arnie. Mit diesen beiden machte Samuel eine gründliche Arzneimittelprüfung und stellte während dieser Zeit sehr auffallende Veränderungen an den beiden, sonst herzensguten und freundlichen Menschen, fest.

Folgendes geschah:

Arnie forderte neuerdings seine Frau auf, mindestens zweimal täglich den Spiegel zu putzen, damit er sich vernünftig ansehen könne – und das tat er auch ausführlich und ausdauernd – stundenlang stand er manchmal vor dem Spiegel und bewunderte sich selbst.

Manchmal aber stand er auch davor und stellte fest, dass er doch eigentlich sehr zu bedauern sei. Nur merkte das scheinbar keiner, obwohl er doch soviel Mitgefühl verdient hätte. Schreckliche Menschen in seiner Umgebung, wirklich! Alles ging sogar soweit, dass seine Tochter ihn nur noch „Spiegelpapi" nannte.

Als er dann später in wirklich jedem Zimmer des Hauses einen Spiegel angebracht hatte, nannte ihn übrigens jeder so.

Arnie redete auch ausgesprochen gerne über sich selbst. Jedem, der in der Nähe war, erzählte er, wie toll er heute wieder seine Arbeit erledigt hat und dass es kein anderer so gut könne, wie er. Als es wieder einmal soweit war und er seiner Frau erzählte:

„Schau nur, Arnicina, diese herrliche Mauer – ich habe sie errichtet."

erwiderte Arnicina darauf:

„Ja, sie ist sehr schön – aber sieh nur, dort ist ein Loch, ein kleiner Fehler."

Daraufhin konnte Arnie nicht mehr an sich halten.

„Was fällt Dir ein, mir zu widersprechen? Diese Mauer ist herrlich! Sie hat keinen Fehler. Meinst Du etwa, jeder könnte solch eine Mauer errichten?"

Arnicina hatte keine Lust mehr zu antworten, drehte sich um und ging. Hochmütig und in einem lauten Befehlston rief er ihr nach:

„Arnicina, komm sofort wieder her!"

Doch Arnicina dachte gar nicht daran, zurückzukommen. Sie hatte furchtbare Angst bekommen. Wie schrecklich wäre es, wenn er sie jetzt auch noch anfassen würde. In letzter Zeit ist er ihr sowieso schon viel zu oft zu nahe gekommen. Es ist nämlich so, dass Arnie sich schon lange noch ein zweites Kind wünscht. Er möchte so gerne einen kleinen Jungen haben. Sogar einen Namen hat er schon ausgesucht – er soll Arnico heissen.

Doch immer, wenn er sich abends im Bett seiner Arnicina nähern möchte, bekommt sie panische Angst vor ihm. Er kann sich das gar nicht erklären, früher war sie nie so gewesen.

Arnicina kann es selbst nicht verstehen. Sie wünscht sich ja auch von Herzen einen kleinen Arnico. Aber schon beim Gedanken daran, dass Arnie in sie eindringen könnte, hat sie eine panische Angst — dies geht soweit, dass sich alles in ihr verkrampft. So wird es wohl nie etwas werden mit dem kleinen Baby.

Arnicina arbeitete weiter sehr fleissig für Samuel und zeigte viel Energie und Engagement – nur die Entspannung kam häufig etwas zu kurz bei ihr. So kam es auch, dass sie immer schlechter schlafen konnte. Eines Nachts weckte sie Arnie und sagte:

„Ich habe wieder so schlecht geschlafen und ich hatte furchtbare Träume – ich sah im Traum verstümmelte Körper und Gräber, kurz danach glaubte

ich, zu ersticken. Als in meinem Traum dann ein Gewitter kam, wurde ich durch die hellen Blitze und den lauten Donner wach."

Arnie sah sie an und wollte sie trösten. Dabei hob er leicht ihre Decke an und nahm einen üblen Geruch war. Arnicina roch es auch und sah unter ihre Decke. Sie stellte fest, dass ihr während des Schlafes unwillkürlich der Stuhl abgegangen war. Das war ihr schrecklich peinlich. So stand sie auf und machte alles sauber. Arnie dagegen hatte sich diskret wieder in sein Bett zurückgezogen. Er sagte zu Arnicina:

*„Wir müssen unbedingt eine neue Matratze kaufen. Dieses Bett ist so schrecklich hart, mir tut alles weh, ich fühle mich, als hätte man mir auf alle Knochen geschlagen. Egal, wohin ich mich auch drehe – **zu hart, zu hart, zu hart!**"*

Nach diesem unangenehmen nächtlichen Erlebnis schliefen beide wieder ein, bis nun plötzlich Arnie erwachte, die Hand an sein Herz legte und rief:

„Arnicina – schnell, ruf Dr. Hahnemann – mein Herz!"

Daraufhin sprang Arnicina voller Angst auf, rannte zu Samuel und rief ihn zu ihrem Mann. Als die beiden eintrafen und Samuel den Herzkranken untersuchen wollte, reagierte dieser jedoch äusserst gereizt:

„Dr. Hahnemann, nun gehen Sie schon wieder schlafen, es ist ja alles in Ordnung – ich habe ja nichts. Aber wenn Sie nun schon einmal da sind, vielleicht hätten Sie für mich noch einen kleinen Schluck von diesem köstlichen Whisky? Der würde mir jetzt sehr sehr gut tun. Und wenn's der nicht sein soll, darf's auch ein kleines Gläschen Essig sein."

Nun war Samuel aber doch mit seiner Geduld am Ende. Du musst wissen, dass diese „Herzanfälle" bei Arnie in letzter Zeit ziemlich häufig auftraten. Samuel wollte endlich wieder ruhige Nächte haben und entschloss sich kurzerhand, die Arzneimittelprüfung bei den beiden zu beenden. Er hatte inzwischen ja auch schon sehr viele Symptome notiert.

So geschah es dann auch und alle kehrten wieder zu ihrem ursprünglichen Gemütszustand zurück.

Ein paar Monate später konnte man bei Arnicina bereits einen runden Babybauch sehen und alle waren sehr glücklich darüber.

Übrigens hat Arnie inzwischen auch die fehlerhafte Stelle in der Mauer repariert – und den Spiegel benutzt er nur noch zum Rasieren ;-).

Die Wochen vergingen und inzwischen nahte schon der Geburtstermin. Arnicina bekam ihre Wehen und die Geburt zog sich ziemlich lange hin ... nun endlich war es geschafft und Arnico war auf der Welt.

Doch nach der Geburt tauchten einige Probleme auf. Es war nämlich so, dass ...

Ignatia amara

Die Ignazbohne oder auch Ignatiusbohne (die Samen einer kugeligen Beerenfrucht).

Sie wächst an einem dornenlosen Kletterstrauch aus der Familie der Loganiengewächse (zu dieser Familie gehören auch Nux vomica, Gelsemium, Spigelia, Curare und Upas tieute).

Die Pflanze stammt von den Philippinen. Sie wurde nach dem Gründer des Jesuitenordens, Ignatius von Loyola, benannt. Sein Leben war von wechselnden und widersprüchlichen Meinungen geprägt (zum einen war er ein sehr eitler und verschwendungssüchtiger Lebemann, andererseits wandte er sich später einem sehr frommen und enthaltsamen Leben zu) - genau wie unser homöopathisches Arzneimittel Ignatia.

Ignatia ist das "Arzneimittel der Widersprüche".

Ignatia wird auch als "die weibliche Nux vomica" bezeichnet, da sich bei beiden Mitteln ähnliche Empfindlichkeiten bezüglich des Nervensystems zeigen.

Trotz der hysterischen Neigungen ist die emotionale Ebene bei Ignatia wesentlich sensibler und sanftmütiger als bei der explosiven Nux vomica.

Ignatia zählt, wie auch Natrium muriaticum und Acidum phosphoricum zu den "Kummerarzneien".

Die Ignatiusbohne enthält Strychnin, wie auch Nux vomica.

Arzneibeziehungen und Hinweise

Antidote:

- Coffea (bei durch Ignatia erzeugter Überempfindlichkeit oder ängstlichen Empfindungen, Überreiztheit usw.)
- Pulsatilla, Chamomilla

- seltener: Cocculus, Arnica, Camphora oder Essig

Feindliche Mittel:

- Coffea, Nux vomica, Nicotiana tabacum

Wirkungsdauer:

- wenige Tage

Aufgrund der sehr schnell aufeinander folgenden Wechselwirkungen eignet sich Ignatia mehr für akute, als für chronische Krankheiten.

Bei Ignatia treffen wir auf den sonst selten vorkommenden Fall, dass, wenn die erste Gabe nicht vorteilhaft wirkte, bald danach eine zweite Gabe mit dem besten Erfolg gegeben werden kann.

Ignatia zeichnet sich durch Wechselzustände aus:

- bald vergehen die Schmerzen bei Rückenlage

- bald wenn man sich auf die schmerzlose Seite legt

- bald aber bloss dann, wenn man sich auf den schmerzenden Teil legt

Welche Symptome macht es?

Am besten wirkt Ignatia in Fällen, wo wir eine schnelle Abwechslung von Lustigkeit und Weinerlichkeit finden.

Ignatia ist ein Hauptmittel bei Personen, die nach Ärgernis oder Kränkung alles in sich verschliessen - der ärgerliche Vorfall nagt anhaltend an ihrem Gemüt, Gram wirkt anhaltend auf diese Personen ein.

- Kopfschmerzen - schwerer Kopf - beugt den Kopf nach vorne, was den Schmerz fühlbar erleichtert (als Wechselwirkung finden wir bei Ignatia jedoch auch einen Kopfschmerz, der sich durch Vorbücken verschlimmert)

- Druck auf das ganze Gehirn, als wenn zu viel davon im Kopf wäre

- Druckgefühl, wie durch etwas Hartes, anfallsweise (manchmal nur in der Stirn) mit Übelkeit

- Druck in den Schläfen - als wenn es die Schläfe herauspressen wollte

- reissender Kopfschmerz (vergeht durch Liegen auf dem Rücken)

- Kopfschmerz, als sollte der Kopf zerspringen

- Klopfen und Pochen im Kopf - entweder über der Augenhöhle oder einseitig, seitwärts am Hinterkopf („wie von einem eingedrückten Nagel" ist eine charakteristische Beschreibung von Ignatia)

- zuckender Kopfschmerz - beim Steigen oder beim Aufschlagen der Augen

- äusserlicher Schmerz am Kopf, wie zerschlagen

- früh, Kopfschmerz als wäre das Gehirn zertrümmert und zermalmt - diese Empfindung geht später in die Zähne und zuletzt in das Kreuz über, beim Nachdenken jedoch erneuert sich der Schmerz im Kopf

- Trübheit in den Augen - beim Lesen und nach dem Mittagsschlaf - wie von einem Flor oder einer Träne

- früh, zugeklebte Augenlider - Unerträglichkeit des Lichtes - oft Beissen und Wundheitsgefühl in den Augenwinkeln

- stechendes Reissen oder Druckgefühl, wie von Sand, im Inneren des Auges

- Pupillen sind mal verengt und mal erweitert

- Stechen und Jucken in den Ohren

- Klingen in den Ohren

- die innere Fläche der Lippe schmerzt, als wäre sie roh und wund

- aufgesprungene Lippen - blutend

- lockere und schmerzhafte Zähne nach dem Essen, besonders an den Backenzähnen Wundheitsschmerz, in den Schneidezähnen werden eher wühlende Schmerzen empfunden

- stechende, drückende Halsschmerzen, geschwollene Halsdrüsen

- geschwollene und entzündete Mandeln

- trockener, spastischer Husten in schnell aufeinanderfolgenden Stössen

- beim Husten kaum Auswurf, wenn doch, sehr schwierig abgehend und von gelblicher Farbe

- Schnupfen oder Verstopfung nur eines Nasenloches (als ob ein Blatt davor liegen würde)

- Nachts, Beklemmung der Brust, als ob sie zu eng wäre - manchmal wird das Einatmen wie durch eine Last verhindert, das Ausatmen geht jedoch problemlos

- drückend, stechender Schmerz im Kreuz

- drückender Zerschlagenheitsschmerz im Kreuz, früh im Bett, beim Liegen auf dem Rücken - manchmal dabei auch Stiche im Kreuz

- Verrenkungsschmerz im Schultergelenk, am Handgelenk und auch im hintersten Glied eines Fingers

- reissende Schmerzen in den Armen, in Handknöcheln und Fingern, im Fussrücken oder im Fersenknochen, früh beim Erwachen

- an den Händen häufig ein warmer Schweiss

- Gelbfärbung der Hände

- Stiche oder auch juckende Stiche am Daumengelenk und auf der Hand, als ob da ein Splitter eingestochen wäre

- Stiche im Hüftgelenk und im Knie, im Fussknöchel und der Ferse - beim Bewegen und Gehen

- Steifigkeit der Knie- und Fussgelenke, des Oberschenkels und des Kreuzes, früh

- Spannen in den Unterschenkeln und Waden, beim Gehen

- drückender Schmerz im Schienbein und im Fussgelenk, beim Gehen

- brennend schmerzende Hühneraugen, matte und schwere Füsse

- nächtliches Erbrechen der Abends genossenen Speisen

- bitteres Aufstossen, leeres Aufstossen, saures Aufstossen

- versagendes Aufstossen, welches einen drückenden Schmerz in der Speiseröhre, bis hoch zum Schlund verursacht

- Häufig Schluckauf nach dem Essen

- nach dem Essen, Aufgetriebenheit des Bauches

- kneifender Druck in der Herzgrube und der rechten Unterrippengegend

- Wundheitsgefühl in der Herzgrube und zusammenziehender oder zusammenschnürender Schmerz

- Stiche nach der Brust und nach den Seiten zu

- Kollern und Poltern in den Därmen, schneidende und stechende Bauchschmerzen

- kneifende Schmerzen im Bauch, welche sich beim Stehen und Gehen, besonders im Freien, verschlimmern und im Sitzen vergehen

- scharf drückender Schmerz im Mastdarm

- drückender Schmerz auf die Harnblase

- Stiche und Reissen in der Harnröhre, besonders abends, beim Sitzen und Liegen im Bett

- Drücken in den Hoden

- starker und schnell erregter Geschlechtstrieb - bei Impotenz, in anderen Fällen hingegen ein völliger Mangel des Geschlechtstriebes

- pressendes Gefühl an der Gebärmutter, wie Wehen - danach folgt ein fressender, weisser Ausfluss

- kribbelnde Eingeschlafenheit der Gliedmassen

- Zerschlagenheitsschmerz in den Gelenken des Oberkörpers, nachts

- Druckempfindung auf der Knochenhaut der Röhrenknochen

- Verrenkungsschmerz in den Gelenken (stechend, auch brennend)

- Schmerzen in Achillessehne und Waden

- Geschwüriger Schmerz in den Fusssohlen

Rechts/Links

Lutze sagt:

rechtswirkend

Boenninghausen sagt: linkswirkend

Hering/Gross sagen: ... aber es ist ganz unentschieden. Nach dem Wert und der Anzahl der Symptome sind die Seiten gleich.

Vielleicht könnte man Ignatia oben rechts und unten links einordnen. Ignatia hat die Kopfsymptome von rechts nach links - die Brustzeichen von links nach rechts.

Persönlichkeit

Oft empfindsame und sehr romantische Frauen mit einem starken Glauben an die "grosse Liebe". Sie haben viele grosse Sehnsüchte und Träume bezüglich ihrer Partnerschaft. Oft ist es dem Partner jedoch nicht möglich diesen hohen Idealen dauerhaft gerecht zu werden. Darauf reagiert Ignatia enttäuscht und entwickelt verkrampfte oder auch hysterische Verhaltensweisen. Es treten Stimmungsschwankungen auf, sie wird immer empfindlicher und ist unglaublich schnell beleidigt.

Ignatia lacht und muss plötzlich weinen, sie wechselt von Traurigkeit zu Fröhlichkeit, sie macht einen Scherz, um sich gleich darauf heftig zu empören. Durch diese extremen Widersprüche fällt es dem Ignatia-Mann natürlich immer schwerer, seiner Frau gerecht zu werden. Ignatia frisst nun Kummer und Enttäuschung in sich hinein und hält sie krampfhaft zurück

- diese brechen dann manchmal in oft äusserst theatralischen Gefühlsausbrüchen wieder heraus.

Die Zurückhaltung des seelischen Schmerzes verhärtet Ignatia immer mehr - sie wird mürrisch und verhält sich zunehmend immer gröber. Oft verlieren Frauen durch diese innere Verhärtung ihre weiblichen Züge und werden maskuliner.

Das Verhalten von Ignatia ist unvorhersehbar, oft tut sie verrückte und unlogische Dinge, die sie später wieder bereut. Ignatia Persönlichkeiten haben eine schlanke Statur, dunkle Haare und einen dunklen Teint. Sie legen Wert auf stilvolle Kleidung.

Ein weiterer Widerspruch zeigt sich hier: auf der einen Seite ist Ignatia eine emanzipierte Frau, die sich behaupten möchte unabhängig sein will, sie kann sich jedoch schlecht durchsetzen, sie ist bestrebt, ihre Weiblichkeit abzulegen und hohe Verantwortung zu übernehmen.

Sie hat ein klares Wertesystem und strenge Massstäbe. Oft engagiert sie sich weit über ihre Kräfte. Sie wirkt reserviert und kühl. Da sie jedoch oft ihre Gefühle nicht unter Kontrolle halten kann (sie reagiert dann zickig und trotzig) und leicht verletzbar ist, muss man mit ihr äusserst behutsam umgehen.

Auf der anderen Seite gibt es aber auch die Ignatia, die sich eine perfekte Beziehung aufbauen möchte und sich für ihre Familie selbstlos aufopfert. Diese hat mit Emanzipation sehr wenig am Hut.

Ignatia ist auch ein Mittel für nervöse Kinder, bei denen schon geringe Reizungen zu Krämpfen führen (z. B. beim Zahnen).

Gemüt

- grosse Angst, als hätte man etwas Böses getan - diese Angst kann soweit gehen, dass das Reden verhindert ist
- früh am Morgen, oft Vielgeschäftigkeit und Voreiligkeit, wodurch Versprechen, Verschreiben und ungeschickte Handlungen hervorgebracht werden

- im Gegensatz zur Schreckhaftigkeit und Ängstlichkeit trifft man nicht selten Dreistigkeit

- ständig wechselnde Laune - ein mürrisches Wesen, dem man nichts recht machen konnte und schrecklich aufgebracht ist, wechselt plötzlich zu ausgesprochener Heiterkeit und macht Spässchen, welche wiederum in Weinerlichkeit übergehen können

- Unbeständigkeit, Ungeduld, Unentschlossenheit

- lautes Weinen, wenn etwas Verlangtes verweigert wird

- fixe Ideen

- oft auch ein sehr zärtliches, feinfühliges und gewissenhaftes Gemüt

- mal wird Musik als sehr angenehm empfunden und mal lässt sie völlig gleichgültig

- auffallendes und wiederholtes Seufzen - zeigt den stillen Schmerz, die Traurigkeit und die tief sitzenden Sorgen

- weint nur im "stillen Kämmerlein", reagiert böse auf Trost

- wache, nervöse, besorgte, verkrampfte und zitternde Patienten, die seelisch oder körperlich intensiv leiden - Beschwerden verschlimmern sich durch den Genuss von Kaffee

- kann trotz hoher Empfindsamkeit Gefühle nicht ausdrücken

- wird zornig bei Trost, Widerspruch und Ärger

- Angst in überfüllten Räumen (Ohnmacht)

- Angst vor Vögeln (auch Hühnern)

- Angst vor Dieben

- Angst vor Krankheit, Krebs

- Angst vor schlechten Nachrichten

- Angst vor Tadel

- Angst vor dem Fliegen (Hysterie)

Schlaf

- beim Einschlafen - Rucken und Zucken im ganzen Körper oder in den Gliedmassen

- Wechselwirkungen - bald ein tiefer, jedoch nicht erholsamer Schlaf, bald Schlaflosigkeit oder auch sehr leichter Schlaf

- häufiges Verändern der Lage

- wimmerndes Geschwätz im Schlaf

- Bewegungen mit dem Mund und mit den Füssen

- Stöhnen und Ächzen im Schlaf

- oft Erschrecken im Schlaf

- fast alle Arten von Atmung - wechselweise

- die gewöhnliche Schlaflage von Ignatia ist auf dem Rücken, eine Hand über den Kopf gelegt

- schreckhafte Träume, oft desselben Inhalts, auch Träume von geistiger Anstrengung

- träumt davon, ertränkt zu werden

- träumt von Feuer, Dieben, Gewalt oder Kummer

- häufig tritt nachts eine ängstliche Hitze auf

- Kinder, die nachts mit einem Schrei erwachen

Modalitäten

Verbesserung:

- Wechselzustände - mal bei Rückenlage, mal bei Lage auf der schmerzlosen Seite, mal bei Lage auf der schmerzhaften Seite

- beim Essen

- bei angenehmer Gesellschaft

Verschlimmerung:

- nach dem Mittagessen
- Abends, nach dem Niederlegen
- Früh, nach dem Aufstehen
- Kopfschmerzen verschlimmern sich beim Reden, Lesen oder angestrengter Aufmerksamkeit auf einen Redner (nicht aber durch Nachdenken)
- durch Luftzug, frische Luft
- morgens
- durch Kaffee, Tabakrauch

Beschwerden infolge von:

- psychischen Ursachen - viele Ignatia-Symptome treten in direktem Zusammenhang mit Aufregung (meist über den Partner oder nahe Angehörige) auf
- dem Tod nahe stehender Personen - Ignatia fällt Trauerarbeit schwer, Ignatia ist tief betroffen, kann aber nicht weinen, sie schluchzt nur, lehnt jeglichen Trost ab und zieht sich still zurück
- Schock und Schreck (Gliederzucken, Zittern oder Krämpfe (Epilepsie) können auftreten)
- enttäuschten Liebesbeziehungen - hysterisches Verhalten
- dem Genuss von Kaffee (Angstzustände)

Vorlieben/Abneigungen

Vorlieben:

- Obst und Saures (mal Abneigung, mal Verlangen)
- Verlangen nach Zwiebeln (trotz Blähungen)

- Roggenbrot, Käse

- exotische Speisen

- Verlangen nach Einsamkeit, nach Halt

- Verlangen zu reisen

- Verlangen, tief zu atmen

Abneigung:

- Wein

- Branntwein

- Obst und Saures (mal Abneigung, mal Verlangen)

- gegen Trost (weil die Welt so schlecht ist - dies haben auch: Natrium muriaticum, Platina und Staphisagria)

- Tabak - äusserster Widerwille gegen Tabakrauch

- Kaffee

- Milch

Unverträglich sind bei Ignatia:

- reizlose Kost

- Milch, Haferbrei

- Kaffee und Süssigkeiten

Art der Ausscheidungen

Harn:

- reichlich und wässrig

Stuhl:

- oft Durchfälle

- häufiger Stuhldrang - doch statt des Stuhles, oder auch mit diesem fällt der Mastdarm vor
- nach dem Stuhlgang ein heftiger, zusammenziehender Schmerz, der ein bis zwei Stunden anhält

Regel:

- zu früh
- zu stark oder zu schwach
- schwarz und geronnen
- während der Regel grosse Mattigkeit mit spastischen Schmerzen in Magen und Abdomen
- Unterdrückung der Regel durch Kummer

Art der Schmerzen

- brennend, stechend
- Ignatia ist überempfindlich gegen Schmerzen (auch: Aconitum, Chamomilla und Coffea)

Körperregionen

Kopf, Augen, Ohren, Zähne, Hals, Extremitäten

Bezug auf Organe

Herz, Verdauungsorgane, Geschlechtsorgane, Mastdarm

Leitsymptome

- Heimweh - leidet unter einer krankmachenden, starken Sehnsucht nach Angehörigen und der Heimat, besonders morgens - durch dieses Heimweh können sich körperliche Symptome, wie zum Beispiel Hautausschläge, Magenschmerzen, Kopfschmerzen, Migräne, Menstruationsbeschwerden oder Neuralgien entwickeln

- sehr veränderlicher Puls

- Jucken, welches durch leichtes Kratzen verschwindet

- die Haut ist empfindlich gegen Zugluft

- Frost, der beim Entblössen aufhört

- nach dem Frost eine plötzliche Hitze durch den ganzen Körper

- Neigung zu Halsdrüsenschwellungen, Zahnschmerzen und Magenschmerzen

- allgemeine Müdigkeit und Bewegungsscheu - oft mit dem Gefühl einer weichlichen Schwäche ums Herz - fühlt sich gezwungen, sich zu legen

- Gefühl von Wundheit in der Gaumendecke - Stiche ziehen von da bis in das innere Ohr

- Hitze und brennende Röte an nur einer Wange

- stechende Halsschmerzen, welche beim Schlucken vergehen und zwischen den Schluckbewegungen wieder schlimmer sind

- Klossgefühl im Hals (Globus hystericus)

- Gefühl eines Pflocks im Hals, der beim Schlucken wund schmerzt

- geschwollene Halsdrüsen drückenden Schmerzes, wechselt oft mit ziehendem Schmerz

- durch den Husten wird das Bedürfnis zu husten vermehrt

- viel Schleim im Mund

- fader, wässriger Geschmack, alles, besonders aber Bier, schmeckt bitter oder faulig, oft auch saurer Geschmack im Mund

- Gefühl von Schwäche und Leere in der Magengrube - als ob der Magen erschlafft herunterhinge

- Magenkrämpfe werden durch Essen gebessert

- periodische rechtsseitige Kopfschmerzen - mit Übelkeit und Erbrechen (Migräne)

- fibrilläre Muskelzuckungen der Gesichts- und Mundmuskeln

- Krämpfe

- Neuralgien, Ischias

- Fehlgeburt durch unterdrückten Kummer oder durch Schreck

- Jucken am After

Besonderheiten

- früh, Kopfschmerz als wäre das Gehirn zertrümmert und zermalmt - diese Empfindung geht später in die Zähne und zuletzt in das Kreuz über, beim Nachdenken jedoch erneuert sich der Schmerz im Kopf

- zickzackartiges, weisses Flimmern seitwärts des Gesichtspunktes

- feines Stechen in der Lippe, wie von einem eingestochenen Splitter

- Taubheitsgefühl auf der vorderen Hälfte der Zunge - beim Reden, Wundheitsgefühl auf der vorderen Hälfte der Zunge - beim Essen

- beisst sich beim Reden und Kauen leicht in die Zunge oder in die innere Wange

- seltsame, widersprüchliche Reaktionen am Körper - akut entzündete Gelenke verlieren ihre Schmerzhaftigkeit durch äusseren Druck - leichtes Essen liegt schwer im Magen - schwer Verdauliches wird hervorragend vertragen - Halsschmerzen bessern sich durch Schlucken von harten Dingen (hartes Brot, Zwieback, Knäckebrot und Ähnliches) und äusseren Druck

- das Schlucken von Flüssigkeiten ist schwieriger als das von festen Speisen

- sehr häufig ist das Ausspucken eines schaumigen Speichels

- lästiger Kitzelhusten durch psychische Spannungen - Gefühl, als ob der Kehlkopf mit einer Feder gereizt würde

- Zahnschmerzen bessern sich durch kräftiges Zubeissen

- Haarwuchs am Kinn bei Frauen

- übermässige Körperbehaarung bei Frauen

- Stiche in den Brustseiten, welche mitunter auch zugleich am Schienbein gefühlt werden

- Gefühl, eine Kugel steige vom Magen zur Kehle hinauf (bei Ärger oder Kummer)

- Gefühl, als ob ein Messer im Darmausgang stecke (Druck wie von einem scharfen Instrument von innen nach aussen)

- Magenkrämpfe werden durch Essen gebessert

- Regelmässigkeit im Leben und in der Nahrungsaufnahme verschlimmert die Beschwerden - ständiger Wechsel bessert

- Schmerzen treten an kleinen, umschriebenen Stellen auf

- Gefühl von etwas Lebendigem im Arm

- Krämpfe im Rücken nach Kummer - Nackenkrämpfe bei Sorgen

- Schwangerschaftserbrechen bessert sich durch Essen

- krankhaftes und gekünsteltes Lachen bei traurigen Mitteilungen

- hat die Illusion, sie sei ruiniert

- Illusion, von der ganzen Welt im Stich gelassen zu sein

- Wahnidee, verflucht zu sein oder eine unheilbare Krankheit zu haben

- Wahnidee, ein Verbrechen begangen zu haben

Differenzialdiagnose - Ignatia und Nux vomica

- Ignatia hat schmerzlose Geschwüre und Geschwülste, bei Nux vomica sind sie schmerzhaft.

- Ignatia hat einen sehr veränderlichen Puls, Nux vomica hat einen ab und zu aussetzenden oder unfühlbaren Puls.

- Die Kälte bei Ignatia wird durch äussere Wärme leicht getilgt, die bei Nux vomica ist dadurch nicht zu tilgen.

- Ignatia hat weniger Frost nach dem Aufstehen aus dem Bett und nach dem Essen, Nux vomica hat gesteigerten Frost.

- Ignatia hat Durst nur im Frost, Nux vomica hat Durst meistens im Frost.

- Ignatia hat Hitze mit Neigung zur Entblössung, Nux vomica scheut sich in der Hitze vor Entblössung.

- Die Hitze bei Ignatia mindert sich beim Essen, bei Nux vomica vermehrt sie sich beim Essen.

- Ignatia hat verminderten Schweiss bei Anstrengung, Nux vomica hat starken Schweiss bei Anstrengung.

- Ignatia ist schlaflos vor Mitternacht, Nux vomica nach Mitternacht.

- Ignatia ist schlaflos nach deprimierenden Aufregungen, Nux vomica nach Geistesanstrengungen.

- Ignatia hat wechselnde, ängstliche und eigensinnige Stimmungen, Nux vomica ärgerliche und zornige.

- Ignatia ist schweigsam, Nux vomica ist redselig.

- Bei Ignatia treten Beschwerden infolge von Kränkungen, Kummer und unglücklicher Liebe auf, bei Nux vomica durch Zornausbrüche, besonders morgens.

- Ignatia hat Appetit auf Saures und Abneigung gegen Wein und Branntwein, Nux vomica hat eine Abneigung gegen Saures und ein Verlangen nach Branntwein.

- Bei Ignatia herrschen Durchfälle vor, bei Nux vomica Verstopfung.

- Ignatia harnt oft und viel, Nux vomica selten und spärlich.

- Ignatia hat einen schwachen Geschlechtstrieb, Nux vomica einen starken.

- Bei Ignatia ist die Regel zu früh und schwach (oder stark), bei Nux vomica zu früh und stark (oder schwach).

- Ignatia hat einen Hustenauswurf am Abend, Nux vomica früh und bei Tage.

- Die Beschwerden von Ignatia bessern sich vor Mitternacht, die von Nux vomica abends bis Mitternacht.

- Ignatia Beschwerden verschlimmern sich durch Aufblähung des Bauches, Nux vomica Beschwerden verschlimmern sich durch Einziehen des Bauches.

- Ignatia Beschwerden sind schlimmer ausserhalb des Schluckens, sowie beim Schlucken von Flüssigkeiten und besser beim Schlucken der Speisen, Nux vomica Beschwerden sind schlimmer beim Schlucken der Speisen und beim Leerschlucken und besser beim Schlucken von Getränken.

- Ignatia Beschwerden verschlimmern sich beim Liegen, besonders beim Liegen auf der Seite, Rückenlage bessert oft, Nux vomica Beschwerden bessern sich beim Liegen, besonders auf der Seite und verschlimmern sich in der Rückenlage.

- Ignatia ist ein Antidot für Zink, Nux vomica verschlimmert die Zinksymptome.

- Durch Einhüllen, nach dem Niederlegen, im Bett, beim Liegen auf der nicht schmerzhaften Seite, in der linken Seitenlage und beim Schlucken von Getränken verschlimmert sich Ignatia und bessert sich Nux vomica.

- Durch Entblössung, nach dem Aufstehen vom Sitzen, beim Liegen auf der schmerzhaften Seite, durch Tiefatmen, durch Baucheinziehen, durch Körperanstrengung und meist auch nach dem Essen, insbesondere von Saurem, in der rechten Seitenlage und durch Lageveränderungen sowie beim Schlucken der Speisen bessert sich Ignatia und verschlimmert sich Nux vomica.

Fieber

- beginnt mit einem ungeheueren Gähnen, besonders früh - die Augen laufen über vor Wasser
- Scheu vor frischer Luft
- Frost und Kälte mit Durst

Ignatia-Frost kann charakteristischer Weise durch äussere Wärme getilgt werden schreibt Rückert - Boericke schreibt das Gegenteil, also dass der Frost durch äussere Hitze nicht erleichtert wird - wenn wir nun noch Gross / Hering dazu nehmen, finden wir die Aussage: vorherrschend innerer Frost mit äusserer Hitze - deshalb schlimmer durch Einhüllen und kalte Getränke. Der Ignatia Frost ohne bestehende äussere Hitze wird also durch äussere Wärme gebessert und der Frost mit bestehender äusserer Hitze nicht. Nehmen wir zum Schluss noch Nash dazu, er schreibt, dass Ignatia in seinen Fiebersymptomen einzigartig ist. Chronische Fälle des Intermittensfiebers, die der Chininbehandlung jahrelang widerstanden haben, werden oft und dauernd durch die 200. Potenz und höher geheilt. Folgende Symptome indizieren dabei Ignatia:

1. Durst während des Frostes, aber in keinem anderen Stadium
2. Frostgefühl, durch äussere Wärme gebessert
3. Hitze, durch äusserliche Bedeckung verschlimmert
4. rotes Gesicht während des Frostes

Das sind vier Beine zum Stuhl, auf den wir uns mit völligem Vertrauen setzen können. Kein anderes Mittel hat Durst nur während des Frostes.

- Frost erscheint mal mehr am hinteren Teil des Körpers, mal im Gesicht und an den Armen, mal an den Oberschenkeln und Füssen - mit Gänsehaut und Zähneklappern (auch hier Wechselzustände!)

- die Fieberhitze von Ignatia ergreift meist nur einzelne Teile, z.B. das Gesicht, die Ohren, die Hände - bei Kälte, Frost oder Schauder anderer Teile - sie ist fast ausschliesslich eine äussere Hitze und fast nie finden wir Durst dabei

- manchmal plötzliche, fliegende Hitzeanfälle, mit dem Gefühl, als wenn Schweiss ausbrechen sollte

Nach Hahnemann heilt Ignatia nur diejenigen Wechselfieber, welche im Frost Durst und in der Hitze keinen Durst haben.

Schweiss

- wenig Schweiss bei Anstrengung (Schweiss vermindert sich bei Anstrengung)

- Schweiss nur im Gesicht

Notfallsituationen

- Epilepsien, die jedes Mal nur nach Kränkung oder Ärger ausbrechen

- Hysterie nach schockartigen Erlebnissen

- Hysterie durch Kummer

- hysterische Blindheit

- Mastdarmvorfall

Geschichte zu Ignatia

Ignatia und ihr Traumprinz Vomico

Als Arnicina gerade im Geburtszimmer des Krankenhauses lag, um den kleinen Arnico zur Welt zu bringen, gesellte sich plötzlich noch eine Frau dazu. Auch sie stand kurz vor der Geburt. Sie sagte:

"Hallo, ich bin Ignatia, hoffentlich werden wir beide die Geburt unserer Kinder glücklich hinter uns bringen."

Darauf erwiderte Arnicina:

"Ja, das hoffe ich auch, schon so lange freuen wir uns auf unseren kleinen Arnico. Es freut mich, Dich kennen zu lernen, Ignatia. Vielleicht werden unsere beiden Kinder später gute Freunde. Ich bin übrigens die Haushälterin von Dr. Hahnemann und wir, mein Mann, unser Arnicinchen, bald auch der kleine Arnico und ich leben in einer Wohnung in seinem Haus. Du kannst uns mit Deiner Familie gerne besuchen.

Aua ... Meine Wehen werden immer heftiger - ich glaube, Arnico ist bald da."

So geben sich die beiden Frauen, jede für sich selbst, ihrem Geburtsschmerz hin und bringen, fast zur gleichen Zeit, ihre Babies auf die Welt. Arnicina ihren Arnico und Ignatia ihre Ignamara. Freudestrahlend halten die beiden ihre Babies im Arm. Sie wurden aus dem Geburtsraum auch direkt in ein Doppelzimmer gelegt, und nachdem sie sich etwas erholt hatten, kamen sie langsam ins Gespräch. Ignatia sagte:

"Arnicina, Du kannst dir gar nicht vorstellen, wie toll mein Vomico ist - ein wahrer Traumprinz! Ein Bote ist schon ausgeschickt - und sobald er die gute Nachricht von der Geburt seiner Tochter erfährt, wird er hier mit einem wahren Blumenmeer auftauchen. Hoffentlich findest du dann noch ein Plätzchen für die Blumen von deinem Mann."

Darauf erwiderte Arnicina:

"Ach, Ignatia - wir werden das schon organisieren. Wenn es wirklich zu eng wird, geben wir den anderen Frauen einfach noch ein Sträusschen für ihre Zimmer ab."

So verging die Zeit, der Nachmittag kam und somit die Besuchszeit. Arnicinas Mann erschien zuerst und brachte ihr einen schönen Rosenstrauss und Pralinen mit. Beide freuten sich sehr über ihren Arnico. Eine halbe Stunde später traf auch Vomico ein. Er nahm seine Frau Ignatia liebevoll in den Arm und wollte gleich seine kleine Tochter Ignamara sehen. Ignatia hingegen schaute erwartungsvoll zur Tür. Plötzlich sagte Vomico:

"Ignatia, meine Liebe, fast hätte ich es ganz vergessen, hier habe ich für Dich ein schönes Blümchen mitgebracht."

Er überreichte seiner Frau freudestrahlend das schöne, kleine Alpenveilchen. Plötzlich begann Ignatia heftig zu lachen. Sie sagte:

"Vomico, Du machst schon wieder Scherze mit mir. Nun sag schon, wie viele Vasen müssen die Schwestern bringen. Wann kommen die vielen Blumen für mich?"

Darauf schaute Vomico ziemlich ratlos und auch traurig. Er hatte das hübsche Alpenveilchen für seine Ignatia ausgesucht und dachte, sie freut sich darüber - nun hatte er es wohl wieder einmal falsch gemacht. Sie hat etwas ganz anderes von ihm erwartet. So sagte er zu ihr:

"Liebste Ignatia, ich dachte Du freust dich über diese schöne Pflanze - ich habe sie mit Bedacht ausgewählt. Sie kann uns immer an diesen schönen Moment erinnern, wenn wir sie gut pflegen."

Nun hören wir von Ignatia nur noch ein tiefes Seufzen.

"Haahach jee ..."

Sie sagt zwar nichts, aber innerlich ist sie zutiefst enttäuscht. Ihr Traumprinz ist wohl doch nicht so traumhaft, wie sie immer dachte. Nun ja, sie wird sich von dieser Enttäuschung auf keinen Fall etwas anmerken lassen. Vielleicht wartet ja das Blumenmeer zu Hause auf sie, wer weiss das schon - ganz bestimmt ist es so, denkt sie jetzt und sie kann es kaum erwarten, endlich nach Hause zu kommen.

So vergingen noch vier Tage, die beiden Frauen freundeten sich immer mehr an und versprachen sich gegenseitig regelmässige Besuche abzustat-

ten. Arnicina hat Ignatia natürlich nicht mehr auf das Blumenmeer angesprochen, da sie ihre Enttäuschung sehr wohl bemerkt hat. Auch zu Ignatias Äusserungen, dass zu Hause wohl nun das riesige Blumenmeer auf
sie warten würde, hielt sie sich lieber zurück.

Ignatia indessen bestellte vorsorglich noch 10 weitere Blumenvasen und
liess sich diese in ihr Haus liefern.

Ignatia kam nun also nach Hause - Vomico hatte leider keine Zeit gefunden um sie abzuholen, so musste sie sich eine Kutsche mieten - schloss die
Tür auf, schnupperte erwartungsvoll in die Luft und roch - keinen Rosen-
duft, keinen lieblichen Veilchenduft, nicht Narzissenduft, nein - gar
nichts! Nicht eine einzige Blume hatte Vomico für sie bereitgestellt. Sie
seufzte:

*"Haach, und ich hatte so darauf gehofft. Mein Vomico ist wohl doch nicht
der Traumprinz, für den ich ihn immer gehalten habe ... haahach jee ..."*

So kam es, dass sich Ignatia in ihr Kämmerlein zurückzog und die kleine
Ignamara ihrer Amme übergab.

Als Vomico nach Hause kam, berichtete ihm die Amme sofort davon. Vomico ging sogleich zu Ignatia und fragte sie:

"Liebe Ignatia, warum hast du dich zurückgezogen? Geht es dir nicht gut?"

Darauf bekam er von Ignatia nur ein:

"Haahach jee ..."

zu hören.

So dachte er sich, es sei wohl besser, sie jetzt noch für eine Weile alleine zu
lassen und ging zu seiner Tochter Ignamara. Lange betrachtete er seine
liebreizende Tochter und war sehr stolz auf sie.

Nach einiger Zeit kam auch Ignatia wieder aus ihrem Kämmerlein heraus.
Stechende Schmerzen und ein Reissen in der Harnröhre haben sie aus
dem Bett getrieben. Ausserdem schliefen ihre Beine ständig ein und krib-
belten ganz furchtbar. Das Kollern und Poltern in ihren Därmen deutete
sie als Hungergefühl. Die Zeit des Abendbrotes war ja auch nahe und so
begab sie sich in das Esszimmer der Familie. Vomico sass schon am Tisch

und freute sich, seine Frau zu sehen. Auch sie begrüsste ihn herzlich und sagte:

"Ich habe schrecklichen Hunger, ich freue mich schon auf mein Leibgericht - stimmt's Vomico, Du hast für heute ein Spanferkel mit kräftigem und deftigem Sauerkraut bestellt."

Vomico schaute sie mit grossen Augen an und sagte:

"Aber nein, heute gibt es ein sehr leichtes und verträgliches Abendessen. Möhren-Kartoffelsuppe, es soll doch leicht verdaulich sein, schliesslich bist du noch nicht wieder voll auf dem Damm."

Darauf lachte Ignatia hysterisch auf. Sie dachte bei sich:

"Ja natürlich, leichte Kost - was soll ich denn damit wohl anfangen - die liegt mir ja immer so schwer im Magen, so etwas vertrage ich überhaupt nicht! Das muss er doch wohl wissen, schliesslich ist er schon seit vier Jahren mein Mann! Haahach jee ..."

Ignatia fügte sich jedoch, ass die Kartoffel-Möhrensuppe und bekam hinterher prompt Bauchschmerzen, Magenkrämpfe und Durchfall. Deswegen ging sie sofort in die Speisekammer und ass ein kaltes Eisbein. Kurz danach besserten sich ihre Magenbeschwerden auf wundersame Weise. Mittlerweile wurde ihr wieder einmal klar, dass sie wohl doch nicht den idealen Traumprinzen gefunden hatte. Er will einfach ihre Wünsche nicht erfüllen, er gibt sich keine Mühe. Naja, was soll's.

Am nächsten Morgen war Ignatia in heller Aufregung, sie wollte heute das erste Mal ihre neue Freundin Arnicina besuchen. Sie rannte geschäftig hin und her, suchte dieses und jenes zusammen, gab letzte Anweisungen an die Amme, wobei sie sich oft wiederholen musste, da die Amme sie nicht verstand. Das lag nicht etwa daran, das die Amme nicht gut hören konnte, sondern an Ignatias Zunge, sie war in der vorderen Hälfte ganz taub - zu allem Überfluss biss sie sich dann auch noch darauf und hatte ausgesprochen heftige Schmerzen auszustehen.

Trotzdem machte sie sich mit der kleinen Ignamara und ihrer Amme auf den Weg zu Arnicina.

Die beiden Freundinnen freuten sich sehr über ihr Wiedersehen. Sie unterhielten sich über die letzten Wochen und die Fortschritte ihrer Kinder, als sich Ignatia plötzlich an den Hals fasste.

"Mir ist, als ob ein Kloss in meinem Hals steckt. Ausserdem tut er mir sehr weh. Kannst Du mir bitte ein Stück hartes Brot oder einen Zwieback geben, damit diese Schmerzen wieder vergehen?"

Arnicina schaute etwas verwundert, brachte ihr aber das Gewünschte, was Ignatia auch gleich mit Genuss hinunterschluckte.

"Hach, das tut gut, gleich geht es meinem Hals auch wieder besser."

Auch Samuel war gerade zu Besuch bei Arnicina und beobachtete dieses Schauspiel. Solche merkwürdigen Symptome kannte er schon von seinem Test mit der Ignazbohne. So dachte er gleich bei sich:

"Wenn es dieser Frau einmal schlecht geht, wird ihr wahrscheinlich die Arznei der Ignazbohne helfen."

Inzwischen war Ignatia tatsächlich schon ziemlich mitgenommen durch die vielen Enttäuschungen in den letzten Tagen. So kam es, dass sie ausgerechnet bei Arnicina plötzlich Fieber bekam. Alles fing mit einem ungeheueren Gähnen an, dann folgte Frost und sie bekam währenddessen ein sehr rotes Gesicht. Während ihrer Frostschauder hatte sie auch grossen Durst.

Nun konnte Samuel auch schon mit der Arznei der Ignazbohne eingreifen. Kurz darauf besserte sich Ignatias Fieberzustand wieder. Allerdings war ihr Gemüt noch ziemlich betroffen. Immer noch nagten diese furchtbaren Enttäuschungen, die sie durch Vomico erlitten hatte, an ihr.

Vomico hatte jetzt wirklich nicht mehr viel zu lachen. Manchmal scherzte sie mit ihm, um kurz darauf in heftige Tränen auszubrechen, dann lachte sie wieder und weinte 5 Minuten später herzerweichend. Als Vomico ihr die traurige Mitteilung des Todes seines Vaters machte (den Ignatia übrigens sehr gerne mochte), brach sie in schallendes Gelächter aus. Vomico konnte sich nicht mehr helfen. Mit diesen Launen wusste er nicht umzugehen.

Auch äusserlich hatte sich Ignatia verändert. Ihre Gesichtszüge waren nicht mehr so zart wie früher und an ihrem Kinn wuchs sogar ein Bart.

Auch ihre Arme und Beine bekamen ein leicht pelziges Aussehen. Dies alles kam Vomico sehr seltsam vor und so suchte er Rat bei Dr. Hahnemann.

Nachdem Samuel diese Geschichte gehört hatte, verschrieb er Ignatia die Arznei der Ignazbohne in einer höheren Potenz.

Ignatias Launen verflogen nach und nach und Vomico war darüber äusserst glücklich. Auch freute er sich, dass er seine Rasierseife nun wieder für sich alleine hatte ;-)

...

Mit den Jahren wuchs Ignamara langsam heran und war inzwischen schon 13 Jahre alt. Arnico ist seit kleinauf ihr bester Freund und Spielkamerad gewesen. Eines Tages nun kam Ignamara zu ihrem Vater und sagte ängstlich:

> "Papa, ich habe etwas Schreckliches getan, ich glaube dafür bin ich jetzt verflucht und habe ganz bestimmt eine unheilbare und schreckliche Krankheit - immer tut mir diese kleine Stelle, hier an meinem Kopf, weh und hier, in meinem Arm bewegt sich ständig ein grosser Wurm, vielleicht sind es auch zwei!"

Vomico fragte sie, was sie denn so Schreckliches getan habe und darauf antwortete Ignamara:

> "Haahach jee ... ich habe vor drei Wochen, zusammen mit Arnico, ...

Mercurius solubilis

Der Name Mercurius steht für Quecksilber. Paracelsus gab ihm den Namen Mercurius in Anlehnung an den römischen Götterboten Merkur, der sich durch Beweglichkeit und Flüchtigkeit auszeichnete, wie auch das flüssige Metall Quecksilber. Ein weiterer Name für Quecksilber, Hydrargyrum, stammt aus dem Griechischen und bedeutet: flüssiges Silber.

Hahnemann hat das homöopathische Arzneimittel Mercurius solubilis aus schwarzem Quecksilberoxid hergestellt. Es gibt noch ein weiteres homöopathisches Arzneimittel: Mercurius vivus. Dieser Name bedeutet soviel wie: lebendiges Silber (lat. vivus = lebendig). Mercurius vivus hat ein ähnliches Arzneimittelbild wie Mercurius solubilis.

Nash schreibt dazu: "Mercurius solubilis und vivus sind fast so gleich, dass bei denselben Indikationen einige das eine, einige das andere Präparat gebrauchen. Von einigen wird behauptet, vivus passe besser für Männer und solubilis für Frauen. Ich habe das nicht finden können, doch meine ich, dass Mercurius solubilis besser bei Hautkrankheiten wirkt. Von Mercurius corrosivus ist anzuführen, dass es bei Tenesmus des Rektums vor allen anderen Mitteln den Vorrang hat."

Jedes Organ und Gewebe des Körpers kann mehr oder weniger davon beeinflusst werden - Mercurius verwandelt gesunde Zellen in verfallende, entzündete und nekrotische, zersetzt das Blut und ruft starke Anämien hervor. Die gefährliche Kraft dieses Medikaments wird nützlich bei homöopathischer Anwendung nach den Leitlinien seiner klaren Symptome.

Arzneibeziehungen und Hinweise

Antidote:

-   Hepar sulph., Sulphur, Camphora, Opium, China, Salpetersäure
-   Boericke gibt als Antidote an: Hep., Aur., Mez.

Feindliche Mittel:

- Silicea

Wirkungsdauer:

- keine eindeutigen Angaben in der Arzneimittellehre

Hauptmittel zur Beseitigung der Folgen eines längeren Mercurmissbrauchs sind nach Lutze:

Belladonna, Carbo veg., Hep., Nitr. acid., Sulphur, Lachesis und Lycopodium.

Welche Symptome macht es?

Charakteristische Themen dieses Arzneimittels sind: Wechselhaftigkeit, Lebhaftigkeit, Instabilität, Impulsivität, Zerstörung, stinkende Absonderungen

- Ausfallen der Kopfhaare

- äusserlich und innerlich brennende Schmerzen

- nagende Schmerzen

- stechende Schmerzen äusserlich und innerlich, welche auswärts gehen

- schneidende und reissende Schmerzen innerlich

- Knochenschmerzen, besonders nachts

- stechende Schmerzen in Gelenken

- krampfhafte, reissende oder stechende Schmerzen in den Muskeln

- Muskelkrämpfe

- stechende, reissende oder drückende Drüsenschmerzen

- arthritische Schmerzen in den Gelenken

- rheumatische Entzündungen und rheumatische Schmerzen, welche mit reichlich Schweiss einhergehen, der aber keine Erleichterung bringt

- Ruhelosigkeit des Körpers - äusserliches Zittern und Zucken

- Gefühllosigkeit oder Taubheit in einzelnen Gliedern

- Lähmung einzelner Glieder

- Schneller Kräfteverlust und Abmagerung des ganzen Körpers

- blass-gelbliches Gesicht

- Schwellungen und Geschwüre bei Entzündungen, welche grau und fettig aussehen - es bildet sich sehr schnell reichlicher, grün-gelber Eiter

- blutige Abszesse mit grünlichem Eiter

- Drüsenschwellungen, Drüseneiterungen und Drüsenabszesse

- Pulsieren in den Drüsen

- schlecht heilende und eiternde Wunden

- innere Blutungen

- vermehrter Speichelfluss - läuft aus dem Mund

- erhöhte Drüsensekretionen - wund machendes Sekret

- Knochenkaries, Knochenerweichung, Knochennekrose, Rachitis

- Verkrümmung und leichte Zerbrechlichkeit der Knochen

- rheumatische oder gichtische Schmerzen in Gelenken und Gliedern, welche in der Bettwärme unerträglich werden

- Schwerhörigkeit mit Sausen und Brausen in den Ohren

- Entzündung und Geschwulst der Nase - besonders der Nasenspitze

- Bluten der Nase (das Blut gerinnt gleich und bleibt in Zapfen hängen)

- reissende, ziehende, zuckende und besonders nachts auftretende Zahnschmerzen, hauptsächlich in den Zahnwurzeln - diese stechen bis in die Ohren hinein

- heftiges Erbrechen bitteren Schleimes

- Leberentzündung oder Schwellung und Härte der Leber

- Darm- und Bauchfellentzündung

- Ruhr

- grüne oder grün-schleimige, blutige, blutgestriefte, blutig-schleimige oder blutig-eitrige Durchfälle, mit Schneiden im Leib und Pressschmerzen im Mastdarm, häufigem vergeblichen Pressen und Drängen, welches auch nach dem Stuhlgang nicht aufhört

- sauer riechende und wund machende Stühle

- grünlicher Tripperausfluss, besonders nachts, mit schmerzhaften Erektionen

- harte Schwellung der Hoden

- Vorfall der Scheide, eiterartiger und fressender Weissfluss

- harte Anschwellung oder Eiterung der weiblichen Brust

- trockener und erschütternder Husten, als sollten Brust und Kopf zerspringen

- Bluthusten im Liegen

- schmerzhafte Steifigkeit des Halses

- Abblättern der Fingernägel

- syphilitische (harte) und nicht syphilitische (weiche) Schankergeschwüre - oft mit einem gleichzeitigen Ziehen in den Gliedern (wie vor Ausbruch eines Wechselfiebers)

Rechts/Links

nach Lutze: linkswirkend

Mond

-   Beschwerden verschlimmern sich bei Vollmond

Persönlichkeit

Die Mercurius Persönlichkeit kann gleichermassen Mann, Frau oder Kind sein. Man kann sie aufgrund der starken Veränderlichkeit und Widersprüchlichkeit sehr schwer erkennen. Oft sind es dünne, blonde Menschen, sie haben einen blassen Teint, ein eckiges Gesicht, geschwollene Augenlider, buschige Augenbrauen, einen durchdringenden Blick und oft einen ernsten Gesichtsausdruck. Meist machen sie einen etwas schmuddeligen Eindruck. Sie haben feuchte Hände und oft geschwürige Veränderungen an den Lippen.

Sie reden schnell und kommen dadurch leicht ins Stottern. Sie sind ständig in Bewegung, finden keine Ruhe, haben 1000 Dinge im Kopf und sind sehr wissbegierig. Ihr Auftreten erscheint egozentrisch, frech, arrogant und respektlos - oder aber intolerant stur und diktatorisch, frei nach der Devise: Alles oder Nichts!

Mercurius Persönlichkeiten manipulieren andere, um ihre selbstsüchtigen Wünsche durchzusetzen. Dabei gehen sie raffiniert, respektlos, auch hinterhältig, verschlagen oder betrügerisch vor, was sie oft hinter einer vorgetäuschten freundlichen und charmanten Fassade verbergen können. Sie streben nach Anerkennung und sind von sich selbst sehr fasziniert - sie sind halt einfach die Besten. Erhalten Sie nicht die nötige Anerkennung, reagieren sie sehr reserviert und gefühlskalt. Daher fällt es Mercurius Persönlichkeiten sehr schwer, Freundschaften zu halten. Meist will man nicht viel mit ihnen zu tun haben.

Oft ist aber ihre Überheblichkeit und Arroganz einfach nur eine Fassade, hinter der sich starke Selbstzweifel und Verunsicherungen verbergen.

Im positiven (nicht krankhaften) Zustand ist die Mercurius Persönlichkeit dynamisch und beweglich. Sie hat die Fähigkeit, Dinge sehr schnell zu unterscheiden und kann Zuordnungen mit grösster Sicherheit treffen. Sie hat eine gute Kombinationsgabe, ist wissbegierig, intelligent und offen für Neues. Unbekanntem tritt sie mit Staunen und Ehrfurcht entgegen.

Die bemerkenswerte Beweglichkeit auf allen Ebenen hilft der Mercurius Persönlichkeit, sich überall mit grosser Sicherheit zu bewegen, ohne dass sie sich auf eine dieser Ebenen festlegen würde. Diese Fähigkeit ermöglicht es ihr, vermittelnd tätig zu sein. Sie kann persönliche und emotionale Belange auf einen Nenner bringen, um sich objektiv mit anderen austauschen zu können.

Der krankhafte Zustand bei Mercurius schleicht sich langsam ein. Der Patient kann sich nun gegen fremde Einflüsse schwer wehren und kann neue Eindrücke nicht mehr verarbeiten - er bekommt Angst, mit allem überflutet zu werden (seine besonderen Fähigkeiten - er wurde ja im positiven Zustand mit allem fertig - haben sich also verflüchtigt). Er wird nun abweisend und unzufrieden und lässt sich nur noch widerwillig auf Neues ein. Wie ein Thermometer reagiert der Patient bereits auf kleinste Reize. Von den ehemals riesigen Territorien, auf denen er sich leicht und sicher bewegte, bleibt ihm jetzt nur noch ein kleiner Fleck - er grenzt sich ein, da er verschiedenartige Eindrücke nicht mehr verarbeiten kann. So hat er seine Offenheit gegen eine Ängstlichkeit getauscht. Da dieser Rückzug gewissermassen ein erzwungener ist und er sich ja selbst einsperrt, beginnt er nun auch diktatorisch zu reagieren - keinerlei Widerspruch lässt er gelten. Er zieht seine Grenzen immer enger und alles aussen liegende macht ihm Angst. Dies geht soweit, dass er sich am Ende nur noch von Feinden umgeben sieht.

Besonders auffällig bei Mercurius Patienten sind die extrem übel riechenden Körperausdünstungen, die einen ganzen Raum mit Gestank erfüllen können.

Gemüt

- Ruhelosigkeit - wechselt von einem Platz zum anderen - besonders abends um 20:00 Uhr und nachts
- mürrisch

- schmollend

- mag nicht sprechen

- misstrauisch

- argwöhnisch

- ist mit allem unzufrieden

- streitsüchtig

- tadelt andere

- Aufregung und grosse Reizbarkeit

- grosse emotionale Schwankungen - pendelt ständig zwischen Sinnlichkeit und Gefühlsarmut, Genusssucht und Enthaltsamkeit, Tagträumerei und nüchterner Realität, Intuition und Logik, Offenheit und Zurückhaltung, Ernsthaftigkeit und Albernheit usw.

- leichtes Erschrecken

- sensibel und überempfindlich

- Angst, verrückt zu werden

- Angst vor Tod oder vor Selbstmord

- Gewissensängste, Schuldgefühle

- tadelt sich selbst

- Depression, Traurigkeit, Schwermut

- Gleichgültigkeit gegenüber allem

- Schüchternheit

- ist besorgt, hat Heimweh

- Widerwillen und Abscheu vor dem Leben

- Todesahnungen

- weinerliche Stimmung, wimmert und winselt

- Weinen wechselt mit Lachen ab

- schnelle und hastige Sprache - redet oft unverständlich, stotternd und stammelnd
- macht Fehler beim Sprechen - es kann bis zum Verlust der Sprache kommen
- antwortet auf Fragen sehr langsam
- kann sich schwer konzentrieren
- Verwirrung des Geistes
- Vergesslichkeit und Gedächtnisschwäche
- Verlust der Willenskraft
- schweift ständig ab - die Gedanken sind unbeständig
- innere Hektik und Eile trotz äusserer (scheinbarer) Ruhe
- verlangt, dass ihm aufmerksam zugehört wird - kann sonst nicht weiterreden
- hat das Verlangen, innere Spannungen zu entladen, Verlangen zu schreien - werden diese Entladungen unterdrückt, führt es zu heftigen gedanklichen Impulsen und Stottern

Schlaf

- ängstliche Ruhelosigkeit - wirft sich hin und her im Bett
- Angst in der Nacht
- Zucken im Schlaf - erwachen durch Schreck
- hört alles im Halbschlaf
- Schlaflosigkeit beim Liegen auf der rechten Seite
- Schlaflosigkeit durch Knochenschmerzen
- Schlaflosigkeit bessert sich durch Trinken von Kaffee
- Träume, von Hunden gebissen zu werden
- Träume, Nadeln zu verschlucken

- Träume von Überschwemmungen, Sex, Feuer, Tod, Leiden, Krieg, Freiheit, Geistern

Modalitäten

Verbesserung:

- durch kalte Getränke
- durch Saures
- durch Milch
- durch Ruhe
- durch Koitus
- durch Weinen
- bei mässigen Temperaturen

Verschlimmerung:

- abends von 18:00 Uhr bis 21:00 Uhr
- nachts von 21:00 Uhr bis 5:00 Uhr
- bei Vollmond
- durch Alleinsein
- durch Schwitzen
- im Freien
- beim Liegen im Bett, durch Bettwärme
- Hitze, warme Luft
- durch Warmwerden
- bei Wetterwechsel von warm zu kalt
- Kälte, frische Luft
- Einatmen von kalter Luft

- durch Luftzug

- durch Abkühlen, Kaltwerden

- durch künstliches Licht

- durch die leichteste Berührung

- durch Druck

- durch Liegen auf der rechten Seite

- durch geringste Anstrengung, Bewegung, Gehen

- während des Schwitzens

- vor und während des Stuhlganges

- nach dem Urinieren

- nach dem Essen, nach dem Trinken

- vor dem Einschlafen

- vor dem - und beim Schlafen

Beschwerden infolge von:

- Erschrecken

- Kränkung

- Enttäuschung

- unterdrückter Gonorrhoe

- unterdrücktem Fussschweiss

Vorlieben/Abneigungen

Vorlieben:

- extremer Durst auf kalte Getränke

- Butter, Brot, Zitrone, Milch

- Verlangen nach Klarheit, Verlangen, angenommen zu werden

Abneigung:

- Kaffee, Käse, Salz, höchster Ekel und Abscheu vor Fleisch, Süssigkeiten, Wein, Fett

- Abneigung gegen Unehrlichkeit, Unklarheit, Kritik

Kann auf alles unverträglich reagieren (Speisen, Medikamente, Stimulanzien, Süssigkeiten, Umwelteinflüsse und so weiter)

Art der Ausscheidungen

Harn:

- grünliche Farbe

- flockige, weisse Fasern und Wolken im Urin, als wäre Eiter und
  Schleim darin

- Harnröhre ist durch geronnenen Schleim verstopft

- Blutausfluss aus der Harnröhre

Stuhl:

- Durchfall - grünlich-schleimiger, stinkender Stuhl

- Stuhl sieht aus, wie gehackter Spinat

- Gefühl, nicht fertig zu sein - unvollständige Entleerung

Regel:

- aufgedunsenes Gesicht vor der Regel

- während der Regel Schweiss auf der Kopfhaut und Kopfschmerz

- Milchabsonderung während der Regel oder anstelle der Regel

- Wutanfälle während der Regel

Art der Schmerzen

- brennend, nagend, stechend, schneidend, reissend, Knochenschmerzen (besonders nachts) sind bohrend, stechend oder reissend

Körperregionen

Kopf, Augen, Ohren, Nase, Gesicht, Mund, Bauch, Rücken

Bezug auf Organe

Atmungsorgane, Magen, Verdauungsorgane, Nieren, Genitalien, Haut

Leitsymptome

- die wichtigsten Leitsymptome liegen im Mund: geschwollenes,
  schwammiges, blutendes Zahnfleisch, geschwollene Zunge, schlaffe Zunge - zeigt die Eindrücke der Zähne, der ganze Mund ist
  feucht, mit Speichelfluss, der wie Seifenschmiere oder zäh ist und
  der Geruch aus dem Mund ist sehr widerlich - man kann ihn durch
  ein ganzes Zimmer riechen (kein anderes Mittel hat diesen Zustand
  in der gleichen Intensität)
- kalorische Instabilität - beim Verzehr zu kalter Speisen sehnt sich
  der Patient sofort nach Wärme, zu warme Speisen lassen gleich
  nach Kälte verlangen
- verträgt weder Wärme noch Kälte und leidet sehr unter Tempera-
  turschwankungen - benötigt ein beständiges Klima
- deckt sich im Bett auf und dann wieder zu, wechselt ständig
- neuralgische Beschwerden verschlimmern sich nachts und bessern
  sich in den Morgenstunden
- Enzündungen - Mund, Rachen, Nase, Lunge, Zunge, Blase

- Körperöffnungen scheinen zusammengeschnürt zu sein

- sehr berührungsempfindlich, besonders an der Nase und an den Augen

- starkes Zittern der Hände, der Arme, des Oberkörpers und Kopfes - bedingt durch Schwäche und Erschöpfung

- Zittern und Erschöpfung nach dem Stuhlgang

- Schwäche nach dem Stuhlgang oder durch Schwitzen

- Entzündungen der Haut und Schleimhäute

- Entzündungen der Gelenke und Knochen

- bei Entzündungen zu Beginn flüssige, danach eitrige, grün-gelbe und stinkende Ergüsse

- Frost steigt über den Körper herauf - kein Schüttelfrost

- abstossender, Ekel erregender, fauliger und übler Geruch (Atem, Mund, Speichel, Sekrete, Eiter, Schweiss, Körperausdünstungen, Urin, Stuhl)

- metallischer Geschmack im Mund

- geschwollenes, entzündetes und schwammiges Zahnfleisch

- geschwollene, dick belegte Zunge mit Zahneindrücken

- geschwollene Lymphdrüsen, welche die Tendenz zur Eiterung haben

- reichlicher und übel riechender Speichelfluss, nachts im Bett

- oberflächliche Geschwüre der Haut und Schleimhaut, welche sich schnell ausbreiten und faulig stinkende Sekrete absondern (kündigen sich durch Kribbeln oder Ameisenlaufen an)

- Schwäche mit Zittern

- Abnahme der physischen und psychischen Fähigkeiten

- Entzündung der Augen

- stechende, rheumatische Schmerzen in den Augen

- brennende Augen, sie schmerzen beim Sehen ins Feuer

- Erkältungen schlagen schnell auf die Augen - reichlicher Tränenfluss

- Ohrenschmerzen werden besser durch kalte Anwendungen

- heftige Ohrenschmerzen

- dicker, gelber, eitriger und übel riechender Ohrenausfluss

- Geschwüre an der Nase

- Zahneindrücke am Zungenrand

- Gefühl, als seien die Zähne locker oder zu lang

- stinkende Geschwüre im Mund

- Husten, als ob die Brust zerspringen wollte - Husten verschlimmert sich beim Liegen auf der rechten Seite

- Sodbrennen, nachts

- entzündete Stellen an der Haut, da wo sich zwei Körperteile berühren

- leicht blutende Geschwüre

- feuchter Hautausschlag in der Kniekehle

- Herpes zoster am Rücken

- kann im Nacken keine Zugluft ertragen

- wundmachender, grünlicher oder blutiger Ausfluss

Besonderheiten

- hat die Neigung, Kieselsteine in den Mund zu stecken oder auch Exkremente zu essen

- die Zunge zittert beim Herausstrecken

- Schwindel beim Liegen auf dem Rücken

- Gefühl, als ob der Kopf bandagiert wäre

- Kopfschmerzen beim Seitwärtsblicken

- Kopfschmerzen erstrecken sich zum Hals, zum Ohr, zu den Zähnen

- während der Regel Schweiss auf der Kopfhaut

- Haarausfall durch Hautausschlag

- Gefühl, als würden Feuerfunken aus den Augen schlagen

- alles riecht faulig

- muss im Sonnenlicht niesen

- in der Mitte der Zunge eine schwarze Furche

- Gefühl eines Fremdkörpers im Hals

- Milchabsonderung während der Regel oder anstelle der Regel

- Milchbildung bei Jungen oder Mädchen

- ist nach dem Stuhlgang extrem erschöpft

- Gefühl, als sei das Bein zu kurz

- Zittern des Unterarms beim Schreiben, Zittern der Hand beim Hochheben

- schlechte Milch bei stillenden Frauen - das Kind verweigert sie

- Aphthen entstehen durch Kaugummi kauen

- Warzen mit Haaren

- Naevi mit Haaren

- Frostgefühl an Abszessen als Vorbote der Eiterbildung (wenn schon Eiter gebildet ist, so kann Mercurius die Entleerung beschleunigen, ist noch keiner gebildet, kann es die Bildung verhindern - hier folgt oft nach der Einnahme profuser Schweiss und darauf nimmt die Schwellung ab und Heilung tritt ein)

Differenzialdiagnose - Mercurius und Argentum

- Mercurius hat ein Drücken und Kneifen in inneren Teilen - Argentum hat es in äusseren Teilen.

- Mercurius hat herausdrückende Schmerzen - Argentum hereindrückende.

- Mercurius scheut sich vor freier Luft - Argentum hat Neigung dazu.

- Mercurius hat einen unregelmässigen Puls, meist voll und beschleunigt, nachts schnell, bei Tage langsam - Argentum hat oft einen unveränderten Puls, abends nach dem Niederliegen beschleunigt, früh langsam.

- Mercurius hat an kleinen Stellen Schweiss - Argentum hat an kleinen Stellen Kälte.

- Mercurius hat Durst in allen Stadien des Fiebers, jedoch nicht konstant - Argentum hat Durstlosigkeit, besonders in der Fieberhitze.

- Mercurius hat Angst vor Verlust des Verstandes - Argentum fürchtet sich vor einem Schlaganfall, besonders bei Herzklopfen.

- Bei Mercurius bessert oder verschlimmert sich das Jucken durch Kratzen - bei Argentum bleibt es unverändert.

- Mercurius hat häufig Appetitlosigkeit - Argentum hat häufig Hunger.

- Mercurius hat einen nicht konstanten Auswurf, bei Tage - Argentum hat einen ziemlich konstanten Auswurf, bei Tage und abends.

- Mercurius Beschwerden werden besser bei Tage - Argentum wird abends und nachts besser.

- Mercurius hilft bei Folgen von Insektenstichen, von Schwefel, von Kalk, von China sowie von Arsenik- oder Kupferdämpfen - Argentum hilft bei Folgen durch Quecksilbermissbrauch.

- Durch Ruhe, im Liegen, Sitzen und Stehen, insbesondere in der Rückenlage, beim Gebücktsitzen, beim Anlehnen, beim Abwärtssteigen, in der Stube sowie von Tabakrauchen verbessert sich Mercurius und verschlimmert sich Argentum.

-   Bei Bewegung, beim Gehen, in der Seitenlage, beim Aufrechtsitzen, beim Aufwärtssteigen und im Freien verschlimmert sich Mercurius und verbessert sich Argentum.

Differentialdiagnose - Mercurius und Aurum

-   Mercurius scheut sich vor freier Luft - Aurum hat eine Neigung dazu.

-   Mercurius hat herausdrückende Schmerzen und ein Reissen nach abwärts - Aurum hat hereindrückende Schmerzen und ein Reissen nach aufwärts.

-   Bei Mercurius wird das Jucken durch Kratzen besser oder schlimmer - bei Aurum bleibt es unverändert.

-   Mercurius hat Schlaflosigkeit überwiegend vor Mitternacht - Aurum hat sie nach Mitternacht.

-   Mercurius hat meist einen beschleunigten und vollen Puls - Aurum hat einen beschleunigten und kleinen Puls.

-   Bei Mercurius vermehrt sich der Frost nach dem Aufstehen aus dem Bett - bei Aurum vermindert er sich nach dem Aufstehen aus dem Bett.

-   Mercurius hat eine Gedächtnisschwäche - bei Aurum herrscht ein lebhaftes Gedächtnis vor.

-   Mercurius hat häufiger Blödsinn als Wahnsinn - Aurum hat häufiger Wahnsinn als Blödsinn.

-   Mercurius hat erweiterte Pupillen und dunkelfarbige Gesichtstäuschungen - Aurum hat verengte Pupillen und hellfarbige Gesichtstäuschungen.

-   Mercurius ist meist appetitlos - Aurum hat meist Hunger.

- Mercurius hat eine Abneigung gegen Wein aber Appetit auf Bier - Aurum hat Appetit auf Wein.

- Mercurius harnt oft und viel, bis zur Inkontinenz - Aurum harnt selten und spärlich, bis zur Harnverhaltung.

- Mercurius hat meist wässrigen Nasenschleim - Aurum hat meist dicken.

- Mercurius hat den Hustenauswurf bei Tage - Aurum hat ihn früh und abends.

- Mercurius hat vorherrschende Beschwerden an der inneren und hinteren Seite des Oberschenkels - Aurum hat sie an der äusseren und vorderen Seite des Oberschenkels.

- Mercurius bessert sich bei Tage - Aurum bei Tage und abends, bis Mitternacht.

- Mercurius wird schlimmer durch Bettwärme - Aurum wird durch Bettwärme besser oder schlimmer.

- Mercurius hilft bei Folgen von Arsenik- oder Kupferdämpfen, Kalk, Schwefel, Chinamissbrauch oder Insektenstichen - Aurum bei Nachteilen durch Quecksilbermissbrauch.

- In der Stube, in der Ruhe, im Stehen, Sitzen und Liegen bessert sich Mercurius und verschlimmert sich Aurum.

- In frischer Luft, beim Gehen im Freien, bei Bewegung überhaupt, insbesondere bei Bewegung des kranken Teils, durch äusseren Druck sowie nach dem Stuhlgang verschlimmert sich Mercurius und verbessert sich Aurum.

Fieber

- hohes Fieber geht mit einem übel riechenden Schweiss einher

- Drüsenschwellungen

- heraufsteigender Frost - kein Schüttelfrost - dieses Frostgefühl wird am häufigsten abends empfunden und steigert sich in der Nacht, es kann auch mit Hitzewallungen wechseln, oft wird es an einzelnen Stellen empfunden

Schweiss

-   reichlicher Schweiss, besonders nachts
-   Schweiss erleichtert nicht
-   kalter, klebriger und öliger Schweiss
-   stinkender, saurer Schweiss
-   kalter Schweiss während des Essens
-   Schweiss bildet sich besonders an leidenden Teilen
-   der Schweiss färbt die Wäsche gelb

Notfallsituationen

-   Psychosen, besonders bei Trinkern
-   Raserei
-   Delirium, besonders nachts
-   rasendes Delirium oder leises Gemurmel, Brummen im Delirium
-   manische Anfälle
-   Delirium tremens
-   tetanische Steifheit und tonische Krämpfe

Bewährte Indikationen

-   Brust- oder Gebärmutterkrebs mit syphilitischem Miasma (hemmt das Wachstum von Epitheliomen)

- Arthritis mit nächtlichen reissenden Knochenschmerzen

- Morbus Parkinson - Zittern der Glieder, Wackeln des Kopfes

- Vaginalmykose - rezidivierende, mit wundem und rotem Gefühl der Genitalien, stinkender Ausfluss, Juckreiz und Brennen, besonders nachts

- Parodontitis - geschwollenes, schwammiges und eitrig entzündetes Zahnfleisch - übler Mundgeruch

- Tonsillitis - mit eitrigen Geschwüren und stinkendem Atem bei Verlangen nach Kälte
  Hierzu schreibt Nash:

  "... stark angeschwollene Mandeln, die oft anscheinend an der Grenze der Eiterung stehen. Gerade hier lassen Sie mich davor warnen, Mercurius zu tief zu geben, denn wenn sie es tun, wird es die Eiterung beschleunigen, anstatt sie zu vereiteln. "

- Blasenentzündung - bei geschwollener Leistendrüse, grünlichem Urin, stinkendem Schweiss und stechend, brennenden Schmerzen

- Entzündung des Harnleiters - grünes Sekret, verstopfte Harnröhre

- Akne - chronische Eiterpusteln mit Narbenbildung, übel riechender Schweiss

- Otitis - blutiger, eitriger und übel riechender Ausfluss aus den Ohren, geschwollene Ohrspeicheldrüse, Knochenschmerzen und stechende Schmerzen

- Bindehautentzündungen schon bei geringstem Lichteinfluss, bei künstlichem Licht, beim Blicken ins Feuer - mit eitrig brennenden Tränen und stechendem Schmerz - Gefühl, als hätte man Sand im Auge

Chronische Quecksilber-Intoxikationen

Obwohl die schädlichen und hochgiftigen Eigenschaften des Quecksilbers schon im 18. Jahrhundert bekannt waren, haben wir leider nicht viel daraus gelernt. Sicher wird Quecksilber heute nicht mehr konzentriert in die

Haut gerieben, doch noch heute wird es verwendet und fast jeder trägt es mit sich herum und atmet es täglich ein.

Kaum jemand hat keine Amalgamfüllungen im Mund, oder wenn er sie jetzt nicht mehr hat, hat er sie zumindest einmal gehabt.

Amalgam besteht aus einer Mischung gleicher Teile Quecksilbers und anderer Metalle, vor allem Zinn, Silber, Kupfer und Zink.

Amalgam ist ein Arzneimittel! - Patienten sind also auf mögliche Arzneimittelschäden versichert. Das Problem wird hier jedoch in der Durchsetzung liegen.

Das Hauptproblem bei Amalgamfüllungen ist nicht etwa die erhärtete Füllung selbst. Diese gibt (wenn sie ruhig liegt) die wenigste Belastung ab. Da wir aber mit unseren Zähnen nun einmal kauen, reiben wir diese schichtweise ab und damit atmen wir täglich giftige Quecksilberdämpfe ein, beziehungsweise nehmen sie über unsere Mundschleimhaut auf. Sogar das Verschlucken von Amalgamstücken schadet uns verhältnismässig wenig, da diese Stücken einfach wieder ausgeschieden werden können. Das grosse Problem ist das Einatmen der hochgiftigen Dämpfe.

Daunderer schreibt in seinem Buch Gifte im Alltag: "Amalgam wirkt immer als Immun- und Nervengift. Jede Amalgamzubereitung führt mit der Zeit zu Organschäden. Die Giftwirkungen der verwendeten Metalle verstärken sich gegenseitig. Von allen Zahngiften ist Amalgam deshalb das gefährlichste. Gesunde verkraften Amalgam erstaunlich lange. Deshalb sehen sie auch in der Regel keinen Zusammenhang mit eventuell später auftretenden Immun- und Nervenschäden."

Der noch gesunde Körper entgiftet sich selbst, kommt jedoch bei mehreren Amalgamfüllungen mit der Zeit nicht mehr nach. Zur Entgiftung im gesunden Körper dienen Zink und Selen. Bei einem chronisch belasteten Patienten finden wir also in der Regel einen Mangel dieser Spurenelemente vor.

Schwangere übertragen die Gifte während der Schwangerschaft, die Babies werden dann schon belastet geboren.

Quecksilber-Vergiftungen werden durch Formaldehyddämpfe (Desinfektionsmittel und Ähnliches) potenziert. Daher sind Zahnärzte und ihre Zahnarzthelferinnen besonders belastet.

Daunderer schreibt dazu:

"Bei der Überlegung, warum Zahnärzte als besonders Betroffene auf die Risiken einer Amalgamvergiftung so unengagiert reagierten, fiel bei 200 erkrankten Zahnärzten folgendes auf:

- ihre Organbefunde waren umso ausgeprägter, je stärker der Hausstaub in der Praxis quecksilberbelastet war

- je stärker die Vergiftung war, desto eher wurde die Vergiftungsquelle von Betroffenen als ungefährlich eingeschätzt

- je ausgeprägter eine toxische Hirnschädigung im Kernspintomogramm nachgewiesen werden konnte, desto uneinsichtiger zeigte sich der Zahnarzt gegenüber Vorschlägen zur Vermeidung des Vergiftungsrisikos

Amalgam schädigt nach wenigen Jahren den Zahnhalteapparat irreversibel. Die antibiotische Wirkung des Amalgams führt nach einiger Zeit zur lokalen Züchtung von resistenten hoch gefährlichen Bakterien und von Pilzen an der Wurzelspitze des amalgamgefüllten Zahns und seiner Nachbarn.

Amalgam wird nach und nach, ausser im Gehirn, auch in vielen anderen Organen deponiert. Das führt zu einer allmählichen Empfindlichkeit gegen Chemikalien bis zur allgemeinen Chemikalienunverträglichkeit mit generalisierter Allergie - besonders heftige allergische Reaktionen lösen bereits geringste Mengen von Formaldehyd aus -, zu hochgradiger Infektanfälligkeit und schliesslich auch Krebs.

Leitsymptome für eine chronische Amalgamvergiftung:

- Allergien

- Bauchschmerzen

- Energielosigkeit

- Kopfschmerzen

- Schwindel und nachlassende physische Fähigkeiten

Unspezifische Symptome:

Je nachdem, in welchen Zahn Amalgam gefüllt wurde, sieht die Organstörung aus. Amalgam im Oberkiefer verursacht mehr Nervenschäden, im Unterkiefer mehr Immunschäden."

An unspezifischen Symptomen finden wir hier aufgeführt:

- Allergien

- Allgemeine nervöse Störungen (verwaschene Aussprache, gestörte Koordination der Bewegungen, Zuckungen im Gesicht, Impotenz, verlangsamte Reaktion, Schmerzempfindlichkeit, Schwindel, Stottern, Zittern - welches sich beim Versuch, es zu unterdrücken verstärkt)

- Angstgefühle (Angst vor Neuem, Angst zu ersticken, Menschenscheu)

- Bandscheibenschäden

- Bauch-, Magen- und Darmsymptome (Appetitlosigkeit, Magersucht, Bauchschmerzen, Blähungen, Dickdarmgeschwüre, Durchfälle, Gallenschmerzen)

- Befindlichkeitsstörungen (Antriebslosigkeit, Energielosigkeit, Ermüdung als Dauerzustand, Frösteln, Nervosität, Schlaflosigkeit, Schüchternheit, Schwächegefühl, Unentschlossenheit, innere Unruhe)

- Blut (Anämien, erhöhter Cholesterinspiegel, Eisenmangel)

- Chemikalienunverträglichkeit

- Elektrosensibilität

- Empfindungs- und Wahrnehmungsstörungen (Gefühl, hinter einer Mattscheibe zu stehen, Gefühl, neben sich zu stehen, gestörter Gleichgewichtssinn, Hörstörungen, Hörsturz, Metallgeschmack im Mund, Sehstörungen, gestörter Tastsinn)

- Gedächtnisstörungen (Lernschwäche, reduzierte Merkfähigkeit)

- Gewichtsverlust

- Haarausfall

- Hals-, Nasen- und Ohrensymptome (Atemnot, Bronchitis, Hustenreiz, Nasennebenhöhlenentzündung, hartnäckiger Schnupfen)

- Herz und Kreislauf (Bluthochdruck, Herzrhythmusstörungen)

- Haut und Schleimhaut (Bläschen im Mund, Ekzeme, kupferfarbene Mundschleimhaut, Neurodermitis, Pilzerkrankungen an Lippen und Genitalien, Schuppenflechte)

- Hypophysentumor

- Immunschwäche

- Kindsmissbildungen

- Leberschäden

- Muskulatur (Krämpfe, Muskelzuckungen, Muskelschwäche)

- Nierenschäden (Blasenschwäche, Nierenzysten)

- psychische- und Verhaltensstörungen (aufbrausend, fehlender Blick für das Wesentliche, Depression, Reizbarkeit, Schreckhaftigkeit, Selbstmordgefahr, Stimmungslabilität)

- Rheuma

- Schmerzerkrankungen (Gelenkschmerzen, Kreuzschmerzen, Meniskusschmerzen, Migräne, Sehnen-Bänder-Schmerzen, Trigeminusneuralgie)

- Speichelfluss

- Unfruchtbarkeit

- Urin (zu viel oder zu wenig)

- Zahnausfallen

- Zahnfleisch (blau-violette Verfärbungen, Entzündungen, Zahnfleischtaschen, Parodontitis)

- Zittern

In schweren Vergiftungsfällen kann es bis zur Erblindung, Ertaubung, Hirnhautentzündung, Multipler Sklerose, Polyneuropathie, Lähmungen und Wahnvorstellungen kommen.

Spätfolgen können sein: Krebs, Osteoporose, eventuell auch Alzheimer (durch Aluminiumeinlagerung im Gehirn).

Daunderer schreibt, dass es sich bei Amalgamvergiftungen in zirka 90% der Fälle um reversible und in 10% der Fälle um irreversible Organschäden handelt.

Geschichte zu Mercurius

Johannas Erfahrungen mit dem Quecksilber

Johanna wohnt in Thüringen. Wir schreiben das Jahr 1988 und Johanna ist schwanger. Obwohl sie erst 19 Jahre alt ist, freut sie sich sehr darüber. Als sie wieder einen Termin bei ihrem Arzt hatte, sagte er zu ihr:

> *„Johanna, vergessen Sie nicht, bald einen Termin beim Zahnarzt zu machen. Besonders in der Schwangerschaft ist dies sehr wichtig, da es oft zu einem Mangel an Mineralien kommt und die Zähne dadurch Schaden nehmen können."*

Da Johanna ein Mensch ist, der immer eine äusserst gründliche Zahnpflege betreibt, hat sie auch gleich einen Termin vereinbart. Es war Februar und Johanna war inzwischen am Anfang des dritten Schwangerschaftsmonats, als sie ihren Zahnarzttermin hatte. Der Zahnarzt fand zwei kleine kariöse Stellen und behandelte sie „lege artis" mit Amalgam. Ein weiterer Kontrolltermin wurde vereinbart. Ende Februar wurde es Johanna plötzlich schwindlig und sie ging zum Arzt. Dort untersuchte man sie gründlich und der Arzt sagte zu ihr:

> *„Johanna, Sie haben sehr hohen Blutdruck, Sie müssen vorerst hier auf Station bleiben."*

Das gefiel Johanna zwar gar nicht, aber da musste sie wohl durch. Nach einer Woche regulierte sich der Blutdruck auch wieder in Richtung normal und Johanna konnte das Spital verlassen.

Allerdings wurde ihre Schwangerschaft jetzt als Risikoschwangerschaft eingestuft. So kam es, dass Johanna nun nicht mehr arbeiten ging und somit sehr viel Zeit hatte. Der nächste Kontrolltermin beim Zahnarzt stand an und diesmal war alles in Ordnung. Johanna und der Zahnarzt kamen kurz ins Gespräch und so erfuhr er, dass sie jetzt mit viel Freizeit gesegnet war. Daraufhin fiel ihm sofort etwas ein. Er fragte sie:

> *„Johanna, ich befinde mich gerade in meiner Prüfungszeit und mein Abschluss steht kurz bevor. Zum Abschluss muss ich einen Patienten vorstel-*

len. ·Da Sie ja nun gerade mal viel Zeit haben, könnte ich bei Ihnen alle vorhandenen Füllungen neu machen und Sie dann meinem Prüfer vorstellen."

Johanna dachte sich:

„Ja, da ich ja nun wirklich so viel Zeit habe, könnte ich das eigentlich tun. Und wenn alle Füllungen schön neu sind, das hat ja auch was Gutes – sicher macht er es auch besonders gut, da es sich ja um seine Abschlussprüfung handelt."

So kam es, dass Johanna einwilligte. Nun hatte sie wöchentlich mehrere Termine bei ihrem Zahnarzt. Johanna hatte zu dieser Zeit 8 Amalgam gefüllte Backenzähne und der Zahnarzt nahm eine nach der anderen heraus und befüllte die Zähne neu – natürlich „lege artis" – wieder mit Amalgam. Damit bei der Abschlussprüfung niemand etwas beanstanden konnte, polierte er alle Füllungen noch sehr gründlich. Diese Arbeit hatte sich für ihn auch gelohnt, denn der Prüfer war sehr zufrieden mit ihm.

Inzwischen war es schon Ende April und es kündigte sich schon jetzt ein wunderschöner Sommer an. Johanna verbrachte die Tage grösstenteils draussen und sie fühlte sich ziemlich wohl. Wieder einmal war sie bei ihrem Arzt zur Untersuchung. Diesmal sagte er:

„Johanna, das Baby müsste grösser sein, es wächst nicht ausreichend, Sie müssen jetzt viel Eiweiss zu sich nehmen, damit das Kind besser wachsen kann."

Johanna bekam ein Eiweisskonzentrat verschrieben, wovon sie jeden Tag zweimal nehmen sollte. Sie tat es auch, aber es schmeckte äusserst widerlich!

Doch auch bei den weiteren Terminen zum Ultraschall wurde festgestellt, dass das Baby zu klein ist. So nahm sie also tapfer weiter dieses schreckliche Eiweisskonzentrat.

Einige Wochen später, es war Ende Mai – Johanna war jetzt im sechsten Schwangerschaftsmonat – spürte sie einen leichten Riss in ihrem Bauch. Kurz darauf floss das Fruchtwasser ab. Sie wurde sofort ins Spital gebracht. Dort sagte man zu ihr:

„Wir müssen das Baby halten – jeder Tag zählt."

Daraufhin musste Johanna den ganzen Tag liegen. Sie bekam Medikamente, um die Wehen zu stoppen. Nach 12 Tagen bemerkte Johanna, dass sich ihr Baby nur noch sehr wenig bewegte und dass das ständig austretende Fruchtwasser grün wurde und einen üblen Geruch verbreitete. Dies teilte sie einer Ärztin mit, doch diese hielt es nicht für sonderlich bedenklich (vielleicht hatte sie ja auch Quecksilbersymptome und damit den „klaren Blick für das Wesentliche" verloren).

Als nun die Zeit der Medikamente gegen die Wehen wieder nahte – und Johannas Baby sich fast gar nicht mehr bewegte – verlangte sie wieder nach einem Arzt. Die gleiche Ärztin erschien und sagte ihr nochmals, dass es nicht bedenklich sei und sie diese Medikamente jetzt nehmen müsse. Johanna verweigerte das jedoch (zu diesem Zeitpunkt hat Johannas „klarer Blick für das Wesentliche" wohl noch ausreichend funktioniert) und verlangte nach einem Oberarzt. Daraufhin erschien die freundliche Ärztin wieder bei ihr und sagte:

„Alles, was jetzt passiert, haben Sie selbst zu verantworten – da Sie die Medikamente verweigert haben, müssen Sie mir hier diesen Stapel Papiere unterschreiben."

Johanna unterschrieb abends um 18:30 Uhr einen Stapel von circa 4 cm Dicke und verlangte nun nochmals nach dem Oberarzt. Dieser erschien am nächsten Morgen um 9:30 Uhr – er hatte sich wirklich sehr beeilt – und untersuchte Johanna. Sie erzählte ihm, dass sich das Kind schon seit zwei Tagen fast nicht mehr bewege und als er das Fruchtwasser sah, sagte er:

„Das Kind muss sofort raus."

Daraufhin ging alles wirklich sehr schnell. Johanna kam sofort in den OP und das Baby wurde um 10:04 Uhr per Kaiserschnitt geboren. Das Baby, ein Mädchen – sie wurde Tess getauft – war blau und konnte sich kaum noch bewegen. Sie wurde sofort notärztlich versorgt.

Mutter & Baby hatten inzwischen hohes Fieber bekommen. Tess zeigte jedoch einen enormen Überlebenswillen. Sie steckte die Entzündung recht schnell weg und erholte sich. Natürlich lag sie noch längere Zeit in einem Inkubator.

Bei Johanna dauerte es etwas länger, ihr ganzer Bauchraum war entzündet. Doch auch sie erholte sich und konnte nach zwei Wochen erstmals ihr Baby besuchen.

Bei Johanna hatte sich zwar nicht sehr viel Milch gebildet, doch trotzdem wollte sie versuchen, ihr Mini-Baby zu stillen. Tess wollte das aber überhaupt nicht! So pumpte Johanna das bisschen Milch ab und bemerkte, dass auch diese Milch einen leicht grünlichen Schimmer hatte – vielleicht wollte Tess sie deshalb nicht. Tess musste in den nächsten Wochen noch mehrere Bluttransfusionen erhalten, da sie stark anämisch war – doch nach zehn Wochen durfte Johanna sie endlich mit nach Hause nehmen.

Tess hatte keine Haare – sie wuchsen erst ab dem dritten Lebensjahr und Johanna hatte starken Haarausfall – auch das erholte sich erst wieder nach circa einem Jahr. Ausserdem nahm Johanna heftig ab, obwohl sie zu dieser Zeit ausgesprochen viel ass.

Noch etwas merkwürdiges hatte sich ereignet: Johanna kam beim Schwimmen mit der Koordination ihrer Arme und Beine nicht mehr klar – sehr seltsam.

Auch Tess wurde von den Ärzten immer als untergewichtiges Kind bezeichnet – trotz alledem entwickelte sie sich sehr gut und war ein ausgesprochen lebhaftes, lustiges und ziemlich cleveres Kind.

Im Laufe der weiteren Jahre entwickelten sich jetzt bei Johanna mehrere Unverträglichkeiten und sie hatte ständig irgendwelche Probleme im Bauchraum. Johanna hätte gerne ein zweites Kind bekommen, aber da spielte ihr Körper leider nicht mehr mit, obwohl organisch alles in Ordnung sei, wie ihr der Arzt mitteilte.

Auf viele Nahrungsmittel wurde Johanna jetzt übel.

Immer, wenn sie Kaugummi kaute, bekam sie Kopfschmerzen. Ausserdem konnte sie sich nur schwer auf irgendetwas konzentrieren und Neues zu lernen fiel ihr manchmal sehr schwer. Sie hatte auch seit kurzer Zeit ständig Wassereinlagerungen im Zwischenzellgewebe.

Bei Tess entwickelte sich im Alter von 6 Jahren eine heftige Allergie gegen Lösungsmittel, speziell gegen Formaldehyd. Mit diesen Beschwerden gingen die beiden jetzt zu einem homöopathischen Arzt.

Dieser kam nach der Anamnese sehr schnell zu dem Verdacht einer Quecksilberbelastung und erkundigte sich weiter nach der Vorgeschichte. So stand die Diagnose schnell auf ziemlich sicheren Beinen. Nachdem er diese Vorgeschichte gehört hatte, sagte er zu Johanna:

„Sie müssen eine Gesundheit wie ein Pferd haben, sonst wäre das alles anders ausgegangen. Wahrscheinlich hat „der da oben" noch was mit Ihnen vor."

Bei Tess wurde das Schwermetall mit einem Medikament (DMPS) ausgeleitet, und die heftigen Symptome liessen langsam nach. Innerhalb eines halben Jahres war sie wieder vollkommen fit. Das einzige, was übrig blieb, ist eine leichte allergische Reaktion auf Formaldehyd – die hat sie auch heute noch.

Bei Johanna war es etwas schwieriger. Sie hatte ja diese Sondermülldeponie noch in ihrem Mund und so macht es natürlich nicht viel Sinn, das Schwermetall auszuleiten. Zuerst musste das Metall aus dem Mund entfernt werden. Das wurde getan, diesmal jedoch mit allen möglichen Schutzvorrichtungen (Kofferdam, Sauerstoffzufuhr). Übrigens fand sich unter jeder einzelnen dieser Amalgamfüllungen eine Karies! Aus diesem Grunde kam auch die Krankenkasse (nein – jetzt heisst sie ja Gesundheitskasse ;-)) nicht umhin, die Leistung zu übernehmen.

Danach wurden die Zähne vorerst mit Zement versorgt. Ein Weisheitszahn wurde gezogen, um über diese Alveole eine Ausleitung des Quecksilbers zu beginnen. Regelmässige Laboruntersuchungen belegten den Quecksilbergehalt des Gewebes. Nachdem alles Amalgam entfernt wurde, wurden Johannas Zähne mit der Zeit extrem schmerzempfindlich. Die Zahnwurzeln entzündeten sich bei mehreren Zähnen des Oberkiefers. Viele mussten dadurch leider entfernt werden. Teilweise war – durch die Entzündung – eine Betäubung nicht mehr möglich. Johannas Kieferknochen hatte sich sehr stark zurückgebildet.

Damit musste sich Johanna nun arrangieren, obwohl ihr das nicht wirklich gefiel, aber gesundheitlich ging es ihr nach und nach immer besser. Ihre geistigen Fähigkeiten kehrten zurück und die Konzentrationsfähigkeit war auch wieder vorhanden – sie beschrieb es in etwa so:

„... als ob in meinem Kopf ein Nebel weg gewischt wurde oder ein Vorhang weggezogen wurde."

Anmerkung: (Auf diese Art beschreiben sehr viele Patienten den Zustand, nachdem medikamentös Quecksilber ausgeleitet wurde.)

Leider begann später nun auch noch ein Zahn, der bereits mit einem Inlay versorgt war, heftig zu schmerzen. Von diesem Zahn aus zogen Stiche bis tief in ihre linke Kopfseite. Da Johanna sich nicht entschliessen konnte, sich nun auch noch von diesem Zahn zu trennen (Zahn 4 im linken Oberkiefer – er ist im Sichtbereich), tat sie vorerst gar nichts. Die Stiche begleiteten sie noch eine Weile, der Zahn tat jedoch nicht mehr weh.

Ein Jahr später bekam Johanna sehr grosse Angst, als ihr Gesicht plötzlich auf der linken Seite taub wurde. Diese Empfindung hielt ungefähr eine halbe Stunde an und ihr war sehr schwindlig dabei. Als alles vorbei war, ging es ihr schnell wieder relativ gut. Erst als es mehrmals auftrat – und sie an ihrem Kopf links eine ziemlich grosse Erhebung spürte – ging sie damit zum Arzt. Es wurde per CT ein Osteom diagnostiziert, welches jedoch nur äusserlich auf dem Knochen war und nicht nach innen wuchs.

Johanna hatte immer einmal wieder diese Anfälle von Schwindel und Taubheit und hatte sich inzwischen mehr oder weniger damit abgefunden.

Eines Tages begann jedoch dieser bewusste Zahn wieder heftigst zu schmerzen. Auch hier fand sich eine stark entzündete Wurzelspitze und auch im Umkreis eine Entzündung. Da Johanna sich immer noch nicht von ihm trennen wollte, willigte sie (wider besseres Wissen) in eine Wurzelbehandlung ein. Diese lief über mehrere Wochen, der Zahn beruhigte sich aber nicht und die Entzündungen wurden immer heftiger. Johannas Gesicht war ziemlich angeschwollen, teilweise konnte sie die Augen morgens nicht richtig öffnen. Nachts hatte sie schreckliche Alpträume und sah teilweise eigenartige Gestalten.

Sie bekam gegen die Entzündungen ein Antibiotikum, welches auch die Schwellungen, Alpträume usw. wieder verschwinden liess. Das Ganze passierte noch ein zweites Mal, bis sich Johanna nun doch schweren Herzens entschloss, sich von diesem Zahn zu trennen.

Mit der Entzündung hatte sie noch sehr lange zu kämpfen. Jedoch hat sie seitdem nur noch zweimal diese Schwindel-Taubheitsanfälle gehabt und jetzt (2008) ist das Osteom an ihrer linken Kopfseite kaum noch tastbar (der Zahn wurde im Mai 2007 entfernt).

Dies ist ein sehr deutliches Beispiel für eine Quecksilbervergiftung und kommt wohl in diesem Masse nicht allzu oft vor (das hoffe ich zumindest sehr). Diese Kasuistik zeigt uns zum Einen, dass Johanna und Tess ein unglaubliches Glück hatten, dass sie relativ gesund aus dieser Sache rauskamen und zum Zweiten, wie gefährlich Amalgam ist – ganz besonders in der Schwangerschaft. Ich gehe davon aus, dass es heute keinem Zahnarzt mehr einfallen würde, bei einer schwangeren Frau eine Amalgamfüllung auch nur anzurühren. Sollte dir so etwas trotzdem einmal passieren, dann lass es nicht zu! Nur mit Kofferdam und Sauerstoffzufuhr und nur, wenn es wirklich unbedingt sein muss und es keinen anderen Ausweg gibt. Neue Amalgamfüllungen soll man sich gar nicht mehr legen lassen. Es gibt Alternativen.

Was bei Johanna nach der Amalgamsanierung passierte und bei Tess während der Formaldehyd-Allergie, belegt eindeutig das, was Max Daunderer in seinem Buch „Gifte im Alltag" beschreibt:

> »Metalleinlagerungen wirken als Dipol und können zu Elektrosensibilität und allgemeiner Metallunverträglichkeit führen. Ganzkörperallergien werden (in absteigender Häufigkeit) durch Amalgam, Formaldehyd, Nickel und Palladium ausgelöst.
>
> Quecksilber in den Zahnwurzeln wirkt zunächst bakterientötend. Nach einigen Jahren kommt es jedoch zur Resistenz, und es wachsen neben den Schwermetalldepots im Kieferknochen gefährliche Bakterien und - meist nach Antibiotikagabe - Pilze. Es kommt im Bereich der Wurzel zu entzündlichen Knochenveränderungen. Später zeigen sich diese Veränderungen auch an nicht amalgamgefüllten Nachbarzähnen.
>
> Besonders stark sind die Metallablagerungen an Weisheitszähnen, auch wenn sie noch nicht durchgebrochen sind, aber auf dem Nerven- und Blutgefässkanal liegen, über den die Gifte von den Zähnen in den Körper fliessen. Zuletzt finden sich die schädlichen Veränderungen auch an den Schneidezähnen, die weitab von den amalgamgefüllten Zähnen stehen. Nach eini-

ger Zeit oder nach Herdinfektionen sammeln und vermehren sich in diesen Bezirken des gestörten Knochenstoffwechsels Bakterien und Pilze.

Alle Arten von Zahnfüllungen und fest eingebautem Zahnersatz wie Kronen oder Brücken sind bestenfalls der Gesundheit des Gesamtorganismus nicht abträglich, haben aber im wesentlichen nur kosmetischen Effekt. Wirklich sicher ist nur die Radikalemethode, den kranken Zahn zu ziehen; denn wo kein Zahn mehr ist, kann sich auch kein „Zahnherd" bilden. So wurden früher in einem Schweizer Tal den Mädchen bei der Hochzeit alle Zähne gezogen, „damit sie auf der Alm nicht krank würden". Nach demographischen Untersuchungen bewirkte dieses raue Brauchtum, dass die Männer der Gegend im Durchschnitt 30 Jahre vor den Frauen starben.

Nach Kenntnis der Zahnärzte ist im Schnitt nur in den ersten 35 Lebensjahren damit zu rechnen, dass die Spitzen der Zahnwurzeln gesund sind; danach führen alle Umweltgifte zu Stoffwechselstörungen, die eine Einlagerung von Giften, Bakterien, Pilzen und Viren zur Folge haben können.

Durch gelegentliche Antibiotikagaben kommt es zum Einschmelzen der Herde, d. h. zu einer Abkapselung. Die abgekapselte Knocheneiterung kann jahrzehntelang bestehen, ohne örtliche Schmerzen hervorzurufen. Schon geringe zusätzliche Belastungen bewirken die Freisetzung von Giften, Bakterien u. a. Im Randbezirk führen die Fremdstoffe zu einem Verbrauch von Abwehrstoffen wie T-Lymphozyten und von Spurenelementen, z. B. Zink.«

Wer sich näher mit diesen Themen befassen möchte, dem empfehle ich folgende Bücher von Max Daunderer. In diesen Büchern ist auch ausführlich beschrieben, wie bei einer Amalgamsanierung vorzugehen ist und welche Medikamente zum Ausleiten von Schwermetallen geeignet sind.

Gifte im Alltag

Verlag C.H. Beck, München ISBN: 3 406 39186 9

Amalgam

Sonderdruck aus: Handbuch der Amagamvergiftung ecomed verlagsgesellschaft AG & Co. KG, Landsberg ISBN: 3 609 63490 1

Belladonna

Atropa Belladonna ist die Tollkirsche.

Sie ist ein Nachtschattengewächs aus der Familie der Solanacea - zu dieser Familie gehören auch der Stechapfel (Stramonium) und das Bilsenkraut (Hyoscyamus). Die Pflanze wächst in Europa.

Im Herbst wachsen schwarz glänzende, giftige Beeren daran. Diese werden von sternförmigen Kelchblättern getragen.

Das homöopathische Arzneimittel wird aus der gesamten Pflanze mit der Wurzel am Ende der Blütezeit hergestellt.

Belladonna ist ein schnell wirkendes Mittel, was besonders bei akuten Krankheiten mit einem plötzlichen Beginn indiziert ist. Es hat sich als Kindermittel sehr bewährt.

Grundsätzliche Themen von Belladonna sind:

Heftigkeit, plötzliches Erscheinen und Verschwinden, Hitze, Röte und Brennen.

Arzneibeziehungen und Hinweise

Antidote:

-   Camphora, Kaffee, Wein

Antidote nach Rückert:

-   bei lähmungsartigen Zuständen und Bauchschmerzen: Opium

-   bei betäubtem Zustand, Wahnsinn und Wut: Bilsenkraut (Hyoscyamus)

-   bei Weinerlichkeit, mit Frost und Kopfschmerz: Pulsatilla

-   nach Verschlucken von Beeren: starker Kaffee in Menge

Feindliche Mittel:

- Essig

Wirkungsdauer:

- in akuten Fällen 3, höchstens 4 Tage; in chronischen Fällen 14 Tage bis 3 Wochen

Belladonna findet besonders häufig im Kindesalter Anwendung.

Belladonna-Symptome treten meistens nach dem Essen, nachmittags, abends und nachts auf, deswegen gibt man sie am besten früh am Morgen.

Welche Symptome macht es?

- stockende Eiterung in Geschwüren

- sporadisches, nervöses Fieber

- Wechselfieber

- krampfhafte Erscheinungen während des Zahnens

- Rückbildung der Milch

- Entzündung der Brust nach dem Entwöhnen

- Gehirnentzündung

- Leberentzündung

- Entzündungen des Halses und des Rachens mit starker Röte und stechenden Schmerzen

- Scharlach

- Entzündungen der Lymphgefässe und -drüsen

- Augenentzündungen

- Flecke auf der Hornhaut der Augen und Sehschwäche

- Hydrophobie

- Hautausschläge

- rote und nicht schmerzhafte Ausschläge im Gesicht - geben beim Kratzen blutiges Wasser von sich

- Eiterbläschen auf der Nase und an den Wangen, an den Lippen und Mundwinkeln, auch unter der Lippe und am Kinn - mit beissender Empfindung oder juckendem Stechen (die Bläschen an den Mundwinkeln sind charakteristisch für Belladonna und geben oft in akuten Krankheiten den besten Hinweis zur Anwendung dieses Mittels)

- grosse, rote Pusteln am Rücken und auf den Schulterblättern - schmerzen fein stechend

- Eiterbläschen am Nacken und am Arm

- rote, scharlachartige Flecken, mit Fieber und allgemeiner Röte der Haut, in Verbindung mit Halsschmerzen

- bohrende Schmerzen in den Drüsen

- heftige Stiche in den Ohrdrüsen

- geschwollene und nachts schmerzende Halsdrüsen, manchmal Stiche darin

- Drüsenschwellungen am Nacken

- Geschwüre, welche nachts brennend schmerzen - als ob etwas herausdrücken wollte

- Wundheitsschmerz im Umkreis von Geschwüren - Ausfluss blutiger Flüssigkeit aus Geschwüren

- Krampfanfälle - Zucken und Konvulsionen in den Gliedmassen

- konvulsivisches Ausstrecken der Gliedmassen, Verdrehung aller Muskeln, krampfhaftes Verziehen des Mundes, mit Schaum vor dem Mund und Zähneknirschen

- erschütternde Krämpfe und Einwärtsdrehen der Arme

- manchmal Steifigkeit und Unbeweglichkeit der Gliedmassen

- Zittern in allen Gliedern - dabei grosse Müdigkeit und lähmungsartige (auch in wirkliche Lähmung übergehende) Schwäche im ganzen Körper, mit Abscheu vor Arbeit und jeglicher Bewegung

- körperliche Unruhe - kann in keiner Lage lange bleiben

- starker Schwindel - schwindliges Schwanken

- Zustand von Trunkenheit und Benebelung des Kopfes

- Beeinträchtigung aller Sinne - geht soweit, dass er sich seiner selbst nicht bewusst ist und seine Verwandten nicht erkennt

- stark vermindertes Gedächtnis, sehr zerstreuter Geist - kann nicht ordentlich denken und vergisst sofort alles

- Schweregefühl im Kopf - meist in der Stirn

- Kopfschmerz in der Stirn und über den Augen - auch an den Kopfseiten und anderen Stellen - geht bald nach innen, bald nach aussen und zwingt oft zum Schliessen der Augen

- Kopfschmerz geht beim Aufdrücken mit der Hand oft in den ganzen Kopf über und wandelt sich zu einem zersprengenden Schmerz

- spannender oder schneidender oder reissender Druck, mal hier, mal da im Kopf

- Empfindung von Auseinanderpressen, Zersprengen oder Herausdrücken im Kopf, besonders beim Vorbücken - am schlimmsten beim Husten und im Freien

- starkes Klopfen und Pulsieren im Kopf - Bohren oder Bohren und Klopfen sowie ruckender Kopfschmerz, beim schnellen Gehen und Treppensteigen

- mal stumpfe, mal scharfe heftige Stiche, auch drückende oder schneidende Stiche, welche den Kopf nach allen Seiten durchfahren oder aber schneidende, brennende Schmerzen hier und da am Kopf, besonders in der Stirn

- äusserliche Empfindlichkeit des Kopfes - die geringste Berührung verursacht Schmerz

- nervöser Kopfschmerz

- neuralgischer Kopfschmerz

- Hitzeempfindung im Gesicht, oft auch kribbelnde oder brennende Hitze, meist ohne Durst - manchmal mit Wangenröte, öfter aber mit starkem Blutandrang und dadurch starker Röte und Anschwellung des ganzen Gesichtes

- Druck auf und unter dem Jochbein, Reissen und Ziehen unter dem Jochbein

- Schwere der Augenlider, so dass sie oft unwillkürlich zufallen

- Entzündung der Augen, mit leichtem Jucken, Beissen und Tränen - beginnend mit Lichtscheu - geht dann in einen stärkeren Grad über, was sich durch heftiges Drücken (wie durch Sand), durch Hitzegefühl und Brennen oder stechende und reissende Schmerzen zu erkennen gibt

- rote Färbung des Augenweisses

- Blutungen aus dem Auge

- Gelbfärbung der Augen

- verminderte Sehkraft

- verengte - öfter aber erweiterte Pupillen

- Nebel vor den Augen oder bunte Ringe oder Strahlen um das Licht, Flammen und Funken vor den Augen

- Presbyopie

- hervorgetretene, starrende, glänzende, rote Augen - werden oft verdreht und sind in ständiger Bewegung

- Stiche im Ohr, gehen teilweise vom Kiefergelenk oder von der Ohrspeicheldrüse aus, bis ins innere Ohr

- Reissen im inneren oder im äusseren Ohr - geht oft die ganze Gesichtsseite abwärts - als ob es herausgerissen würde, abwechselnd mit einem Gefühl von Hineindrücken

- Druck (wie mit einem Finger) im Gehörgang

- Druck oder drückendes Reissen hinter dem Ohr in den Muskeln

- Sausen, Summen und Brummen und eine Art Taubheit - manchmal auch verstärkte Empfindlichkeit des Ohres

- Nasenbluten

- drückender oder ziehender Schmerz, oft auch feine Stiche an der Nase

- überempfindlicher Geruchssinn

- starke Schwellung der Lippen und Geschwürigkeit der Mundwinkel - mal mit reissenden Schmerzen, mal mit fressendem Jucken, mal mit Brennen

- schmerzhafte Schwellung des Zahnfleisches - es wird heiss, es juckt und pocht darin oder es schmerzt geschwürig

- Zahnfleischbluten

- Ziehen an den Zähnen, welches nach dem Essen schlimmer wird und in der Nacht am heftigsten ist, manchmal mit einem schmerzhaften Rucken oder Zucken in einzelnen Zähnen

- Wundheitsschmerz oder Schneiden in den Zähnen, wenn Luft daran kommt,

- besonders früh, viel Schleim im Mund und übler Geruch

- grosse Mundtrockenheit, die fast die Kehle zuzuschnüren scheint - dabei jedoch feuchte Zunge und meist grosser Durst

- schwache und stammelnde, leise Sprache oder auch völlige Sprachlosigkeit

- stechender Halsschmerz - dabei ständiger Drang, zu schlucken

- der Hals scheint wie zusammengezogen und zu eng, wodurch das Schlucken erschwert wird

- Abscheu vor Flüssigkeiten, mit Unmöglichkeit, zu schlucken

- verdorbener, häufig fader und fauliger Geschmack, Speisen schmecken zu salzig, oft auch nach nichts - das Brot schmeckt meist sauer

- Durstlosigkeit, aber auch heftiger Durst - wobei bei Letzterem oft gleichzeitig ein Ekel vor den Getränken auftritt

- bitteres, faules oder brennend-saures und oft unvollständiges, unterdrücktes Aufstossen

- Übelkeit, dabei oft vergeblicher Brechreiz und leeres Würgen

- heftiger Schluckauf oder schlucksendes Aufstossen

- Drücken im Magen, besonders nach dem Essen, oft aber auch beim Gehen mit einem Gefühl von Vollheit

- Gefühl im Unterleib, wie von einer schweren Last, beim Gehen und Stehen

- unter dem Nabel Gefühl, als drücke dort ein harter Körper oder ein Teil der Eingeweide heraus - besonders bei vorgebeugtem Sitzen oder Stehen

- zusammenschnürender Schmerz im Unterleib - muss sich zusammenkrümmen

- allgemeine Schmerzhaftigkeit des Unterleibes, als wäre alles wund und roh

- stark aufgeblähter Leib, oft mit spannendem Schmerz

- Gefühl von Zusammenschnürung oder auch Jucken und einzelne Stiche im Mastdarm und After

- heftiges Zwängen und Drängen an den Geschlechtsteilen - als sollte alles herausfallen - verschlimmert sich beim Krummsitzen und Stehen

- Stiche im Hoden und in der Harnröhre, besonders beim Gehen

- fast völlig erloschener Geschlechtstrieb

- verschiedene krankhafte Erscheinungen der Respirationsorgane - Katarrh, Husten mit Schnupfen - dabei eine raue und heisere Stimme

- Husten meist abends und in der Nacht - jedes Einatmen erregt den Reiz zum trockenen Husten - Auswurf eines, manchmal blutigen, Schleimes

- erschwertes Atmen mit Drücken auf der Brust und in der Herzgegend, was manchmal mit Übelkeit abwechselt - erstreckt sich oft bis zwischen die Schultern

- drückendes Schneiden oder Stechen an den Brustseiten

- Stiche in der Brust, meist in der Seite - beim Gehen, Husten und während des Gähnens

- Milcheintritt bei nicht Schwangeren

- drückender Schmerz am Rückgrat, krampfartige und drückende Empfindung in der Mitte des Rückens, Drücken unter dem Schulterblatt

- Stechen, von aussen nach innen in den Rückgratknochen

- Stiche und juckendes Stechen an den Schulterblättern

- Krampfschmerz zwischen dem Schulterblatt und dem Rückgrat, auch in Kreuz und Steissbein - kann nur kurze Zeit sitzen, langsames Gehen erleichtert

- heftige Stiche an der Hüfte und im Oberschenkel

- stumpfe Stiche in der Kniekehle, Nadelstiche unter der Kniescheibe

- scharfe Stiche in der Wade von unten herauf und Stechen in den Fusssohlen

- harter Druck in der Mitte des Oberschenkels und am Schienbein

- scharfe Stiche am Ellbogengelenk und auf dem Vorderarm

- Stiche zu den Fingerspitzen heraus, beim Anfassen

- stechendes Reissen in den Mittelhandknochen

- reissendes Schneiden in den Muskeln der Finger

- starkes Mattigkeits- und Schweregefühl, eine Art Lähmungsschwäche in allen Gliedmassen

- Kollern und Glucksen im Arm und in den Füssen, als wenn Wasser durch die Adern liefe

Rechts/Links

- rechts - auch von rechts nach links

Zeiten:

- 15:00 Uhr nachmittags
- von 11:00 Uhr bis 15:00 Uhr
- nachts von Mitternacht bis 3:00 Uhr

Persönlichkeit:

Die Belladonna Persönlichkeit ist muskulös, hat einen stämmigen Körperbau und meist dunkle Haare. Sie besitzt eine sehr gute Gesundheit, kann jedoch plötzlich und unerwartet von Krankheiten befallen werden - dann reagiert sie unausstehlich und ist ausgesprochen reizbar. Häufig fallen dicke Lippen auf. Es herrscht eine vitale, robuste und energiegeladene Art und ein leidenschaftliches Temperament vor. Belladonna hat einen klaren und beweglichen Verstand und beschäftigt sich oft mit übersinnlichen Dingen. Belladonna hat eine ausgesprochen lebhafte Fantasie und kann manchmal herrisch, eigensinnig, anmassend und dominant sein.

Belladonna Persönlichkeiten lachen laut und ungestüm. Ihre Emotionen halten sie oft lange unter Kontrolle, wenn das Mass jedoch überschritten ist, wechselt ihre Freundlichkeit zu Bockigkeit und Arroganz - sie werden dann streitsüchtig, aggressiv, angriffslustig und unbarmherzig (ähnlich einem tollwütigen Hund). Sie bekommen dabei ein auffallend gerötetes Gesicht und einen starrenden und funkelnden Blick.

Im positiven Zustand ist die Belladonna Persönlichkeit herzlich, liebenswürdig und gut gelaunt. Sie zeichnet sich durch vielfältige Emotionen und Gedankenfülle aus, weswegen sie viel Spielraum braucht. Sie steckt voller Lebensfreude und Energie und drückt sich durch eifrige Tätigkeiten und viel Bewegung aus.

Das krankhafte Belladonna Bild entwickelt sich oft, wenn der Patient in seinem Handlungsspielraum fortwährend eingeschränkt wird - oder sich selbst einschränkt. Nun kommen seine aufgestauten Energien zu einem plötzlichen und gewaltigen Ausbruch. Der Patient befindet sich nun in einem allgemeinen Erregungszustand, er ist reizbar, widerspenstig, ungeduldig, hektisch, launisch und überaus ängstlich - er versucht zu entfliehen oder sich zu verstecken. Ausserdem ist er äusserst empfindlich gegen Sinneseindrücke und Berührungen. Er kann sich wie toll benehmen: er spuckt, beisst, zerreisst Sachen, schlägt und zeigt Zeichen des Wahnsinns.

Gemüt:

- traurige und gleichgültige Gemütsstimmung ist ein Hauptkriterium für Belladonna

- Belladonna ergreift das Gehirn und das ganze Nervensystem

- grosse Angst und Unruhe, kann nirgends bleiben

- weinerliche Angst und weinerliche Furchtsamkeit

- Gleichgültigkeit und Apathie - nichts kann ihn beeindrucken

- stille Verdriesslichkeit

- Neigung zu Ärgerlichkeit oder Zorn - gerät bereits bei geringen Anlässen in rasende Wut und ist dann kaum mehr zu bändigen

- Wahnsinn - unsinniges Geschwätz und lautes Gelächter, lächerliche Gebärden, Weinen und Heulen - gesteigerte Fantasie

- wütende Raserei, mit Neigung zu beissen, zu spucken, Dinge in Stücke zu zerreissen und um sich zu schlagen

- Autoaggressivität - beisst sich selbst in die Finger, zieht an den eigenen Haaren, schlägt den Kopf gegen die Wand und zerfetzt seine eigenen Kleider

- Wahnideen - sieht im Delirium Monster, Teufel, Masken, schwarze Tiere, Gespenster, schreckliche Gesichter und auch Insekten

- denkt, im Zimmer wären Fremde

- glaubt, ein grosser Heiler zu sein

- denkt im Delirium, dass er vergiftet wird

- überempfindlich gegen Geräusche und Licht (glänzende und leuchtende Gegenstände verschlimmern den Zustand)

- sehr heftiges Benehmen - Neigung dazu, Lärm zu machen

- heftiges Verlangen zu beissen

- spuckt anderen ins Gesicht

- schlägt um sich oder auf Umstehende ein

- schlägt den Kopf gegen die Wand

- zieht andere an den Haaren oder sich selbst an den eigenen Haaren

- alberne und unzusammenhängende oder unverständliche Sprache

- hat den Wunsch, Dinge anzuzünden - Pyromanie

- Kleptomanie

- hat Einbildungen und Halluzinationen: jemand ist unter dem Bett und klopft; Hunde umringen ihn; sieht Gesichter beim Schliessen der Augen; sieht Bilder, Phantome oder Gespenster, Geister und Insekten; schreckliche Visionen, sieht Tote; sieht Wölfe, Hunde, schwarze Tiere, Dämonen oder Ungeheuer mit Hörnern

- Angst vor eingebildeten Dingen (im Delirium)

- flüchtet aus dem Bett

- hat Angst, zu sterben

- Angst vor Blitzen

- Angst vor schwarzen Hunden

Schlaf:

- am Abend frühe Schläfrigkeit

- morgens, beim Erwachen, grosse Mattigkeit - manchmal mit Kopfschmerz

- der Schlaf wird durch viele, oft furchtbare Träume und durch Aufschrecken unterbrochen oder aber durch Angst völlig verhindert

- träumt davon, von Riesen verfolgt zu werden, von Hunden oder vom Fallen

- oft vergeblicher Versuch, zu schlafen - die Fantasie hält vom Schlaf ab

- bohrt den Kopf ins Kopfkissen

- rollt den Kopf vor dem Einschlafen

- redet und singt laut im Schlaf

- Zuckungen und Krämpfe beim Schlafen

- knirscht mit den Zähnen

- plötzliches Aufschreien oder Aufschrecken

Modalitäten

Verbesserung:

- durch kalte Umschläge

- durch Rückwärtsbeugung

- durch festes Einbinden des Kopfes

- in der Bauchlage

- durch Ruhe

- im Stehen

- im Liegen oder in der Bauchlage

- in warmen Räumen

- im Bett, zugedeckt

- durch Einhüllen

- durch Auflegen der Hand

Verschlimmerung:

- Schmerzen werden durch Bewegung verschlimmert

- um 15:00 Uhr nachmittags

- um 11:00 Uhr vormittags

- Nachts

- durch Bewegung

- durch Erschütterung

- die Schmerzen werden durch Niederlegen sehr verschlimmert

- durch Geräusche, Lärm, Gerüche und Licht

- in der Sonne

- durch Entblössung des Kopfes

- nach dem Haareschneiden

- nach dem Haarewaschen oder Nasswerden des Kopfes

- bei Luftzug und kaltem Wind sowie nasser Kälte

- durch leichteste Berührung

Beschwerden infolge von:

- Haareschneiden, Haarewaschen, Nasswerden des Kopfes

- Stossen an das Bett

- unterdrückten Emotionen

- Kränkungen

- Sonne, Sonnenbrand

- unterdrücktem Schweiss

Vorlieben/Abneigungen

Vorlieben:

- Zitrone, Limonade
- Verlangen danach, zugedeckt zu sein
- Verlangen danach, sich oder andere zu beissen
- Verlangen, an den Fingernägeln zu kauen
- Verlangen, den Kopf einzuhüllen oder zu bedecken

Abneigung:

- lange dauernde Abneigung gegen Fleisch, Milch und Kaffee
- Abneigung gegen Gemüse, Fisch, Fett, Bohnen, warme Speisen und heisse Getränke
- Abneigung gegen Berührung

Art der Ausscheidungen

Harn:

- vermehrter Harndrang mit wenig Urin
- auch reichlicher Harnfluss
- manchmal unwillkürlicher Abgang von Urin
- krampfhafte Harnverhaltung mit nur tröpfchenweise abgehendem Urin
- nach dem Harnen ist der Körper mit kaltem Schweiss bedeckt

Stuhl:

- oft Schauder beim Stuhlgang
- weich und Durchfall
- ständiger Stuhldrang mit wenig Abgang und danach vermehrtem Zwängen
- manchmal unwillkürlicher Stuhlabgang

Regel:

- Frost, Herzensangst, krampfartiges Reissen im Rücken oder in den Armen während der Regel
- zu früh und zu stark
- Zwischenblutungen
- Blutungen - wie heisses Wasser
- Dysmenorrhoe - bei stark krampfartigen und abwärtsdrängenden Schmerzen und hochrotem Gesicht

Art der Schmerzen

- drückende Schmerzen, verschlimmern sich beim Auftreten, bei Bewegung und in frischer Luft
- heftigste Schmerzen - treiben zum Wahnsinn
- pochend, hämmernd, pulsierend (Kopfschmerzen, Migräne)
- innerlich reissende, ruckartige, drückende, schneidende oder brennende Schmerzen - äusserlich schneidende, stechende, bohrende oder reissende Schmerzen

Körperregionen

Kopf, Augen, Ohren, Nase, Mund, Gesicht, Bauch, Extremitäten, Rücken

Bezug auf Organe

Respirationsorgane, Magen, Darm, Nieren, Genitalien, Haut

Leitsymptome:

- Nash zählt Belladonna zur Trias der Deliriummittel (die anderen beiden: Hyoscyamus und Stramonium).

- kein Mittel hat ein so heftiges Delirium wie Belladonna.

- bei den meisten Beschwerden, wo Belladonna angezeigt ist, über- wiegen die Kopfsymptome - alles Blut scheint nach dem Kopf zu drängen, der Kopf ist heiss und die Extremitäten kalt, bei roten und blutunterlaufenen Augen und sehr rotem Gesicht

- mit Blut überfüllte und geschwollene Oberlippe

- sichtbar stark klopfende Halsschlagadern

- in gleichem Masse, wie das Klopfen der Halsschlagadern, die Hitze und Röte sowie der Blutandrang im Gesicht und der Bindehaut vergehen, lässt auch das Delirium nach.

- die Schmerzen von Belladonna erscheinen plötzlich und ver- schwinden nach einiger Zeit ebenso plötzlich, wie sie kamen

- Trockenheit der Schleimhäute

- Brennen, Entzündung, Hitze, Röte, Fieber, Krampf und Schwellung

- plötzlich auftretende Beschwerden, welche auch plötzlich wieder verschwinden und nach einer gewissen Zeit wiederkehren

- Furunkel oder Karbunkel

- Beschwerden erscheinen stürmisch und flauen auch schnell wieder ab

- alle Beschwerden haben eine äusserst heftige Intensität

- intensive Hitze in den erkrankten Bereichen - diese Hitze kann so stark sein, dass die berührende Hand danach noch eine Zeit lang warm bleibt

- heisser Kopf bei kalten Gliedern

- leuchtende Röte mit intensivem Brennen

- Scharlachröte des Körpers

- stark brennende und gerötete Augen

- leuchtend rote Zunge (Himbeerzunge)

- entzündete Bereiche brennen intensiv

- bellender, krampfartiger und trockener Husten

- trockene, brennende, gerötete Haut

- geschwollenes Gesicht

- geschwollene Lymphknoten am Hals

- stechende Schmerzen in Drüsen, Muskeln oder Knochen

- Muskelkrämpfe

- nagende Schmerzen in den Knochen, als ob sie gebrochen wären

- rheumatische Schmerzen - von einer Stelle zur anderen ziehend

- neuralgische und entzündliche Schmerzen, mit Schreien und Toben

- Herzklopfen - abnormaler, voller, harter Puls

- Beschwerden nach Scharlach - häufig zeigen die Folgekrankheiten von Scharlach eine Belladonna-Symptomatik

Besonderheiten

- grosse Schwäche in der Schwangerschaft - Ohnmacht in der Schwangerschaft

- Schreien der Kinder ohne sichtbare Ursache, welches weder beim Tragen noch im Liegen nachlässt

- Kopfschmerz mit dem Gefühl, als wäre das Gehirn lose und schwankte hin und her

- die Zähne scheinen zu lang zu sein - besonders die Vorderzähne

- Epilepsie mit Geschrei, Irrereden oder Lachen

- Verwirrung des Verstandes nach Schreck oder Ärger

- nächtliches Bettnässen

- Kopfrollen vor dem Einschlafen

- bohrt den Kopf ins Kissen

- redet und singt im Schlaf laut

- Zähneknirschen im Schlaf

- Gefühl, als ob er an den Haaren gezogen würde

- Vergrösserungsgefühl - Gefühl, als würde der Kopf platzen

- ständige Bewegungen des Augapfels

- Gefühl, als würden die Augen herausgepresst

- Gefühl, als würde Luft aus den Ohren blasen

- scharlachrotes Gesicht wird beim Schlaf blass

- Brennen im Hals - wie von glühender Kohle

- Während des Sprechens plötzlich hohe Töne und eine piepsige Sprache

- Weinen vor dem Husten

- Husten endet mit Niesen

- Gefühl einer glühenden Kugel im Magen

- Gefühl, als ob der Magen herausfallen würde

- Gefühl, als würde eine Hand die Eingeweide packen

- Gefühl, als würde sich ein Wurm in der Blase bewegen

- Gefühl, als ob die Eingeweide aus dem Genitalien herauskommen würden

- Gefühl, als sei der Uterus von einem Band umwunden

- regelmässiges Auftreten von Furunkeln im Frühjahr

- Blitze scheinen durch die Glieder zu fahren

Differenzialdiagnose - Belladonna und Hyoscyamus

- Belladonna hat Beschwerden oben links und unten rechts - Hyoscyamus hat sie oben rechts und unten links.

- Belladonna hat meist dunkle Haare - Hyoscyamus hat meist blonde Haare.

- Bei Belladonna herrschen Beschwerden innerer Teile vor - bei Hyoscyamus die der äusseren Teile.

- Belladonna hat ein Kribbeln in äusseren Teilen - Hyoscyamus hat es in inneren.

- Belladonna hat meist schmerzhafte Paralyse und Hautausschläge - bei Hyoscyamus sind sie meist schmerzlos.

- Belladonna hat meist erhöhten Puls - Hyoscyamus hat meist einen verminderten.

- Belladonna hat einen langsamen und vollen Puls - Hyoscyamus hat einen langsamen und kleinen Puls.

- Belladonna hat Schweiss am Oberkörper - Hyoscyamus am Unterkörper.

- Belladonna hat herabsteigende Hitze und feuchte Ausschläge - Hyoscyamus hat heraufsteigende Hitze und trockene Ausschläge.

- Belladonna hat einen nicht konstanten Durst, am seltensten im Frost - bei Hyoscyamus fehlt der Durst nur im Frost.

- Belladonna ist niedergeschlagen, gleichgültig und zerstreut - Hyoscyamus zeigt Verliebtheit und Eifersucht.

- Belladonna hat Nachteile durch Kränkungen und Ärger - Hyoscyamus durch Gram oder Eifersucht.

- Bei Belladonna werden Kopfschmerzen durch Bewegung verstärkt und besonders im Freien verschlimmert - bei Hyoscyamus werden sie beim Gehen gemindert.

- Bei Belladonna ist die Pupille am kranken Auge grösser als am gesunden - bei Hyoscyamus ist sie kleiner.

- Belladonna hat häufiger Trübsichtigkeit und Weitsichtigkeit als Hellsichtigkeit - Hyoscyamus hat häufiger Kurzsichtigkeit und Hellsichtigkeit als Trübsichtigkeit.

- Belladonna hat bei erweiterten Pupillen einen stieren Blick, glanzlose, matte und gläserne Augen - Hyoscyamus hat bei erweiterten Pupillen eingefallene, starre und glänzende Augen.

- Belladonna hat bei Berührung schmerzhafte Augenwinkel - bei Hyoscyamus vergeht das Reissen im Augenwinkel bei Berührung.

- Belladonna hat einen allzu empfindlichen Geruch - Hyoscyamus hat einen schwachen oder auch ganz verlorenen.

- Belladonna hat mehr Schmerzen im Unterbauch - Hyoscyamus mehr im Oberbauch.

- Belladonna hat eine erhöhte Reizbarkeit der Harnröhre - Hyoscyamus hat Blasenlähmung.

- Belladonna hat einen gleichgültigen Geschlechtstrieb - Hyoscyamus hat einen übermässigen.

- Bei Belladonna wird der Milchfluss vermehrt - bei Hyoscyamus vermindert.

- Belladonna hat eine verfrühte Regel - Hyoscyamus eine verspätete.

- Belladonna atmet leise - Hyoscyamus laut.

- Belladonna hat Beschwerden am Oberarm sowie am Schienbein - Hyoscyamus hat Beschwerden am Unterarm sowie an der Wade.

- Belladonna hat ein Reissen in der Fusssohle mit Stichen beim Gehen - Hyoscyamus hat dieses Reissen meist in der Ruhe, es vergeht beim Gehen und kehrt beim Sitzen wieder.

- Belladonna-Beschwerden verbessern sich vormittags und nach Mitternacht - Hyoscyamus-Beschwerden verbessern sich bei Tage.

- Belladonna verschlimmert sich nachmittags um 3:00 Uhr oder 4:00 Uhr - Hyoscyamus-Symptome sind abends am stärksten.

- Belladonna verschlimmert sich besonders durch Kerzenlicht - Hyoscyamus durch Tageslicht.

- Belladonna verschlimmert sich beim Aufstehen aus dem Bett und bessert sich nach dem Aufstehen - Hyoscyamus bessert sich beim Aufstehen aus dem Bett und verschlimmert sich nach dem Aufstehen.

- Durch äusseren Druck, bei Gebücktsitzen, beim Gebogenhalten des kranken Teiles, beim Liegen sowie nach dem Aufstehen aus dem Bett verschlimmert sich Belladonna und verbessert sich Hyoscyamus.

- Beim Aufstehen aus dem Bett und beim Aufrechtsitzen verbessert sich Belladonna und verschlimmert sich Hyoscyamus.

Differentialdiagnose - Belladonna und Stramonium

- Belladonna-Beschwerden sind überwiegend rechts - Stramonium-Beschwerden überwiegend links.

- Belladonna hat meist dunkle Haare - Stramonium meist helle.

- Belladonna hat Fettsucht - Stramonium starke Abmagerung.

- Belladonna hat öfter einseitige und schmerzhafte Paralyse - Stramonium zweiseitige und schmerzlose.

- Belladonna hat schmerzhafte Ausschläge - Stramonium schmerzlose.

- Belladonna hat einen ab und zu aussetzenden und langsamen Puls bei häufigen Atemzügen - Stramonium hat einen ab und zu doppelschlägigen und sehr schnellen Puls bei ruhiger Respiration.

- Wenn der Belladonna-Puls langsam wird, so ist er voll - wird der Stramonium-Puls langsam, so ist er schwach.

- Belladonna hat Durst am seltensten im Frost, oft vor dem Frost und nach dem Schweiss - Stramonium hat Durst in Hitze und Schweiss und zwischen beiden; er fehlt im Frost.

- Belladonna trinkt oft, aber jedes Mal wenig - Stramonium trinkt selten, aber jedes Mal viel.

- Bei Belladonna verschlimmert sich eine Hirnentzündung im Liegen - bei Stramonium verbessert sie sich im Liegen; bei unwillkürlicher Bewegung des Kopfes und öfterem Aufheben des Kreuzes.

- Belladonna liebt die Einsamkeit - Stramonium fürchtet sie.

- Belladonna hat Angst vor Vergiftung oder Apoplexie - Stramonium hat Angst vor Verlust des Verstandes.

- Belladonna hat ein sehr lebhaftes oder aber sehr schwaches Gedächtnis - Stramonium hat Gedächtnisschwäche.

- Belladonna ist weitsichtig - Stramonium kurzsichtig.

- Belladonna hat ein schmerzhaftes Zucken einzelner Gesichtsmuskeln - bei Stramonium ist es schmerzlos.

- Belladonna hat Beschwerden hauptsächlich am harten Gaumen sowie am Oberarm - Stramonium hat sie hauptsächlich am weichen Gaumen sowie am Unterarm.

- Belladonna hat Abneigung gegen Saures - Stramonium Appetit darauf.

- Belladonna hat geruchlose Blähungen - Stramonium stinkende.

- Belladonna hat öfter einen dunklen als einen hellen Urin - bei Stramonium ist er blass.

- Belladonna hat öfter Inkontinenz als Harnverhaltung - Stramonium hat öfter Harnverhaltung als unwillkürlichen Harnabgang.

- Belladonna hat meist eine zu frühe Regel - Stramonium eine zu späte.

- Belladonna atmet hauptsächlich leise - Stramonium laut.

- Belladonna-Beschwerden lassen vormittags und nach Mitternacht nach - Stramonium-Beschwerden bei Tage und abends.

- Belladonna-Beschwerden werden durch Licht (besonders Kerzenlicht) schlimmer - Stramonium-Beschwerden werden durch Licht ebenso oft gebessert, wie verschlimmert; schlimmer werden sie besonders durch Sonnenlicht.

- Belladonna-Beschwerden sind schlimmer im Frühling - Stramonium-Beschwerden schlimmer im Herbst.

- Von Saurem, in der linken Seitenlage sowie beim Liegen auf der schmerzhaften Seite verschlimmert sich Belladonna und verbessert sich Stramonium.

- Beim Bücken, durch äusseren Druck, in der rechten Seitenlage sowie beim Liegen auf der unschmerzhaften Seite verbessert sich Belladonna und verschlimmert sich Stramonium.

Fieber

- Fieberfrost und Schauder - im Rücken oder in der Herzgrube, oder an den Armen beginnend und sich von da über den Körper verbreitend, oft mit Gänsehaut - selbst am warmen Ofen

- Schauder nur einzelner Teile

- sehr starke, brennende Hitze, mit sichtbaren pulsierenden Adern am ganzen Körper - besonders heftig am Kopf und im Gesicht, mit Rötung der Wangen

- einzelne Fieberanfälle - auf den Frost folgt die Hitze und zuletzt der Schweiss

- während des Fiebers in der Regel kein Durst

- Frost und Hitze wechseln manchmal miteinander ab - oft findet sich aber in den Fieberanfällen eine gewisse Periodizität, sie kehren zu bestimmten Zeiten wieder

- wenn nur Hitze auftritt, ohne Frost, ist diese manchmal von starkem Durst begleitet

- heftiges und plötzlich auftretendes Fieber (bis zu 40°) - dabei Hitze und Röte des Kopfes bei kalten Gliedern

- will trotz Hitze zugedeckt sein und beim Aufdecken scheint heisser Dampf zu entstehen

Schweiss

- Schweiss, schon bei der geringsten Bewegung

- Schweiss, besonders nachts, während des Schlafes, oder früh

- heisser Schweiss steht wie Perlen auf der Stirn und am Haaransatz

- der Kopf ist dampfend heiss

- Schweiss an bedeckten Körperstellen - beim Aufdecken dampfend

Notfallsituationen

- Apoplexie

- hypertone Krise - bei hochrotem Gesicht, Bewusstlosigkeit und weiten Pupillen

- Hypertonie mit hämmernden Kopfschmerzen - bei drohendem Schlaganfall

- akute Entzündung der Netzhaut mit Blutstau - bei heftigen und krampfartigen Schmerzen

- plötzlich auftretende Otitis

- Lungenentzündung mit hohem Fieber - plötzlich und heftig in Erscheinung tretend

- Gallensteinkolik - bei fürchterlichen Schmerzen mit einem hochroten Gesicht und Brennen der Haut - der Patient lässt sich nicht anfassen

- Nierenkolik - bei wellenförmigen und pulsierenden Schmerzen sowie hochrotem Gesicht - Rückwärtsbeugung verbessert

- Keuchhusten - das Kind weint vor dem Hustenanfall, hält sich den Brustkorb und verlangt nach Wärme

- Pseudokrupp - bei rotem Kopf und kalten Extremitäten

- Scharlach - mit gleichförmig geröteter Haut

- Sonnenbrand - Patient ist rot wie eine Tomate, fröstelt und verlangt nach Wärme

Geschichte zu Belladonna

Bella Donna kommt zu Besuch

Im Hause Hahnemann herrschte emsiges Treiben. Samuels Tante, Bella Donna - sie lebt in Italien - hat sich zu Besuch angekündigt.

Arnicina ging gerade mit Arnie in den Schuppen, um das besonders stabile Bett herbeizuholen. Als sie es gerade frei räumten, sagte Arnie:

> *„Weisst Du noch Arnicina, vor drei Jahren ... der letzte Besuch von Bella Donna? Noch heute tut mir der Arm weh, wenn ich nur daran denke ... so fest hat sie zugebissen! Und alles nur, weil ich zu nah an sie herangetreten bin."*

Nachdenklich und etwas ängstlich schob Arnicina die extra dicke Matratze hervor.

> *„Ja, Arnie ... mir ist auch nicht wohl bei diesem Besuch. Und denke nur, sie hat jetzt einen Sohn ... hoffen wir, dass er nicht allzu sehr nach ihr kommt!"*

Beide tragen das Bett zum Gästezimmer und richten es für die sehr kräftig gebaute Bella Donna her. Samuel kommt dazu und betrachtet das Ganze. Dabei wird auch er etwas blass um die Nasenspitze, denn er erinnert sich auch gerade an den letzten Besuch. Insgeheim denkt er sich:

> *„Es ist nur eine Woche ... es ist nur eine Woche!"*

Samuel sagte zu Arnie:

> *„Nimm bitte noch alle Jagdtrophäen von der Wand, sonst schreit sie schon vor der ersten Nacht über gehörnte Ungeheuer. Und nimm doch auch die Schale mit dem Wasser aus dem Zimmer ... man weiss ja nie."*

Der kleine Arnico betrachtete diese Szene still, er kannte Bella Donna noch nicht – und dabei beschlich auch ihn jetzt ein mulmiges Gefühl.

Als nun die Ankunft näher rückte, versteckte er sich deshalb vorsichtshalber gleich, als er den Wagen sah. Er lugte jedoch neugierig hervor und sah dann eine überdimensional dicke und kräftige Frau aussteigen. An ihrer Hand hielt sie ihren kleinen Sohn, Bello.

Freudestrahlend ging Bella Donna auf Samuel zu und umarmte ihn herzlich zur Begrüssung. Gleich packte sie auch die vielen Geschenke aus, die sie für ihn und seine Familie mitgebracht hatte. Die Freude war riesig.

Nachdem Arnico sah, dass sie wohl doch keine allzu grosse Gefahr, sondern eher eine herzliche und liebevolle Dame – und somit seine Angst unbegründet war, kam er langsam aus seinem Versteck hervor.

Schüchtern schaute er den kleinen Bello an. Dabei dachte er sich:

„Warum er wohl so einen eigenartigen Namen bekommen hat? Der grosse schwarze Hund, zwei Häuser weiter, heisst genauso."

Die beiden gleichaltrigen Jungs gingen aufeinander zu, sprachen ein paar Worte und trollten sich auch schon, um gemeinsam zu spielen. Dazu gingen sie in Arnicos kleines Spielhäuschen, hinten im Garten. Bello schlug vor, zuerst sein Lieblingsspiel zu spielen. Es hiess:

„Dein Bereich und mein Bereich"

Er erklärte Arnico die Regeln:

„Also, die Spielregeln sind ganz einfach! Dein Bereich ist links und meiner ist rechts, hier in der Mitte ist die Grenze. Jeder verteilt seine Spielsachen in seinem Bereich. Ich darf nun in Deinem Bereich machen, was ich will!

Du darfst meinen Bereich aber nicht betreten. Tust Du es doch, hast Du verloren!"

So breitete jeder sein Spielzeug in seinem Bereich aus und das Spiel begann. Du kannst dir sicher vorstellen, wie schnell Arnicos Bereich leer war und Bello in seinem kaum noch treten konnte. Bello beschäftigte sich ausgiebig mit seinen neuen Spielzeug-Reichtümern und spielte gedankenverloren. Arnico hatte jedoch nicht sehr viel Spass und sagte:

„Jetzt tauschen wir aber mal! Wir wechseln die Bereiche
– ich darf jetzt in Deinen Bereich, Du aber nicht in meinen!"

Sofort darauf sprang Arnico in Bellos Bereich, fasste Bello an der Schulter und wollte ihn in seinen neuen Bereich schicken. Darauf reagierte Bello jedoch äusserst heftig. Er funkelte Arnico mit weit aufgerissenen Augen an, lachte furchtbar laut und hässlich auf, griff nach Arnicos Kopf und zog ihn an den Haaren aus seinem Bereich heraus. Er schrie:

„Kommst Du noch einmal hier herein, beisse ich Dir den Finger ab!"

Darauf rief Arnico laut:

„Bello – was soll denn das?"

Doch Bello bekam in seiner Raserei und Wut überhaupt nichts mehr mit.

Der andere Bello aber, der ja nur zwei Häuser weiter wohnt, hat den Ruf sehr wohl gehört. Schnell wie der Blitz kam er angerannt.

Nun solltest du den kleinen Jungen Bello mal sehen – starr vor Angst steht er da und ruft nach Bella Donna, seiner Mutter. Er hat nämlich eine schreckliche Angst vor schwarzen Hunden.

Im Haus sass man gerade gemütlich plaudernd an der Kaffeetafel, als das laute Geschrei Bellos herüberdrang. Sofort schwang sich Bella Donna auf und stampfte, so schnell sie konnte, hinüber. Der Hund Bello hatte sich inzwischen (wohl aufgrund seiner schmerzenden Ohren) schon wieder zurückgezogen, aber Bello erzählte ihr die Geschichte.

Sofort konnte man sehen, wie Bella Donna sich furchtbar aufregte, ihr Kopf wurde purpurrot und ihre Halsschlagadern pulsierten sichtbar. Sie rief:

„Oh … ich bin so wütend … ich rase geradezu vor Wut – wie konnte so etwas nur geschehen – Arnico, du böser Junge, wie kommst du dazu, dieses schwarze Ungeheuer zu rufen?"

Arnico wollte sich rechtfertigen, doch dazu kam er nicht. Bella Donna wurde immer wütender. Sie nahm, was sie greifen konnte und warf es um sich. Sie schlug nach allen, die da standen. Zu guter letzt zündete sie das schöne Spielhäuschen an, damit so etwas Schreckliches nicht mehr passieren könne, wie sie sagte.

Den letzten Rest gab unserer reizenden Bella Donna jedoch Arnicina in ihrer Gutmütigkeit, als sie ihr ein Glas Wasser reichen wollte, damit sie sich beruhigen könne. Der Anblick dieser glitzernden und spiegelnden Wasseroberfläche war für Bella Donna jetzt so unerträglich, dass sie augenblicklich und äusserst kräftig in Arnicinas Arm biss, so dass das Glas herunterfiel und zerbrach.

Samuel, der im Haus geblieben war, sah Rauchwolken aufsteigen und dachte:

„Oh nein ... nicht schon wieder ... und diesmal passiert das Unglück gleich am ersten Tag!"

Schnell griff er nach seiner Hausapotheke und nahm die Arznei der Tollkirsche heraus. Er eilte hinüber und gab seiner, jetzt geradezu dämonisch wirkenden, Tante etwas davon. Zur Sicherheit hat er sich vorher Schutzkleidung angelegt ;-) – er kannte sie ja schon etwas länger!

Bella Donna beruhigte sich daraufhin erstaunlich schnell, das Feuer wurde gelöscht und alle gingen zurück zum Haus.

Pulsatilla

Die Wiesenküchenschelle. Der botanische Gattungsname entstammt dem lateinischen "pulsare" (schlagen), welches die nickenden Blüten charakterisieren soll, welche im Frühlingswind hin und her geschlagen werden. Der deutsche Name "Küchenschelle" bezieht sich auf die Form der Blüte, die wie eine Glocke oder Schelle aussieht.

Grundsätzliche Themen von Pulsatilla sind:

Angst, Hingabe, Anpassung, Harmonie, Sanftheit, Weinerlichkeit, Schüchternheit, Veränderlichkeit, Instabilität

Arzneibeziehungen und Hinweise

Nash schreibt dazu:

> *"Die Disposition von Pulsatilla ist der von Nux vomica fast entgegengesetzt. Nux vomica wird das Männermittel und Pulsatilla das Frauenmittel genannt. Das will einfach sagen, dass die Beschwerden des einen öfter bei Männern, die des anderen öfter bei Frauen gefunden werden.*

> *Nun prägen Sie sich die vorzügliche Charakteristik ein, die Hering von Pulsatilla gegeben hat:*

> *"Sanfte, freundliche und nachgiebige Anlage, jammert über alles; ist traurig und verzagt; weint um alles; kann vor lauter Weinen kaum ihre Symptome angeben." Und weiter: „Rötlich-blondes Haar, blaue Augen, bleiches Gesicht, neigt zu stillem Gram und Ergebenheit" (Silicea ist die chronische Pulsatilla)*

> *Hier haben wir eine Schilderung des Pulsatilla-Temperaments, so treffend, wie man es mit Worten ausdrücken kann, und es ist Tatsache, dass, wenn Sie es bei einem Patienten finden, ganz abgesehen von dessen pathologischem Zustand, Pulsatilla fast sicher helfen wird, mit wenigen Ausnahmen. So lernen wir nicht zu viel Gewicht auf die pathologischen Zustände zu legen unter Vernachlässigung der allgemeinen Symptomatologie."*

Rückert schreibt, dass man Pulsatilla am besten früh geben sollte, da sie dann eine schwächere Primärwirkung äussert.

Antidote:

-   Essig, Kaffee
-   nach Rückert: Chamomilla (gegen die Schläfrigkeit, Mattigkeit und Verminderung der Sinne), Kaffee (gegen die Ängstlichkeit), auch Ignatia und Nux vomica, Kaffee (gegen das Fieber, die Weinerlichkeit und die Schmerzen von Pulsatilla)

Feindliche Mittel:

-   Sepia

Wirkungsdauer:

-   10 bis 12 Tage

Welche Symptome macht es?

-   Schmerzen, wie von einem inneren Geschwür - Wundheitsschmerz bei Berührung des Teils
-   Klopfen der Schlagadern durch den ganzen Körper
-   ängstlich zitternde Empfindung in den Gliedern, besonders in der Ruhe
-   Unbehaglichkeit im ganzen Körper - übernächtigtes Gefühl, kann dabei jedoch nicht schlafen oder Ruhe finden
-   schmerzhafte Gelenke - besonders abends
-   Schwindel, wie von Trunkenheit - mit innerer Kopfhitze bei blassem Gesicht - besonders abends oder auch nach dem Essen
-   Schwindel beim Sitzen, welcher beim Spazierengehen in frischer Luft und im Sitzen vergeht

- Schwindel beim Aufrichten der Augen, besonders aber beim Bücken - als wenn man fallen sollte (der Kopf scheint zu schwer)

- Schwanken beim Gehen - ohne Schwindel

- der Kopf ist schwer - man kann ihn nicht aufrecht halten, nicht tragen, kann Licht nicht vertragen und muss sich hinlegen

- die Gedanken vergehen, der Kopf wird hohl und leer

- Gefühl der Zerschlagenheit in der Stirn - als wollte es Stirn und Schläfe zersprengen oder als sollten Stirn und Augen aus dem Kopf fallen

- Glucksen und Klopfen im Kopf, wie von Schlagadern - besonders abends und nachts, aber auch beim Bücken und Anstrengung des Geistes

- drückender Kopfschmerz beim Vorbücken und beim Spazierengehen

- reissende und ziehende Schmerzen auf der Seite, auf welcher man nicht liegt

- Spannen und Ziehen in der Stirn, was beim Aufrichten der Augen schlimmer wird

- Stechen an verschiedenen Stellen des Kopfes - oft halbseitig

- finster und neblig vor den Augen - manchmal mit Schwindel und Übelkeit

- feurige Kreise vor den Augen - die Flamme einer Kerze ist wie mit einem sternartigen Schein umgeben

- Gegenstände werden doppelt gesehen

- entzündete Augenlidränder

- Gerstenkörner

- trockene Augen, welche aber früh mit Eiter zugeklebt sind

- stechende Schmerzen in den Augen - das Licht ist unerträglich

- trockene Augen mit der Empfindung, als drücke ein Fremdkörper darin oder als wäre Schleim über dem Auge

- drückender oder drückend, brennender und reissender Schmerz in den Augen

- heftiges Jucken - oder Brennen und Jucken gleichzeitig - oder aber auch ein juckendes Stechen, welches zum Kratzen reizt, in den Augen

- tränende Augen in der frischen Luft

- entzündete Augenliddrüsen

- Murmeln und Brummen (mit dem Puls) - Geräusch, wie von Wind oder Wasser - zitterndes, dröhnendes Klingen oder auch Zwitschern (wie von Heimchen) in den Ohren

- Gefühl, als ob die Ohren verstopft wären

- Jucken und juckendes Stechen oder Zucken und reissendes Zucken in den Ohren

- heftiger Schmerz, als ob etwas zum Ohr herausdrängen wollte

- Hitze, Röte und Schwellung des äusseren Ohres

- Eiterausfluss aus dem Ohr

- harte, rote Erhöhung auf der Wange, mit brennend, zusammenziehendem Schmerz

- grindiger Ausschlag am Ohr, mit brennend, beissendem Schmerz und Drüsenanschwellung am Hals - in der Ohrdrüse selbst ein stechender Schmerz

- an der Nase, oben bei den Augenwinkeln, Abszess, als wollte eine Tränenfistel entstehen

- geschwürige Nasenflügel

- Gefühl, wie von einem Geschwür im Inneren der Nase

- häufiges Nasenbluten

- Geruch in der Nase, wie von altem Schnupfen

- die Zunge ist mit einem zähen Schleim überzogen

- Gefühl auf der Zunge, als sei sie verbrannt und gefühllos

- schmerzhaftes Zahnfleisch, als wäre es wund und angefressen

- Gefühl, als sei das Zahnfleisch geschwollen (ist es aber nicht) mit brennenden Schmerzen

- stechender Zahnschmerz - meist abends oder nachts - wie ein stechendes Wühlen

- ziehend, zuckender Zahnschmerz, ähnlich dem Gefühl, als würde ein Nerv schmerzhaft ausgedehnt und angespannt und dann durch einen plötzlichen Ruck wieder losgelassen

- Gefühl, als würden die Zähne herausgestossen

- Zahnschmerz erneuert sich bei jedem Essen und entsteht sofort, wenn man etwas Warmes in den Mund nimmt

- stechender Schmerz im Hals

- Drücken und Spannen im Hals, beim Schlucken

- beim Schlucken, Gefühl, als ob das Zäpfchen oder die Gaumendecke geschwollen wäre

- beim Schlucken, Gefühl, als sei alles roh und wund im Hals

- beim Reden oder Berühren mit der Zunge, ein Schmerz auf der Seite des Gaumens, als wäre da ein Bläschen

- unerträgliche Trockenheit, früh im Hals, die auch im Mund, an der Zunge und den Lippen gefühlt wird - alles ist mit einem zähen Schleim überzogen

- übler Mundgeruch

- Geschmack im Mund, wie von faulem Fleisch

- Übelkeit

- erdiger oder süsslicher Geschmack im Mund - besonders beim Trinken von Bier

- bitterer Geschmack im Mund, beim Essen von schwarzem Brot

- bitterer Geschmack erscheint erst nach dem Schlucken von Getränken und Speisen im Mund

- geringer Appetit

- nagende und raffende Empfindung im Magen (wie eine Art Hunger), dabei jedoch kein Verlangen nach bestimmten Nahrungsmitteln

- fast völlige Durstlosigkeit

- Brechübelkeit - wenn man Nahrung zu sich nehmen will, auch beim Essen selbst

- Knurren und Kollern im Unterleib

- Erbrechen der Speisen, besonders abends und nachts

- salziges oder saures Erbrechen der Speisen - nach Bewegung in frischer Luft

- Ausfluss eines wässrigen Speichels aus dem Mund

- drückender Magenschmerz, früh, wie von einem Stein - dieser tritt auch nach dem Abendessen auf und geht mit Blähungskolik und Übelkeit einher

- Druck im Unterleib

- fühlbares Klopfen, wie Aderschlag, bemerkt man, wenn man die Hand auf die Magengegend legt

- Zusammenziehen in der Speiseröhre, als hätte man einen zu grossen Bissen verschluckt

- spannender Schmerz im Unterleib, in der Magen- und Herzgrubengegend, bis in die Brust herauf - als wenn alles zu voll und zu hart wäre

- Auftreibung des Leibes, als sollte er platzen

- kneifende Schmerzen im Oberbauch

- starke Stiche fahren aus dem Unterleib in das männliche Glied

- schneidende Schmerzen in der Nabelgegend, besonders abends

- starke Blähungen ziehen schmerzhaft im Leib hin und her und verursachen ein lautes Knurren und Kollern

- Jucken oder stechend juckende, auch beissend, juckende Empfindung an der Vorhaut und am Hodensack

- geschwollene und lang herabhängende Hoden, welche reissend und ziehend, spannend schmerzen

- nächtlicher Samenerguss

- tripperartiger Ausfluss aus der Harnröhre, mit brennenden Schmerzen nach dem Urinieren

- scharfer Weissfluss mit brennendem Schmerz

- dick-schleimiger (wie Milchrahm) Weissfluss, welcher nicht schmerzhaft ist

- ziehend, pressender oder spannender Schmerz im Unterleib - wie Zusammenziehen oder Geburtswehen

- Verstopfung der Nasenlöcher - früh jedoch ein dicker, gelber Schleim

- bei Schnupfen, Verlust des Geruchs und des Geschmacks

- scharriges und kratziges Gefühl im Hals, mit Trockenheit

- Schmerzen in der Brust

- Heiserkeit, dass man kein lautes Wort reden kann

- Husten, welcher mit einem Kratzen oder Kitzel in der Luftröhre verbunden ist

- Husten mit viel Auswurf - mal blutig, mal gelb-schleimig und oft von bitterem und galligem Geschmack

- nächtlicher, trockener Husten

- beim Husten Gefühl, als wende sich der Magen um, dabei auch Stiche in der Seite, in der Schulter oder im Rücken

- nach dem Husten, Ermüdungsschmerz in der Brust

- Kurzatmigkeit nach dem Mittagessen

- Engbrüstigkeit abends - als wenn die Luftröhre von aussen hinein gedrückt und zugeschnürt würde, oder als wäre die Brust zu eng und zu voll

- nächtliche Erstickungsanfälle

- Atemnot, Ängstlichkeit und Herzklopfen beim Liegen auf der linken Seite

- schmerzhafte Steifigkeit der Brustmuskeln, beim Tiefatmen

- ziehend, spannende Empfindung beim Atmen

- nächtlicher Blutandrang nach der Brust und nach dem Herzen - bei ängstlichen Träumen

- Stechen in der Brust - bei Bewegung des Körpers oder beim Niederlegen

- schneidender Schmerz an den untersten Rippen (manchmal auch wie von einem inneren Geschwür)

- angeschwollene Brüste, mit einem spannenden Schmerz darin, als wenn Milch eintreten wollte

- Jucken an den Brustwarzen

- Kreuzschmerzen beim Aufrichten und Zurückbiegen des Oberkörpers, auch nach dem Sitzen, so dass man sich kaum aufrichten und kaum bücken kann

- Knacken in den Schulterblättern und im ersten Halswirbel, bei Bewegung

- stechender Schmerz, in und zwischen den Schulterblättern, bei Bewegung und in der Ruhe

- ziehend, stechender Schmerz im Genick, im Kreuz und im Unterleib (im Unterleib wird er schneidend, stechend und hemmt den Atem)

- rheumatisch, ziehend, spannende Schmerzen im Nacken, so dass man sich nur schwer bewegen kann

- Reissen im Rücken

- ziehend, spannende Schmerzen in den Lenden, welche bis zur Herzgrube ziehen, wo sich der Schmerz dann in ein Stechen verwandelt

- schmerzhaft steifer Rücken, als wenn man sich zu lange gebückt hätte

- drückender Schmerz im Rücken und im Kreuz, wie von Ermüdung

- Verrenkungsschmerz im Kreuz

- bei Bewegung und beim Stillliegen, Zerschlagenheitsschmerz im Rücken, welcher beim Aufstehen und Umhergehen vergeht

- Geschwulst im Nacken, die bei Berührung heftig schmerzt (als ob darunter ein inneres Geschwür verborgen wäre)

- juckende Bläschen von den Schulterblättern an bis in die Mitte des Rückens, auch an den Seiten des Halses

- Reissen im Schultergelenk und in den Muskeln des Oberarmes - als ziehend, reissender Schmerz anfallsweise auch in den Knochen des Unterarmes

- zuckend, reissende Empfindung, vom Vorderarm nach der Handwurzel zu, selbst bis in die Finger

- zuckender Schmerz, vom Hüftgelenk bis in das Knie, beim Liegen im Bett

- in den Fussgelenken, in den Fussknöcheln, den Fusssohlen, bis in die Ferse und auch in der grossen Zehe, reissende Schmerzen

- anfallsweise, ziehende Schmerzen, von der Achsel bis in die Handwurzel, oft in der Nacht, bei völliger Ruhe des Armes

- nächtliches Ziehen in einzelnen Fingern oder in den Oberschenkeln, abends auch in den Unterschenkeln - ist häufig von Frost begleitet

- Kribbeln, fein stechender Schmerz in den Fusssohlen oder einzelne Stiche in den Fusssohlen und Zehenspitzen, in den Fersen oder besonders der grossen Zehe

- Schwere im Schultergelenk

- Taubheitsempfindung oder reissende Schmerzen im Ellbogengelenk

- zitternde Knie - knicken beim Gehen unwillkürlich ein

- Verrenkungsschmerz in den Hand- und Fingergelenken sowie dem Schultergelenk

- das Hüftgelenk schmerzt wie ausgerenkt

- Schmerzen in den Muskeln und Knochen des Oberschenkels, als sollten die Knochen zerbrechen - auch auf dem Schienbein und in den Fusssohlen kommt dieses Gefühl vor

- an den Gesässmuskeln, den Unterschenkeln und den Fusssohlen ein Schmerz, wie von inneren Geschwüren

- heftig brennender, stechender Schmerz, mit Jucken in den Zehballen (wenn man abends im Bett warm geworden ist), wie von erfrorenen Zehen

- Ausschlag von wassergefüllten Bläschen zwischen den Fingern, welche bei Berührung fein stechend schmerzen - die gleichen Bläschen an den Unterschenkeln schmerzen jedoch brennend

- Schwellung über dem Ellbogengelenk

- kleine Geschwülste unter der Haut, welche bei Berührung schmerzen

- nicht schmerzhafte Geschwulst des Knies

- Geschwulst der Füsse über den Knöcheln, bis in die Waden, welche oft rot und heiss ist und mit spannendem, brennendem Schmerz oder mit einem juckenden Kribbeln (wie erfroren) einhergehen

Rechts/Links

- Pulsatilla wirkt häufig nur auf einer Seite, dies kann die rechte oder linke sein

Zeiten

- abends bis Mitternacht
- morgens beim Erwachen

Persönlichkeit

Die Pulsatilla-Persönlichkeit ist freundlich, liebenswürdig und leicht zugänglich. Sie findet schnell Vertrauen. Pulsatilla hat eine sehr sanfte Stimme und bricht beim Erzählen ihrer Probleme sehr schnell in Tränen aus. Wenn sie einmal begonnen hat, möchte sie am liebsten alles über sich erzählen und verzettelt sich dabei. Es ist schwierig, diesen unzusammenhängenden Berichten zu folgen.

Pulsatilla lässt sich sehr leicht beeinflussen und manipulieren. Sie ist gekennzeichnet durch unterschiedliche Stimmungen und raschen Wechsel der Stimmungen. Sie kann herzzerreissend weinen, sich aber auch sehr schnell trösten lassen. Sie legt gerne ihr Schicksal in die Hände von anderen - als Ehefrau ergibt sie sich ihrem Mann völlig, überlässt diesem dann auch gerne alle Entscheidungen. Sie braucht sehr viel Aufmerksamkeit und Komplimente.

Gemüt

- schüchternes, weinerliches, zu innerer Kränkung und Ärgernis geneigtes, mildes und nachgiebiges Gemüt - langsames und phlegmatisches Temperament
- grosse Angst und Ängstlichkeit - weiss sich nicht zu lassen, als ob der Tod bevorstünde
- Angst vor Schlaganfall
- heftige Angst im Herzen - so heftig, dass sie bis zum Selbstmord treiben kann - dabei Herzklopfen, Zittern und ein Gefühl fliegender Hitze

- ängstliche Sorge um die Gesundheit und auch um häusliche Angelegenheiten

- Unentschlossenheit - will bald dies, bald jenes und bald darauf gar nichts

- Hypochondrie

- ist mürrisch und grämt sich, ist verdriesslich und nimmt alles übel - antwortet nicht gerne, wird unzufrieden und bricht in ein langes Weinen aus

- Leere im Kopf und um sich herum - mag mit niemandem reden, fühlt sich, als ob er zu niemandem gehört und ist gleichgültig gegen alles

- Ideenandrang im Kopf - jede Menge wandelbarer Ideen

- Übereiltheit, Unaufmerksamkeit - kann sich nur mit grosser Anstrengung richtig ausdrücken und lässt beim Schreiben einzelne Buchstaben aus

- geistige Arbeiten strengen sehr an

- himmelhoch jauchzend und zu Tode betrübt - psychische Hochs und Tiefs - lacht und weint

- ständig wechselnde Meinungen

- ist sehr sensibel und empfänglich für die Gefühle und Sorgen anderer - wird aus Mitleid selbst krank

- nachgiebig und versöhnlich, möchte nicht streiten, nimmt die Schuld auf sich

- richtet sich oft nach den Wünschen anderer - äusserst harmoniebedürftig

- nimmt gerne Trost an

- Reizbarkeit bei fehlender Anerkennung und mangelnder Zuneigung

- wird mürrisch, wenn sie das Gefühl hat, vernachlässigt oder übergangen worden zu sein

- ist eifersüchtig auf andere Frauen, weil sie sich unsicher fühlt

- Angst vor dem Alleinsein, Angst davor, verlassen zu werden

- Angst, nicht mehr geliebt zu werden oder abgelehnt zu werden

- Angst vor Demütigung

- Angst um die Gesundheit

- Angst in der Dunkelheit

- Angst vor Gespenstern

- Angst vor der Zukunft

Schlaf

- kann abends spät einschlafen

- liegt gewöhnlich auf dem Rücken, die Arme über dem Kopf oder kreuzweise auf den Unterleib gelegt - mit herangezogenen Füssen

- beim Einschlafen, krampfhaftes Erschüttern und Zucken des Kopfes und des ganzen Körpers oder auch nur einzelner Glieder

- Verzerrung des Mundes und Verdrehung der Augen

- kann nicht einschlafen wegen ängstlichem Hitzegefühl und Blutwallungen - oder wegen Ideenandrang

- unruhiger Nachtschlaf - bewegt sich immer hin und her, wacht oft auf und kann dann nicht wieder einschlafen

- schreckhafte und beängstigende Träume - erschrickt und fährt zusammen dabei

- redet nachts

- nach dem Erwachen tritt eine Angst auf, als wenn man ein Verbrechen begangen hätte

Modalitäten

- Beschwerden, die beim Stillliegen auf dem Rücken entstanden sind, werden durch Aufsitzen erleichtert

- Beschwerden, die beim Stillsitzen entstehen, werden durch allmähliches Bewegen und Gehen erleichtert oder vollständig aufgehoben

- Während des Aufstehens, ehe man in Gang gekommen ist, treten häufig stärkere Beschwerden auf - umso schlimmer, je länger man gesessen hat

- aber auch längere und starke Bewegung erregt Symptome, welche dann, wenn man zur Ruhe kommt oder sich hinsetzt erst recht fühlbar werden

Verbesserung:

- in der frischen Luft

- manche Schmerzen werden durch äusseren Druck vermindert

- in Rückenlage

Verschlimmerung:

- Abends bis Mitternacht (selten nachmittags, noch seltener früh)

- Beschwerden erneuern sich im Sitzen und in der Ruhe

- Liegen auf der Seite

Beschwerden infolge von:

- fetten Speisen und Schweinefleisch

Vorlieben/Abneigungen

Vorlieben:

- Verlangen nach frischer Luft

- Verlangen nach erfrischenden Speisen (Sahne, Eis, Butter, Limonade, Eier, Bier)

- Verlangen nach Zuneigung, Komplimenten, Anlehnung und Halt, Gesellschaft, Zärtlichkeit

Abneigung:

- Unverträglichkeit gegen Hitze, warme Räume, Menschenansammlungen, Alleinsein, Dunkelheit, Lieblosigkeit

- Unverträglichkeit gegen Schweinefleisch, fette und üppige Speisen, Kuchen und Gebäck, zu spätes Essen

- Abneigung gegen Streit, Kritik und Hitze

- Abneigung gegen heisses Essen, Fett, Schweinefleisch, Gebäck, Gewürze und Wurst

Art der Ausscheidungen

Harn:

- Gefühl von Druck auf der Blase - ohne Harndrang

- Harnzwang

- vermehrter Harndrang - mit Drücken und Pressen vor dem -, und Schneiden beim Harnen

- unwillkürlicher, nächtlicher Harnabgang

- unwillkürlicher, tropfenweisser Harnabgang beim Sitzen, Gehen, Husten und bei Blähungsabgang

- wasserheller, auch roter, braun-roter Urin mit violettem oder rötlichem Bodensatz

- manchmal ein Brennen in der Harnröhre, beim Harnlassen

- Drücken und Kribbeln in der Harnröhrenöffnung, nach dem Urinieren

Stuhl:

- schwerer Stuhlgang mit schmerzhaftem Pressen und Rücken-schmerzen

- auch häufiger Stuhldrang, ohne jedoch ausreichend Stuhl loszu-werden - Abgang von gelblichem, weissem Schleim, auch mit et-was Blut vermischt

- nächtlicher Durchfall - grün und wie Galle

- scharfe Schleim-Stuhlgänge erregen ein beissendes Gefühl im After

- schmerzhafte, blinde Hämorrhoiden, mit Jucken und juckenden Stichen im After oder mit Wundheitsschmerz - am schlimmsten bei Bewegung

Regel:

- zu spät und schwierig

- vor der Regel oft Frieren, mit Dehnen und Gähnen und einer Emp-findung von Schwere im Unterleib, wie ein Stein

- unterdrückte Regel

- während der Regel, nach unten drückender Schmerz in Unterleib und Kreuz - wie ein Stein

- während der Regel, nächtliche Übelkeit, Schwarzwerden vor den Augen, Magenschmerzen und Seitenstechen (bei Bewegung des Armes, beim Atmen und lautem Reden)

- Unterleibskrämpfe während der Regel

- Brustkrämpfe nach unterdrückter Regel

Art der Schmerzen

- ziehend, reissend

- zuckend, ziehend in den Muskeln (als wenn diese an einem Seil gezerrt würden)

- ziehend, fein stechende Schmerzen - besonders in den Gelenken, welche beim Befühlen wie zerschlagen schmerzen

Körperregionen

Haut, Gelenke, Kopf, Ohren, Nase, Mund, Rücken

Bezug auf Organe

Gefässsystem, Augen, Respirationsorgane, Magen, Darm, Haut, Genitalien

Leitsymptome

- Frostigkeit und Durstlosigkeit

- die meisten Schmerzen sind von Frost oder Frostigkeit begleitet

- selbst kalte Körperteile sind rot

- erregt auch ohne Hitze Auftreibung der Venen und Schwellung derselben - auch Erzeugung von Krampfadern

- beissendes Jucken und juckendes feines Stechen auf der Haut

- stechend, beissender Schmerz in Geschwüren - neben den Geschwüren und rundherum jedoch ein heftiges Jucken und / oder heftiges Brennen - harte und glänzende Röte um das Geschwür

- heftige Stiche in Geschwüren - erschüttern den ganzen Körper

- ständige Neigung, die Glieder auszustrecken

- Müdigkeit in den Unterschenkeln - nach dem Sitzen, beim Aufstehen

- ungewöhnliche Schläfrigkeit am Nachmittag

- rheumatische und gichtische Beschwerden

- Veränderlichkeit der Symptome

- wandernde Schmerzen, springen schnell von einem Teil zum anderen, mit Anschwellung und Röte der Gelenke

- Blutungen fliessen und hören auf - dann fliessen sie wieder - fortwährend wechselnd

- Stuhl ändert ständig die Farbe

- grosse Trockenheit des Mundes, morgens, ohne Durst

- verdorbener Magen durch Kuchen, schwere Nahrung oder Schweinefleisch - fette Speisen

- Pulsatilla hat dicke, milde, gelblich-grüne Ausflüsse

- schmerzhafte Menstruation mit grosser Unruhe

- Unterdrückung der Menstruation durch Nasswerden oder kalte Füsse

- Pulsatilla bessert sich in kalter Luft und bei Anwendung von Kälte

- Pulsatilla verschlimmert sich durch Wärme

- Beschwerden infolge von Eisenmissbrauch

- chronische Beschwerden, die auf schlecht behandelte Fälle von Masern folgen

- Kopfschmerzen werden durch Druck oder festes Binden gebessert

- Frösteln bei Schmerzen, trotzdem Verlangen nach einem kalten Zimmer

- einseitige Schweisse

- bläulich entzündete Stellen

- Pulsieren durch den ganzen Körper

- Metastase von Mumps auf Brüste oder Hoden

- Metastase von Gonorrhoe auf die Hoden

Besonderheiten

- Pulsatilla-Beschwerden treten meist nur auf einer Körperhälfte (rechts oder links) auf

- Gefühl, als führe ein Wind durch das Gehirn

- Knistern im Kopf, beim Gehen

- Wahnidee, sie sei immer alleine oder würde nicht geschätzt und anerkannt

- Gefühl, als würde sich das Bett herumdrehen

- sieht schwarze Hunde und schwarze Katzen

- denkt, ein nackter Mann sei im Bett

- kann nur bei hoher Kopflage schlafen

- Hitze mit blassem Gesicht

- Gefühl, als ob der Kopf in einen Schraubstock eingeklemmt sei

- wandernde Stiche im Kopf

- Schmerz beim Eintritt in ein warmes Zimmer

- Gefühl, als sei ein Haar im Auge

- Gefühl, als ob das Trommelfell beim Niesen platzen würde

- Schnupfen nach dem Haareschneiden

- Gefühl, als ob die Zunge verbrannt wäre

- Speichel wie Watte

- Zahnschmerz zu Beginn der Regel

- Gefühl, als ob ein Wurm im Hals herumkriechen würde

- Gefühl, als ob die Speisen im Hals steckenbleiben würden

- lehnt Milch ab, weil er sie für schädlich hält

- Gefühl, die Knochen seien geschwollen

- Hitze des einen, Kälte des anderen Fusses

- Ameisenlaufen der Beine, während der Regel
- rheumatische Schmerzen wandern von Gelenk zu Gelenk
- Gefühl, als ob kaltes Wasser über den Rücken gegossen würde
- Krämpfe beim Stillen
- Weinen während des Stillens

Differenzialdiagnose - Pulsatilla und Nux vomica

- Pulsatilla hat Neigung zu frischer Luft - Nux vomica Abneigung.
- Pulsatilla hat Beschwerden oben links und unten rechts - Nux vomica hat sie oben rechts und unten links.
- Pulsatilla hat Wassersuchten oder Kältegefühl in äusseren Teilen - Nux vomica in inneren Teilen.
- Bei Pulsatilla sind Absonderungen der Schleimhäute und Geschwüre meist vermehrt - bei Nux vomica sind sie meist vermindert oder unterdrückt.
- Pulsatilla hat einen überspringenden Rheumatismus - Nux vomica einen fixen und akuten.
- Pulsatilla hat eine rheumatische Steifheit der Glieder und eine Härte der neuralgischen Muskelpartien - Nux vomica hat tonische Krämpfe und eine tetanische Spannung einzelner Muskeln.
- Pulsatilla hat vorherrschend Beschwerden am Oberarm und am Handrücken - Nux vomica am Unterarm und am Handteller.
- Der Pulsatilla Puls ist meist schnell, klein und schwach, er ist abends schnell und früh langsam - der Nux vomica Puls ist meist schnell, voll und hart, er ist früh schnell und abends langsam.
- Pulsatilla hat eine einseitige Hitze rechts und an den kranken Teilen Hitze - Nux vomica hat Hitze links und an der kranken Seite Schweiss.

- Pulsatilla ist beim Frost durstlos - Nux vomica hat beim Frost Durst.

- Pulsatilla ist schlaflos vor Mitternacht - Nux vomica nach Mitternacht.

- Pulsatilla hat ein sanguinisches, gutmütiges Temperament - Nux vomica hat ein sanguinisch-cholerisches, manchmal boshaftes Temperament.

- Pulsatilla ist schweigsam - Nux vomica redselig.

- Pulsatilla hat eine weinerliche Traurigkeit und ein sanftes Gemüt - Nux vomica ist ärgerlich und zornig.

- Pulsatilla hat Trübsichtigkeit - Nux vomica vorherrschend zu helles Sehen.

- Pulsatilla hat einen bitteren Nachgeschmack der Speisen - Nux vomica einen sauren.

- Pulsatilla hat Appetit auf Saures - Nux vomica Abneigung dagegen.

- Pulsatilla hat Abneigung gegen fette Speisen (welche ja auch verschlimmern) - Nux vomica hat eine Neigung dazu (aber auch hier verschlimmern diese Speisen).

- Pulsatilla hat vorherrschend Durchfälle und einen dünnen Harnstrahl - Nux vomica vorherrschend Verstopfung und einen starken Harnstrahl.

- Pulsatilla hat die Regel häufig zu spät, zu schwach und von kurzer Dauer - Nux vomica hat sie zu früh, zu stark und lange.

- Pulsatilla hat Fliessschnupfen, welcher im Freien fliesst und in der Stube stockt - bei Nux vomica fliesst er in der Stube und stockt im Freien.

- Pulsatilla verbessert sich beim Trinken und verschlimmert sich danach - Nux vomica verbessert sich beim Essen und verschlimmert sich danach.

- Im Freien, durch Kälte, Entblössung, Bewegung, Körperanstrengung, beim Öffnen der Augen, durch Lageveränderung, durch Festbinden der Kleider, durch Trinken von kaltem Wasser, von kalten Genüssen überhaupt sowie von Saurem verbessert sich Pulsatilla und verschlimmert sich Nux vomica.

- In der Stube, durch Wärme, durch Einhüllen, in der Ruhe, im Stehen, Sitzen, Liegen, beim Schliessen der Augen, nach dem Schlaf, beim Rückwärtsbiegen des kranken Teiles sowie von warmen Genüssen und nach dem Schwitzen verschlimmert sich Pulsatilla und verbessert sich Nux vomica.

Fieber

- bei abendlich auftretenden Schmerzen, Frost

- Schauder, welcher nur den Rücken herankommt oder aber auch die Arme und Oberschenkel ergreift - mit Kälte der Gliedmassen und dem Gefühl, als sollten sie einschlafen

- Frostgefühl mit Zittern, worauf Hitze folgt

- Frösteln mit unterlaufender Wärme - danach stärkere Wärme im Gesicht und am Körper

- Durst nur während der Hitze, seltener nach der Hitze oder vor dem Frost

- wenn bloss ein inneres Hitzegefühl auftritt, ohne das äusserlich etwas bemerkbar wäre, fehlt der Durst

- häufig treten Fieberzustände auf, denen Frost vorangeht, dann folgt Hitze, welche allgemein und brennend ist - worauf in einigen Fällen Schweiss folgt

- heftiger Frost, danach eine gemischte Empfindung von innerer Hitze und Schauder - danach dann allgemeine und brennende Hitze

- Anfälle von Hitze - besonders nachts

- auf der einen Seite ist die Hand und der Fuss kalt und rot und auf der anderen Seite heiss (abends und nachts)

- plötzliche Hitze abends und Röte der Wangen - während dessen aber gleichzeitig Schauder im Rücken und über die Arme

- Anfälle von fliegender Hitze oder auch ängstliche Hitze über den ganzen Körper

- äussere Wärme wird oft als unerträglich empfunden - die Adern sind angelaufen

Schweiss

- Schweiss findet sich am häufigsten früh, manchmal aber auch die ganze Nacht hindurch

- Schweiss nur auf einer Seite des Körpers

Notfallsituationen

- erzeugt bei Untätigkeit und Schwäche des Uterus kräftigere Wehen - zur Ausstossung des Fötus oder auch der Nachgeburt

- Steisslage des Kindes im Mutterleib vor der Entbindung

- übertragene Schwangerschaft

- Abortgefahr im 5. oder 8. Schwangerschaftsmonat

- Augenentzündungen bei Neugeborenen

- Erfrierungen (erfrorene Finger, Zehen, Ohren usw.)

- Asthma - wenn die Stimmungslage schnell wechselt - Erstickungsgefühl im warmen Zimmer - krampfartiger Asthmaanfall abends von 18 bis 21:00 Uhr - Asthma, welches nach Unterdrückung von Hautausschlägen auftritt

- Orchitis - bei Schwellung der Hoden, brennenden Schmerzen und Frost

- Orchitis infolge von Sitzen auf kalten Steinen oder Nasswerden der Füsse

- Prostataadenom - mit Hitzeempfindung im Damm, Druckgefühl und häufigem, oft ergebnislosem Harndrang, Gefühl eines Steines in der Blase

- kann bei Mumps Komplikationen verhindern

- Prophylaxe gegen Masern

- bei Folgen von Masern, Mumps oder Scharlach

Geschichte zu Pulsatilla

Die sanfte Pulsatilla, die ihren Namen gar nicht mochte

Pulsatilla unterschrieb gerade das Zeugnis ihrer Tochter Maria-Magdalena, als ihr schon wieder einmal die Tränen kamen. Sie denkt:

"Warum nur haben mir meine Eltern diesen Namen gegeben? Hätten Sie mir nicht einen wohlklingenderen und schönen Namen, wie z.B. Juliette oder Cinderella geben können?"

Cinderella ... das war jetzt wieder ein Superstichwort für Pulsatilla. Sie denkt sogleich:

"Heute Abend werde ich es mir mit vielen Gästen schön gemütlich machen. Gleich bereite ich ein üppiges und vielfältiges Essen für den Abend vor. Und dabei werden wir uns dann alle Cinderella anschauen ... wie liebe ich doch diesen Film! (Ja, wirklich ... Pulsatilla besass schon damals einen Fernseher und DVD ;)"

Du musst wissen, sie hat Cinderella schon mindestens hundertmal gesehen! Also macht sich Pulsatilla an die Arbeit, sie tut dies sehr langsam und in der ihr eigenen äussersten Ruhe und Gelassenheit - schliesslich muss ja alles gründlich gemacht werden.

Nachdem alles vorbereitet ist, geht sie in der Nachbarschaft herum und lädt alle ihre lieben Nachbarn zu diesem wunderschönen Abend ein. Unter vielen anderen wird auch Samuel, der nur drei Häuser weiter wohnt, eingeladen.

Samuel reagiert auf die Einladung mit etwas gemischten Gefühlen. Er kennt diese "Cinderella-Abende" schon (auch er hatte schon fünfzigmal das Vergnügen dabei zu sein ;-)) und wohlweislich holte er seine Hausapotheke hervor und steckt sich ein Gläschen mit der Aufschrift "Pulsatilla" ein - man weiss ja nie!

So begann also der "Cinderella-Abend" bei Pulsatilla. Alle Gäste waren eingetroffen und die Tafel war festlich gedeckt. Pulsatilla legte also ihre heiss geliebte Cinderella-DVD ein und freute sich auf diesen wunderschönen und romantischen Abend. Er begann auch sehr harmonisch - alle assen genüsslich und sahen dabei den Beginn des Films. Dies ging solange gut, bis alle satt waren und der Film sie nun langsam zu langweilen begann (schliesslich kannte ihn ja jeder schon). So kam es, dass die Gäste sich anderen Dingen widmeten. Sie holten Karten herbei und begannen zu spielen.

Vorerst machte Pulsatilla noch gute Miene zum bösen Spiel. Doch kurz darauf war sie schon totunglücklich.

"Meine Gäste sitzen hier und spielen - keiner zeigt Interesse für diesen wunderschönen Film! Mit mir will wohl keiner was zu tun haben, es muss an mir liegen - ich bin ja soooo alleine!"

Also ruft sie ihre Tochter herbei und drückt sie ganz fest an ihren grossen, üppigen Busen, um sich zu trösten. Diese Szene bemerken die spielenden Gäste und wissen genau, was jetzt zu tun ist (sie kennen das ja schon von den vielen "Cinderella-Abenden" vorher). Also trösten Sie Pulsatilla und muntern sie auf - und ganz plötzlich kann Pulsatilla wieder herzlich lachen.

Sie schaut weiter ihren Film und die Gäste widmen sich wieder ihrem Kartenspiel. Doch nach einer Weile wird Pulsatilla misstrauisch, sie denkt:

"Die wollten mich doch nur besänftigen! Sie machen sich lustig über mich - und mein Mann spielt dieses hinterhältige Spiel auch noch mit!"

Wieder einmal (heute schon das 10. Mal) fragt sie ihren Mann:

"Schatz, hast Du mich lieb?"

Da ihr Mann gerade so vertieft in das Spiel war, hat er ihre Frage nicht gehört. Nun ist es bei Pulsatilla soweit - sie verfällt in tiefstes Selbstmitleid. Da sie sehr religiös ist, beginnt sie inständig zu beten. Dabei weint sie herzerweichend.

Samuel öffnet seine Tasche, denn nun ist der Moment gekommen, den er befürchtet hatte, nimmt das Fläschchen "Pulsatilla" hervor und gibt ihr von diesem Mittel. Kurz danach konnte Pulsatilla sich wieder beruhigen und der Abend war gerettet.

Nachdem alle Gäste gegangen waren, sah Pulsatilla auf die grosse Tafel und dachte:

"Oh je, der Tisch muss ja noch abgeräumt werden - dieses ganze Geschirr, wie lange wird das wohl dauern."

Gaaanz langsam und völlig unentschlossen beginnt sie einige Teller hin und her zu schieben. Sie kann sich nicht entschliessen, diese Aufgabe jetzt zu erledigen und so denkt sie sich:

"Ich werde es morgen, gleich nach dem Aufstehen, erledigen."

Das tut sie natürlich am nächsten Morgen dann auch, genauso gründlich, langsam und gelassen, wie sie alle anderen Aufgaben auch angeht.

Liebevoll versorgt sie auch ihre Tochter, wie eine Henne ihr Küken - sie ist wirklich die geborene Mutter.

Übrigens ist sie schon wieder schwanger. Besonders jetzt hat es ihr Mann ziemlich schwer mit ihr, denn wenn sie nicht täglich mindestens 10 Komplimente hört, fühlt sie sich vernachlässigt und nicht geliebt.

Doch was war nun? Das fehlte jetzt gerade noch! Pulsatilla hat sich erkältet. Dick-schleimige und gelb-grünliche Absonderungen kamen aus ihrer Nase und dem Hals. Gott sei Dank machten sie wenigstens nicht wund, wo sie ja doch schon gar nichts mehr riechen und schmecken konnte. Sie sagte zu ihrem Mann:

"Komm, lass uns nach draussen gehen."

Darauf erwiderte er:

"Aber Pulsi (so nannte er sie manchmal liebevoll), du musst doch draussen ständig niesen und immer frierst du gleich so schrecklich."

Doch das war Pulsatilla egal, sie wollte einfach nur noch raus an die frische Luft. Kaum waren sie draussen, ging es ihr auch schon besser. So gingen sie eine Weile spazieren und Pulsatilla fühlte sich schon viel wohler, als sie sich wieder auf den Heimweg machten. Es war schon ziemlich spät geworden, so assen sie nur noch eine Kleinigkeit zu Abend und gingen dann schlafen.

Kaum lag Pulsatilla im Bett, schon verstopfte sich plötzlich ihre Nase und ein lästiger und trockener Husten stellte sich ein. Dieser war so schlimm und laut, dass ihr Mann sich in das Gästezimmer verzog, um etwas schlafen zu können.

Wieder begann Pulsatilla ganz schrecklich zu weinen - sie war ja soooo alleine! Sie weinte solange, bis sie davon schreckliche, klopfende Kopfschmerzen bekam. Daraufhin weinte sie noch viel lauter, sie schluchzte:

"Ich bin ja soooo alleine, keiner kümmert sich um mich! Ich habe so furchtbare Kopfschmerzen!"

Dieser jämmerlichen Zustand hielt so lange an, bis sich ihre Tochter aus dem Bett quälte (sie holte gleich ein Tuch aus ihrem Schrank und nahm es mit zu ihrer Mutter, denn sie wusste schon was los war).

Also ging sie in das Schlafzimmer ihrer Eltern, nahm das Tuch und band es ihrer Mutter fest um den Kopf. Fast augenblicklich besserten sich die Kopfschmerzen, dafür begannen jetzt ihre Augen zu brennen, womit sie aber ganz gut umgehen konnte. Pulsatilla wollte jetzt einfach nur noch schlafen.

Also nahm sie ihre 11 Kissen und schichtete sie ordentlich übereinander, so dass sie gut darauf liegen konnte ...

Rhus toxicodendron

Der Giftsumach ist ein Strauch, der bis zu einem Meter hoch wächst. Er hat dunkelgrüne, eiförmige Blätter, welche im Herbst goldgelb bis rot werden. Er wächst hauptsächlich in Amerika, in den wärmeren Gebieten Virginias und Georgias.

Diese Pflanze enthält einen gelblich-weissen Milchsaft, welcher sich an der Luft schwarz verfärbt. Berührt man die Blätter, kommt es zu starken entzündlichen Hautreaktionen.

Der Name der Pflanze leitet sich folgendermassen her: Rhus aus dem griechischen "rheo", was fliessen bedeutet - toxicodendron aus dem griechischen "toxikon", was Pfeilgift bedeutet und "dendron", was Baum bedeutet.

Die Urtinktur dieses Mittels wird aus den frischen Blättern hergestellt.

Arzneibeziehungen und Hinweise

- Rhus tox. zählt zur Trias der Unruhemittel (die anderen beiden: Arsenicum und Aconitum)
- Rhus, Baptisia und Arnica ähneln einander sehr
- Rhus ist ein wichtiges Mittel für chronisch-rheumatische Leiden

Antidote:

- Camphora, Kaffee
- nach Rückert: Bryonia, Sulphur, Camphora, Kaffee

Feindliche Mittel:

- Apis

Wirkungsdauer:

- nach Rückert: grosse Gaben bis zu sechs Wochen oder darüber hinaus, kleinere Gaben kürzere Zeit

- wegen der langwierigen Wirkung ist die anfängliche Verstärkung der Symptome von längerer Dauer als bei vielen anderen Arzneien - oft sieht man, selbst bei kleinsten Gaben, erst nach 36 Stunden nach der Einnahme eine Besserung erfolgen.

- Nash schreibt dazu: "Was die Dosis betrifft, so habe ich sowohl hohe als tiefe angewendet und finde es in allen Abstufungen nützlich, jedoch habe ich mir auf meiner eigenen Potenziermaschine eine 1000. Potenz selbst hergestellt, welche mir so oft die besten Dienste geleistet hat, dass ich es nicht unterlassen kann, sie hier zu erwähnen."

Welche Symptome macht es?

Eine der charakteristischsten Eigenschaften des Wurzelsumachs ist, dass er die stärksten Beschwerden dann erregt, wenn der Körper oder das betroffene Glied am meisten ruhig oder möglichst unbewegt gehalten wird.

- Stechen in den Gliedmassen und in den Gelenken, in der Ruhe

- beim Liegen oder ruhigen Sitzen, Ziehen in allen Gliedern

- fortwährend ein reissend und ziehender Schmerz, der sich beim Gehen verliert

- Steifheits-Empfindung in den Gliedmassen, besonders bei den ersten Bewegungen nach der Ruhe

- Lähmung der unteren Gliedmassen

- starke Müdigkeit, am schlimmsten im Sitzen - nach einiger Anstrengung zittern die Gliedmassen

- verschiedenartigste Hautausschläge

- chronische Exantheme (Flechten, Kopfgrind, flechtenartige Ausschläge)

- flechtenartige Hautausschläge, welche sich mit Brustbeschwerden und ruhrartigen Stühlen abwechseln

- Warzen, welche auf der ganzen Haut auftreten

- Schwindel beim Stehen und Gehen, aber auch im Sitzen - alles geht im Kopf herum, man fühlt sich wie betrunken und glaubt, nach vorne oder nach hinten zu fallen

- früh, beim Aufstehen, wie benommen, kann sich kaum auf den Beinen halten

- heftiger Schwindel beim Niederliegen, mit Angst, man muss sterben

- beim Gehen ein Zustand von schwankender Trunkenheit - ohne Schwindel

- häufig ein Drücken in der Stirn, in den Schläfen und hinter den Augenhöhlen (wie ein Herabdrücken und auch, als sollten die Augen zum Kopf herausgedrückt werden)

- Kopfschmerzen mit dem Gefühl, als wenn das Gehirn von beiden Seiten her zusammengedrückt würde

- Drücken in der Schläfe, welches nach oben strahlt - am schlimmsten in der Ruhe

- brennendes Drücken am Schläfenbein

- beim Bücken das Gefühl, als wenn eine Menge Blut ins Gehirn schiesst oder als wenn ein Gewicht nach vorne in die Stirn fällt und den Kopf herabzieht - man glaubt, sich nicht mehr aufrichten zu können

- Gefühl, als ob es die Stirn auseinanderpressen wollte

- abends ein Reissen im Kopf, welches hin und her zieht

- beim Erwachen und Öffnen der Augen, heftiger Kopfschmerz, als wenn das Gehirn zerrissen würde - verschlimmert sich durch Bewegung der Augen

- das Reissen im Kopf wird manchmal von einem äusserlichen Schmerz am Kopf begleitet

- das Reissen im Kopf ist manchmal mit einem Drücken verbunden

- beim Schütteln des Kopfes und beim Gehen hat man das Gefühl, als ob das Gehirn lose wäre und an den Schädel anschlägt

- Schwappern und Schwanken im Kopf - jeder Schritt erschüttert im Kopf

- Brennen im Kopf, brennend-kribbelnde Empfindung in der Stirn

- Stiche, manchmal nach innen, manchmal von innen nach aussen im Kopf, mit gleichzeitiger Übelkeit und Vollheitsgefühl

- Kribbeln im Kopf, wie ein Graben mit einer Nadel oder als wollte sich dort ein Eitergeschwür bilden

- Empfindung, als würde man an den Haaren gezogen, ohne dass der Kopf bei Berührung schmerzhaft ist

- fressendes Jucken auf dem Haarkopf und der Stirn, im Gesicht und um den Mund, worauf frieselartige Bläschen entstehen

- Röte des Gesichts und Schweiss im Gesicht, ohne Durst

- blasses und krank aussehendes, entstelltes und verzogenes Gesicht - eine Seite sieht länger aus als die andere

- Schwellung des Gesichts und der Augenlider, mit brennendem Schmerz oder Jucken - nach einigen Tagen entstehen Wasserbläschen, welche dann platzen, wonach sich die Haut kleienartig abschuppt (Blatterrose)

- wie Flor vor den Augen, so dass man nicht gut sehen kann

- drückender Schmerz in den Augen, brennendes Drücken, Beissen

- das Weisse der Augen ist oft gerötet und früh sind die Augen wie mit Eiter zugeklebt - am Tage tränen die Augen

- wundes Beissen in den Augenlidern - wie von zu salzigen Tränen

- trockene Empfindung an den Augenlidern, mit Fippern oder Schwere und Steifheit

- manchmal geschwollene Augenlider

- Empfindung, wie aus Zucken und Zusammenziehen gemischt, im Augenlid

- rote, harte Geschwulst, wie ein Gerstenkorn, im Augenwinkel

- nächtliches, schmerzhaftes Pochen in den Ohren

- Empfindung, als ob etwas in die Ohren hineinliefe oder davor läge

- Geräusch, wie von jungen Mäusen oder ein Klingen in den Ohren beim Gehen - beim Liegen aber werden heftige Knalle vernommen, als ob das Trommelfell platzen würde

- oft Nasenbluten, Nachts, beim Bücken, beim Räuspern

- rote Nasenspitze, man fühlt ein heisses Brennen unter der Nasenöffnung

- um die Nase und um den Mund herum ein flechtenartiger und krustiger Ausschlag, manchmal mit einem zuckenden und brennenden Schmerz

- an den Wangen ein schneidendes Zusammenziehen oder schneidender Schmerz, welcher in Jucken und Stechen übergeht

- brennender krampfartiger Schmerz in der Wange, wobei die Haut dort heiss und rau wird

- krampfartiger Schmerz im Kiefergelenk - wie zerschlagen oder als sollte es zerbrechen - bei jeder Bewegung des Kiefers wird ein Knacken und Knarren darin gefühlt

- jede Menge wässrige Bläschen an den Lippen, welche beissend schmerzen, bei Berührung aber wundartig schmerzen

- eitrige Bläschen um das Kinn herum, welche brennende Schmerzen verursachen

- geschwollene Unterkieferdrüsen, welche beim Schlucken stechend schmerzen - ausser dem Schlucken tun sie drückend und wühlend weh

- zuckender Zahnschmerz, welcher manchmal bis in den Kopf zieht (wird durch Auflegen der kalten Hand gelindert)

- stechendes Zucken von der Schläfe aus bis in die Zahnreihen

- Gefühl in den oberen Zähnen, als würden sie an ihren Wurzeln in ihre Höhlungen hineingezogen

- schneidendes Wundheitsgefühl oder brennender Wundheitsschmerz im Zahnfleisch, bis an die Wurzeln der Backenzähne

- Drücken in den Zähnen und im Zahnfleisch, welches auch zugleich auf der Achsel und im Schlüsselbein gefühlt wird

- Modergeruch im Mund

- lockere Zähne

- schmerzhaftes Kribbeln in den Zähnen, wie bei eingeschlafenen Gliedmassen oder wie Graben mit einer Nadel

- starker Zusammenfluss der Speichels im Mund - läuft oft im Schlaf aus dem Mund heraus

- früh viel Schleim im Mund, der sich stets wieder ansammelt und auf der Zunge einen salzigen Geschmack hinterlässt

- Trockenheitsgefühl im Mund, mit grossem Durst, das Trockenheitsgefühl vergeht aber durch Trinken nicht

- Schwellungsgefühl im Hals mit Zerschlagenheitsschmerz - beim Schlucken stechender Schmerz

- stechende und drückende Schmerzen im Hals

- bitter-saurer Geschmack im Mund, auch Geschmack nach Kupfer

- faulig und faulig-schleimiger Geschmack im Hals, besonders früh und nach dem Essen (die Speisen haben aber ihren richtigen Geschmack)

- oft gänzliche Appetitlosigkeit - nichts schmeckt, weder Essen, noch Trinken, noch Tabak - der Magen ist immer wie voll

- ab und zu eine Art Heisshunger - bei Schleim im Mund und seifigem Mundgeschmack

- häufiges und heftiges Aufstossen, mal leer und mal der vorher genossenen Speisen

- Kribbeln im Magen und entsetzliches Aufstossen

- Aufstossen scheint in der Brust stehenzubleiben

- Übelkeit nach dem Essen und Trinken oder früh, nach dem Aufstehen - mit dem Gefühl, als ob man sich erbrechen sollte (dieses vergeht nach dem Niederlegen wieder)

- Übelkeit mit Hunger - nach dem Essen verschwindet die Übelkeit

- Brechübelkeit in der Nacht - es hebt zum Erbrechen, aber es kommt nichts

- nach dem Essen eine plötzliche Schwäche im Kopf und Schwindel, dass man glaubt, nach vorne zu fallen

- nach dem Essen Kopfschmerzen und Zahnschmerzen

- heftige Auftreibung des Unterleibes

- Druck in der Herzgrube, als wenn dort alles geschwollen wäre oder als ob ein allzu grosser Bissen stecken geblieben wäre - mit Atembeklemmung

- drückender Schmerz auf einer kleinen Stelle im Unterleib

- Beklemmungen in Magen und Herzgrube, als würde dort alles zugezogen oder als wäre es da zu voll und zu eng

- heftiges Pochen in der Magengegend

- Stechen aus der rechten Seite nach dem Magen zu oder drückend, stechender Schmerz in der Magengegend, welcher das Atmen verhindert

- Stechen vom Nabel aus nach der Herzgegend hin, als wenn ein Strahl dort herauffahren würde

- Kneifen in der Herzgrube, über dem - und im Magen, in der Nabelgegend - wie von Würmern - mit Aufblähung des Unterleibes

- ziehender Schmerz in der Bauchseite, beim Atmen

- krampfartiges Ziehen in der Nabelgegend

- zusammenziehender Schmerz erscheint auf der rechten Seite, nach dem Magen zu, aber auch im Schoss und Unterleib, so dass man gebückt gehen muss

- sichtbare Zusammenziehung in der Mitte des Unterleibes, über den Nabel herüber, so dass der Bauch unter und über diesem zusammengezogenen Streifen aufgetrieben, hart und straff anzufühlen ist

- Kollern und Knurren im Leib durch Blähungen, auch Zuckungen im Unterleib

- Schwellung der Vorhaut und rote Flecke daran, auch ein stark nässender Ausschlag daran

- nächtlicher Samenerguss

- unwiderstehlicher Geschlechtstrieb

- heftige Wehen im Unterbauch, als ob die Regel kommen wollte

- Stechen und Wundheitsschmerz in der Scheide

- häufiges, heftiges und krampfhaftes Niesen

- Heiserkeit durch kratziges und raues Gefühl im Kehlkopf

- häufiger Ausfluss des Nasenschleimes, ohne dass ein Schnupfen besteht

- heftiges Herzklopfen beim Stillsitzen - der Körper bewegt sich bei jedem Pulsschlag

- Schwäche des Herzens - Herzzittern

- erschwerter Atem durch zusammenschnürende und zusammenziehende Empfindung auf der Brust

- Spannen und Kurzatmigkeit - beklommene und ängstliche Empfindung - beengt den Atem

- Empfindung, als ob die Luftröhre verstopft oder zugeschnürt ist

- Husten ist entweder abends oder vor Mitternacht am stärksten - kurz, trocken, ängstlich mit kitzelndem Reiz im Hals und Kurzatmigkeit

- Husten erscheint früh, nach dem Erwachen am heftigsten

- beim Husten kann man bemerken: Spannen auf der Brust, Erschütterung im Kopf und in der Brust, Magenschmerzen, Stiche in der Brust und in den Lenden, manchmal auch Blutgeschmack im Mund, jedoch wird kein Blut ausgehustet

- Hitzeempfindung in der Brust, beim Gehen im Freien

- Schwäche in der Brust, die das Reden erschwert, nach dem Gehen im Freien

- häufig treten stechende Schmerzen auf: bei gebücktem Sitzen, beim Tiefatmen, beim Gehen im Freien - dann bohrende Stiche beim Stehen

- Jucken an der weiblichen Brust

- der Milchfluss bei Stillenden versiegt

- Steifheit im Nacken und Hals - muss bei Bewegung vor Schmerz laut schreien

- steifes Kreuz bei Bewegung, beim Sitzen aber tut es weh (wie nach allzu starkem Bücken und Biegen des Rückens)

- rheumatisch, reissender Schmerz zwischen den Schultern - wird durch Kälte verschlimmert und durch Wärme gelindert

- Drücken in den Nackenmuskeln - wenn der Kopf vorgebeugt wird

- Drücken auf dem Schulterblatt, wie ein starker Druck mit einem Finger

- stechende Schmerzen in der Achsel, beim Liegen

- stechende Schmerzen in den Oberarmen, wie heftige Stiche von aussen

- fein stechende Schmerzen in den Fingern

- ziehende Stiche von der Schulter herab, in den Armen - bohrende Stiche im Oberarm

- reissendes Stechen in der Handwurzel

- brennendes Stechen unter der Achselhöhle

- stechende Schmerzen im Oberschenkel

- stechende Schmerzen an der Knieseite, beim Gehen oder beim Aufstehen nach dem Sitzen

- stechende Schmerzen am Unterschenkel, im Fussgelenk, in den Knöcheln und dem unteren Teil der Achillessehne

- Stechen früh, beim ersten Aufstehen, in den Fersen - und abends in den Fusssohlen, als ob man auf Nadeln ginge

- bohrende Stiche in den Oberschenkeln, beim Stehen

- reissendes Stechen auf dem Schienbein

- brennendes Stechen und ruckweises Stechen (wie bei einer aufbrechenden Eiterbeule) an den Zehen

- reissender Schmerz in beiden Oberarmen, der bei der Arbeit schlimmer wird - wenn man darauf fasst, tut der Knochen weh

- reissender Schmerz im Achselgelenk und dem Schulterblatt, auch manchmal im ganzen Arm, beim Stillliegen

- zuckendes Reissen im Ellbogen- und Handgelenk und in allen Fingergelenken

- zuckendes Reissen im Oberschenkel und im Knie sowie den Gelenken des Unterfusses

- ziehende Schmerzen vom Ellbogengelenk bis in die Handteller

- beim Anheben des Armes zieht es unter der Achselhöhle bis in die Mitte des Oberarms

- Klopfen am Ellbogen und auf dem Fussrücken

- ein spannender Schmerz erscheint in der frischen Luft am Oberarm und, beim Ausstrecken des Armes, im Ellbogengelenk

- spannender Schmerz beim Gehen, in den Waden und den Kniekehlen

- spannender Schmerz beim Sitzen, in den Füssen und den Hüften und Hüftgelenken (bei übereinandergeschlagenen Schenkeln auf der hinteren Seite der Oberschenkel)

- Schmerz auf der Fusssohle, so als wenn man auf eine schmerzhafte Stelle immer stärker und stärker drücken würde

- Brennen und Jucken am Ellbogen - fressendes Brennen im Vorderarm

- an der Hüfte, am Oberschenkel, in der Gegend des Hodens und an der inneren Seite der Knie erscheinen rote Flecke, welche brennend schmerzen

- brennender Wundheitsschmerz an Hühneraugen

- Kribbeln an den Fingern, als wären sie eingeschlafen oder mit zu viel Blut angefüllt - das gleiche auch in den Füssen, früh im Bett

- Krampf und krampfartiger Schmerz im Oberschenkel und im Gesäss, besonders aber in der Wade, nachts im Bett und beim Sitzen, nach dem Gehen

- Verrenkungsschmerz in der Handwurzel

- Schwäche an den Gliedmassen - Zittern des Armes bei mässiger Anstrengung, Kraftlosigkeit in den Vorderarmen und Fingern, bei Bewegung

- Schwere und Müdigkeit in den Beinen - man kann sie kaum fortbringen - meist im Sitzen

- schmerzhafte Schwellungen an den Achseldrüsen

- abendliche, heisse Schwellung der Hände

- Schwellungen, Pusteln mit Brennen und Jucken an Armen und Händen

- schmerzhafte Schwellung des Fusses

- Ausschläge erscheinen oft nur an den Händen und Fingern - kleine Bläschen mit juckend, brennendem Schmerz

Rechts/Links

- nach Lutze: rechts
- in den neueren Büchern finden wir mehrfach die Angabe, dass es linkswirkend sei oder von links nach rechts wandernd

Persönlichkeit

Rhus-Persönlichkeiten sind meist kräftige und muskulöse Menschen mit einem blassen und eingefallenen Gesicht. Sie haben eine spitze Nase und dunkle Augenringe. Oft sieht man einen leidvollen Gesichtsausdruck. Sie wirken gehemmt, verkrampft und scheinen nicht in der Lage zu sein, still zu sitzen. Ständig müssen sie sich in irgendeiner Art und Weise bewegen, auch wenn sie krank sind. Sie leiden ständig an einer nervösen und angespannten Ruhelosigkeit.

Häufig handelt es sich um Menschen, welche schwere Arbeit im Freien verrichten und sich damit überstrapazieren (Landwirte, Bauarbeiter usw.). Häufig liegt ein zwanghaftes Verhalten und eine ungemeine Härte gegen sich selbst vor. Da sie aber auch in gewisser Weise gehemmt und schüchtern sind, finden sie nur sehr schwer Kontakt zu anderen - bei vertrauten Personen allerdings sind sie lebhaft, witzig und schlagfertig.

Im kranken Zustand wird der Gemütszustand verdriesslich und frustriert, bis hin zu Depressionen. Der Rhus-Patient fühlt sich matt und zerschlagen, in physischer wie auch in psychischer Hinsicht. Emotionen können nur schwer zum Ausdruck gebracht werden und alle diesbezüglichen Aussagen wirken kühl und angespannt. Gefühle der Zuneigung werden zurückgehalten und Empfindungen unterdrückt.

Oft grübelt der Rhus-Patient nachts über vergangene unangenehme Begebenheiten. Rhus-Persönlichkeiten sind abergläubisch und haben manchmal fixe Ideen. Rituale werden von ihnen bewusst eingehalten und sind ihnen sehr wichtig.

Gemüt

- Verdriesslichkeit und Ärgerlichkeit - jede Beschäftigung ist zuwider

- traurige Ängstlichkeit und Bangigkeit

- Niedergeschlagenheit

- sucht die Einsamkeit und hat grosse Neigung zum Weinen

- starke Angst, glaubt dabei, sterben zu müssen, die Kräfte sinken und man wird zittrig - dabei entsteht eine starke Unruhe, dass man nicht mehr sitzen kann und sich ständig bewegen muss

- sehr furchtsam und glaubt, vergiftet zu werden

- Bangigkeit kann soweit gehen, das man meint, sich das Leben nehmen zu müssen - gleichzeitig wird ein Druck am Herzen und ein Reissen im Kreuz oder ein Gefühl unter der Brust, so dass Schweratmigkeit entsteht, und nur Tiefatmen einige Erleichterung bringt, gespürt

- stumpfes Gedächtnis, kann sich nur sehr schwer an die bekanntesten Dinge und vor kurzem Erlebtes erinnern

- Denken fällt schwer, völlige Gedankenlosigkeit, wie Schwindel vor den Augen - dabei Abwesenheit aller Gegenstände, man muss sich darauf besinnen, was man gerade in den Händen hält

- der Kopf ist eingenommen und wie betrunken

- beim Schreiben vergehen die Gedanken und das Gedächtnis versagt

- kann Gefühle nicht ausdrücken - aufgestaute Emotionen

- ist seelisch angespannt und zeigt keinerlei Gefühlsreaktionen

- quält sich mit negativen Gedanken

- ist traurig bei nassen Witterungsverhältnissen

- brütet über vergangene und unangenehme Ereignisse

- weint unbegründet, kann nicht sagen weshalb

- verdriessliche Reaktionen bei Widerspruch

- Frustration bei Schmerzen und Lärm

- hat Angst, vergiftet zu werden - will keine Arznei einnehmen

- hat Angst, verletzt zu werden

- hat Angst vor Unglück und um das Wohlergehen der Familie

- hat das Gefühl, ständig beobachtet zu werden,

- denkt, er solle ermordet werden

- denkt, er sei in die Luft gehoben

- glaubt, zum Selbstmord genötigt zu werden

- denkt, sein Bett würde sinken

- auftretender Wahnsinn nach einem Unglück

Schlaf

- stete Neigung zum Liegen - starke Tagesschläfrigkeit - will früh vor Müdigkeit nicht aus dem Bett aufstehen und sich anziehen

- heftiges und krampfhaftes Gähnen zu allen Tageszeiten, wobei das Kiefergelenk schmerzt und kurz vor dem Ausrenken steht

- kann vor Mitternacht meist nicht einschlafen, teilweise durch grosse Munterkeit, teilweise wegen Schweiss oder unerträglichen Hitzegefühlen und Blutwallungen (ohne Durst), teilweise wegen ängstlichen Gefühlen und Bangigkeit

- beim Einschlafen oft eine schreckhafte Erschütterung und Zucken im Körper

- unruhiger Schlaf, mit ständigem Herumwerfen und Andrang von verdriesslichen und unangenehmen Gedanken

- Träume von Tagesgeschäften oder von kurz vorher getanen oder gehörten Dingen

- Übelkeit, bitterer Geschmack, Magendrücken, Brenngefühl am ganzen Körper, heftige, kneifend-wühlende Schmerzen im Unterbauch mit einem Gefühl von Abspannung und Leere in der Herzgrube sowie schnell vorübergehende Brecherlichkeit in der Nacht

Modalitäten

Verbesserung:

- Patient wendet und wirft sich von einer Seite zur anderen, was die Beschwerden lindert

- je mehr und je länger er sich bewegt, um so wohler fühlt er sich

- Wärme, heisses Wasser, warme Witterung, warme Kleidung, Einhüllen, Zudecken, durch Massage

Verschlimmerung:

- Gelenkschmerzen verschlimmern sich an der frischen Luft

- Verschlimmerung durch Ruhe

- morgens, nach dem Aufstehen

- abends

- nachts - bis nach Mitternacht

- Kälte, Nebel, Durchnässung, Regen, vor einem Gewitter, Zugluft, Baden in kaltem Wasser, Aufdecken und Entblössung, Gähnen, Überanstrengung, Ruhe

Beschwerden infolge von:

- Durchnässung

Vorlieben/Abneigungen

Vorlieben:

- Verlangen nach Wärme, einem warmen Bad und warmer Kleidung
- möchte gerne massiert werden
- Verlangen nach kalter Milch, Käse, Joghurt, Süssigkeiten und kalten Getränken

Abneigung:

- gegen Fleisch, Brot und Wein
- verträgt Kälte nicht
- verträgt Widerspruch nicht
- verträgt Bier und Wein nicht

Art der Ausscheidungen

Harn:

- brennender Schmerz, hinten in der Harnröhre, während des Urinierens
- beissender Schmerz, vorne in der Harnröhre, während des Urinierens
- vermehrter Harndrang, auch nachts - dabei oft ein Stechen in der Blase
- dunkler Urin, der sich bald trübt - oder weiss-trüber Urin, der immer trüber wird während des Harnens - setzt einen schneeweissen Bodensatz ab

Stuhl:

- beständiger Stuhldrang geht mit Übelkeit, Reissen und Kneifen in den Därmen einher

- trotz des Stuhldrangs kommt nichts, oder aber nur wässriges oder wie Gelee, gelb und weiss gestreift, schaumig und oft auch mit Blut gemischt

- vor dem Stuhlgang, Brennen im Mastdarm - danach lassen die Bauchschmerzen nach, kehren aber bald wieder, mit erneutem Stuhldrang

- nach dem Stuhlgang wund schmerzende, blinde Hämorrhoiden und auch ein Jucken und Kribbeln im Mastdarm

Regel:

- die Regel scheint von Wurzelsumach befördert zu werden

- fliesst stärker als gewöhnlich

- starke, beissende Schmerzen in den Genitalien während des Blutflusses

Art der Schmerzen

stechend, reissend, ziehend, spannend

Körperregionen

Kopf, Haut, Augen, Ohren, Nase, Wangen, Lippen, Zähne, Hals, Unterleib, Rücken, Extremitäten

Bezug auf Organe

Magen, Darm, Respirationsorgane, Harnwege, männliche Genitalien, weibliche Genitalien

Leitsymptome

- reissendes Ziehen und Stechen in den Gliedmassen - in der Ruhe oder nachts, welches sich beim Eintritt in ein Zimmer aus dem Freien verstärken

- Verstärkung der Beschwerden bei den ersten Bewegungen der Gliedmassen nach der Ruhe, zum Beispiel beim Aufstehen vom Sitzen - wenn man sich länger bewegt, bessern sich die Beschwerden wieder

- Steifheit, Taubheit und Kribbeln in den Gliedmassen

- rheumatische Lähmungen

- Beschwerden nach Durchnässung

- Verrenkungsschmerz in den Gelenken - Folgen von Verrenkungen, Verheben und Anstrengung (wenn diese nicht durch Arnica beseitigt sind)

- Gefühl, als würde sich das Fleisch von den Knochen lösen

- Blasenausschläge

- nächtliche Durchfälle mit vorhergehenden Leibschmerzen

- ruhrartige Durchfälle mit Blut

- Durchfälle wechseln mit Verstopfung

- Nervenfieber

- Fingergeschwüre mit Anschwellung des Armes bis zur Achseldrüse

- hebt die Anlage zu Wadenkrämpfen auf

- innere Unruhe, die rein nervös ist, und den Patienten dazu treibt, sich ständig zu bewegen (diese Unruhe ist jedoch nicht so hochgradig, wie die von Aconitum und Arsenicum)

- bei entzündlichen Krankheiten oder bei Fieber, getrübtes Bewusstsein oder Betäubung - murmelnde Delirien, trockene Zunge

- trockene oder dunkel belegte Zunge mit einem dreieckigen roten Fleck auf der Zungenspitze ist ein Hauptmerkmal (dieser Zustand des Bewusstseins und der Zunge kann zum Beispiel bei Ruhr, Bauchfellentzündung, Lungenentzündung, Scharlach, Rheumatismus, Diphtherie und typhusähnlichen Krankheitszuständen gefunden werden)

- Betäubung und Delirium sind von milder Form, jedoch gleichmässig und anhaltend (nicht so heftig wie zum Beispiel bei Belladonna, Hyoscyamus und Stramonium)

- Husten im Stadium des Frostes bei Wechselfieber

- steife und schmerzhafte Muskeln

- Lumbago

- Lahmheit und Steifheit sowie Schmerz bei Beginn der Bewegungen nach der Ruhe oder beim Aufstehen morgens, was sich durch fortgesetzte Bewegungen bessert

- Drüsenschwellungen der Parotis- und Submaxillardrüsen während Scharlach, Phlegmone bei Diphterie oder Orbital-Phlegmone

- Herpes zoster

- Ekzeme mit Bläschenbildung - bei heftigem Jucken, welches durch Kratzen nicht gelindert wird

Besonderheiten

- beim Schütteln des Kopfes und beim Gehen hat man das Gefühl, als ob das Gehirn lose wäre und an den Schädel anschlägt

- Schwappern und Schwanken im Kopf - jeder Schritt erschüttert im Kopf

- Brennen im Kopf, brennend-kribbelnde Empfindung in der Stirn

- Empfindung, als würde man an den Haaren gezogen, ohne dass der Kopf bei Berührung schmerzhaft ist

- blasses und krank aussehendes, entstelltes und verzogenes Gesicht - eine Seite sieht länger aus als die andere

- Drücken in den Zähnen und im Zahnfleisch, welches auch zugleich auf der Achsel und im Schlüsselbein gefühlt wird

- schmerzhaftes Kribbeln in den Zähnen, wie bei eingeschlafenen Gliedmassen oder wie Graben mit einer Nadel

- heftiges Herzklopfen beim Stillsitzen - der Körper bewegt sich bei jedem Pulsschlag

- schlägt mit dem Kopf gegen das Bett

- Schmerzen nach dem Baden im Meer

- Schmerzen bei nasser Witterung

- Hautausschläge auf dem Kopf zerstören das Haar

- Ameisenlaufen auf der Kopfhaut

- Lähmung der Augenlider durch Kälteeinwirkung

- schwallweise heisse, brennende Tränen beim Öffnen der Augen

- Ohrenschmerzen bei Witterungswechsel

- geschwollene Ohrläppchen

- Kältegefühl im Mund

- Gefühl, als würde der Atem in der Magengrube angehalten

- schmerzende Brustwarzen zu Beginn des Stillens - Besserung bei fortgesetztem Stillen

- Durchfall wegen Durchnässung der Füsse

- Harnverhaltung nach Anstrengung

- Harnverhaltung wegen Durchnässung der Füsse oder bei kalten Füssen

- Lumbago bessert sich durch Liegen auf einer harten Unterlage

Differenzialdiagnose - Rhus toxicodendron und Arnica

- Rhus toxicodendron wirkt rechts und hat helles Haar - Arnica wirkt links und hat dunkles Haar.

- Rhus toxicodendron scheut sich vor frischer Luft - Arnica hat eine Neigung dazu.

- Rhus toxicodendron empfindet ein Schneiden in äusseren Teilen - Arnica in inneren Teilen.

- Rhus toxicodendron hat häufiger Paralyse als Apoplexie - Arnica hat häufiger Apoplexie als Paralyse.

- Rhus toxicodendron hat schmerzlose Geschwüre - Arnica schmerzhafte.

- Rhus toxicodendron hat meist einen beschleunigten aber schwachen, matten und weichen Puls - Arnica hat meist einen schnellen, vollen und harten Puls.

- Rhus toxicodendron hat am Oberkörper Frost oder Hitze - Arnica hat am Oberkörper Hitze und unten Kälte.

- Rhus toxicodendron hat keinen konstanten Durst - Arnica hat im Frost einen konstanten Durst.

- Rhus toxicodendron klagt bei Typhus über grosse Schwäche oder heftige Gliederschmerzen, aashaft stinkende Stühle, kleine rote Flecke (welche bei Druck schwinden) oder blau-rote, zollgrosse Flecke - Arnica sagt bei Typhus, dass sie sich ganz wohl fühlt, hat fauligen Mundgeruch (und Stuhl) sowie gelblich-grünliche (den Totenflecken ähnliche) Flecken, so gross wie eine Fingerspitze, welche sich durch Druck nicht verändern.

- Rhus toxicodendron hat eine gedrückte Stimmung - Arnica eine gereizte.

- Rhus toxicodendron fürchtet sich vor Vergiftung - Arnica vor Apoplexie.

- Rhus toxicodendron hat Nachteile von Ärger mit Angst - Arnica hat Nachteile von Schreck oder Zorn.

- Rhus toxicodendron hat Eiterausfluss aus den Ohren - Arnica hat Blutausfluss aus den Ohren.

- Rhus toxicodendron hat einen vermehrten Speichelfluss - Arnica einen verminderten.

- Rhus toxicodendron hat eine Abneigung gegen Wein - Arnica hat ein Verlangen nach Branntwein.

- Rhus toxicodendron empfindet Übelkeit in Speiseröhre oder Magen, seltener im Hals - Arnica hat die Übelkeit im Magen.

- Rhus toxicodendron harnt oft und reichlich - Arnica harnt spärlich und selten und hat nur in einzelnen Fällen einen häufigen Harndrang.

- Rhus toxicodendron hat einen weissen Harnsatz - Arnica einen roten.

- Rhus toxicodendron hat vorherrschend Beschwerden in der Kniekehle und am Fussrücken - Arnica in der Ellbogenbeuge und in den Fusssohlen.

- Rhus toxicodendron hat einen Nachlass der Beschwerden bei Tage - Arnica bei Tage und nach Mitternacht.

- Rhus toxicodendron verbessert sich insbesondere beim Anlehnen an Hartes oder durch Druck - Arnica verschlimmert sich beim Anlehnen.

- Rhus toxicodendron verbessert sich öfter durch Bewegung des kranken Teiles, als dass es sich verschlimmert - Arnica verschlimmert sich durch Bewegung des kranken Teiles öfter, als dass es sich verbessert.

- Rhus toxicodendron verschlimmert oder verbessert sich nach dem Essen - Arnica verschlimmert sich nach dem Essen.

- Rhus toxicodendron verschlimmert oder verbessert sich nach dem Trinken - Arnica verschlimmert sich nach dem Trinken.

- In der Stube, bei fortgesetzter mässiger Bewegung, im Gehen sowie beim Ausstrecken des kranken Gliedes verbessert sich Rhus toxicodendron und verschlimmert sich Arnica.

- Im Freien, in der Ruhe, nach dem Niederlegen, im Liegen, Sitzen und Stehen, beim Heranziehen des kranken Gliedes sowie durch Aufstossen verschlimmert sich Rhus toxicodendron und verbessert sich Arnica.

- Rhus toxicodendron fehlt die Überempfindlichkeit des Arnica-Kranken gegen Schmerz - Arnica fehlt das Taubheitsgefühl in den leidenden Teilen, welches bei Rhus toxicodendron nicht selten ist.

Fieber

- kalte und frische Luft wird nicht gut vertragen - diese schmerzt auf der Haut

- fieberhafter Frost

- Schauder entsteht früh beim Aufstehen oder sobald man sich von einer Wärmequelle entfernt

- in kalter Luft entsteht heftiges Frostschütteln mit starkem Durst

- Frost geht mit Kopfschmerz, Schwindel, Zahnschmerz und Speichelfluss aus dem Mund einher

- Hitze, abends in der Stirn und in den Händen - oder aber sie bricht über den ganzen Körper aus, wenn man aus dem Freien in die Stube zurückkommt

- oft treten zusammengesetzte Fieberanfälle auf: Hier finden wir oft Schauder und Hitze zugleich über den ganzen Körper, innere Hitze und äusserlichen Frost, auch Hitze einzelner Teile bei Kälte der anderen oder auch Schauder mitten aus dem Schweiss heraus

- manchmal folgen verschiedene Fieberarten aufeinander: wir finden äusseren Frost und Kälteempfindung, darauf dann äussere Hitze (ohne Durst), zuletzt allgemeiner Schweiss

- abendliches Fieber mit Durchfall, zuerst Frost, dann starke Hitze mit Durst, schneidende Leibschmerzen, Schleimdurchfall und Stuhlzwang

- früh Hitze, ohne Durst, abends Frost, nach dem Niederlegen wiederum Hitze, mit Ziehen in den Gliedern, am nächsten Morgen aber Schweiss

- oft ist der Frost nur an einzelnen Teilen, welchem danach ebenfalls Hitze nur an einzelnen Teilen folgt

- man hat auch eine Brecherlichkeit, die mit Hitze an Kopf und Händen und Frost am übrigen Körper, welcher danach in starken Frost übergeht, beobachtet

- nächtlicher Durst bei Fieber

Schweiss

- erscheint ab und zu am ganzen Körper, jedoch nicht am Kopf und im Gesicht

- oft die ganze Nacht hindurch - manchmal auch bloss früh

Notfallsituationen

- Paraplegie nach der Entbindung und nach Fieber

- Lähmung der Beine nach einer Periduralanästhesie

- Verletzungen durch Quallen im Meer, welche mit Brennen, Bläschen und Fieber einhergehen

- Asthma (nach unterdrücktem Hautausschlag) mit starkem Husten

- Asthma bei nasskalter Witterung - mit Gliederschmerzen, welches sich nachts verschlimmert

- Schleudertrauma

Bewährte Indikationen

- Scharlach mit brennendem und starkem Juckreiz

- Bänderzerrung bei Fussballern oder Tänzern

- bei Übermüdung nach langen Wanderungen

- Überanstrengung der Achillessehne nach langen Radtouren

- Kopfschmerzen nach Augenoperationen

- Morbus Parkinson - bei grosser Steifheit und starrer Haltung aber trotzdem extremem Bewegungsdrang

- Pharyngitis, welche sich durch warme Getränke bessert - bei Nackensteifheit und Ruhelosigkeit

- Herzmuskelerweiterungen mit Taubheitsgefühl im linken Arm und im linken Schulterblatt

- Tennisellbogen - mit Taubheit und Steifigkeit im Arm - muss den Arm ständig bewegen

- Arthritis - die Beschwerden verschlimmern sich nachts im Bett, ist morgens beim Aufstehen steif - muss sich bewegen - Besserung durch heisse Bäder

- Herpes zoster mit brennendem Juckreiz - Wärme und Bewegung bessert, nächtliche Verschlimmerung, brennend, stechende Schmerzen, kleine, dunkelrote Bläschen, die später eitrig werden

Ferrum metallicum

Eisen stammt aus dem Erdkern, welcher sämtliche Metalle der Eisengruppen in Form von flüssig-festen Legierungen enthält. Wenn Eisen in die Litospähre gelangt, geht es hier kristalline Verbindungen mit Sauerstoff, Kieselsäure, Aluminium, Kalzium, Magnesium usw. ein.

Arzneibeziehungen und Hinweise

Antidote:

- Tee, Arsenicum
- nach Hahnemann: Hepar sulphuris, Pulsatilla

Feindliche Mittel:

- Bier, Tee

Wirkungsdauer:

Hahnemann schreibt dazu in "Reine Arzneimittellehre":

"Grosse, oder oft nacheinander wiederholte Gaben Eisen, so auch mehrere Bäder in eisenhaltigem Wasser, haben eine sehr lange Wirkungsdauer auf Monate hin. Selbst Gaben von der 30. Kraftentwicklung, dergleichen der homöopathische Arzt jetzt in den gewöhnlichen Fällen gibt, wirken nicht wenige Tage über."

Hinweise:

Ferrum metallicum ist geeignet bei langwierigen Tee- und Alkoholfolgen.

Nash schreibt bezüglich der Behandlung von Anämien mit Eisen folgendes: "Eisen ist ein noch oft missbrauchtes Mittel. Die Schulmedizin macht bei Anämie viel Aufhebens davon, wie sie es mit Chinin bei Malaria tut. Jedes heilt und kann seine Art von beiden Zuständen heilen, aber keine anderen, und jedes wirkt, wenn es das richtige Heilmittel ist, am besten in der potenzierten Form. Dr. Hughes schreibt:

"Die Behandlung der Anämie mit Eisen ist eine der wenigen befriedigenden und sicheren Tatsachen in der modernen Medizin. Aus was für einer Ursache dieser Zustand auch herrühren mag, ob es Bleichsucht ist durch fehlerhafte Menstruation, oder einfache Blutarmut infolge von Blutungen, Mangel an Luft und Licht und passender Ernährung, oder durch erschöpfende Krankheiten, Eisen ist das Hauptmittel."

Ich muss sagen, dass meiner Meinung nach ein Mann, der über irgendein Mittel so sich äussert, nicht zu tadeln ist, wenn er von den wenigen befriedigenden und sicheren Tatsachen in der modernen Medizin spricht. Eisen ist ebensowenig ein Universalmittel gegen Anämie, wie es Chinin gegen Malaria oder Calcium phosphoricum gegen mangelnde Knochenbildung ist. Meine Erfahrung hat mich gelehrt, dass es für diese Zustände mehrere andere, gleich wirksame Mittel gibt und dass jedes Mal, wenn sie verordnet werden, ohne indiziert zu sein, sie nicht nur nicht heilen, sondern schaden, namentlich in den massiven Dosen, in welchen sie gewöhnlich gegen solche Leiden empfohlen werden. Ich muss hier meine Erfahrung, die sich auf eine umfangreiche Praxis und Beobachtung gründet, niederlegen, dass derartige Verordnungen nicht nur unhahnemannisch sind, sondern in jeder Hinsicht unhomöopathisch, und ich warne alle Anfänger, in jener Richtung zu verfahren, sonst werden sie ebenfalls dahin kommen, von den wenigen befriedigenden und sicheren Tatsachen in der modernen Medizin zu reden. Da wir nun dieses Zitat von Hughes gebracht haben, ist es nur billig, ihn weiter zu zitieren, zumal er in folgenden Sätzen verständiger redet.

Bei der Besprechung von Anämie sagte er: "Die Krankheit rührt gewöhnlich nicht von einem Mangel an Eisen in der Nahrung her. Wenn dieses Element im Blute fehlt, so liegt der Fehler in dem Assimilationsprozess. Jedoch hat Reveil festgestellt, dass bei Anämie keine Änderung in dem Gesamteisengehalt des Blutes eintritt. Wie spärlich auch die Blutkörperchen sein mögen, so enthalten sie doch die für die normale Gesundheit erforderliche Menge des Metalls, und wiewohl sie sich unter der Wirkung von Eisen an Zahl verdoppeln und verdreifachen, bringen sie nicht mehr Eisen hervor."

Ergänzend führt Cowperthwaite aus: "Es ist ebenfalls richtig, dass, wenn Eisen in das Körpersystem in grossen Mengen eingeführt wird, in der Absicht, den Eisenmangel des Blutes zu ersetzen, es nicht assimiliert, sondern fast vollständig aus den Faeces gewonnen werden kann, in die es durch die Därme ausgeschieden worden ist. Daher ist es einleuchtend, dass Eisen nicht vermöge seiner Absorption als ein Bestandteil des Blutes als heilendes Agens wirkt; wir werden vielmehr infolge seiner physiologischen Wirkungen auf die Organe und Gewebe des Körpers zu dem Schluss geführt, dass es seine therapeutische Wirksamkeit derselben wesentlich dynamischen Wirkung verdankt, die auch andere Mittel besitzen, und dass seine Anwendung demselben therapeutischen Gesetz unterworfen ist."

Das sind wahre Worte; drum soll niemand Eisen oder irgendein anderes Mittel gegen Anämie verschreiben ohne Indikationen, die unserem therapeutischen Heilgesetz entsprechen."

Welche Symptome macht es?

- bei eigentlich blasser Haut: schnelles und leichtes Erröten

- Röte des Gesichts schon bei leichter Anstrengung, Schmerzen oder kleinster Erregung - aber sofort danach wieder Blutleere in den eben noch geröteten Partien

- fliegende Hitze im Gesicht

- Blässe der Haut, leichtes Erröten

- Dellen in der Haut, beim Eindrücken

- labiler und wechselhafter Kreislauf

- schwächliche und bleiche Patienten - Kurzatmigkeit bei Anstrengungen

- starke Reaktionsfähigkeit des Gefässsystems mit ungleichmässigem Verlauf

- erhöhter Blutdruck

- schlaffe, schwammige, blasse und anämische Schleimhäute

- pulsierende Kopfschmerzen (oft an der linken Schläfe oder Stirn) - halten oft zwei bis drei Tage an - können sich bis in die Zähne erstrecken

- Schmerzen im Hinterkopf mit Dröhnen in der Gegend des Nackens

- stechende Kopfschmerzen

- Lichtscheu

- "schwimmende Augen"

- Buchstaben laufen beim Lesen zusammen

- Zahnschmerzen, welche sich durch eiskaltes Wasser verbessern

- erdiger und pappiger Geschmack im Mund - wie von verfaulten Eiern

- der Versuch zu essen führt zu Durchfall

- erbricht Nahrung mundvollweise

- Aufstossen von Nahrung nach dem Essen, ohne Übelkeit

- Übelkeit und Erbrechen nach dem Essen

- Erbrechen sofort nach dem Essen

- Erbrechen nach Mitternacht

- Auftreibung des Magens und Magendruck nach dem Essen

- Hitze und Brennen im Magen

- schmerzhafte Bauchwände

- Blähungen

- Rückenschmerzen

- Gelenkentzündungen

- Schmerzen in den Schultergelenken - kann den Arm kaum heben

- Brustbeklemmungen

- Atmungsbeschwerden

- Blutandrang zur Brust hin

- Heiserkeit, trockener, spastischer Husten

- Bluthusten

- beim Husten, Schmerzen im Hinterkopf

- voller, aber weicher und nachgiebiger Puls

- kleiner und schwacher Puls

- das Herz pumpt plötzlich Blut in die Gefässe und saugt dann ebenso plötzlich den Rückfluss an, was eine allgemeine Blässe der Haut
  hinterlässt

- Wassersucht nach dem Verlust von Körpersäften

- Schmerzen im Hüftgelenk, dem Schienbein, den Fusssohlen und
  den Fersen

Rechts/Links

- beides, manche Beschwerden jedoch gerne links

Persönlichkeit

Die Ferrum-Persönlichkeit ist resolut und mutig. Von Kindesbeinen an
weiss sie, dass sie in ihrem Gebiet energisch und stark sein muss. Wird ihr
widersprochen reagiert sie häufig gereizt und sie kann ausgesprochen
böse werden, wenn ihre Grenzen durch andere verletzt werden. Sie ist
schreckhaft und überempfindlich gegen viele Sinneseindrücke. Ferrum
hat Angst davor, geschlagen oder betrogen zu werden.

Die pubertierende Ferrum-Persönlichkeit zeigt oft eine affektive Erregbarkeit und Zorn. Sie hat ein sehr schnelles Wachstumstempo. Die Motorik
wirkt etwas unbeholfen, es liegt ein schneller Denkablauf mit schlechter
Konzentrationsfähigkeit - jedoch trotzdem grosser Zielstrebigkeit - vor.
Dadurch kann es zu starken Erschöpfungsreaktionen und Ermüdungser-
scheinungen kommen.

Wird sie älter, kann sie häufig cholerisch reagieren.

Es sind kräftige Personen, mit einem sehr kräftigen Knochen- und Muskelbau.

Ferrum ist innerlich sehr sensibel - möchte alles gleich gut und richtig erledigen, damit schlimme Konsequenzen vermieden werden, denn es besteht ja immer die Angst vor Schlägen oder Bedrängung.

Bei dem Ferrum-Patienten fällt oft auf, dass sein ursprünglich starker Charakter durch äussere Zwänge oder Kämpfe verbogen wurde und er dadurch dann krank wurde.

Gemüt

- sanguinisches Temperament

- übersteigerte Reizbarkeit

- aggressive Aktivität

- unbeherrschtes Auftreten

- Selbstüberschätzung, Eigensinn

- ist willensstark, geradlinig und diktatorisch

- extrovertiert

- ist sehr fleissig und durch Beschäftigung wird auch das Befinden gebessert

- deutlich vorhandenes Durchsetzungsvermögen - erreicht das gesteckte Ziel!

- stark und starr - doch trotzdem formbar (so wie man Eisen schmieden kann!)

- geistige Starre - ist nur widerwillig und mit Widerstand kompromissbereit

- unflexible Haltung - es fällt ihm schwer, sich anzupassen

- Unterdrückung der eigenen Vorstellungen macht krank

- erzwungene Anpassungen führen zu starken inneren Spannungen - daraufhin folgt Überempfindlichkeit und Reizbarkeit - wird sehr launisch

- wenn er zu etwas gezwungen wird, entstehen Probleme

- kann schon durch die leisesten Geräusche förmlich ausrasten (ein Stück Papier raschelt oder jemand kaut zu laut)

- fühlt sich leicht von anderen angegriffen

- schnell wechselnde Launen

Schlaf

- keine besonderen Angaben

Modalitäten

Verbesserung:

- langsames Umhergehen

- langsame und sehr schonende Bewegungen

- nach dem Aufstehen

- bei mildem und feuchtem Meeresklima

- Zahnschmerzen bessern sich durch eiskaltes Wasser

Verschlimmerung:

- beim Schwitzen

- beim Stillsitzen

- nach kaltem Waschen

- nach Überhitzung

- um Mitternacht

- durch Essen und Trinken

- bei Durchfall

- durch Ruhe

Beschwerden infolge von:

- Essen von Eiern oder Fleisch

- Trinken von Bier oder Tee

Vorlieben/Abneigungen

Vorlieben:

- Verlangen nach Tomaten

- Verlangen nach Fleisch, welches aber nicht gut vertragen wird

- Verlangen nach Brot und Butter

Abneigung:

- gegen Eier, diese sind unverträglich

- Unverträglichkeit von Bier

- Unverträglichkeit von Tee

- Widerwillen gegen Saures

Art der Ausscheidungen

Harn:

- Inkontinenz bei Kindern, tagsüber

- unwillkürlicher Harnabgang

- Kitzeln in der Harnröhre - strahlt in die Blase aus

Stuhl:

- teilweise unverdaut

- nachts, beim Essen oder Trinken - schmerzlos

- erfolgloser Stuhldrang

- harter Stuhl - danach Rückenschmerzen oder krampfartige Schmerzen im Rektum

- Jucken im Anus - besonders bei kleinen Kindern

Regel:

- zu früh, zu reichlich, dauert zu lange, blass und wässrig

- unterbrochen - Regel setzt ein oder zwei Tage aus und tritt danach wieder auf

- Absonderungen langer Stücke aus dem Uterus

Art der Schmerzen

rheumatische Schmerzen, hämmernde, klopfende und pulsierende, reissende und stechende Schmerzen

Körperregionen

Kopf, Gesicht, Schulter, Muskeln und Gelenke

Bezug auf Organe

Gefässsystem, Herz-Kreislauf, Magen, Darm, Respirationsorgane

Leitsymptome

- bei nachteiligen Symptomen, welche durch China oder Teemissbrauch entstanden sind

- ständiger, milchweisser Weissfluss

- Wundheitsschmerz in der Scheide beim Geschlechtsverkehr und mangelndes Lustgefühl

- Blutflüsse mit wehenartigen Schmerzen im Bauch und im Kreuz

- Schwächezustände nach Säfteverlust (neben China)

- Haut- und Bauchwassersucht - entweder nach Chinamissbrauch - oder auch bei einem gleichzeitig vorhandenen Leberleiden

- Wechsel zwischen Heisshunger und völliger Appetitlosigkeit

- nächtliches Aufstossen

- nächtliches Erbrechen von unverdauten Speisen

- Erbrechen der Nahrung - oder Aufstossen nach dem Essen

- Speisen liegen den ganzen Tag im Magen und werden dann nachts erbrochen

- Schmerzen in den Eingeweiden, als wären sie gequetscht - oder als hätte man Abführmittel genommen

- unverdaute, schmerzlose Stühle nach oder während des Essens oder Trinkens

- Herzklopfen mit beschleunigtem Puls

- Schwindel beim Abwärtsgehen

- Heiserkeit, Husten und blutiger Auswurf

- Husten mit Speiseerbrechen

- Reizblase

- rheumatische Schmerzen der Muskeln und Gelenke - besonders des linken Schultergelenks

- kalte Extremitäten

- Hitzewallungen, insbesondere im Kopf - geht häufig mit einer einseitigen Rötung (und selten mit einer beidseitigen) des Gesichts einher

- Symptome, welche Eisen bei Anämie (oder einem anderen Zustand) indizieren, sind nach Nash folgende: aschfahles, bleiches oder grünliches Gesicht; mit Schmerzen oder anderen Symptomen; das Gesicht wird hellrot

- die geringste Erregung oder Anstrengung ruft plötzliches Erröten hervor

- plötzlicher Blutandrang nach dem Kopf; Kopfadern geschwollen; fliegende Hitze im Gesicht

- hämmernde, klopfende, pulsierende Kopfschmerzen

- grosse Blässe der Schleimhäute, besonders in der Mundhöhle

- Symptome werden durch Herumgehen stets gebessert; trotzdem zwingt die Schwäche den Patienten, sich niederzulegen

- Menses zu früh, zu profus, zu lang anhaltend, mit feuerrotem Gesicht, Klingen in den Ohren, Regel blass, wässrig und entkräftend

Besonderheiten

- denkt unbewusst, alles in der Welt sei irgendwie zu gross - denkt, dass er sich vermehrt anstrengen muss, um mithalten zu können

- glaubt, nur durch Demonstration von Stärke, Kraft und Durchsetzungsvermögen kann er sich seinen Platz sichern

- Schwindel beim Anblick von fliessendem Wasser

- Klingen in den Ohren vor der Menses

- schmerzhafte Kopfhaut - muss die Haare aufbinden, den Zopf lösen

Differenzialdiagnose - Ferrum und China

- Ferrum-Symptome sind oben rechts und unten links - China-Symptome sind oben links und unten rechts.

- Ferrum hat ein Stechen nach abwärts - China hat ein Stechen nach aufwärts.

- Ferrum hat Blutungen von blassem Blut, welches leicht gerinnt - China hat Blutungen von dunklem Blut, welches nur schwer und unvollständig gerinnt.

- Ferrum zeigt ein Weisswerden roter Teile - China zeigt ein Schwarzwerden äusserer Teile.

- Ferrum-Geschwüre sind unrein, bleich und ödematös - China-Geschwüre eitern, sind etwas entzündlich und sehr empfindlich.

- Ferrum hat einen vollen und harten Puls - China hat einen schnellen, kleinen und harten Puls, welcher nach dem Essen ruhiger wird, aber allgemein unregelmässig ist.

- Ferrum hat einen meist auf den Unterkörper beschränkten Schweiss - China hat Schweiss am Oberkörper.

- Ferrum-Schweiss vermindert sich beim Sprechen - China-Schweiss vermehrt sich beim Sprechen.

- Ferrum hat eine Auftreibung der Adern an den Füssen - China hat eine Auftreibung der Adern an den Händen.

- Ferrum hat Frohsinn oder Trübsinn, was auch abwechseln kann, zum Beispiel einen Abend fröhlich und den anderen traurig - China hat eine gleichgültige, verdriessliche, traurige, hoffnungslose Stimmung und ist zerstreut.

- Ferrum hat wechselnde Stimmungen und selten Delirien - China hat geistige Aufregung und Einbildungen.

- Ferrum hat Nachteile durch Zorn - China hat Nachteile durch Ärger.

- Ferrum hat bei hysterischen Personen die Fähigkeit, nachts im Dunkeln zu sehen - China hat Nachtblindheit.

- Ferrum hat Neigung zu warmen Speisen - China hat Abneigung dagegen.

- Ferrum hat Abneigung gegen Saures - China hat Appetit auf Saures.

- Ferrum hat Unfruchtbarkeit - China hat Impotenz.

- Ferrum hat eine meist zu späte, aber starke Regel - China hat eine zu frühe und zu starke Regel.

- Ferrum hat krampfhafte Geburtswehen - China hat schwache oder aufhörende Wehen.

- Ferrum hat einen heissen Atem - China einen kalten.

- Ferrum hat des Morgens einen ziemlich konstanten Auswurf - China hat bei Tage und abends einen nicht konstanten Auswurf.

- Ferrum verbessert sich durch Bewegung des leidenden Teiles - China verschlimmert oder verbessert sich durch Bewegung des leidenden Teiles.

- Ferrum verschlimmert sich durch den Genuss von Fleisch - China verbessert oder verschlimmert sich dadurch.

- Ferrum verbessert sich durch Hängenlassen des kranken Gliedes - China verschlimmert oder verbessert sich dadurch.

- Ferrum verbessert oder verschlimmert sich nach dem Erbrechen - China verschlimmert sich nach dem Erbrechen.

- Ferrum hat einen Nachlass der Beschwerden bei Tage und vor Mitternacht - China hat einen Nachlass der Beschwerden nachmittags und abends.

- Ferrum hilft bei Nachteilen von China- oder Arsenikmissbrauch - China hilft bei Nachteilen von Sulphur, Calcium, Mercurius, Veratrum oder Coffea.

- Nach dem Frühstück, durch Anstrengung des Geistes oder Körpers, beim Anlehnen, in der Rückenlage sowie durch Weintrinken[1] und bei Bewegung verbessert sich Ferrum und verschlimmert sich China.

- Nach dem Schlafen, bei nüchternem Magen sowie durch Rückwärtsbiegen des kranken Teiles und in der Ruhe verschlimmert sich Ferrum und verbessert sich China.

Differentialdiagnose - Ferrum und Lycopodium

- Ferrum wirkt links und hat dunkles Haar - Lycopodium wirkt rechts und hat helles Haar.

- Ferrum hat Neigung zu Bewegung - Lycopodium scheut sich davor.

- Ferrum hat blasse Blutungen - Lycopodium hat dunkle Blutungen.

- Ferrum hat Schmerzen in den aufliegenden Teilen - bei Lycopodium entstehen die Schmerzen auf der freiliegenden Seite.

- Ferrum hat vorherrschend Frohsinn, wechselt aber auch, einen Abend lustig, den anderen traurig - Lycopodium ist fröhlich oder traurig, ängstlich, ernst, verdriesslich, misstrauisch, boshaft, habsüchtig, verliebt.

- Ferrum hat Heftigkeit und Zanksucht - Lycopodium hat Bewusstlosigkeit, Zerstreutheit, Einbildungen, Wahnsinn und Blödsinn.

- Ferrum hat einen vollen und harten Puls, welcher bisweilen aussetzt - Lycopodium hat nur abends und nach dem Essen einen etwas beschleunigten Puls.

- Ferrum hat im Frost Durst - bei Lycopodium fehlt der Durst nur im Frost und er findet sich oft noch nach dem Schweiss.

---

[1] Wein bessert die Eisenbeschwerden nur dann, wenn er ohne Säure ist!

- Ferrum hat die Fähigkeit, nachts im Dunkeln zu sehen - Lycopodium ist Nachtblind.

- Ferrum hat vorherrschend Durchfälle - Lycopodium Verstopfung.

- Ferrum hat vorherrschend einen unwillkürlichen Harnabgang - bei Lycopodium sind Harnverhaltungen häufiger als Inkontinenz.

- Ferrum hat überwiegend trockene Atemgeräusche - Lycopodium hat überwiegend feuchte Atemgeräusche.

- Ferrum hat Hustenauswurf am Morgen - Lycopodium hat ihn früh und abends.

- Ferrum hat vorherrschend Beschwerden am Oberarm - Lycopodium hat sie am Unterarm.

- Ferrum hat einen Nachlass der Beschwerden bei Tage und vor Mitternacht - Lycopodium hat einen Nachlass der Beschwerden Vormittags und nach Mitternacht.

- Ferrum verschlimmert sich beim Sehen auf fliessendes Wasser - Lycopodium verschlimmert sich beim Sehen von etwas, was sich dreht.

- Ferrum verschlimmert sich fast stets im Bett - Lycopodium verschlimmert oder verbessert sich im Bett.

- Ferrum verbessert sich fast stets beim Aufstehen aus dem Bett - Lycopodium verschlimmert oder verbessert sich beim Aufstehen aus dem Bett.

- Ferrum verbessert sich beim Niedersetzen - Lycopodium verbessert oder verschlimmert sich beim Niedersetzen.

- Ferrum verschlimmert sich beim Aufstehen vom Sitzen - Lycopodium verschlimmert oder verbessert sich beim Aufstehen vom Sitzen.

- Ferrum verschlimmert sich beim Gebücktsitzen und verbessert sich beim Aufrechtsitzen - Lycopodium verbessert sich am häufigsten beim Gebücktsitzen und verschlimmert sich beim Geradesitzen.

- Ferrum verschlimmert sich beim Bücken - Lycopodium verbessert sich meist beim Bücken.

- Ferrum verschlimmert sich fast stets beim Aufrichten - Lycopodium verbessert oder verschlimmert sich beim Aufrichten.

- Ferrum verschlimmert sich beim Niedersteigen und wird besser beim Aufwärtssteigen - Lycopodium verhält sich häufig genauso, aber manchmal auch genau entgegengesetzt.

- Ferrum verschlimmert sich beim Rückwärtsbiegen des kranken Teils - Lycopodium verschlimmert sich beim Seitwärtsbiegen des Teils.

- Ferrum verbessert oder verschlimmert sich beim Ausstrecken des kranken Gliedes sowie beim Heranziehen desselben - Lycopodium verschlimmert sich beim Ausstrecken des kranken Gliedes und bessert sich beim Heranziehen desselben.

- Ferrum verschlimmert sich beim Heben des kranken Gliedes und bessert sich beim Hängenlassen desselben - Lycopodium bessert sich am häufigsten beim Heben des kranken Gliedes und verschlimmert sich beim Hängenlassen desselben.

- Ferrum verbessert oder verschlimmert sich nach dem Essen - Lycopodium verschlimmert sich nach dem Essen.

- Ferrum verschlimmert oder verbessert sich nach dem Trinken - Lycopodium verschlimmert sich nach dem Trinken.

- Ferrum verbessert sich durch Wein, wenn er nicht sauer ist - Lycopodium verschlimmert sich durch Weintrinken.

- Ferrum verbessert oder verschlimmert sich durch Tabakrauchen - Lycopodium verschlimmert sich durch Tabakrauchen.

- Ferrum verschlimmert oder verbessert sich durch Sprechen - Lycopodium verschlimmert sich durch Sprechen.

- Ferrum verschlimmert sich durch Kaltwerden und bessert sich durch Warmwerden - Lycopodium verbessert (oder verschlimmert) sich durch Kaltwerden oder Warmwerden.

- Ferrum verschlimmert sich bei kaltem Wetter und verbessert sich bei warmer Luft - Lycopodium verbessert (oder verschlimmert) sich bei kaltem Wetter oder bei warmer Luft.

- Durch Kälte, nüchtern, von warmen Genüssen[2], in freier Luft und beim Gehen im Freien, beim Bücken und Gebücktsitzen, beim Heben des kranken Gliedes sowie beim Schliessen der Augen verschlimmert sich Ferrum und verbessert sich Lycopodium.

- Durch Wärme, nach dem Frühstück, von kalten Genüssen, nach dem Essen, in der Stube, beim Aufrechtsitzen, beim Hängenlassen des kranken Gliedes, beim Öffnen der Augen, durch Weintrinken, von Anstrengung des Geistes, Lesen und Schreiben, von Anstrengung der Augen sowie von Anstrengung des Körpers, Schnellgehen, Laufen etc. verbessert sich Ferrum und verschlimmert sich Lycopodium.

Fieber

- rotes Gesicht während des Fieberschauders

- allgemeine Kälte der Gliedmassen beim Fieber - Kopf und Gesicht jedoch heiss

- Schüttelfrost um 4:00 Uhr

- Hitze in Handflächen und Fussohlen

- reichlicher und schwächender Schweiss

- Wechselfieber, welches zuviel mit Chinin behandelt wurde (hier finden wir die Milzgegend häufig angeschwollen und druckempfindlich)

---

[2] Der Besserung von Kälte und von warmen Genüssen entspricht bei Lycopodium die Formel "Innerer Frost mit äusserer Hitze", während dem Eisen viel mehr die Formel "Äusserer Frost mit innerer Hitze" zukommt.

Schweiss

- reichlicher und schwächender Schweiss während des Fiebers
- Schweiss ist oft auf den Unterkörper beschränkt

Notfallsituationen

- Schwächeanfälle und Ohnmachten
- Krampfhusten
- Lungenbluten
- Ängstlichkeit mit Herzklopfen und Brustbeklemmung

Geschichte zu Ferrum

Ferry und Ferricus - ein Paar wie Stahl und Watte ;-)

Der Bauer, von dem Samuel immer seine leckere Milch bezieht, hat eine Tochter. Sie heisst Ferry und ist stark und kräftig. Schon immer ist sie stark und kräftig gewesen - von klein auf. Nicht nur stark und kräftig in ihrem Körperbau, sondern auch in allem, was sie sich in den Kopf gesetzt hat. Ziele, die sie sich gesteckt hat, setzt sie auch durch - mit einem eisernen Willen. Sie scheint alles zu schaffen!

Dabei ist sie jedoch keineswegs zimperlich, besonders dann nicht, wenn die Dienerschaft nicht so spurt, wie sie es gerne hätte.

Ferrys Vater sah den Verhaltensweisen seiner Tochter immer mit einem lachenden und einem weinenden Auge zu - jedoch liess er sie gewähren. Schliesslich hat ja alles, was sie jemals anpackte, immer zum Erfolg geführt. Doch nun langsam wird er älter und muss an die Nachfolge für seinen Hof denken. So sass er abends wieder einmal an seinem Tisch und grübelte:

"Ferricus wirbt schon lange um meine Tochter. Auch mit seinen Eltern habe ich mich schon besprochen und geeinigt. Er ist und bleibt eine gute Partie für meine Ferry - ich muss es ihr jetzt nur noch beibringen!"

Da diese Verbindung schliesslich nur Vorteile für beide Seiten zu haben schien, fasste unser Bauer all seinen Mut zusammen und berichtete Ferry am nächsten Morgen seinen Entschluss:

"Ferry, Du bist nun schon 22 Jahre alt. Es wird Zeit, zu heiraten. Ich weiss nicht, wie lange ich den Hof noch halten kann - schliesslich werde ich nicht jünger. Seit längerer Zeit laufen nun schon Gespräche mit der ehrenwerten Familie Ferricinus. Sicher hast Du selbst schon bemerkt, wie gerne Ferricus Dich hat.

Nun denn, wir haben beschlossen, dass nächsten Monat Eure Hochzeit sein soll."

Ferry war entsetzt! Sie lachte laut auf und sagte:

*"Diesen Ferricus - dieses armselige Würstchen - soll ich heiraten? Er ist
blass wie der Tod - und sobald er mich sieht, wird er rot wie der Teufel - da
fehlen ja nur noch die Hörner!"*

In Gedanken setzt sie noch boshaft hinzu:

"Aber die kann ich ihm ja dann aufsetzen! Wenn ich ihn je heiraten sollte!"

Ferry wehrt sich mit Händen und Füssen. Jeden Tag liegt sie ihrem Vater
in den Ohren und erklärt ihm, warum es nicht geht. Da ihr Vater darauf
nicht reagiert, wird sie wütend und böse - aber auch das nützt nichts.
Diesmal blieb der Vater hart, schliesslich geht es um die Zukunft des Ho-
fes und er ist nun mal nicht mehr der Jüngste. Auch Nachkommen müssen langsam her!

Alles nützte also nichts - irgendwann beugte sich Ferry diesen "Vernunfts-
gründen". Es war ja schliesslich auch etwas Wahres daran. Trotzdem
denkt sie sich:

"Aber nein ... muss es denn wirklich ausgerechnet dieser Ferricus sein?"

Er musste es sein! - es war beschlossene Sache zwischen beiden Familien -
denn dieses "Eisen" lag ja nun schon eine ganze Weile im Feuer!

Der Tag der Hochzeit kam.

Ferry, die sich nun mit ihrem Schicksal abgefunden hatte, bestand darauf,
Ferricus zu schminken. Wenigstens an diesem Tag wollte sie sich dieses
furchtbar blasse Gesichtchen nun wirklich nicht antun - und schon gleich
gar nicht dieses hochrote Gesicht, wenn er ihr dann den Ring an den Finger steckt!

Ihr schauderte bei diesem Gedanken.

Also erfand Ferry an diesem Tag kurzerhand ein hochdeckendes Make up
... und nannte es Camouflage ;-). Dieses legte sie ihm ab jetzt immer dann
auf, wenn sie sich in der Öffentlichkeit zeigen mussten - ansonsten war er
ihr ja immer noch ziemlich schnuppe - dieser Ferricus.

Da auch die Hochzeitsnacht gleich Resultate zeigte, musste sie ihm auch
keinen weiteren Zutritt zu ihrem Schlafzimmer gewähren - Gott sei Dank!

Doch Ferry bekam während ihrer Schwangerschaft plötzlich Probleme.
Dicke Krampfadern verunstalteten ihre Beine. Ständig hatte sie das Ge-

fühl von viel zu viel Blutandrang. Als sie wieder einmal in den Spiegel sah, stellte sie mit grossen Schrecken fest:

"Ich werde ja immer blasser! Es fehlt nicht viel und ich sehe aus wie Ferricus - ist das etwa ansteckend?"

Und erst ihr stahlharter Körper - was ist daraus geworden? Doch, wirklich - sie sah es ganz deutlich: er wurde — schwabbelig!

Ferry besah sich weiter und wurde immer blasser. Sie befühlte ihren Körper mit den Händen und stellte fest:

"Wenn ich auf meine Haut drücke, bleiben Dellen zurück - überall scheint Wasser zu sein!"

Auch ihr Ring (der war ja nun wirklich wunderschön - hätte sie diesem Ferricus-Würstchen gar nicht zugetraut) passte ihr nicht mehr. Alles in allem fühlte sie sich wie eine aufgepumpte Qualle. (Unter uns gesagt: so sah sie auch fast aus.)

Auch das Atmen fiel ihr manchmal sehr schwer.

Noch dazu schien sie nach und nach ihre Autorität auf dem Hof zu verlieren. Erst gestern hat sich doch dieser Mistfratz von Stallknecht etwas herausgenommen —— sie kann es immer noch nicht glauben. Die Kühe hätten längst gemolken sein müssen - und wobei erwischt sie ihn? Genau, er sitzt da und schläft friedlich!

Also geht sie hin und macht ihn, ganz nach ihrer alten Art, so richtig zur Schnecke. Doch er - was macht er … rennt weg und schreit noch ganz laut:

„Renn mir bloss nicht nach Ferry-Klops, - ha ha ha - erstens schaffst Du´s gar nicht mehr und zweitens habe ich Angst um die Kühe - ha ha ha -. Deine Beine würden beim Rennen so heftig auf den Boden stampfen, dass durch die Erschütterung die Milch in den Eutern der Kühe gleich zu Schlagsahne wird - ha ha ha -!"

Dieses schreckliche Erlebnis brach unsere Ferry nun endgültig! Sie wurde krank, und schaffte gar nichts mehr.

Und Ferricus - von dem war ja auch nichts zu erwarten. Er schwächelte doch schon immer nur so vor sich hin.

So kam es auch, dass sich der Milchbauer sehr grämte, weil er ja nun die ganze schwere Arbeit alleine erledigen musste - auch seine Tochter Ferry hatte er jetzt als tüchtige Arbeitskraft verloren. Er dachte bei sich:

"So habe ich mir das nicht vorgestellt - wirklich nicht! Ich hätte meine Ferry nicht zu dieser Heirat überreden sollen - das habe ich nun davon!"

Ferry wurde immer dicker und dicker und der Geburtstermin nahte. Sie sah aus, als ob sie bald platzen würde.

Endlich war es nun soweit und das Kind sollte kommen. Sie hatte während der Geburt schreckliche Schmerzen auszustehen. Sie hat äusserst heftige und furchtbar krampfhafte Wehen. Doch endlich war es geschafft - ein Sohn wurde geboren. Er wurde Ferro genannt.

Nach den Anstrengungen der Geburt lag Ferry lange Zeit blass und furchtbar erschöpft in ihrem Bett und wollte nur noch ihre Ruhe haben.

Einen Tag später durfte Ferricus sie zum ersten Mal besuchen - obwohl Ferry das nicht wollte. Die Hebamme kam gleich mit und sagte zu Ferry:

"Nun wird's aber Zeit, endlich aufzustehen. Wir gehen jetzt alle zusammen und schauen uns den kleinen Ferro an."

Ein wirklich bezauberndes Bild wird uns jetzt dargeboten:

Ferry und Ferricus stehen in gemeinsamer Blässe nebeneinander und - als die Hebamme ihnen ihren Sohn zeigte, überfiel die beiden nahezu gleichzeitig eine glühende Röte ;-) Da hat sich doch gefunden, was zusammengehört, oder?

So vergingen einige Jahre, bis der kleine Ferro plötzlich krank wurde. Er war inzwischen schon vier Jahre alt. Ferry war sehr traurig und wollte ihn nun mit kräftigen Speisen aufpäppeln. Sie denkt:

"Gute Milch, kräftiges Fleisch und gesunde Eier - das sollte ihm jetzt gut tun und wird ihn schnell wieder gesund machen."

Doch weit gefehlt - schon beim Anblick der Eier verzog Ferro angewidert sein Gesicht. Das Fleisch ass er zwar, doch nur, um es noch während des Essens gleich wieder auszubrechen.

Was ihn allerdings nicht daran hindern sollte, gleich danach mit grossem Appetit weiter zu essen. Ferry ekelte es bei diesem Anblick sehr.

Überhaupt wechselte Ferro ständig zwischen Heisshungerattacken und völligem Appetitverlust. Diese Zustände hielten sehr lange an und wurden irgendwann als normal hingenommen.

Erst als Ferro eines Tages Blut hustete, rief der alte Bauer nach Samuel. Der arme alte Bauer ... seine Tochter bringt nichts mehr fertig, wandert nur noch langsam auf dem Hof herum, um ihre Beschwerden zu lindern (wie sie sagt); sein Schwiegersohn schreit Stunde um Stunde nach Butterbrot und kann auch nicht arbeiten, weil er dann dieses Butterbrot aus der Hand legen müsste - und das kann er nicht (wie er sagt).

Und der arme Bauer —— muss immer noch alles alleine machen.

Gott sei Dank plagen ihn, dank Samuel, seine alten Beschwerden nicht mehr!

Auf den Hilferuf des Milchbauern erschien Samuel sehr schnell (seine Milch war ja zufällig auch gerade mal wieder alle) - und überblickte das ganze Elend nahezu sofort. Er rief nur:

"Eisen!"

Der Bauer schaute ihn daraufhin ziemlich ratlos an und Samuel erklärte ihm:

"Alle drei brauchen Eisen! Und du wirst sehen, was hier bald wieder für ein Regiment herrscht ;-)"

Samuel verabreichte Ferry, Ferricus und Ferro je eine Gabe Ferrum metallicum, und einige Tage später ...

Chamomilla

Die Kamille (Matricaria chamomilla), ein einjähriges Korbblütlergewächs, ist in ganz Europa bis auf 1600 m Höhe vertreten. Der Name setzt sich folgendermassen zusammen: Matricaria stammt aus dem lateinischen (mater = Mutter) und charakterisiert die Heilpflanze für die Beschwerden der Mütter.

Chamomilla stammt aus dem griechischen (chamai = niedrig wachsender Apfel) und bezieht sich auf die Form und den Duft der Blüte.

Hauptthemen der Arznei sind:

Schmerzempfindlichkeit, Reizbarkeit, Röte und Blässe, Brennen der Fusssohlen.

Arzneibeziehungen und Hinweise

Antidote:

- Camphora, Kaffee
- nach Rückert: Kaffee, Ignatia, Pulsatilla, Aconitum

Feindliche Mittel:

- Zincum

Wirkungsdauer:

- nach Rückert: höchstens einige Tage

Hinweise

Chamomilla ist das leitende Zorn- und Ärgermittel der Materia medica (die anderen Zorn- und Ärgermittel sind: Aconitum, Bryonia, Colocynthis, Ignatia, Lycopodium, Nux vomica, Staphisagria).

Chamomilla ist auch ein Hauptmittel gegen Schmerz!

Die Kamille ist bei vielen Beschwerden, die durch Kaffeetrinken oder narkotisch wirkende Medikamente hervorgerufen werden, sehr heilsam. Allerdings wird sie bei Personen, welche den Schmerz gelassen und geduldig hinnehmen, keine Wirkung erzielen, da dies gegen die Eigenheiten der Kamille ist!

Da die Kamille auch heute noch ein (zu) viel und (zu) oft verwendetes Hausmittel - schadet ja nichts!?! - darstellt, hier ein Auszug aus: "Reine Arzneimittellehre" von Samuel Hahnemann:

> *„Was, Schaden?" erwidert der gemeine Praktiker, „ich sehe keinen Schaden von der Kamille." Ja, so lange Du die Krankheitssymptome und Übel, die die Kamille als kräftige Arznei im gesunden menschlichen Körper für sich und eigentümlich erzeugt, nicht kennst, kannst Du freilich auch bei ihrem Gebrauch in Krankheiten die von ihr herrührenden Übel nicht als Nachteile von der Kamille erkennen, und gibst sie, unwissend genug, für eine Folge der Krankheit selbst, für Krankheitsböslichkeit aus, und betrügst so dich selbst und die armen geplagten Kranken.*

> *Siehe in diesen Spiegel, siehe in beifolgende Kamillesymptome und erkenne, wenn du deine Alltagssudelei mit dem unbegrenzten Beigebrauch der Kamille fortübst, an den nachteiligen, sich hervortuenden Symptomen und Beschwerden, wie viele von ihnen Kamillesymptome sind, wie viel Beschwerden und Qual du also dem Kranken verschaffst durch den Missbrauch dieser kräftigen Pflanze in den unpassenden Fällen und in übermässigen Gaben[1].*

---

[1] Oft, wo in der gemeinen Praxis von Ungefähr die Kamille auch in einem passenden Fall angewendet wird (denn eine vielnützige Arznei, die überall gebraucht wird, muss doch zuweilen einmal plumper Weise – auch auf den für sie passenden Krankheitsfall hingeraten), schadet sie dennoch durch die Übermenge in der man sie brauchen lässt; sie hebt da zwar die homöopathischen Beschwerden des Übels, erregt aber daneben viele unnötige Leiden, indem sie ihre übrigen starken Symptome hervorbringt, welche bei einer kleinen Gabe nicht laut werden

Sieh aus diesem, obgleich noch unvollzähligen, Verzeichnis ein, wie oft, wenn die Krankheit auch schon für sich gewichen sein würde, du die Leiden des Kranken durch Erregung gehäufter, eigentümlicher Kamille-Beschwerden bei dem sinnlos fortgesetzten Missbrauch dieser Arznei verlängert, verdoppelt, vervielfältigt hast! So lange du freilich, was die Kamille für sich an eigentümlichen Leiden erregt, nicht wusstest, nicht ahntest, sündigtest du nur aus Unwissenheit; nun aber ein reines Verzeichnis der Kamille-Beschwerden hier vor dir liegt, wirst du wohl anfangen, dich der Sünde zu schämen, so viele Leiden durch Alltagsanwendung der Kamille oder unbegrenzte Erlaubung derselben in den unpassenden Fällen und noch dazu in so grossen Gaben deinen Kranken anzutun, welche Verkürzung ihrer Leiden, Heilung und Hilfe von dir erflehten.

Aus den Symptomen und Beschwerden, die die Kamille für sich in gesunden Menschen erregt (und dies ist der Fall bei allen dynamisch wirkenden Arzneien), ersieht man, welche natürlichen Krankheitszustände sie schnell, mit Gewissheit und dauerhaft heilen kann, heilen wird, heilen muss. Ich brauche keine anzugeben dem, welcher sie homöopathisch zu brauchen weiss.

Und Arthur Lutze schreibt dazu im "Lehrbuch der Homöopathie":

Im Allgemeinen müssen alle die genannten Dinge von Kindern gänzlich und für immer fern gehalten werden; nur wenn dies Eltern mit Konsequenz durchzuführen für Gewissenssache hielten, würden sie eine an Körper und Geist kräftigere und daher glücklichere Generation erzielen.

Jede auf Bildung Anspruch machende Mutter muss wissen, und wenn sie es nicht wusste, so erfährt sie es hierdurch, wie schädlich es ist, Kindern schon früh Kamillentee, Kaffee und dergleichen mehr aufzudrängen, was unserer Natur zuwider und von den nachteiligsten Folgen für die Zukunft ist, indem es Zuckungen, Krämpfe beim Zahnen und mehr dergleichen hervorbringt, was das Leben des Kindes zu verkürzen im Stande ist. Dr. Hering sagte richtig:

---

würden, und schadet so auch selbst in den für sie geeigneten Fällen durch die unvernünftig starke Gabe.

"Es sterben in Deutschland jährlich mehr Kinder am Kamillentee, als am Scharlachfieber."

Findet man ein Kind in Krämpfen und Zuckungen durch Kamillentee, so gebe man ungesäumt einige Tropfen schwarzen Kaffee, der die Wirkung der Kamille aufzuheben oder doch zu mildern im Stande ist.

Welche Symptome macht es?

- vielerlei Beschwerden kleiner Kinder, insbesondere Störungen der Unterleibsorgane oder Störungen, welche von diesen abhängen

- rote Frieselausschläge auf den Wangen

- pustelartige Knötchen und Bläschen im Gesicht und am Unterleib - teilweise nicht schmerzhaft, teilweise juckend und etwas beissend

- rote, mit Frieseln besetzte Hautareale

- die Haut scheint unheilsam - Heilung von Hautausschlägen geht nur sehr langsam vonstatten

- Geschwüre mit zuckenden und stechenden Schmerzen

- besonders nachts brennende und beissende Schmerzen, mit Kribbeln und schmerzhafter Überempfindlichkeit bei Berührung in Geschwüren

- Knacken und Schmerzen in Gelenken - als wären sie zerschlagen und steif

- reissende Schmerzen in den Gliedmassen

- reissend, ziehende Schmerzen in den Knochenröhren und Sehnen - gehen oft mit einer lähmigem Schwäche der Gliedmassen einher (bei ähnlichen Fällen von Rheumatismus hat die Kamille eine beeindruckende Wirkung)

- Zuckungen einzelner Glieder - mit Verdrehen der Augen und Veränderung des Gesichtsausdrucks sowie Verziehen der Gesichtsmuskeln

- Epilepsie und Epilepsie ähnliche Zustände, welche beim Zahnen von Kindern vorkommen

- hochgradige Schwäche, welche besonders beim Ruhen und früh gespürt wird

- Schwäche - bis zum Niedersinken, wenn der Schmerz beginnt - Kinder wollen immer liegen und weder auftreten, noch gehen

- Schwäche geht nicht selten in Ohnmachtsanfälle über - dabei Gefühl der Weichlichkeit ums Herz und Schwere der Gliedmassen

- Schwindel (zum Hinfallen) - besonders nach dem Essen und beim Reden - oder auch gleich früh, beim Aufstehen aus dem Bett

- Schwere und Zerschlagenheitsgefühl im Kopf - Kopfschmerz ist selbst während des Schlafens fühlbar

- Häufig reissender und ziehender Kopfschmerz, mal in der Stirn und mal bloss auf einer Seite des Kopfes

- Stiche - meist nur in einer der beiden Gehirnhälften

- Klopfen im Kopf, welches auch halbseitig erscheint

- verengte Pupillen

- Trockenheitsgefühl am Rand der Augenlider

- früh zusammengeklebte Augenlider

- Drücken oder Stiche in den Augen

- Gefühl in den Augen, als wenn es herausbrennen würde

- das Augenweiss ist schmerzlos mit Blut unterlaufen

- Trübheit der Augen, besonders morgens

- Flimmern vor den Augen und Verdunkelung seitwärts, wenn man den Blick auf einen weissen Gegenstand lenkt

- Reissen in den Ohren, manchmal auch einzelne Stiche oder ein stumpfer Druck, besonders beim Bücken

- das Ohr scheint oft verstopft oder es wird ein Sausen und Klingen darin empfunden

- nächtliche Zahnschmerzen, mit Geschwulst der Wange

- Zahnschmerz, der nach dem Essen und Trinken (besonders nach warmen Getränken) entsteht oder schlimmer wird

- der Zahnschmerz erscheint absatzweise - bald ein Kribbeln und Mucken, bald ein ziehender und reissender Schmerz - oder er besteht aus einzelnen Stichen, welche bis ins Ohr ziehen

- einseitiger Zahnschmerz mit gleichzeitigem Reissen im Kopf und in den Kinnladen

- Bläschen mit stechendem Schmerz auf der Zunge

- Halsschmerzen beim Schlucken - wie von einem Pflock

- leichter Halsschmerz, der sich durch Bewegen und Schlucken verstärkt - oft dabei auch Schwellung der Ohrdrüse

- Geschmack mal schleimig, mal sauer und mal bitter - mit einem fauligen Mundgeruch nach dem Mittagessen

- gänzlich verschwundener Appetit - Speisen widern und ekeln ihn an

- leeres oder saures Aufstossen - wobei sonderbar ist, das durch das Aufstossen die vorhandenen Schmerzen verstärkt werden

- nach dem Essen, Empfindung von Vollheit, Brecherlichkeit, Aufstossen und Auftreibung des Unterleibes

- häufige Übelkeit, teilweise auch schon morgens

- Übelkeit mit Erbrechen der Speisen

- schmerzlicher Druck in der Herzgrube und im Magen, welcher manchmal den Atem beengt

- Gefühl, als wollte ein Druck, welcher sich nach links zu den Rippen hin erstreckt, das Herz abdrücken (Magenkrämpfe)

- akute und chronische Leberentzündungen

- Blähungsbeschwerden - bis zur Kolik - Blähungen drängen sich bald dahin und bald dorthin, mit lautem Knurren und Kollern, mit gleichzeitiger Auftreibung des Unterleibes

- unerträglicher Leibschmerz - entweder Schneiden oder Kneifen oder auch Reissen - manchmal mit dem Gefühl von einer zusammengeballten Kugel in der Seite des Unterleibes

- gelber und beissender Scheidenausfluss

- Blutsturz aus der Gebärmutter - dabei ist das Blut geronnen und es geht unter starken, wehenartigen Schmerzen ab

- Verstopfung der Nase - Stockschnupfen

- Heiserkeit mit zähem Schleim in Kehlkopf und in der Luftröhre

- fast ununterbrochener, kitzelnder Reiz zu trockenem Husten

- Beklemmung auf der Brust, wie von Blähungen - oder eine zusammenschnürende und spannende Empfindung über die Brust

- Brennen in der Brust, mit Ängstlichkeit

- drückender Schmerz unter dem Brustbein oder in der Herzgegend, geht oft mit Atembeengung einher

- Stiche - durch die Brust, auch in den Seiten, beim Atmen - diese Stiche dringen auch häufig aus dem Bauch in die Brust

- Härte und Knoten in den Brustdrüsen, welche beim Befühlen weh tun und auch unangerührt manchmal ziehend und reissend schmerzen

- ziehende und reissende Rückenschmerzen, häufig nachts

- ziehender Schmerz aus dem Kreuz zieht sich bis in die Oberschenkel (wie eine Art Wehen - im übrigen leistet die Kamille häufig gute Dienste bei schmerzhaften Nachwehen)

- oft ziehende und reissende Schmerzen (nachts am heftigsten) in den oberen und unteren Extremitäten - oft scheinen sie ihren Sitz in den Gelenkbändern und der Knochenhaut zu haben

- Schmerzen erstrecken sich von der Achsel bis in die Finger oder vom Ellbogen bis in die Handgelenke

- Schmerzen durchziehen oft den ganzen Schenkel oder gehen vom Knie bis in den Fuss herab und sind mit einer tauben Empfindung verbunden

- die Arme schlafen oft ein, wenn man kräftig zufasst - ein ähnliches Gefühl tritt in den Schenkeln auf

- starke Neigung zu Wadenkrämpfen - auch krampfhafte Zusammenziehung in den Zehen, mit gleichzeitig reissendem Schmerz in den Gliedmassen

- Häufig kalte Hände und Füsse, mit dem Gefühl von Steifigkeit

- Nachts Kraftlosigkeit der Füsse, so dass man beim Auftreten niedersinkt

- schnell auftretende Schwellung der Füsse

Rechts/Links

- oft links

Persönlichkeit

Nash schreibt dazu:

> "Charles J. Hempel nennt sie "die Katzenminze (Baldrian) der Homöopathie", weil sie hauptsächlich für nervöse Leiden passt, besonders bei Kindern. Dies ist eines der Mittel, deren charakteristische Leitsymptome im Gemüt des Patienten gefunden werden. Die verschiedenen Arten des Chamomilla-Gemütes kann man zusammenfassen:

> "Der Patient ist ärgerlich, übel gelaunt, boshaft, schnippisch. Sie weiss es, gibt es zu, und jedermann bestätigt es. Sie gibt ihren besten Freunden gemeine, unhöfliche, boshafte Antworten und bekennt ihren Fehler, um immer und immer wieder zu wiederholen und zu versichern, sie könne sich nicht helfen, sie fühle nun so."

> Dieser Gemütszustand ist bei ausgesprochenen Chamomilla-Fällen immer vorhanden, ob es nun Erwachsene oder Kinder sind. Natürlich können kleine

Kinder ihren Gefühlen nicht durch Sprechen Luft machen, und so kann es nur zu Gewimmer und Schreien kommen, manchmal scheinbar ohne Grund, und ebenso zeigt es sich bei Fieber, Diarrhöe, Zahnung und vielen anderen Beschwerden, bei denen sie wirklich krank und leidend sind. Das Kind verlangt dies oder jenes, streckt die kleinen Hände danach aus; aber wenn man es ihm anbietet, wird es weggestossen; es zeigt auf etwas anderes, um es im Augenblick wieder zurückzuweisen. Kurz, das Kind weiss nicht, was es will; aber der homöopathische Arzt weiss es: es bedarf einer Gabe Chamomilla.

Dieser launenhafte Zustand, bei welchem nichts Anklang findet, ergreift das Kind und alle Altersstufen von Kranken, bei denen Chamomilla das Mittel ist, und er kann bei den verschiedenartigsten Krankheiten auftreten. Es ist gleichfalls besonders passend bei Beschwerden, die ein Zornanfall herbeiführte. Kurz, es ist das leitende Zorn- und Ärgermittel der Materia medica.

...

Es ist ferner ein Hauptmittel gegen Schmerz, und hierbei besteht die Eigentümlichkeit, dass der Schmerz nicht immer im Verhältnis zur Schwere des Falles steht: wir finden oft, z.B. bei einer Geburt, viel heftigere Schmerzen, bei denen die Patientin nicht halb so laut klagt. Jedoch in dem Chamomilla-Fall ist der Patient ausserordentlich empfindlich und jammert fortwährend: "Oh! ich kann den Schmerz nicht aushalten." Viele Male bin ich diesem Zustand bei Geburtsfällen begegnet, und dabei in der Mehrzahl dem eigensinnigen, launischen, schnippischen Gemütszustand, und habe nach einer einzigen Gabe von Chamomilla D 200 in kurzer Zeit den Zustand der Patientin in einen sanften, nicht mehr klagenden, geduldigen sich verwandeln sehen.

Diese Empfindlichkeit gegen Schmerz ist nicht auf Geburtsfälle beschränkt, sondern ich habe sie oft bei Neuralgien, Zahnschmerz, Rheumatismus usw. beobachtet und das Mittel mit gleich günstigem Erfolg angewendet.

Diesen Zustand von Empfindlichkeit trifft man oft bei Kaffeetrinkern oder jenen, die sich narkotischen Mitteln ergeben haben. Chamomilla ist hier sehr dienlich. Es gibt noch eine zweite Empfindung, die oft in Verbindung oder abwechselnd mit diesem Schmerz oder dieser Empfindlichkeit beobachtet wird, und das ist Benommenheit. Sie wird bei Rheumatismus und Lähmungszuständen gefunden und ist sehr bezeichnend.

Gemüt

-   Angstanfälle - oft mit Herzklopfen und dem Gefühl, als wolle es das Herz abdrücken

-   grosse, oft weinerliche Unruhe

-   ängstliches Umherwerfen

-   Kinder verlangen dies und jenes - und wenn man es ihnen gibt, so stossen sie es wieder weg

-   Grosse Schreckhaftigkeit - selbst über Kleinigkeiten

-   Ängstlichkeitsanfälle und Überreiztheit des Nervensystems treten nach Ärger auf und können bis zu heftigsten Brust- und Hals-krämpfen ausarten

-   mürrische Verdriesslichkeit und grosse Ärgerlichkeit über gerings-te Anlässe

-   Neigung zu Zorn, Zank und Streit

-   starke Empfindlichkeit gegen alle Gerüche und Unleidlichkeit von Musik

-   freudlose Stumpfsinnigkeit und verminderte Auffassungsgabe, so dass man nichts richtig verstehen und begreifen kann

-   zerstreuter und unaufmerksamer Geist - man lässt beim Schreiben und Reden gleich ganze Worte aus oder verspricht sich leicht

-   ist leicht gekränkt, nachtragend und kann nicht verzeihen

-   ist bei Widerspruch sofort beleidigt

-   hat keine Geduld, aufbrausend

-   cholerisch - mit Blutandrang zum Kopf

-   ärgert sich schon über Kleinigkeiten masslos

Schlaf

- häufiges Gähnen und eine ungemeine Schläfrigkeit am Tage

- nachts Schlaflosigkeit, mit Angstanfällen, welche aus dem Bett treiben

- unverständliches Schwatzen, fantastisches Träumen, Wimmern, Weinen und Heulen - oder auch schreckhaftes Auffahren und Umherwerfen im Schlaf

- schnarchendes Einatmen und Stöhnen im Schlaf

- weint im Schlaf, wacht auf und schreit

- träumt davon, in einen Abgrund zu fallen

- träumt von Unglück und Tod

Modalitäten

Verbesserung:

- durch Getragenwerden

- durch Zusammenkrümmen

- durch Herumgehen

Verschlimmerung:

- Kälte, kalte Luft, Wind

- Wärme, Bettwärme

- warmes Zimmer

- warme Getränke und warme Anwendungen

- während der Zahnung

- Beschwerden verschlimmern sich nachts von 21:00 Uhr bis 22:00 Uhr oder morgens um 9:00 Uhr

Beschwerden infolge von:

- heftigen Zornausbrüchen oder Ärger

- geistigen Anstrengungen

- Kaffee

Vorlieben/Abneigungen

Vorlieben:

- Verlangen nach kaltem Wasser (auch bei Zahnschmerz)

- Verlangen nach Limonade

- Verlangen nach kalten Speisen

Abneigung:

- gegen Wind (macht Angst)

- gegen Kaffee

- gegen Berührung

- dagegen, angesprochen zu werden

- gegen Gesellschaft

Unverträglichkeit:

- Kaffee

- warme Getränke

- Lärm und Hitze

Art der Ausscheidungen

Harn:

- Angst während des Harnens

- Brennen im Blasenhals und Beissen in der Harnröhre

- Urin geht manchmal in einem matten Strahl ab

Stuhl:

- Durchfall - bald grün und wässrig, bald nur weiss-schleimig - oft nachts - mit heftigen Leibschmerzen, so dass man sich zusammenkrümmen muss

Regel:

- schneidende Schmerzen im Unterleib und Ziehen in den Oberschenkeln vor Eintritt der Regel

- vor Eintritt der Regel, häufiger Harndrang

- starke Blutung

- ist vor Eintritt der Regel äusserst gereizt

Art der Schmerzen

- reissend, ziehend

- Chamomilla-Schmerzen werden durch Wärme verschlimmert, jedoch andererseits durch Kälte auch nicht gebessert

Die von Kamille erregten Schmerzen haben die Eigenart, dass sie in der Nacht am wütendsten sind und dann oft bis zur Verzweiflung treiben - oft mit einem heftigen Durst, Hitze und Röte der einen Wange und auch heissem Kopfschweiss, selbst in den Haaren.

Körperregionen

Kopf, Zähne, Brust, Bauch, Rücken, Extremitäten

Bezug auf Organe

Augen, Haut, Respirationsorgane, Magen, Darm, Leber, weibliche Genitalien

Leitsymptome

- Folgekrankheiten nach Scharlachfieber
- Überempfindlichkeit der Sinnesorgane, insbesondere durch den Genuss von Kaffee oder auch Folgen von Narkotika
- Beschwerden, welche nach Ärger und Zorn auftreten
- wässriger, grünlicher (auch gehackter) Durchfall, welcher nach faulen Eiern riecht - beim Zahnen der Kinder
- Unruhe und Krämpfe beim Zahnen der Kinder - das Kind krümmt sich zusammen und zieht die Beine an den Unterleib heran
- Schreien der Kinder ohne sichtbare Ursache, welches nur nachlässt, wenn man sie auf den Arm nimmt
- trockener Husten
- Scharrhusten der Kinder im Winter - mit Kitzeln im Halsgrübchen, am schlimmsten nachts
- trockener Husten, schlimmer Nachts, besonders im Schlaf; erwacht jedoch nicht während des Hustens
- chronischer Husten, schlimmer im Winter oder bei kalter Witterung
- Kopfschmerzen, die nach plötzlicher Unterdrückung des Schweisses auftreten

- warmer Kopfschweiss, der die Haare durchnässt

- nach dem Essen oder Trinken schwitzt das Gesicht

- Zahnschmerzen durch Zugluft, welche nach dem Ohr zu ziehen

- krampfhafter Druck auf dem Ohr, mit dem Gefühl, als seien die Zähne zu lang und würden wackeln

- Anfälle von drückendem Ohrenschmerz, reissender Schmerz, welcher zum Schreien zwingt

- die Ohren sind besonders empfindlich gegen kalte Luft

- Heiserkeit nach einer Erkältung

- Entzündung des Halses mit dem Gefühl, als stecke etwas darin, was weggeräuspert werden muss

- Hitze im Schlund und Durst

- Brustkrampf mit Erstickungsanfällen nach Ärger

- Magenkrampf mit Drücken, wie von einem Stein, was durch Kaffeetrinken gemindert wird und besonders nach Ärger entsteht

- wehenartige Schmerzen vor - oder bei der Regel

- Blutsturz mit Abgang von dunklem und übel riechendem Blut in Klumpen

- Fieber mit Röte der einen Wange und Blässe der anderen

- eine Wange ist rot und heiss, die andere blass und kalt

- Benommenheit bei Schmerzen

- Magenschmerzen bei Kaffeetrinkern - zusammenziehender Schmerz, als läge ein Stein im Magen

- der Bauch ist wie eine Trommel aufgetrieben - Winde gehen in kleinen Mengen ab, jedoch ohne Linderung

- Grüne, wässrige und wund machende Stühle - wie Rührei

- heisse Stühle, die wie faule Eier riechen

- Menstruationskolik - auch nach Ärger

- Wehen drücken aufwärts oder beginnen im Rücken und verlieren sich nach der inneren Seite der Oberschenkel zu

- Rigidität des Muttermundes, unerträgliche Schmerzen

- unerträgliche Nachwehen

- Kinder bekommen Krämpfe infolge von Zornanfällen der Mutter

- der Körper ist frostig und kalt - Gesicht und Atem jedoch heiss

- rascher Wechsel von Hitze und Frost (auch Arsenicum)

- die Haut ist feucht und brennend heiss (auch Belladonna)

Besonderheiten

- freudlose Stumpfsinnigkeit und verminderte Auffassungsgabe, so dass man nichts richtig verstehen und begreifen kann

- zerstreuter und unaufmerksamer Geist - man lässt beim Schreiben und Reden gleich ganze Worte aus oder verspricht sich leicht

- leeres oder saures Aufstossen - wobei sonderbar ist, das durch das Aufstossen die vorhandenen Schmerzen verstärkt werden

- die Chamomilla-Patientin ist rasend, zur Verzweiflung getrieben - jedoch macht sie sich nichts daraus, ob sie stirbt oder nicht - sie möchte lieber sterben als so leiden zu müssen

- Gefühl, als ob Feuer oder Hitze aus den Augen käme

- Ohrenschmerzen werden durch Musik erregt

- gerunzelte Haut auf der Nase

- durch Ärger wird eine Trigeminusneuralgie ausgelöst

- Husten bei Wind

- Husten nach Aufregung

- Durst vor - und während des Stuhlganges

- Leberentzündung nach Ärger oder Zorn

- Bauchschmerzen nach Kaffee

- Schmerzen in der Gebärmutter nach Zorn

- Schüttelfrost nach Zorn oder Ärger

- Frost nach Kaffee

- Schmerzen nach Kaffee

- heftige rheumatische Schmerzen treiben aus dem Bett und zwingen zum Umhergehen - dabei brennende Fusssohlen, nachts

- glaubt, nachts Stimmen zu hören

- glaubt, ein Fremder sei im Bett

Differenzialdiagnose - Chamomilla und Belladonna

- Chamomilla wirkt oft links, hat helles Haar und schlaffe Haut und Muskeln - Belladonna wirkt oft rechts, hat dunkles Haar und straffe Haut und Muskeln.

- Chamomilla hat Neigung zur Bewegung - Belladonna scheut sich davor.

- Chamomilla hat sehr selten Paralyse - Belladonna oft.

- Chamomilla hat einen beschleunigten und gespannten, aber kleinen Puls - Belladonna hat einen schnellen, gespannten, vollen und harten Puls.

- Chamomilla hat Schweiss meist nur am Kopf - Belladonna hat Schweiss überall, mit Ausnahme des Kopfes.

- Chamomilla hat einen vermehrten Schweiss bei und nach dem Aufstehen aus dem Bett - Belladonna einen verminderten.

- Chamomilla hat einen konstanten Durst - Belladonna einen nicht konstanten (am seltensten im Frost).

- Chamomilla hat ein empfindliches Gemüt - Belladonna ein unempfindliches.

- Chamomilla ist ernst, traurig und selten misstrauisch - Belladonna hat wechselnde Stimmungen, ist fröhlich oder traurig und kann boshaft sein.

- Chamomilla ist stumpfsinnig und hat selten Delirien - Belladonna ist geistig aufgeregt oder stumpfsinnig - hat Einbildungen und Wahnsinn.

- Chamomilla hat verengte Pupillen (erst eng, dann weit) - Belladonna hat erweiterte Pupillen (erst weit, dann eng).

- Chamomilla hat vorherrschend Beschwerden an der Unterlippe - Belladonna an der Oberlippe.

- Chamomilla hat Appetit auf Saures und Übelkeit im Magen - Belladonna Abneigung gegen Saures und Übelkeit im Hals oder Unterleib, seltener im Magen.

- Chamomilla hat heisse und stinkende flatus - Belladonna geruchlose.

- Chamomilla atmet laut, die Stimme ist heiser oder tief - Belladonna atmet leise, die Stimme ist heiser oder erhöht.

- Chamomilla hat vorherrschend Beschwerden an der Wade - Belladonna am Schienbein.

- Chamomilla verschlimmert sich abends und nachts, besonders vor Mitternacht - Belladonna verbessert sich nach Mitternacht und vormittags.

- Chamomilla verbessert oder verschlimmert sich beim Kalt- oder Warmwerden - Belladonna verschlimmert sich durch Kaltwerden und verbessert sich durch Warmwerden.

- Chamomilla verbessert oder verschlimmert sich durch Entblössung oder Einhüllen - Belladonna verschlimmert sich durch Entblössung und verbessert sich durch Einhüllen.

- Chamomilla verbessert sich nach dem Schwitzen - Belladonna verschlimmert oder verbessert sich nach dem Schwitzen.

- Chamomilla verschlimmert sich in der Rückenlage und bessert sich in der Seitenlage - Belladonna verbessert oder verschlimmert sich in der Rückenlage oder Seitenlage.

- Chamomilla verschlimmert oder verbessert sich nach dem Aufstehen aus dem Bett - Belladonna verbessert sich fast stets nach dem Aufstehen aus dem Bett.

- Chamomilla verbessert oder verschlimmert sich durch Kaffeetrinken - Belladonna verschlimmert sich durch Kaffeetrinken.

- Chamomilla verschlimmert sich beim Schlucken der Speisen - Belladonna verschlimmert sich besonders beim Schlucken von Getränken.

- Chamomilla verschlimmert oder verbessert sich durch Druck - Belladonna verbessert sich meist durch Druck.

- Chamomilla verschlimmert sich durch Aufstossen - Belladonna verbessert sich öfter durch Aufstossen, als dass es sich dadurch verschlimmert.

- Chamomilla verschlimmert oder verbessert sich bei Bewegung des kranken Teiles - Belladonna verschlimmert sich bei Bewegung des kranken Teiles.

- Chamomilla verbessert sich fast stets beim Biegen des kranken Teiles - Belladonna verbessert oder verschlimmert sich beim Biegen des kranken Teiles.

- Chamomilla beseitigt Nachteile von Coffea, Colocynthis, Ignatia, Nux vomica, Pulsatilla, Valeriana - Belladonna von Tiergiften, China, Jod, Mercurius oder Plumbum.

- Durch Wärme, in der Ruhe, im Stehen, nach dem Niederlegen, im Liegen, im Bett und durch Bettwärme, beim Bücken sowie beim Ausstrecken des kranken Gliedes und durch Aufstossen verschlimmert sich Chamomilla und verbessert sich Belladonna.

- Durch Kälte, Bewegung, beim Gehen, beim Heranziehen des kranken Gliedes, durch Trinken von kaltem Wasser und nach dem

Stuhlgang verbessert sich Chamomilla und verschlimmert sich Belladonna.

Differentialdiagnose - Chamomilla und Pulsatilla

- Chamomilla hat Frost und andere Beschwerden vorherrschend links - Pulsatilla rechts.

- Chamomilla scheut sich vor freier Luft und hat Neigung zur Bewegung - Pulsatilla hat Neigung zu frischer Luft und Abneigung gegen Bewegung.

- Bei Chamomilla vermindert sich der Frost in der warmen Stube - bei Pulsatilla vermehrt sich der Frost in der warmen Stube.

- Chamomilla hat einen schnellen, kleinen, aber gespannten und oft sehr ungleichmässigen Puls - Pulsatilla hat einen schnellen, kleinen und schwachen, bisweilen aussetzenden oder unfühlbaren Puls.

- Chamomilla hat einen konstanten Durst - Pulsatilla ist vorherrschend durstlos.

- Chamomilla-Frost vermehrt sich im Freien - Pulsatilla-Frost vermindert sich im Freien.

- Chamomilla hat Schweiss bei oder nach dem Aufstehen aus dem Bett - Pulsatilla-Schweiss lässt bei und nach dem Aufstehen aus dem Bett nach.

- Chamomilla hat einen fixen, akuten Rheumatismus ohne Schwellung - Pulsatilla hat einen wandernden, akuten Gelenksrheumatismus mit Schwellung.

- Chamomilla hat Schmerzen besonders nachts im Schweiss, besser nach dem Schweiss - Pulsatilla hat Schmerzen nachts, entweder ausschliesslich im Schweiss oder bei und nach dem Schwitzen.

- Chamomilla hat eine Empfindlichkeit innerer Teile - Pulsatilla am häufigsten Empfindlichkeit äusserer Teile.

- Chamomilla hat eine zänkische Ärgerlichkeit - Pulsatilla eine weinerliche Stimmung, stille Traurigkeit, sanftes Gemüt, wechselnde Stimmungen, Habsucht, Misstrauen, Dreistigkeit, Verliebtheit, Einbildungen.

- Chamomilla hat Nachteile durch Zorn oder Ärger - Pulsatilla hat Nachteile durch Freude, Gram oder Ärger mit stillem Verdruss.

- Chamomilla-Kinder fühlen sich beim Herumtragen erleichtert - Pulsatilla-Kinder wollen auch herumgetragen sein, aber langsam.

- Chamomilla hat Beschwerden der inneren Nase und in den Handtellern - Pulsatilla hat Beschwerden der äusseren, wie auch der inneren Nase sowie Beschwerden am Handrücken.

- Chamomilla hat einen feinen Geruch - Pulsatilla einen schwachen oder verlorenen.

- Chamomilla ist vorherrschend appetitlos - Pulsatilla hat Hunger.

- Chamomilla hat Übelkeit im Magen - Pulsatilla im Hals, Magen oder Unterleib.

- Chamomilla hat einen gelben Harnsatz - Pulsatilla einen rötlichen.

- Chamomilla hat die Regel zu früh und zu stark - Pulsatilla hat sie zu spät und meist zu schwach.

- Chamomilla hat verminderte Muttermilch - Pulsatilla vermehrte.

- Chamomilla hat Hustenauswurf bei Tage - Pulsatilla morgens und bei Tage.

- Chamomilla verschlimmert sich abends und nachts, besonders vor Mitternacht, nach Sonnenaufgang sowie bei trocken-kaltem Wetter - Pulsatilla von Mittag bis Mitternacht, nach Sonnenuntergang sowie bei nasskaltem Wetter.

- Manche Chamomilla-Beschwerden bessern sich bei leerem Magen - manche Pulsatilla-Beschwerden bessern sich nach dem Essen.

- Chamomilla beseitigt Nachteile von Coffea, Colocynthis, Ignatia, Nux vomica - Pulsatilla beseitigt Nachteile von Kupferdämpfen, Mercurius, Sulphur oder China-Missbrauch.

- Bei trockenem Wetter, beim Gehen im Freien, durch nass-kalte Umschläge, durch Weinen und durch Heben des kranken Gliedes verschlimmert sich Chamomilla und verbessert sich Pulsatilla.

- Bei nassem Wetter, in der warmen Stube, von warmen Umschlägen, durch Lageveränderungen, vom Zurückbiegen des Kopfes, durch Hängenlassen des kranken Gliedes und nach dem Schweiss verbessert sich Chamomilla und verschlimmert sich Pulsatilla.

- Nur sehr selten findet sich bei Chamomilla das der Pulsatilla eigene Taubheitsgefühl in den leidenden Teilen.

Fieber

- Schauder an einzelnen Teilen des Körpers - mit und ohne äussere Kälte

- Schauder entsteht besonders dann, wenn man sich aufdeckt, oder an kalter Luft - dabei oft Brecherlichkeit, Unruhe und Umherwerfen

- Schauder und Kälte des Körpers und dabei brennende Gesichtshitze oder auch innere, trockene Hitze dabei

- manchmal tritt der Frost nur am vorderen oder hinteren Teil des Körpers auf

- bei Fieberhitze und Wangenröte, Durst mit Trockenheit der Zunge

- Fieber, welches nach heftigen Zornausbrüchen oder Ärger auftritt

- beim Fieber Röte der einen Wange und Blässe der anderen

Schweiss

- nachts, teilweise überall am Körper und teilweise nur an einzelnen Teilen (z.B. im Gesicht, am Hals und an den Händen - oder auch nur am Kopf)

Notfallsituationen

- Asthma - nach Zorn, Ärger oder Verdruss

- Abort durch Zorn

- Nierenkolik beim Wasserlassen

- hitzige Entzündung der Ohren mit schrecklichen Schmerzattacken - Kind schreit fürchterlich, ist überaus empfindlich, wütend und stampft

- kolikartige Bauchkrämpfe - schmerzhaft aufgetriebener Bauch

- Dysmenorrhöe - mit Wutanfällen vor Schmerzen - verliert dabei die Selbstbeherrschung - bei rotem Gesicht

- krampfende Bewegungen, klonische Krämpfe

- Anfälle mit Hinfallen, Zurückziehen der Daumen, Schaum vor dem Mund - bei vorausgehender Kolik oder nachfolgendem lethargischen Zustand

- Krämpfe nach Wut und Zorn

- Entbindung mit hysterischen Schmerzen - Schmerzen strahlen vom Rücken in die Innenseite der Oberschenkel

Geschichte zu Chamomilla

Die liebenswürdige Camilla

Samuel hat eine Einladung bekommen. Normalerweise freut er sich ja immer über Einladungen - aber diesmal versucht er sich mit Händen und Füssen dagegen zu wehren. Kannst du dir denken, wer ihn eingeladen hat?

Richtig! Bella Donna aus Italien.

Schweren Herzens denkt Samuel:

>*"Also auf nach Italien! Weiss der Himmel, was mich diesmal wieder erwartet."*

Bello, Bella Donnas Sohn, ist inzwischen 18 Jahre alt - und hat eine Freundin, die liebreizende Camilla! Du erinnerst dich doch noch an Bello, oder?

Genau ... der Bissige ;-) - und Bella Donna ... die Freundliche ;-)

Samuel machte sich also auf die Reise nach Italien. Nach einer überschwänglichen Begrüssung wird ihm sogleich der neue Zuwachs des Hauses vorgestellt, Bellos Freundin, die gerade einmal 16-jährige Camilla. Als Samuel sie freundlich begrüsst, antwortet sie ihm schnippisch:

>*"Ach, der Herr Doktor der Familie - guten Tag auch Herr Doktor!"*

Darauf dreht sie sich sofort um - und geht. Samuel schaut ziemlich verdattert und denkt sich:

>*"Na gut, wer weiss, was sie hat ... vielleicht bekommt sie bald ihre Regel. Manche Frauen sind da ja so ;-)"*

Doch das ist es nicht, wie er kurz darauf von Bella Donna erfährt. Leise flüstert sie ihm zu:

>*"Du musst wissen, Samuel, sie bekommt ein Baby. Deswegen haben wir Dich auch eingeladen, denn schon morgen ist die Hochzeit! Keine grosse Feier, nur die engste Familie."*

Am nächsten Tag versammelt sich also die engste Familie und Samuel wundert sich über die wenigen Gäste aus Camillas Familie. Gerade mal ihre Mutter findet sich unter den Hochzeitsgästen - sonst niemand! Und auch die Mutter verhält sich so eigenartig. Als Camilla auf sie zuläuft, hält sie plötzlich ihren Rock ganz fest —— und dabei denkt sie sich:

"Klammer dich jetzt bloss nicht wieder an meinen Rockzipfel, Mädchen ... du bist erwachsen und selbst bald Mutter! Lange genug hast du mir meine Röcke krumm und schief gezogen!"

Doch genau das hat Camilla vor. Sie will bei ihrer Mutter Schutz suchen, denn sie fühlt sich so schrecklich verletzlich und braucht doch gerade jetzt den Schutz ihrer Mutter.

Doch dieser wird ihr heute gnadenlos verweigert. Darüber ärgert sich Camilla masslos! Und so zieht sie während der gesamten Hochzeitsfeier ein fürchterlich griesgrämiges Gesicht.

Ja ja ... der schönste Tag des Lebens!

Doch auch dieser geht einmal vorbei und am nächsten Morgen versammelt sich die Familie zum gemeinsamen Frühstück. Es ist 9:00 Uhr, als Camilla plötzlich ein sehr leidendes und krankes Aussehen bekommt. Samuel fragt sie:

"Fehlt dir etwas? Du bist so blass!"

Bello ahnt fürchterliches, denn er kennt Camilla schliesslich am besten von allen - und sogleich geht es auch los, denn unsere liebe Camilla ist wirklich krank. Ausgelöst wurde diese Krankheit durch den gestrigen Ärger und den Zorn auf ihre Mutter. Sie blafft Samuel an:

"Natürlich fehlt mir was, Herr Doktor!"

Bello hat seiner Liebsten inzwischen einen Kaffee gebracht, da sie diesen sonst immer sehr gerne mochte. Doch Camilla blafft nun auch ihn an:

"Was soll ich damit? Kaffee kann ich jetzt gar nicht vertragen - weg damit!"

Bello antwortet vorsichtig:

"Ich dachte ja nur, weil Du ihn sonst immer so gerne magst!"

Darauf erwidert Camilla:

"Bring mir ein Glas kaltes Wasser - das ist alles, was ich jetzt möchte!"

Sie wendet sich zu Bella Donna um, zeigt auf einen Stein im Regal und sagt:

"Gib mir doch diesen Stein dort."

Bella Donna holt den Stein und als sie ihn Camilla reichen will, stösst diese ihn sofort wieder weg. Das gleiche tut sie dann noch mit einem Kissen, einer Decke und ihrer kleinen Spieluhr (welche übrigens beim Wegschmeissen kaputt ging). Immer wieder begehrt sie andere Dinge, um sie gleich danach wieder von sich zu stossen.

Samuel beobachtet dieses Schauspiel schon eine ganze Weile und wendet sich dann erneut an Camilla:

"Deine eine Wange ist ganz rot, die andere blass - hast du vielleicht Zahnschmerzen und deshalb so schlechte Laune?"

Darauf erwidert Camilla boshaft:

"Ah der Herr Doktor, ganz ein schlauer - Nobelpreis verdächtig! Natürlich habe ich Zahnschmerzen das sieht doch wohl ein Blinder. Herzlichen Glückwunsch zur - ach so schnellen - Diagnose ... Herr Doktor!"

Samuel hat nun wirklich keine Lust mehr, Camilla weiterhin zu ertragen. Doch bevor er geht, gibt er ihr noch drei Globuli des Arzneimittels Chamomilla. Dann verabschiedet er sich ausgesprochen schnell - schliesslich hat er noch wichtige Termine ;-) und macht sich erleichtert auf den Heimweg - Italien wäre also wieder einmal geschafft!

Nur, um der Familie zu beweisen, dass der "hochverehrte Herr Doktor" keinen blassen Schimmer hat, nimmt Camilla die Globuli und denkt dabei abschätzig:

"Ts ... Herr Doktor!"

Kurz danach sieht aber die Welt schon ganz anders aus, denn ...

Bryonia alba

Die weisse Zaunrübe (mehrjähriges Kürbisgewächs) wächst in ganz Europa in Gebüschen und an Rändern von Weinbergen - sie klettert an Hecken und Zäunen oder Mauern bis zu 2 m empor und hat eine rübenartige Wurzel. Von Juni bis Juli hat sie weisse, kürbisähnliche Blüten, woraus im Herbst schwarze Beeren reifen.

Der Name Bryonia leitet sich aus dem griechischen "bryo" = spriessen her.

Arzneibeziehungen und Hinweise

Antidote:

-   Camphora, Kaffee
-   nach Rückert: Rhus tox. und Camphora

Wirkungsdauer:

-   nach Rückert: einige Wochen

Hinweise:

-   man gibt sie am besten in den Morgenstunden

Bryonia wird auch als Gelenkmittel bezeichnet.

Wichtige Themen dieses Arzneimittels:

Trockenheit, Zurückgezogenheit, Ärger, Steifheit, Stechen, Sicherheit, Ruhebedürfnis

Welche Symptome macht es?

-   Zerschlagenheitsgefühl in allen Gliedern - muss dabei im Liegen die Gliedmassen immer woanders hinlegen

-   beständiges, nicht schmerzhaftes Hin- und Herziehen in dem leidenden Teil

-   drückend, ziehender Schmerz in der Knochenhaut aller Knochen

-   gewaltiges Ziehen durch alle Glieder

-   Stiche in den Gelenken - beim Bewegen und beim Betasten

-   Abends, nach dem Niederlegen, brennend juckende Stiche an verschiedenen Teilen

-   Frieselausschlag an mehreren Stellen - wird abends rot, juckt und brennt - vergeht aber im Bett

-   heftig juckende und brennende Bläschen an vielen Teilen des Körpers

-   rote, kleine Flecke in der Haut (Arme und Beine) - teilweise ohne jegliche Empfindung und durch Druck darauf nicht verschwindend, teilweise brennend und bei Druck verschwindend

-   beissender Schmerz in Geschwüren

-   Kältegefühl oder stechendes Pochen in Geschwüren

-   Schwächegefühl, grosse Mattigkeit - Arme hängen herab - kann sich beim Gehen kaum fortschleppen

-   das Mattigkeitsgefühl ist besonders früh am stärksten - steht morgens unerholt auf und schon bei der mindesten Anstrengung schwinden die Kräfte gleich

-   Schwindel, als wenn sich alles drehen würde - Gefühl, als ob man rückwärts taumelt, beim Stehen

-   ein drehendes Gefühl, beim Aufsetzen im Bett

-   Schwäche des Geistes - die Gedanken vergehen

- kann sich nicht erinnern - Gedächtnismangel

- grosse Schwere und Düsterkeit des Kopfes, besonders früh - beim Erwachen

- Druckschmerz - meist in der Stirn oder auf einer Seite des Kopfes - besonders beim Bücken, mit dem Gefühl, als wollte alles zur Stirn herausfallen

- Gefühl, als würde der Kopf von beiden Seiten her zusammenge-presst oder als wenn etwas den Schädel auseinanderpressen würde

- der Druck im Kopf nimmt manchmal nur eine Seite ein

- selten treten Stiche im Kopf auf, dann besonders in der Schläfe oder aber von der Stirn bis zum Hinterkopf

- Klopfen und Pochen an mehreren Stellen des Kopfes, was manch-mal auch auf die Augen übergeht, so dass man nicht gut sehen kann

- äusserlich Schmerzen am Kopf, als zöge jemand an den Haaren

- mal Brennen, mal beissendes Fressen äusserlich am Kopf

- Spannen im Gesicht, bei Bewegung der Augen und Gesichtsmus-keln

- oft stark geschwollenes Gesicht (besonders am oberen Teil) mit Ge-schwulst der Augenlider

- Druck unter dem Wangenbein, der durch äusseren Druck vergeht

- die Augenlider sind morgens oft entzündet, geschwollen und wie mit Eiter zugeklebt

- rote und geschwollene Bindehaut - Drücken oder Brennen und Beissen in den Augen, welche dabei tränen, auch ein Jucken an den Augenlidern, so dass man reiben muss

- mal Brennen, mal Klingen (wie von Glocken) in den Ohren - mal auch das Gefühl, als sei das Ohr zugestopft

- Stiche in den Ohren

- äusserlicher Druck an den Ohren

- Schmerz, mit dem Gefühl, als brenne es zu den Ohren heraus

- häufig Nasenbluten, selbst früh im Schlaf, so dass man davon aufwacht

- geschwürige Nasenlöcher

- Ausschläge an den Lippen, welche brennend oder beissend schmerzen

- Gefühl, als wären die Zähne zu lang

- beim Befühlen und Beissen bemerkt man ein Wackeln der Zähne

- bei und nach dem Essen, oder auch abends, im Bett - ziehender oder zuckender Zahnschmerz - auch reissend-stechender, welcher durch Warmes verschlimmert wird

- Gefühl, als würde der Zahn eingeschraubt und dann herausgeschoben, nachts

- Zahnschmerzen durch eindringende kalte Luft

- Wundheitsschmerz in den Zähnen und dem Zahnfleisch

- Stiche im Hals beim Schlucken, beim Daraufführen und beim Drehen des Kopfes

- Drücken oder Schwellungsgefühl im Hals, so dass man nicht gut schlucken kann

- hinten im Hals, oben am Gaumen und im inneren Mund stets eine grosse Trockenheit (als Wechselwirkungen dazu kann man häufig einen starken Zusammenfluss von Speichel, der seifenartig schäumt bemerken)

- grosser Durst bei Tag und Nacht

- teilweise fader Geschmack und teilweise bitterer oder auch fauliger Geschmack - mit ähnlichem Geruch aus dem Mund

- meist geringer Appetit, aber es findet sich auch häufig ein Heisshunger bis in die Nacht hinein - wenn man jedoch zu essen anfängt, so ist der Appetit gleich wieder weg

- Aufstossen nach dem Essen - teilweise mit dem Geschmack des Gegessenen, teilweise nur Luft - dabei oft Zusammenlaufen bitterlichen oder säuerlichen Wassers im Mund

- nach dem Aufstossen häufig Schluckauf

- früh und abends Übelkeit und Brecherlichkeit - dabei häufig Wasser- und Schleimwürgen

- Erbrechen der Speisen oder Erbrechen von Schleim oder bitterer und fauliger Flüssigkeit

- Drücken, besonders nach dem Essen und beim Gehen, im Magen und in der Herzgrube, manchmal auch in der Gegend des Nabels - zuletzt erstreckt es sich bis auf die Blase

- zusammenziehender Magenschmerz nach dem Essen - danach Schneiden in der Herzgrube und zuletzt Erbrechen der genossenen Speisen

- Schwellungsgefühl in der Herzgrube oder wirkliche, harte Geschwulst um den Nabel herum

- plötzlich auftretende Bauch-Wassersucht, die den Atem hemmt

- Schmerzen in beiden Seiten des Unterleibes - wie Milzstechen

- Stechen im Unterleib, nach vorgängigem Reissen und Ziehen darin - bei Bewegung

- schneidende Stiche aus dem Unterleib bis in den Magen

- spannender oder brennender Schmerz in der Lebergegend

- kneifender und schneidender Schmerz in der Herzgrube und dem Unterleib - mal ohne Stuhl und mal mit Durchfall

- Blähungen erregen kolikartige Schmerzen und es entsteht ein lautes Knurren im Bauch - dabei aber Verstopfung mit Aufgetriebenheit des Unterleibes

- häufiges und heftiges Niesen kündigt einen starken Schnupfen an - dabei stechende Kopfschmerzen beim Bücken, Heiserkeit und unreiner Ton der Stimme

- Husten ist meist trocken und entsteht nach einem Kitzel in der Herzgrube oder im Hals

- beim Husten Wasserauslaufen aus dem Mund oder Erbrechen der Speisen

- Gefühl, als sei Schleim oder Dampf in der Luftröhre, was einen Reiz zum Husten veranlasst

- zäher Schleim, der sich nur nach vielem Husten löst - manchmal auch geronnene Stückchen Blut

- beim Husten fährt es jedes Mal in den Kopf - wie ein Druck oder Stich

- häufig Stiche im Hals und in der Brust oder ein Schmerz in der Herzgrube

- vor dem Husten manchmal ein Schnappen nach Luft, als könne man nicht atmen - besonders nach Mitternacht

- verkürzte Atmung durch beklemmenden Druck in der Herzgrube und durch Hitzegefühl darin

- Bedürfnis, tief zu atmen, hat dabei aber dann einen Schmerz, als könne sich die Brust nicht ausdehnen

- oft ist das Atmen fast unmöglich wegen Stichen in der Brust

- drückender Schmerz auf der Brust - teils in der Herzgrube, teils über die ganze Brust oder auf dem Brustbein, wobei der Atem beengt wird

- häufig ein stechender Schmerz beim Einatmen und Umdrehen - mal in den Seiten der Brust und mal durch die Brust hindurch bis zu den Schulterblättern, dabei entsteht auch äusserlich ein Schmerz bei Berührung und beim Anheben des Armes

- selten tritt ein Schmerz am Schwertknorpel auf - wie mit Blut unterlaufen

- zusammengreifender Schmerz in der Brust, neben dem Brustbein

- klemmender Schmerz dicht über der Herzgrube, beim Gebücktsitzen und beim Liegen auf der Seite

- stechender oder stechend-zuckender Schmerz, beim Sitzen, im Rücken und Kreuz

- Drücken zwischen den Schulterblättern und in der Brust, im Sitzen

- Brennen im Rücken und zwischen den Schulterblättern

- Zusammenziehen quer über den Rücken

- Ziehen den Rücken herab, beim Sitzen, und Zerschlagenheitsschmerz im Kreuz

- Reissen im Rücken, kann sich nicht Biegen und Bücken - mehr im Stehen als im Sitzen, jedoch nicht im Liegen

- wunder Schmerz des Uterus bei Bewegung

- verschiedene schmerzhafte Erscheinungen an den Extremitäten

- stechende Schmerzen über die Achsel herüber und im Oberarm, beim Heben

- stechende Schmerzen in der Ellbogenspitze

- feines Stechen in der Handwurzel, wenn die Hand warm wird und in der Ruhe

- Schmerzen in den Gelenken der Hände und in den Fingern, beim Schreiben

- erschreckendes Stechen im Trochanter bei einem Fehltritt

- Stiche in den Oberschenkeln

- stumpfe Stiche, wie Hacken, nachts in der Ferse

- Stechen in den Fusssohlen, beim Auftreten und in den Zehballen, beim Sitzen

- brennend stechende Schmerzen in den Hühneraugen, schon bei leichter Berührung

- Ziehen in den Armröhren, bis in die Fingerspitzen

- Ziehen in den Oberschenkeln und auch in der Wade

- selten tritt ein Druckschmerz auf dem Oberarmknochen auf, abends

- selten Druckschmerz am Rand des Unterfusses und an den Hühneraugen - am schlimmsten beim Auftreten

- Reissen im Inneren der Arme herab - bis an das Handgelenk und in die hintersten Fingergelenke

- Reissen und Brennen im Knie

- reissend, zuckender Schmerz im Schienbein

- stichartiges Reissen von den Füssen bis in die Kniekehlen - bei Bewegung

- Reissen im Fussrücken

- Verrenkungsschmerz beim Anheben des Armes

- Verrenkungsschmerz im Handgelenk, bei jeder Bewegung

- Verrenkungsschmerz in den Füssen

- Zerschlagenheitsschmerz im Kreuz und in den Oberschenkeln - man fühlt dort eine grosse Mattigkeit, besonders beim Treppensteigen, die Knie wanken und knicken ein, die Unterschenkel wollen den Körper nicht tragen

- krampfartiger Schmerz im Kreuz, beim Sitzen und Liegen, nachts

- krampfartiger Schmerz im Knie, in der Wade, in den Fussrücken und Fusssohlen, nachts

- Schwellung der Gliedmassen - an den Oberarmen, um die Ellbogengelenke, an den Unterschenkeln und oft heisse Geschwulst der Füsse (blasse, gespannte und heisse Geschwulst)

Rechts/Links

- rechts (aber bei Kopfschmerzen oft links)

Persönlichkeit

Bryonia ist oft vollblütig, hat eine kräftige Muskelfaser und oft dunkle Haare. Besonders bei Ärger kann sie leicht ein rotes und aufgedunsenes Gesicht bekommen. Bryonia schwört auf alte Traditionen und ist sehr konservativ. Demzufolge ist sie Neuem gegenüber sehr kritisch und oft ablehnend.

Sie steht mit beiden Beinen auf dem Boden, ist rechtschaffen und hartnäckig und sehr stur. Am liebsten ist sie alleine und möchte von anderen nicht belästigt werden - sie isoliert sich von der Gesellschaft. Bryonia mag es überhaupt nicht, wenn man in ihrem Lebensbereich eindringt. Materielle Sicherheit ist äusserst wichtig, deshalb ist Bryonia auch ständig geschäftlich aktiv.

Gerne sammelt sie auch verschiedene Wertgegenstände. Bryonia steckt ihre Ziele sehr hoch, so dass daraus auch Geiz und Neid entstehen kann. Wie bei fast allem bei Bryonia, ist sie auch gefühlsmässig eher trocken, reserviert und zurückhaltend. Sie kann cholerisch und aufbrausend reagieren, wenn ihr irgendetwas nicht in den Kram passt. Ganz besonders von Krankheiten fühlt sich Bryonia bedroht, da dies ihre finanzielle Sicherheit beeinträchtigen könnte.

Gemüt

- nach einer kleinen Gemütserregung ein stechendes Brennen über den ganzen Körper

- grosse Ängstlichkeit mit Bedenklichkeit und Befürchtungen

- Beängstigung im ganzen Körper, die nirgends Ruhe finden lässt

- geneigt zu Ärgerlichkeit und Zorn

- Niedergeschlagenheit mit Hang zum Weinen

- Übergeschäftigkeit - nimmt sich zu viel vor und arbeitet zu viel

- grosse Angst vor Armut

- ist stur, verschlossen und misstrauisch

- schwört auf Altbewährtes

- Verlangen, nach Hause zu gehen

- möchte nicht umsorgt werden und reagiert abweisend

- will in Ruhe gelassen werden und nicht angesprochen werden - gibt keine Antwort - brummt vielleicht

- schon Nichtigkeiten führen zu Wutattacken - bekommt danach Kopfschmerzen, Schwindel oder Magenbeschwerden

- Angst vor der Zukunft, ist unsicher

- Angst um die finanzielle Absicherung

- Angst vor Armut und Bankrott

- Angst, nicht genug zum Leben zu haben und zu verhungern (hortet grosse Vorräte)

Schlaf

- starke Neigung zum Gähnen

- grosse Schläfrigkeit am Tage - möchte stets schlafen

- kann Abends im Bett nicht einschlafen wegen grosser Unruhe, Beängstigung und ängstlicher Hitzeempfindung - verträgt dabei jedoch das Aufdecken nicht

- eine Fülle herbeiströmender Gedanken verhindert das Einschlafen - bis 3:00 Uhr oder 4:00 Uhr

- sehr viele lebhafte Träume - von Geschäften oder auch ängstliche und ärgerliche Träume

- delirierendes Fantasieren

- Schlafwandeln - verlässt das Bett und geht zur Tür

- Wimmern im Schlaf

- schreckhaftes Auffahren beim Einschlafen

- unwillkürlicher Stuhlgang, nachts
- früheres Erwachen als in gesunden Tagen

Modalitäten

Verbesserung:

- in der Ruhe
- Besserung des Befindens bei trüber Luft
- durch festen Druck mit der Hand
- Liegen auf der schmerzhaften Seite
- frische Luft
- kühle Umschläge
- kaltes Wasser
- durch Schwitzen

Verschlimmerung:

- bei geringster Bewegung
- morgens
- bei Beginn der Bewegung
- in warmen Räumen
- abends und nachts bei Bewegung
- beim Erwachen aus dem Schlaf
- Erschütterung
- Hitze, Sonne - Überhitzung
- Wetterwechsel von kalt zu warm
- trockener Ostwind
- Ärger

Beschwerden infolge von:

- Streitereien, Ärger, Meinungsverschiedenheiten (oft Gallenkoliken)
- Erkältungen - Folgeerkrankungen danach

Vorlieben/Abneigungen

Vorlieben:

- Verlangen nach Abgrenzung, Ruhe und Wärme
- Verlangen, nach Hause zu gehen
- Verlangen nach Tiefatmen
- Verlangen nach Sicherheit
- Verlangen nach Fleisch
- Verlangen nach riesigen Mengen kalten Wassers, welches in grossen Abständen getrunken wird

Abneigung:

- gegen Gesellschaft
- angesprochen zu werden
- gegen Zuwendung
- gegen Bewegung
- gegen Eier

Unverträglichkeit trockener Speisen, Brot, Gebäck und Sauerkraut

Art der Ausscheidungen

Harn:

- starker Harndrang - muss nachts mehrmals aufstehen

- so starker Drang, das man den Urin kaum einen Augenblick halten kann - geht beim Bewegen fast unwillkürlich ab

- nach dem Harnen Gefühl, als sei noch etwas zurückgeblieben

- manchmal geht ein Brennen und Schneiden dem heissen Harn voran

- dunkler Harn

Stuhl:

- scheint den Stuhl zurückzuhalten

- schwierig abgehender, sehr dick geformter Kot und sehr fester Stuhl

- beim Stuhlgang - Herauspressen des Mastdarms und Brennen darin nach dem Stuhl

- hartnäckige Verstopfung mit starker Trockenheit des Stuhls

- (als Wechselwirkung auch Durchfall mit vorhergehenden schneidenden Leibschmerzen, besonders nachts, so dass der Abgang kaum zurückgehalten werden kann)

Regel:

- erscheint 8 bis 14 Tage zu früh

- stark

Art der Schmerzen

- stechende und ziehende Schmerzen

Körperregionen

Kopf, Brust, Rücken, Gelenke, Gesicht, Extremitäten

Bezug auf Organe

Haut, Respirationsorgane, Magen, Darm, Augen, Ohren

Leitsymptome

Das Leitsymptom für Bryonia liegt in ihrer Modalität: Verschlimmerung durch Bewegung - fast alle Leiden werden dadurch verschlimmert. Nash schreibt dazu:

> *"Es macht nichts aus, wie die Krankheit heisst, - wenn der Patient sich viel besser fühlt beim Stillliegen und bei der geringsten Bewegung sehr leidet, und je mehr und länger er sich bewegt, desto mehr leidet, so ist Bryonia das erste Mittel, an das zu denken ist, und es müssten sehr starke Gegenindikationen in anderer Richtung vorhanden sein, um es fallen zu lassen. Ferner macht es auch nicht viel aus, welches Organ oder Gewebe der Sitz der Krankheit ist, Schleimhäute, seröse Häute oder Muskeln, es gilt die gleiche Regel.*
>
> *Eine andere sehr wertvolle Modalität von Bryonia wird ebenfalls in drei Worten ausgedrückt: Besserung durch Druck. Dies ist der Grund, weshalb der Patient verlangt, auf der schmerzhaften Seite oder Stelle zu liegen."*

Weiterhin schreibt er:

> *"Wir müssen bedenken, das jedes Mittel eine doppelte Wirkung hat. Diese beiden Wirkungen werden als primäre und sekundäre bezeichnet. Ich meine, dass die so genannte sekundäre Wirkung nur die Reaktion des Organismus gegen die erste, die so genannte Erstwirkung des Mittels ist. Zum Beispiel, die eigentliche Wirkung von Opium ist: Schlaf oder Betäubung hervorzubringen, die Reaktion ist Schlaflosigkeit; von Podophyllum, Aloe usw. Abführen, die Reaktion Verstopfung.*
>
> *Ich meine, dass das wahre homöopathische Heilmittel mit den primären Wirkungen jedweden Mittels übereinstimmen muss, um die beste und gründlichste Heilung zu bewirken; wenn sich jedoch die so genannten sekundären Symptome zeigen, nachdem die primären vorübergegangen sind, sollten wir sorgfältig nach all den Symptomen forschen, die den vorhandenen vorangegangen sind, und indem man sowohl die vergangenen als auch die gegen-*

wärtigen ermittelt, trage man sie alle in das Krankheitsbild ein, dessen Ge-
genstück in dem Mittel gefunden werden muss, das heilen soll. Jede andere
Methode ist palliativ und nicht kurativ."

Bryonia-Symptome werden hauptsächlich in der Bewegung des Körpers erregt oder verstärkt (es gibt allerdings auch Wechselwirkungen, wo die Beschwerden durch Bewegung erleichtert werden).

- plötzliche Kopfschmerzen, als ob der Kopf zerspringen wollte - Verschlimmerung durch Bücken, Husten, Öffnen und Bewegen der Augen, Bewegung jeder Art und bei heissem Wetter

- glatte, glänzende Schwellungen um Gelenke

- rheumatischer und gichtischer Gliederschmerz, besonders bei Röte der schmerzhaften Teile

- Stiche und Steifheit in den Gelenken

- Frieselausschläge aller Art, auch besonders bei Wöchnerinnen und Säuglingen

- starke Trockenheit der Haut

- klopfender Kopfschmerz, durch Bewegung verschlimmert

- trockene, pergamentartige und aufgesprungene Lippen

- trockene Schleimhäute

- Husten mit Stichen in den Brustseiten, welcher sich beim Eintritt in warme Räume und beim Tiefatmen verschlimmert

- wenig Auswurf bei Katarrhen

- Heiserkeit mit Husten und stechenden Schmerzen auf der Brust

- Husten schmerzt in Kopf und Brust - hält sie mit den Händen

- exzessiver Durst nach grossen Mengen Flüssigkeit

- Magendrücken beim Gehen

- Bauchwassersucht (nach Aconitum)

- Druck auf den Magen, wie von einem Stein, verschlimmert sich nach dem Essen und bei Bewegung

- unbeherrschtes Essen - stopft sich voll

- Übelkeit und Ohnmächtigwerden beim Aufstehen - gebessert durch Stillliegen

- Mastitis - blasse, heisse, harte, schwere und schmerzhafte Brüste

- Zurücktreten der Milch, der Menses, der Masern oder des Scharlachausschlages - oder wenn diese nur langsam erscheinen

- schwieriges Atemholen bei starker Bewegung

- Neigung zum Tiefatmen

- druckempfindliche Leber

- hartnäckige Stuhlverstopfung

- Nasenbluten anstelle der Regel oder vor der Regel

- Zahnschmerzen durch Warmes, Kauen, Essen und Sprechen verschlimmert und verbessert durch Liegen auf der schmerzhaften Seite und kurzfristige Verbesserung durch kaltes Wasser

- die Zähne scheinen zu wackeln

- geschwollene und schmerzempfindliche Gelenke - Wärme und Bewegung, Anstrengung oder Berührung verschlimmert

Besonderheiten

- Gefühl, als ob sich das Gehirn umdrehen würde

- Gefühl, als ob sich der Körper im Kreis drehen würde

- Gefühl, als ob das Bett nach unten sinken würde

- will nach Hause, obwohl er bereits dort ist

- träumt, aus dem Fenster gestossen zu werden

- beschäftigt sich im Schlaf mit dem, was er gelesen hat

- beim Schwindel scheinen sich die Gegenstände zu drehen

- Schmerzen bei Bewegung der Augen oder beim Öffnen der Augen morgens

- Schmerzen durch Kränkungen

- Beschwerden nach kaltem Waschen des Gesichts

- Schmerzen durch kalte Getränke

- will bei Otitis auf dem schmerzhaften Ohr liegen

- Ohrgeräusche vor der Regel

- Niesen zwischen Hustenstössen

- Zunge klebt am Gaumen (wegen Trockenheit)

- Zahnschmerzen beim Rauchen

- Hustenreiz beim Eintritt in warme Räume

- Atemnot in warmen Räumen

- Gefühl, als ob der Magen platzen würde

- beim Husten, Gefühl, als ob die Leber platzen würde

- Seitenstechen nach vielem Essen

- nach Überhitzung bleibt die Regelblutung aus

- Hautausschlag nach Erdbeeren

- Patient bewegt ständig Arm und Bein, links

Differenzialdiagnose - Bryonia und Belladonna

- Bryonia hat vorherrschend Abmagerung - Belladonna Fettsucht.

- Bryonia hat ein Reissen nach abwärts - Belladonna nach aufwärts.

- Bryonia hat Zusammenschnürung in äusseren Teilen - Belladonna in inneren.

- Bryonia hat trockene Ausschläge - Belladonna feuchte.

- Bryonia hat eine Vereiterung des Zellgewebes - Belladonna eine Verhärtung.

- Bryonia hat an kranken Teilen Frost oder Hitze - Belladonna Kälte.

- Bei Bryonia vermehrt sich der Schweiss in der Stube - bei Belladonna vermindert er sich dort.

- Bryonia hat vorherrschend Durst, aber nicht konstant - Belladonna hat Durst am seltensten im Frost.

- Bryonia hat vorherrschend Ärgerlichkeit oder Traurigkeit - Belladonna wechselnde Stimmung, Frohsinn oder Trübsinn, Gleichgültigkeit, Misstrauen, Bosheit.

- Bryonia hat Gedächtnisschwäche - Belladonna hat ein sehr lebhaftes oder sehr schwaches Gedächtnis.

- Bryonia hat Schwindel zum Rückwärtsfallen - Belladonna zum Seitwärts- (linke Seite) oder Rückwärtsfallen.

- Bryonia hat Lichtscheu besonders bei Sonnenlicht - Belladonna hat Lichtscheu besonders bei Kerzenlicht.

- Bryonia hat Ausschlag an der Unterlippe - Belladonna an der Oberlippe.

- Bryonia trinkt selten, aber jedes Mal viel - Belladonna trinkt oft, aber jedes Mal wenig.

- Bryonia hat Appetit auf Saures - Belladonna hat vorherrschend Abneigung dagegen.

- Bryonia hat Übelkeit im Magen oder Unterleib, seltener in der Speiseröhre - Belladonna hat Übelkeit im Hals oder Unterleib, seltener im Magen.

- Bryonia hat stinkende flatus - Belladonna geruchlose.

- Bryonia hat meist schmerzhafte Durchfälle - Belladonna schmerzlose.

- Bryonia hat einen nicht konstanten Auswurf, früh und abends, seltener am Tage - Belladonna hat selten Auswurf, morgens, am Tage, abends.

- Bryonia hat Beschwerden vorherrschend in der unteren Brust sowie an der Wade - Belladonna in der oberen Brust sowie am Schienbein.

- Bryonia hat einen Nachlass der Beschwerden vormittags und nachmittags - bei Belladonna lassen die Beschwerden nach Mitternacht und vormittags nach.

- Bei kaltem Wetter und beim Kaltwerden ist Bryonia mal besser und mal schlimmer - Belladonna ist bei kaltem Wetter und beim Kaltwerden schlimmer.

- Bryonia bessert oder verschlimmert sich durch Hängenlassen des kranken Gliedes - Belladonna verbessert sich durch Hängenlassen des kranken Gliedes.

- Bryonia verschlimmert sich durch Biegen des kranken Gliedes - Belladonna verbessert sich dadurch öfters als dass sie sich verschlimmert.

- Bryonia verschlimmert sich bei Gewitterluft - Belladonna verschlimmert sich bei Vollmond.

- In der Dämmerung sowie beim Aufrechtsitzen verbessert sich Bryonia und verschlimmert sich Belladonna.

- Vom Bücken und Gebücktsitzen, durch Zurückbiegen des Kopfes, beim Ausstrecken des kranken Gliedes und bei Veränderung der Lage oder Stellung verschlimmert sich Bryonia und verbessert sich Belladonna.

Fieber

- Kälte und Frost, mit Schauder über den ganzen Körper - teils früh und den ganzen Tag, teils abends und in freier Luft

- die Hitze ist gewöhnlich nur innerlich oder an einzelnen Teilen und mit Durst verbunden

- oft ist die Hitze von Frostempfindung begleitet oder sie geht dem Frost voran

- Fieber mit brennender Hitze und Durst bei trockener Haut (nach Aconitum) und Irrereden, besonders beim Erwachen aus dem Schlaf

- will bei fiebrigen Zuständen dringend nach Hause (auch wenn sie bereits zu Hause ist)

Schweiss

- Schweiss schon bei der geringsten Anstrengung - selbst beim Gehen in kalter Luft

- Schweiss erscheint oft gegen Morgen, häufig auch nachts - mit säuerlichem Geruch

Bewährte Indikationen

- Wechselfieber - hierbei besonders ein- und dreitägige mit vorherrschender Kälte und Frostigkeit, Durst in Frost und Hitze, und trockener Husten mit Bruststechen

- Keuchhusten mit rostfarbigem und zähem Auswurf - der ganze Körper wird erschüttert

- bei stockenden Masern oder Scharlach - wenn der Ausschlag nicht auftreten will

- Harte Entzündung der Brust - nach der Entbindung

- starke Milchbildung bei Wöchnerinnen

- Interkostalneuralgie - Nervenschmerzen zwischen den Rippen, Bewegung und Wärme verschlimmert

- Sehnenscheidenentzündung - kalte Umschläge bessern

- Tennisellbogen - kalte Umschläge bessern

Notfallsituationen

- asthmatische Beschwerden mit Schleimanhäufung

- Herzbeutelentzündung - stechende Schmerzen bei geringster Bewegung, Wärme verschlimmert

- Entzündung der Gallenblase, Patient liegt auf der schmerzhaften Seite, Bewegung verschlimmert

- Meningitis (nach Aconitum und Belladonna)

- Meningitis, welche nach Unterdrückung von Hautausschlägen auftritt - Erbrechen bei geringster Bewegung, Schreien, stechende und scharfe Schmerzen bei Bewegung

- Lungen- und Rippenfellentzündung (nach Aconitum und neben Arnica, Nux vomica)

- wichtigstes homöopathisches Arzneimittel bei Appendizitis - Patient liegt auf der schmerzhaften Seite, Bewegung verschlimmert

Geschichte zu Bryonia

Die Pension "BRY"

Bryonius lebt in Bayern, in einer kleinen Pension in den Bergen. Er lebt dort fast ganz allein - fast - denn da ist noch Bryonia. Sie kam vor vielen Jahren, als seine Eltern die Pension noch bewirtschafteten, als Gast - und weil es ihr dort so gut gefiel, fragte sie Bryonius Eltern nach einer Arbeitsstelle in der Pension. Diese stellten sie ein und bereuten es nicht, denn Bryonia war sehr fleissig. Sie schaffte es, das ganze Haus und den Garten immer top in Ordnung zu halten.

So konnten sich Bryonius und seine Eltern intensiv um die jetzt schon viel gelobte Küche kümmern und die Gäste der Pension mit leckeren Genüssen verwöhnen. Fleisch musste in der Pension "BRY" natürlich immer dabei sein, denn sonst ist es ja:

"Koa richtigs Moal net!"

wie Bryonius immer zu sagen pflegte. Bryonius wurde später ein viel gerühmter Sternekoch!

Einige Jahre sind vergangen, als sich ein einsamer Wanderer auf die Pension zu bewegte. Samuel war's, der hier gerne ein paar Nächte verbringen wollte. Doch je näher er der Pension kam, desto mehr wunderte er sich:

"Alles sieht so ordentlich und nett und einladend aus, doch ich sehe nicht einen einzigen Gast hier - wie seltsam."

Nun steht er vor dem hohen Zaun, der das Gebiet weiträumig umschliesst. Er möchte eintreten, findet jedoch das Tor verschlossen. So läutet er mehrmals, bis dann endlich Bryonius auf ihn zukommt. Samuel sagt freundlich:

"Guten Tag, ich bin lange gewandert und möchte mich jetzt ein paar Tage in eurer Pension erholen."

Darauf schaut Bryonius in an und brummt:

"Joa - ma hoam wos froi, komm mit, I zoigs Dr!"

Samuel wunderte sich über den unfreundlichen Empfang und langsam wurde ihm auch klar, warum hier keine weiteren Gäste waren. Doch ihm war's grade recht egal, denn er brauchte dringend Schlaf und Erholung. Bryonius zeigte Samuel also sein tadelloses, gemütliches Zimmer und brummte dabei:

"A Broatzeit gibt´s um 7, drunten im Soal."

Samuel beschloss, sich erst einmal frisch zu machen und danach ein kurzes Schläfchen zu halten. So tat er es auch und nachdem er ziemlich erholt erwachte, machte er sich auf, um die Pension zu besichtigen.

Er ging hinunter in den Saal und fand dort Bryonia, die gerade einen Tisch eindeckte (nur einen - denn er war tatsächlich der einzige Gast). Dabei fiel ihm auf, dass sie ganz rote und dicke Knie hatte. Als er sie darauf ansprach, antwortete sie:

"Joa mei - des kommt von der Gartenarbeit - s hülft mr jo koaner net! Un gmacht wern muasses jo doch net woar? Ma wird halt a net jünger - un´s Land verkomme lasse - des koa ma jo net!"

Danach griff sie zur Wasserflasche und trank eine riesige Menge davon. Solche Trinkattacken sollte Samuel in den nächsten Tagen noch öfters zu sehen bekommen ;-)

Samuel ging weiter und landete in der Küche bei Bryonius. Das konnte der nun aber gar nicht leiden und brummte sofort:

"Dees hiea is moi Reich - net für Gäst net!"

Dabei schnitt er gerade von dem Braten für heute Abend am Anfang und am Ende jeweils ein grosses Stück ab, bevor er das Mittelteil in seine Pfanne legte. Samuel schaute verwundert und fragte ihn, warum er das tut. Darauf brummte Bryonius erneut (man musste übrigens sehr genau hinhören, wenn er etwas brummte, denn er nuschelte nicht nur sondern brummte zu allem Überfluss auch noch ziemlich leise):

"Des hot schoa moi Groassmudda so gmacht - un die wird´s schoa gwusst ham, wieas geht!"

Doch Samuel liess nicht locker, hakte noch mal nach und fragte:

"Aber warum? Wo ist der Sinn?"

Bryonius brummte nun lauter:

"Dees tuat ma halt soa - wo käm mer dann hi, wenn jeder sich was neu´s einfalln loasse tät! Un nua raus hier - i hob zum dua!"

Samuel verstand es einfach nicht! (Natürlich konnte er schliesslich auch nicht ahnen, das Bryonius Mutter damals nur eine recht kleine Pfanne besass, für die der Braten meistens zu gross war - es waren halt schlechte Zeiten damals, man konnte nicht einfach eine neue kaufen, und so schnitt sie eben die Endstücken ab, damit es passte ;-))

Aber da Familie Bry nun mal ist, wie sie ist, fragt sie nicht lange nach dem Sinn einer Sache, sondern tut, was man schon immer getan hat - denn da muss ja was dran sein, sonst hätte man es ja nicht schon immer getan. Wo kämen wir denn sonst auch hin?

Samuel fragte sich, warum Bryonius immer nur so unfreundlich brummt. In diese Gedanken versunken, wäre er fast mit Bryonia zusammengestossen, die ihm entgegenkam. Er spricht sie also kurzerhand darauf an und sie erzählt ihm:

"Jo mei - er macht sich halt Sorgen. Die Pension hat so wenig Gäste, die Einnahmen sind nichts im Vergleich zu früher - aber Gott sei Dank besitzt er ja noch ausreichend Grund und Boden und der Vorratskeller ist auch gut gefüllt. Man weiss ja nie, wie's einmal kommt, nicht wahr!"

Arsenicum album

Weisses Arsenik wird aus dem natürlichen Vorkommen bestimmter Erzlager gewonnen. Die Bezeichnung stammt aus dem griechischen "arsenikon", was gelbfarbenes Pigment bedeutet (dies charakterisiert die aus Arsentrisulfid hergestellte Farbe für Kunstmaler).

Das aus dem lateinischen stammende "album", was "weiss" bedeutet, steht für das trockene, weisse Pulver der Ursubstanz.

Arzneibeziehungen und Hinweise

Antidote:

- Camphora
- nach Hahnemann und Rückert: Ipecacuanha, Nux vomica

Wirkungsdauer

- nach Rückert: "Die Wirkungsdauer einer grossen Gabe soll sich auf vier bis sechs Wochen, die der kleineren und kleinsten aber auf 14 bis 16 Tage erstrecken."

Hinweise:

Arsenicum ist ein ausgezeichnetes Mittel gegen Leiden, die auf zurückgetretene oder unterdrückte Exantheme sowie auch auf unterdrückte chronische Ekzeme zurückzuführen sind.

Hauptthemen von Arsenicum sind:

Unruhe, Brennen, Erschöpfung, mitternächtliche Verschlimmerung, quälende Ängste, brennende Schmerzen - durch Hitze gelindert

Welche Symptome macht es?

- periodisch auftretende Symptome - zum Beispiel täglich abends Schwindel oder Bitterkeit im Hals nach dem Essen jeden Tag, Aufblähung des Bauches jeden Morgen, Lähmungsschwäche der Gliedmassen täglich zu einer gewissen Stunde oder Auftreten von Beschwerden in vier-tägigem Rhythmus, immer in derselben Vormittagsstunde

- Arsenicum hat die Eigenheit, dass beim Auftreten der Schmerzen sich noch andere Symptome hinzugesellen und auch beim arsenikalischen Fieberschauder sich Schmerzen dazu einstellen

- allgemeines, äusserst unangenehmes Krankheitsgefühl - Schmerz in allen Gliedern und über die ganze Haut des Körpers

- Schmerzen erscheinen meist nachts und werden sogar im Schlaf gespürt

- Schmerzen sind im Sitzen und ruhigen Liegen nicht auszuhalten

- Schmerzen werden tagsüber durch das Reden anderer bis zum unerträglichen erhöht und können nur durch Aufstehen und Herumgehen erträglicher gemacht oder vermindert werden

- Geschwüre mit blutigem und sehr übel riechendem Eiter, welche sehr hohe Ränder haben und oft stark bluten

- brennender, manchmal beissender Schmerz oder auch einzelne Stiche im Inneren von Geschwüren und am äusseren Umfang, während des Sitzens

- schwarze, brandige Blattern auf der Haut

- brandige Beschwerden nach einer Entzündung

- brennendes Jucken auf der Hautoberfläche, wonach oft (besonders an Händen und Unterleib) ein Ausschlag von weisslichen und spitzen Bläschen erfolgt

- Arsenicum-Ausschläge sind durch ein unerträgliches Brennen gekennzeichnet

- entzündete, masernartige Flecke über den ganzen Körper

- dichter Ausschlag weisser Pustelchen, mit beissendem Schmerz, besonders nachts

- Frieselausschlag und der Nesselsucht ähnliche Exantheme, hier und da auf der Haut

- bösartige, oft in Geschwüre übergehende Ausschläge mit brennender Hauptempfindung

- starke Schwäche und Schwächegefühl

- grosse Müdigkeit und Mattigkeit

- zittrige Extremitäten

- der Patient liegt fortwährend und kann, ohne niederzusinken, kaum durch das Zimmer gehen

- Schwächeanfälle erscheinen oft nach dem Essen, oft auch früh - bis hin zur Ohnmacht, oft aber auch täglich zu einer gewissen Stunde, so dass sich der Patient genötigt sieht, sich hinzulegen

- bei hochgradiger Schwäche manchmal auch Abzehrung des ganzen Körpers, mit ungeheueren Schweissen

- Schwindel erscheint ab und zu im Sitzen und Liegen - mit Übelkeit

- wechselfieberartiger Schwindel - jeden Abend, beim Schliessen der Augen

- Verminderung des Gedächtnisses, welche oft lange Zeit anhält

- Wüstheit und Schwere des Kopfes - so als ob man nicht ausgeschlafen oder aber einen starken Schnupfen hat

- Gefühl, als ob das Gehirn von einer Last niedergedrückt würde - mit Ohrensausen - mindert sich in der frischen Luft, kehrt aber beim Zurückkommen ins Zimmer mit der vorherigen Heftigkeit zurück

- klopfender Kopfschmerz erscheint oft nachts - als wolle es den Schädel auseinandertreiben

- klopfender Kopfschmerz - bei Bewegung das Gefühl, als schlüge das Gehirn an den Schädel an

- Kopfschmerz tritt am häufigsten in der Stirn oder in einer Kopf-hälfte auf - manchmal mit Brechübelkeit

- drückend-betäubender Schmerz, besonders an der Stirn oder Schlä-fe - entweder in allen Lagen oder nur beim Gehen und Stehen

- einseitiger Kopfschmerz, wie zerschlagen - früh, beim Aufstehen aus dem Bett - verschlimmert sich beim Anfassen, so dass selbst die Berührung der Haare Schmerzen verursacht

- pustelartige Ausschläge auf dem Haarkopf, welche brennend schmerzen und oft in wirkliche Geschwüre übergehen

- Fippern und Zittern in den Augenlidern und Zucken im Auge

- Entzündung und Schwellung der Augen

- Brennen in den Augen

- drückender Schmerz in der Umgebung des Auges und im Augap-fel selbst

- Entzündung des Auges mit brennendem Schmerz

- Jucken um die Augen herum - wie mit glühenden Nadeln

- Jucken und Kitzeln in den Augen, so dass die Augen tränen und man nicht gut sehen kann

- verengte Pupillen

- Brennen am äusseren Ohr

- Stechen im inneren Ohr

- Gefühl, als sei das Ohr verstopft

- beim Schlucken, Gefühl der Taubheit im Ohr

- Ohrensausen bei verschiedenen Schmerzanfällen

- Jucken an den Lippen, wie mit brennenden Nadelspitzen, danach schwellen die Lippen an

- am Rand des Lippenrotes, nicht schmerzhafte Ausschläge

- rote Haut um den Mund herum

- Neigung zu Geschwüren an Lippen und äusserem Mundgebiet, welche besonders nachts reissend und beissend schmerzen - am schlimmsten bei Berührung und an der Luft

- Schmerz in den Zähnen, als seien sie locker und lose und wollen herausfallen

- Zähne sind locker und das Zahnfleisch schmerzt bei Berührung wundartig

- nächtlicher Zahnschmerz - verträgt das Liegen auf der kranken Seite nicht - wird aber durch Wärme gelindert

- Trockenheitsgefühl im inneren Mund und Hals und heftiger Durst

- ständiges Verlangen nach Getränken, wobei jedoch nur wenig auf einmal, aber sehr oft getrunken wird (eine seltene Wechselwirkung ist Durstlosigkeit und Mangel an Durst)

- beissender oder brennender Schmerz an der Zunge

- bitterer Geschmack - mal ohne etwas gegessen zu haben und mal nach dem Essen

- bitterer Geschmack des Speichels und des Auswurfs aus dem Hals

- bitteres Aufstossen nach dem Essen

- fauliger Geschmack im Mund, früh

- salziger Geschmack der Speisen

- Ekel vor jeder Speise, man darf gar nicht an Essen denken -

- doch wenn man dann isst, schmeckt es plötzlich

- Schluckauf häufig nach dem Essen - darauf folgt Aufstossen, oft leer, manchmal aber auch sauer

- Übelkeit tritt manchmal an der frischen Luft auf

- Übelkeit mehr im Hals - ist mit Wasserzusammenlaufen im Mund verbunden

- sehr starke Übelkeit, fast bis zur Ohnmacht, so dass alles am Körper zittert oder die Kräfte soweit angegriffen werden, dass man sich hinlegen muss

- Übelkeit geht häufig in Erbrechen über - oft nach jedem Essen und Trinken

- ungeheures Erbrechen - mal des Gegessenen, mal Schleim und grüne Galle, mal Blut - manchmal ist mit dem Erbrechen auch zusätzlich Durchfall verbunden

- Drücken im Magen, am Magenmund und Schlund, welches gewöhnlich kurze Zeit nach dem Essen beginnt und häufig von leerem Aufstossen begleitet wird

- Druck in der vorderen Magenwand, beim Sprechen

- Brennschmerz um die Herzgrube herum und im Magen

- Brennschmerz in der Tiefe des Unterleibes, welcher durch erfolgenden Stuhlgang vergeht

- schmerzlose Auftreibung des Unterleibes nach dem Essen

- jeden Morgen Anhäufung von Blähungen, die erst nach einiger Zeit abgehen

- kolikartige Schmerzen durch Blähungen

- besonders abends, nach dem Niederlegen (manchmal jedoch auch früh nach dem Aufstehen), kneifende oder schneidende Schmerzen in den Därmen, welche oft sogar bis in den Samenstrang und in das Mittelfleisch schiessen - am Schluss dieser Kolik-Anfälle erfolgt entweder ein lautes Kollern und Murren im Bauch oder aber Blähungsabgang mit oder ohne durchfälligen Stuhl

- diese Kolik-Schmerzen sind manchmal auch noch nach dem Stuhlgang vorhanden oder sind am stärksten, wenn man auf den Unterleib fasst

- während der Schmerzanfälle im Unterleib und der Herzgrube hat der Patient grosse Angst und ist sehr unruhig

- nagender Schmerz in der Herzgrube entsteht manchmal allein, manchmal aber auch unter Fieberfrost und Schauder und wird dann von Brechübelkeit begleitet

- innerliches Frieren in der Oberbauchgegend oder auch innerlich in der Brust mit starkem Verlangen nach Wärme, obwohl die Stellen äusserlich warm anzufühlen sind

- häufiges Brennen am Mastdarm, welches mit beständigem Pressen verbunden ist - lässt manchmal nach dem Abgang eines harten Stuhles nach

- krampfhaft herausgepresster Mastdarm mit Aderknoten (Hämorrhoiden), welche in der Nacht brennend schmerzen - dieser Brennschmerz kann sich in Stichschmerz verwandeln

- oft heftiges Nasenbluten

- häufiges Niesen, Heiserkeit und starker Fliessschnupfen - das Sekret brennt und beisst an den Nasenlöchern

- Auswurf aus dem Hals ist oft mit Blutstreifen gemischt

- brennende Schmerzen in der Brust

- ab und zu Stiche in der Brust, besonders beim Atemholen

- starkes Herzklopfen, häufig nachts und mit grosser Angst verbunden

- arsenikalischer Husten - mal abends, nach dem Niederlegen und in der Nacht und mal früh am schlimmsten

- der Husten hat die Eigenheit, dass er gewöhnlich nach dem Trinken und oft auch bei Bewegung des Körpers auftritt

- trockener Husten, welcher durch einen Kitzel in der Luftröhre oder durch eine zusammenziehende Empfindung in der Luftröhre (wie durch Schwefeldampf) erregt wird

- Husten wird von Nebenbeschwerden begleitet, zum Beispiel gleichzeitige Hitze im Kopf, Wasserauslaufen aus dem Mund, Zerschlagenheitsschmerz im Unterleib, Stechen in der Herzgrube, der Brust und dem Unterleib treten am häufigsten auf

- Engbrüstigkeit nach Ärgernis und Ermüdung

- nach dem Husten sehr kurzer Atem, als wenn die ganze Brust zusammengezogen wäre

- bei Bewegung oft plötzlicher Atemmangel

- Abends, nach dem Niederlegen, grosse Engbrüstigkeit mit Angst - droht zu ersticken

- ziehender Schmerz fährt im Rücken auf- und abwärts

- ziehender Schmerz sitzt zwischen den Schulterblättern fest

- ziehender Schmerz vom Kreuz herauf bis in die Schultern - dabei manchmal Stiche in den Seiten bei Blähungsbewegung im Unterleib mit erleichterndem Aufstossen

- Zerschlagenheitsschmerz im Kreuz, im Rücken und über die Schultern

- nächtlicher, reissender Schmerz in den Gelenken des Ellbogens und der Hand

- Reissen, am schlimmsten in der Nacht, in den unteren Extremitäten - kann dabei weder auftreten, noch sitzen oder liegen sondern muss den Fuss stets schaukelnd bewegen

- im Liegen, ein Reissen um die Fussknöchel und auf dem Fussrücken (als seltene Wechselwirkung, Reissen bei Bewegung im Gelenk der Unterfüsse und Knie)

- reissend, stechender Schmerz in den Knochen der Hand und einiger Finger

- reissend, stechender Schmerz in der Knochenhaut der Ober- und Unterschenkel, zieht herab bis in die Zehenspitzen

- reissend, stechender Schmerz im unteren Fussgelenk - beim Auftreten und Gehen Stiche darin, als wenn die Füsse vertreten wären

- abends, ziehender Schmerz in den Handknöcheln oder Ziehen und Zucken von den Fingerspitzen bis in die Achsel

- heftig ziehender Schmerz im Fuss - kann ihn nicht stillhalten und nur sehr vorsichtig leicht gehen

- ziehender Schmerz ist oft mit Schwere und Müdigkeit der Unterschenkel oder mit Einknicken der Knie verbunden

- Reissen, Ziehen und Zucken von den Fussknöcheln herauf bis in die Knie

- starkes Kribbeln in den Händen, nachts

- starkes Kribbeln in den Beinen, nachts

- fressendes Jucken an den Oberschenkeln, welches zum Kratzen reizt

- Krampf oder krampfähnliche Erscheinungen an den Extremitäten

- schmerzhafter Krampf in den hintersten Fingergelenken oder in den Fingerspitzen, in der Wade und den Zehen - erscheint mal am stärksten in der Nacht, mal auch in den Vormittagsstunden

- Schwellung an den Füssen, manchmal bis über die Waden - die Geschwulst selbst ist von natürlicher Hautfarbe, es ging ihr ein Reissen voran, welches durch Wärme gebessert wird - manchmal ist es auch eine glänzende und heisse Geschwulst mit runden, roten Flecken, welche einen Brennschmerz erregen

- beim Sitzen, ein Zucken in den Füssen - oder ein Zucken, wie etwas Lebendiges, in einzelnen Muskeln der Ober- und Unterschenkel, mit krampfhaften Schmerzen darin

- beim Auftreten, ein Ruck in dem kranken Fuss, welcher das ganze Bein erschütterte

Rechts/Links

- rechts

Persönlichkeit

Aristokratische Persönlichkeit - ist immer peinlich sauber gekleidet und hat stets ein verbindlich lächelndes (eingefroren wirkendes) Gesicht. Er trägt elegante Kleidung und möchte immer makellos, schick und gepflegt erscheinen. Dies veranlasste Hering dazu, die Arsenicum-Persönlichkeiten als "Männer mit dem goldenen Spazierstock" zu bezeichnen.

Arsenicum ist kultiviert und hat Sinn für Ästhetik mit einer auffallenden Liebe zum Detail. In seiner stilvoll eingerichteten Wohnung ist alles in perfekter Ordnung und es herrscht blitzblanke Sauberkeit. Er kann Schmutz nicht ertragen und ist so stets mit Reinigungsarbeiten beschäftigt.

Er ist mager oder schlank, hat einen zarten und zierlichen (es gibt jedoch auch stämmig gebaute Typen) Körperbau mit einer oft bleichen Gesichtsfarbe (wird in der Krankheit aschgrau). Arsenicum ist gerne in Begleitung mit seinesgleichen. Er ist intelligent, hat einen scharfen Verstand und besitzt Schlagfertigkeit und hat dabei einen speziellen Sinn für das Praktische, eine gute Urteilskraft und analytisches Feingefühl. Er kann geschickt diskutieren und zeichnet sich durch einen reichen Wortschatz aus. Arsenicum schreibt sehr klein aber äusserst präzise. Er ist konservativ, ernsthaft, nüchtern, sachlich und berechnend - dabei zuverlässig und korrekt. Er ist stets dazu getrieben, im Beruf Höchstleistungen vollbringen zu wollen und zeigt einen starken Ehrgeiz. Dabei wird alles übergenau und akribisch erledigt.

Er achtet sehr auf sein Äusseres und hat auch ein selbstsicheres Auftreten, obwohl er innerlich eher ängstlich, kleinlich, geizig, leicht übel nehmend, feige und furchtsam ist. Arsenicum gibt sich grosse Mühe, jedem Gesprächspartner das zu sagen, was dieser gerne hören mag. Arsenicum ist oft egoistisch und von peinlich exakter Art, deshalb wählt er auch Berufe wie z.B. Zahnarzt, Uhrmacher, Feinmechaniker, Goldschmied, Kontrolleur, Buchhalter, Finanzbeamter usw.

Arsenicum macht sich oft ernsthafte Sorgen um seine Existenz (schliesst möglichst viele Versicherungen ab) und fürchtet sich vor Armut, weshalb er knauserig, sehr berechnend und sparsam ist. Jegliche Grosszügigkeit ist ihm fremd, sollte er doch einmal etwas spendieren, steckt meist ein Eigennutz dahinter. Arsenicum möchte am liebsten alles aufbewahren, denn vielleicht könnte man es irgendwann mal wieder gebrauchen.

Arsenicum braucht Gesellschaft, da er innerlich ja ziemlich unsicher ist, ist allerdings gegenüber Freundschaften oft misstrauisch und sehr wählerisch - er ist immer von der Idee besessen, alle hätten es nur auf sein Geld abgesehen.

Gemüt

- Angst und Ängstlichkeit, häufig abends nach dem Niederlegen und nach Mitternacht

- Angst tagsüber - teilweise wie Gewissensangst, teilweise als ängstliche, traurige Vorstellung über den eigenen Zustand oder denen von Verwandten

- melancholische Angst - Schwermut mit Selbstmordgedanken

- starke Gereiztheit

- starke Ärgerlichkeit über Kleinigkeiten

- muss ständig über die Fehler anderer reden, rechthaberisch, arrogant, weiss alles besser und fühlt sich immer im Recht

- Unzufriedenheit und Verdriesslichkeit mit sich selbst

- Unmut - der Kranke sieht niemanden an und will nichts wissen

- Unentschlossenheit - verlangt etwas, was er dann gleich wieder verschmäht

- skeptisch und misstrauisch - möchte immer auf "Nummer Sicher" gehen

- pessimistisch - sieht alles von der negativsten Seite

- egoistisch - sieht nur auf sein eigenes Wohlbefinden

- Angst vor dem Tod, vor unheilbaren Krankheiten, vor Krebs

- Angst vor ansteckenden Krankheiten - wäscht sich ständig, desinfiziert alles und hält Abstand zu Kranken

- Angst vor Vergiftung

- Angst, sich schmutzig zu machen

- Angst vor Verarmung - legt sich grosse "Notgroschen" an

- Angst vor Einbrechern - die bereits verschlossene Tür wird noch mehrfach kontrolliert

- Angst, alleingelassen zu werden

- Angst um das Wohlergehen seiner Angehörigen - fürchtet, sie zu verlieren

- sieht Diebe und Gespenster

- sieht Käfer und Würmer im Bett herumkrabbeln

- denkt, beobachtet zu werden - Verfolgungwahn

- denkt, ermordet zu werden

- glaubt, Menschen beleidigt zu haben

- denkt, aus dem Bett zu fallen

- sieht Polizisten

Schlaf

- sehr unruhig - mit beständigem, schlaflosem Umherwerfen oder lautem Wimmern und Zähneknirschen während des Schlafes

- starke Unruhe - der Patient verändert ständig die Lage im Bett, will aus einem Bett in das andere und mal hier, mal dort liegen

- Zuckungen beim Einschlafen - Fippern in der Oberlippe, krampfhafte Bewegungen der Hände und Finger, heftiges Zucken in den Gliedmassen

-   erschreckendes Zucken, wie erschütternde Stösse an der leidenden Stelle, welche durch eine geringe Beschwerde an einem entfernten Körperteil erregt werden

-   der Schlaf wird von häufigen ängstlichen, fürchterlichen oder sorgenvollen Träumen unterbrochen - oft ist dies mit ermüdendem Nachdenken verbunden

-   ängstliche Träume von Räubern, von Sorgen

-   träumt, zu spät zu kommen

-   Schlaflosigkeit durch Müdigkeit

Modalitäten

Verbesserung:

-   Schmerzen lassen sich durch äussere Wärme beruhigen

-   Wärme in jeder Form

-   warme Getränke

-   Gesellschaft, Gespräche

-   Aufsetzen

-   Hochlagern des Kopfes

-   Bewegung

Verschlimmerung:

-   Abends nach dem Niederlegen zum Schlafen

-   einige Stunden nach Mitternacht

-   früh, nach dem Aufstehen

-   nach dem Mittagessen

-   in der Ruhe

- im Liegen und Sitzen (selten gibt es die Wechselwirkung, das Symptome durch Bewegung auftreten oder sich wiederholen)

- feuchte Kälte, Kälte in jeder Form

- Zugluft

- kalte Räume

- kaltes Wetter

- Alleinsein

- am Meer

Vorlieben/Abneigungen

Vorlieben:

- Verlangen nach Gesellschaft

- Verlangen, alles unter Kontrolle zu haben

- Verlangen nach Routine, Sauberkeit, Ordnung und Disziplin

- Verlangen nach Fett, Öl, Saurem, Zitrone, Brot, Alkohol, Wein, Whisky, warmen Speisen

Abneigung:

- gegen Einsamkeit

- gegen Unordnung, gegen Schmutz

- Abneigung gegen Unpünktlichkeit

- gegen den Geruch von Speisen

- gegen Mehlspeisen, Bohnen, Erbsen, kalte Speisen, Süssigkeiten

- gegen Gemüse und saftige Früchte (reagiert mit Erbrechen und Durchfall)

- Unverträglichkeit von Eis

- empfindlich gegen Geräusche, Gerüche und grelles Licht

Art der Ausscheidungen

Harn:

- manchmal unwillkürlicher Harnabgang
- beim Harnabgang ein zusammenziehender Schmerz im Schoss
- beim Harnabgang brennender Schmerz
- häufiger Harndrang, selbst nachts
- Wechselwirkung bezüglich der Harnmenge - hier findet man sowohl Abgang vielen, als auch wenigen Urins

Stuhl:

- es wird gewöhnlich nur Schleim oder etwas grünlicher Kot ausgeleert
- nicht selten blutige Stühle - mit Erbrechen und heftigen Leibschmerzen
- beim Stuhlgang oft ein heftiges Brennen im After, wonach ein Zwängen auftritt, als solle mehr Stuhlgang erfolgen
- manchmal unwillkürlicher Abgang des Stuhls, mit dem Gefühl einer abgehenden Blähung
- beim Stuhl ein zusammenziehender Schmerz dicht über dem Kreuz

Regel:

- zu früh und stärker als gewöhnlich

Art der Schmerzen

brennend, ziehend, reissend, stechend

Körperregionen

Kopf, Mund, Zähne, Rücken, Kreuz, Extremitäten

Bezug auf Organe

Augen, Magen, Darm, Herz, Respirationsorgane

Leitsymptome

- bereits geringfügige Umstände und leichte Beschwerden ziehen ein plötzliches und gänzliches Sinken der Kräfte nach sich

- Beschwerden entstehen hauptsächlich in der Ruhe oder verschlimmern sich in der Ruhe, im Liegen und Sitzen

- kein Mittel hat mehr Unruhe als Arsenicum!

- die Arsenicum-Unruhe tritt in den späteren Stadien ein, nachdem die Kräfte des Patienten sehr gesunken sind

- der Arsenicum-Patient ist trotz seiner Unruhe zu schwach, sich hin und her zu werfen, wozu ihn Angst und Unruhe dennoch treiben - er kann sich nicht mehr so bewegen, wie er möchte und verlangt danach von einer Stelle zur anderen, von Bett zu Bett gebracht zu werden, wobei ihn die leichteste Anstrengung seinerseits furchtbar erschöpft

- Todesangst - mehr Besorgnis und ein Gefühl, dass es nutzlos sei, Arznei zu nehmen, denn er werde sterben und er sei unheilbar

- Angstanfälle treiben ihn nachts aus dem Bett

- selbst wenn kein Schmerz besteht, wechselt er fortwährend die Stelle und wenn er kräftig genug ist, geht er selbst umher, weil er sich einfach nicht ruhig verhalten KANN

- Arsenicum steht an der Spitze aller Mittel, welche die Empfindung Brennen haben - dieses Brennen kann durch Hitze bedeutend gebessert werden (örtliche Wärmeanwendungen, Ofenhitze)

- Brennen im Hals verbessert sich durch heisses Essen oder heisse Getränke

- brennende Schmerzen

- brennende und übelriechende Sekrete

- Wechselfieber - besonders nach Chinamissbrauch

- trockene, ausgedörrte und aufgesprungene Lippen, der Patient muss sie oft befeuchten

- die Zunge kann trocken und rot, mit erhabenen Papillen oder rot mit Zahneindrücken an den Rändern oder weiss wie Kreide oder trocken, braun oder schwarz sein

- trockener Mund - mit Schwämmchen besetzt, geschwürig oder brandig

- starker Durst - Patient kann jedoch nur wenig Flüssigkeit auf einmal zu sich nehmen

- stark gereizter Magen - die geringste Aufnahme von Speisen oder Getränken verursacht bereits Beschwerden oder erregt Erbrechen oder Stuhlgang - oder beides gleichzeitig

- Unverträglichkeit von kalten Getränken oder Eis

- Leiden im Verdauungssystem gehen immer mit dem charakteristischen Brennen von Arsenicum einher - gleichzeitig weist die charakteristische Verbesserung des Brennens durch Hitze den Weg zu Arsenicum

- Verschlimmerung gegen Mitternacht

- Fliessschnupfen, welcher Lippen und Nasenflügel ätzt - auch hier: Brennen

- Lungenleiden - pfeifende Atmung mit Husten und schaumigem Auswurf

- Patient kann nicht liegen und muss aufrecht sitzen um zu atmen - ist nicht im Stande, sich zu bewegen ohne völlig ausser Atem zu kommen

- verengte Luftwege

- asthmatische Leiden, welche durch unterdrückte Ausschläge verursacht oder verschlimmert werden

- schneidender, festsitzender oder schiessender Schmerz in der Lungenspitze und durch das obere Drittel der rechten Lunge

- Brustfellergüsse

- Patient ist bei akuten oder chronischen Krankheiten zu schwach, so dass er bereits von der geringsten Anstrengung erschöpft ist und sich hinlegen muss

- Arsenicum greift das Blut an - verursacht sepsisähnliche Veränderungen, Exantheme, Ekchymosen, Petechien usw.

- greift die Adern an, Varizen brennen wie Feuer - Verschlimmerung nachts

- greift die serösen Häute an - reichliche Exsudate

- greift die Drüsen an, welche verhärten oder eitern

- greift die Knochenhaut an

- greift die Gelenke an, verursacht blasse Anschwellungen und brennende Schmerzen

- erzeugt entzündliche Schwellungen mit brennenden und lanzinierenden Schmerzen

- erregt allgemeine Hautwassersucht - dabei ist die Haut blass, wachs- oder erdfarben und es besteht starker Durst (im Gegensatz dazu ist Apis bei Hautwassersucht durstlos)

- schnelle Abmagerung, Atrophie der Kinder

- Geschwürsbildungen, welche sich beständig in die Breite ausdehnen

- Geschwüre brennen wie Feuer, selbst während des Schlafes

- reichlicher oder spärlicher Ausfluss

- Geschwürsbasis ist blau, schwarz oder speckig

- Karbunkel brennen wie Feuer - kalte, blaue und trockene (wie Pergament) Haut schält sich in grossen Schuppen ab

- "kalter Brand" - die Hautstellen sehen schwarz aus oder brennen wie Feuer

- Gangräne - bessern sich durch Hitze

- pergamentartige Trockenheit oder trockene und schuppige Haut

- Arsenicum-Hautleiden sind meist trocken und schuppig und brennen fast immer

Besonderheiten

- Schluckauf erscheint lange andauernd genau zu den Stunden, in denen sonst eigentlich das Fieber kam

- grosses Schwächegefühl und Zittern in allen Gliedern nach dem Stuhlgang oder nach dem Harnen

- Schmerzen, treten im Abstand von 2, 4, 7 oder 14 Tagen auf

- Schmerzen beim Baden am Meer

- Schmerzen nach Eis essen

- Schmerzen durch sauren Wein

- pulsierender Schmerz über der Nasenwurzel

- brennender Schmerz nachts in der Stirn, über den Augen

- Schmerzen mit dem Gefühl, als ob er an den Haaren gezogen würde

- Entzündung während der Menses

- sieht Funken während der Kopfschmerzen

- Nasenbluten durch Wein, durch Zorn

- stechend, brennende Schmerzen, wie von Nadeln, im Gesicht

- beisst beim Trinken ins Glas

- Zahnschmerzen bessern sich bei Ofenhitze

- brennende Halsschmerzen bessern sich durch heisse Getränke

- Gefühl von etwas glühend-brennendem in der Brust

- Herzklopfen nach dem Stuhlgang

- schluckweises Aufstossen von brennender Flüssigkeit

- Hitze in der Leber

- Hitze in der Milz

- Urin wie dunkles Bier, mit fauligem Geruch

- Brennschmerz im ganzen Urogenitalbereich

- drückende Schmerzen am rechten Eierstock

- sich ausbreitende Geschwüre an den männlichen Genitalien

- Ausfallen der Nägel

- Nagelbetteiterung mit folgendem Ausfallen der Nägel

- Hitzewallungen, wie warme Luft entlang der Wirbelsäule nach oben

- Hitze entlang der Wirbelsäule nach oben

- eisige Kälte und Frost vor einem epileptischen Anfall

Hahnemann beobachtete einen Krampfanfall, der sich folgendermassen gestaltete: Zuerst schlug der Patient mit den Armen auswärts, dann verlor er sein Bewusstsein, lag wie ein Toter, blass, doch warm, schlug die Daumen ein, drehte die geballten Hände, zog die Arme langsam herauf und legte sie langsam herunter; nach 10 Minuten zog er den Mund herüber und hinüber, als wenn er mit der Kinnlade wackelte; dabei war kein Atem zu spüren; nach einer viertelstündigen Dauer endigte sich der Anfall mit einem Ruck durch den ganzen Körper, wie ein einziger Stoss vorwärts mit Armen und Füssen und zugleich war die völlige Besinnung wieder da.

Differenzialdiagnose - Arsenicum und Apis

- Arsenicum hat die Beschwerden häufig rechts - Apis links.

- Arsenicum mangelt es an körperlicher Reizbarkeit - Apis hat körperliche Reizbarkeit.

- Arsenicum hat hellrote Hämorrhagien - Apis dunkle.

- Mit Arsenicum vergiftete Körper zersetzen sich sehr langsam - mit Apis vergiftete zersetzen sich sehr schnell.

- Arsenicum hat vorherrschend Beschwerden in inneren Teilen - Apis in äusseren.

- Arsenicum hat Paralyse (gewöhnlich beider Seiten) öfter als Apoplexie - Apis hat häufiger Apoplexie als Paralyse (gewöhnlich nur einseitig).

- Arsenicum hat vorherrschend Schlaflosigkeit - Apis Schlafsucht.

- Arsenicum hat einen sehr schnellen, kleinen und schwachen Puls - Apis einen meist beschleunigten und vollen.

- Arsenicum hat Hitze gewöhnlich ohne Durst, mit Abneigung sich aufzudecken und Besserung durch Einhüllen - Apis hat Hitze gewöhnlich mit Durst und Neigung dazu, sich aufzudecken, was auch angenehm ist.

- Arsenicum hat Wassersucht mit unstillbarem Durst - Apis hat Wassersucht ohne Durst.

- Arsenicum ist schwermütig und habsüchtig - Apis hat überspannte Heiterkeit oder Hoffnungslosigkeit, flatterhafte Unbeständigkeit, Eifersucht, Zerstreutheit und Angst vor Schlaganfall.

- Arsenicum bekommt Beschwerden infolge von Gram, Schreck, Ärger mit Angst, Furcht, stillem Verdruss oder Heftigkeit - Apis infolge von Schreck, üblen Nachrichten, Zorn, Ärger und Eifersucht.

- Arsenicum hat Angst in der Herzgegend - Apis hat Angstgefühle im Kopf.

- Arsenicum hat Beschwerden an den unteren Augenlidern und im inneren Ohr - Apis hat sie in den oberen Augenlidern und am äusseren Ohr.

- Arsenicum hat einen verminderten Speichel - Apis einen vermehrten.

- Arsenicum hat Durst besonders während des Schweisses sowie vor und nach dem Fieber - bei Apis scheint der Durst nur während des Schweisses zu fehlen.

- Arsenicum hat einen spärlichen (mit Durchfall) oder reichlichen Urin - Apis uriniert oft aber spärlich und nur ausnahmsweise reichlich.

- Arsenicum hat einen nicht beständigen Auswurf, welcher nur am Tage locker ist - Apis hat Husten mit schwierigem Auswurf, der vor Mitternacht aufweckt und bei der geringsten Lösung des Auswurfs nachlässt.

- Arsenicum-Beschwerden lassen bei Tage und vor Mitternacht nach - Apis-Beschwerden lassen bei Tage nach.

- Arsenicum bessert sich durch Druck - Apis verschlimmert oder bessert sich durch Druck.

- Arsenicum-Beschwerden bessern sich nach (ausreichendem) Schlaf, beim Erwachen ebenso oft Verschlimmerung wie Verbesserung - Apis-Beschwerden verschlimmern sich nach dem Schlaf öfter, als dass sie sich verbessern.

- Arsenicum verschlimmert sich durch Licht oder im Dunkeln - Apis verschlimmert sich durch Licht und bessert sich im Dunkeln.

- Arsenicum beseitigt Nachteile von Blei, Strychnin, China, Digitalis, (Jod) und Phosphor - Apis beseitigt Nachteile von Insektenstichen (oder Jod).

- Durch Einhüllen, Wärme und Bettwärme, in warmen Räumen, durch Bewegung besonders des leidenden Teiles und nach dem Schlaf verbessert sich Arsenicum und verschlimmert sich Apis.

- Durch Aufdecken, durch Kälte[1], durch geistige Getränke, nach dem Schwitzen und beim Aufrichten verschlimmert sich Arsenicum und verbessert sich Apis.

Differentialdiagnose - Arsenicum und Carbo vegetabilis

- Arsenicum hat ein Reissen oder Stechen nach aufwärts - Carbo vegetabilis nach abwärts.

- Arsenicum hat am häufigsten trockene Hautausschläge - Carbo vegetabilis nässende.

- Arsenicum hat flache Geschwüre mit schwacher Absonderung - Carbo vegetabilis hat tiefe Geschwüre mit spärlicher Absonderung.

- Arsenicum hat brennende Empfindungen in Narben - Carbo vegetabilis hat brennende Narben, welche bei Wetterwechsel schmerzen und aufbrechen.

- Arsenicum hat partiellen Schweiss am Unterkörper - Carbo vegetabilis am Oberkörper.

- Arsenicum hat Durst am wenigsten im Frost, am meisten im Schweiss - Carbo vegetabilis hat Durst nur im Frost konstant.

- Arsenicum-Schweiss vermindert sich bei und nach dem Aufstehen aus dem Bett und mässigt sich durch Bewegung - Carbo vegetabilis-Schweiss vermehrt sich bei und nach dem Aufstehen aus dem Bett sowie durch Bewegung.

- Arsenicum hat Schlaflosigkeit besonders nach Mitternacht und daher zu frühes Erwachen - Carbo vegetabilis hat Schlaflosigkeit vor Mitternacht und ein zu spätes Erwachen.

---

[1] bei kaltem Wetter haben beide Mittel Verschlimmerung

- Arsenicum hat vorherrschend Beschwerden am Pylorus sowie am Unterschenkel - Carbo vegetabilis hat sie an der Cardia sowie am Oberschenkel.

- Arsenicum hat Verstandesschwäche - Carbo vegetabilis hat Einbildungen und Fantasieaufregungen.

- Arsenicum hat verminderten Speichel - Carbo vegetabilis vermehrten.

- Arsenicum hat vorherrschend Appetitlosigkeit - Carbo vegetabilis hat vorherrschend Hunger.

- Arsenicum hat Appetit auf Milch - Carbo vegetabilis hat eine Abneigung gegen Milch.

- Arsenicum hat vorherrschend Durchfälle, welche am häufigsten schmerzlos sind - Carbo vegetabilis hat vorherrschend Verstopfung, wenn Durchfall auftritt, ist er meist schmerzhaft.

- Arsenicum uriniert spärlich (bei Durchfall) oder reichlich (im Fieberfrost) - Carbo vegetabilis uriniert selten und spärlich.

- Arsenicum hat den Hustenauswurf vorherrschend (jedoch nicht konstant) bei Tage - Carbo vegetabilis hat den Auswurf ziemlich selten, morgens.

- Arsenicum hilft bei üblen Folgen fauliger tierischer Stoffe, besonders Krankheitsstoffe (Eiter usw.) durch Einatmen oder Einimpfen derselben - Carbo vegetabilis hilft bei üblen Folgen fauliger pflanzlicher Stoffe, durch Einatmen oder Aufsaugen derselben an wunden Stellen.

- Arsenicum hilft bei Folgen von Wurstgift - Carbo vegetabilis bei Beschwerden nach dem Genuss von verdorbenen (fauligen) Fischen.

- Arsenicum-Beschwerden lassen vor Mitternacht und bei Tage nach - Carbo vegetabilis-Beschwerden lassen vor Mitternacht und nachmittags nach.

- Arsenicum-Beschwerden verschlimmern sich mehr beim Schwitzen als nach dem Schweiss - Carbo vegetabilis-Beschwerden verschlimmern sich besonders nach dem Schwitzen.

- Arsenicum-Beschwerden verschlimmern sich nach dem Niederlegen, aber im Bett (Ruhe) schlimmer oder (Wärme) besser - Carbo vegetabilis-Beschwerden bessern sich nach den Niederlegen, aber schlimmer im Bett und von Bettwärme.

- Arsenicum ist beim Erwachen schlimmer oder besser - Carbo vegetabilis ist beim Erwachen schlimmer.

- Arsenicum bessert sich nach dem Schlaf (ausreichendem) - Carbo vegetabilis verschlimmert sich nach dem Schlaf.

- Arsenicum verschlimmert sich bei kaltem Wetter und verbessert sich bei warmem - Carbo vegetabilis verschlimmert oder verbessert sich bei kalter oder warmer Luft.

- Arsenicum verschlimmert sich bei trockener und verbessert sich bei feuchter Luft - Carbo vegetabilis verschlimmert oder verbessert sich bei trockener oder nasser Luft.

- Arsenicum verschlimmert sich im Herbst - Carbo vegetabilis verschlimmert sich im Frühling.

- Arsenicum verschlimmert sich durch Licht oder im Dunkeln - Carbo vegetabilis verbessert sich durch Licht und verschlimmert sich im Dunkeln.

- Beim Kaltwerden, durch Entblössung, durch kalte Genüsse, nach dem Niederlegen, in der Ruhe, im Sitzen, insbesondere beim Gebücktsitzen verschlimmert sich Arsenicum und verbessert sich Carbo vegetabilis.

- Beim Warmwerden, durch Einhüllen, von warmen Genüssen, durch Kaffee[2], nach dem Sattessen, durch Bettwärme, nach dem Schlaf, durch Bewegung, beim Aufstehen aus dem Bett, nach dem Aufstehen vom Sitzen, beim Aufrechtsitzen, durch äusseren Druck,

---

[2] wahrscheinlich nur deshalb, weil der Kaffee heiss getrunken zu werden pflegt

beim Fahren, durch Waschen und Befeuchten des kranken Teiles verbessert sich Arsenicum und verschlimmert sich Carbo vegetabilis.

- der brennende Schmerz bei beiden Mitteln zwar mehr nachts, ist vorherrschend bei Arsenicum im Magen und Bauch; bei Carbo vegetabilis in der Brust beim Husten; bei Arsenicum vorherrschend in äusseren Teilen und der Haut, bei Carbo vegetabilis innerlich; jedoch hat Arsenicum brennende Schmerzen in allen Blutadern und Carbo vegetabilis bisweilen äusserlich, zum Beispiel in der Nabelgegend.

- Arsenicum hat ferner brennende Schmerzen in den Augen, am äusseren Ohr, an der Zunge, im Mund, Schlund, Magengrube, den Lenden, der Harnblase, Harnröhre, im Brustbein, am Mittelfinger; Carbo vegetabilis hat dieselben Schmerzen im Kopf, im Ohrläppchen, in den Wangen, am harten Gaumen, in Schlund, im Nacken, im Rücken, Schultern, Oberarm, Ellbogen, Unterarm, Schenkel, Knie und den Fusssohlen.

Fieber

- mal Frösteln in der äusseren Haut, mal starker Frost und wirklicher Fieberschauder, mal auch nur Kälte und Frost an einzelnen Teilen - besonders an den unteren Extremitäten

- Frost in der Regel ohne Durst, manchmal aber mit Nebenbeschwerden, wie zum Beispiel Hunger oder Reissen, Müdigkeit und Zerschlagenheit in den Gliedmassen

- Frost tritt gewöhnlich nach dem Essen und gegen Abend auf - er wird nach dem Hinlegen oft so stark, dass man sich im Bett nicht erwärmen kann

- merkwürdig ist, dass Frost oft nach dem Trinken erscheint oder nach einem Spaziergang in freier Luft erst bei Rückkehr ins Zimmer entsteht

- die Hitze erscheint gewöhnlich nachts, ist ohne Durst und verursacht oft das Gefühl, als würde es in allen Adern brennen

- nach der Hitze manchmal Brecherlichkeit

- häufig sind Stirn und Gesicht heiss, während Hände und Finger kalt sind und Frostschauder den ganzen Körper durchzittern

- wechselfieberähnliche Zustände

- abendliche Frostigkeit, mit Schweiss nach Ende des Anfalls - nach zwei Tagen wiederkehrend

- täglicher Frost mit Hunger, nachmittags

- nachmittags Fieber, welches jeden Tag wiederkehrt und sich durch Frost mit nachfolgender Hitze äussert

Schweiss

- ein charakteristisches Symptom, welches fast ausschliesslich bei Arsenicum anzutreffen ist: der Schweiss bricht erst aus, wenn das Fieber zu Ende ist

- ebenso charakteristisch: Schweiss erscheint zu Beginn des Schlafes und verschwindet dann während dem Schlafen - beim Aufwachen ist er nicht mehr da

Indikationen nach Lutze

- brennende Schmerzen in inneren und äusseren Teilen

- Durchfall wie Wasser, entweder schmerzlos oder mit Brennen in Bauch und After

- sehr übelriechender Durchfall mit beständiger Kälte

- weisser Durchfall, blutiger Durchfall mit Stuhlzwang, auch braun und schwarz

- heftiges Erbrechen aller genossenen Speisen und Getränke - auch Erbrechen bräunlicher oder schwärzlicher Massen

- Abneigung gegen Mehlspeisen

- brennende Magenschmerzen, welche durch heisse Getränke in kurzer Zeit gelindert werden können

- Magenentzündung, Magenkrebs - mit kaltem Atem oder Schmerzen in der Milzgegend

- allgemeine Haut-, Bauch-und Brustwassersucht (besonders nach Chinamissbrauch)

- Zusammenschnüren der Brust bei jeder Bewegung, mit Atemmangel

- trockener Kitzelhusten beim Gehen im Freien, wie von Schwefeldampf

- Krampfasthma

- nächtliches Herzklopfen mit grosser Angst

- eiternde Geschwüre mit brennenden Schmerzen oder mit wulstigen, umgelegten Rändern - faulig riechend

- Warzen, um die sich ein Geschwürkreis mit hartem, umgelegten Rand bildet

- Brandbeulen

- graue Flechten

- grünliche Hautfarbe im Gesicht

- freiwilliges Hinken bei Kindern

- Wechselfieber mit Durstlosigkeit beim Frost, grosser Schwäche, Zittern, auch Lähmung der Glieder oder wassersüchtiger Geschwulst am Körper (besonders nach Chinamissbrauch)

- Wechselfieber mit grossem Durst und brennender Hitze sowie häufigem Trinken kleiner Schlucke

- ausserordentliche Abmagerung

- Atrophie der Kinder mit dickem Bauch und Drüsenanschwellungen

- Milz- und Leberleiden nach Chinamissbrauch

Bewährte Indikationen

- Tonsillitis mit schmierig-dunklen Belägen auf den Mandeln - brennende Schmerzen, fauliger Mundgeruch, trockener Mund

- Trigeminusneuralgie - oft linksseitig, brennend, stechend, Schmerzen wie von glühenden Nadeln - periodisch wiederkehrend - schlimmer im Freien, besser durch Wärme

- Lippenherpes - ausgeprägter Brennschmerz, die Bläschen trocknen schnell aus

- Herpes zoster - nächtlicher Brennschmerz, Bläschen werden schnell geschwürig und sehen schwärzlich aus, werden durch Wärme gelindert

- Hypotonie - dünne, blasse Patienten mit ängstlichem Gesichtsausdruck, erschöpft und kälteempfindlich

- Urtikaria - intensives Brennen, Jucken und Ruhelosigkeit (oft nach dem Genuss von Fisch oder Schalentieren), Besserung durch Wärme

- Sonnenbrand - heftiges Brennen, brennender Durst, trinkt nur kleine Schlucke und ist äusserst ruhelos

- Verbrennungen - brennende Schmerzen bessern sich durch heisse Anwendungen, schwarze, gangränöse und eitrige Entzündung

- Geschwüre - brennend, scharf ätzende Sekrete, Unruhe, Wärme lindert

- Abszesse - brennende Eiterungen

- Varizen - heftiges Brennen

- Neigung zu varikösem Ekzem - schuppige und abschilfernde Haut

Notfallsituationen

- Wespenstich mit schnellem Kräfteverlust
- Komplikationen nach Dialyse
- Leberzirrhose bei Alkoholikern
- Krampfasthma
- Epilepsie

Geschichte zu Arsenicum

Samuels neuer Buchhalter

Auch schon zu Samuels Zeiten war die Buchhaltung ein wichtiger Aspekt jeder geschäftlichen Tätigkeit. Da Samuel selbst aber die Zeit für diese Aufgabe nicht erübrigen konnte, hatte er eine Buchhalterin angestellt. Fräulein Meier war eine sehr angenehme und freundliche Persönlichkeit und Samuel bedauerte es sehr, als sie ihm eines Tages mitteilte, dass sie und ihr Mann nun ihr erstes Baby bekämen und sie deswegen die Tätigkeit bei Samuel aufgeben wolle. So musste sich Samuel also auf die Suche nach einem neuen Buchhalter machen. Er gab im Stadtanzeiger eine Anzeige folgenden Inhalts auf:

> *"Buchhalter gesucht. Voraussetzungen: korrekt, pünktlich, ordentlich. Aufnahme der Tätigkeit schnellstmöglich."*

Arseno stand … wie jeden Morgen, Punkt 7:05 Uhr auf. Danach pflegte er seiner Morgentoilette nachzugehen, das dauerte genau 45 Minuten … wie jeden Morgen. Nun ging er zum Briefkasten um seine Zeitung zu holen, die er dann am Frühstückstisch nach dem Frühstück lesen wollte … wie jeden Morgen. Inzwischen kochte fast sein Kaffeewasser und das Frühstücksei ging dem perfekten Härtegrad entgegen … wie jeden Morgen.

Als Arseno nun mit der Zeitung in der Hand seine Wohnung wieder betrat, tat er folgendes:

1. er legt die Zeitung auf den richtigen Platz des Tisches

2. er nimmt das (nun perfekte) Frühstücksei aus dem Topf und stellt es auf den richtigen Platz

3. er giesst das sprudelnde Wasser über die schon mit der perfekten Menge Kaffepulver vorbereitete Kaffeekanne

4. er stellt den Kaffee auf das Tablett und fügt weitere Frühstücksutensilien dazu

5. er bringt es zum Tisch und stellt alles an den rechten Platz

... wie jeden Morgen!

Nun setzt sich Arseno gemütlich (und das bedeutet für Arseno folgendes: aufrechte, gerade Haltung, Arme auf dem Tisch) nieder und beginnt zu frühstücken. Dabei freut er sich schon sehr darauf, nach dem Essen seine Zeitung zu lesen. Also frühstückt er 26 Minuten ... wie jeden Morgen und nimmt danach die Zeitung zur Hand. Da fällt ihm sofort Samuels Anzeige ins Auge und er dachte sich:

"Dieser Mann sucht mich! Korrekt, pünktlich, ordentlich ... das bin ich alles - und Buchhalter bin ich obendrein - das ist die perfekte Stelle. Ich werde mich sofort bewerben."

Also räumte Arseno den Tisch ab, wusch das Geschirr ab, desinfizierte die Tischplatte und räumte alles wieder an seinen Platz ... wie jeden Morgen. Dann holte er sich das gute Papier und den Federhalter und begann in seiner sehr kleinen, aber äusserst exakten Handschrift die Bewerbung zu schreiben. Noch am gleichen Tage liess er sie durch einen Boten zu Samuel bringen.

Samuel las die Bewerbung und freute sich, dass sich so schnell ein Bewerber für die Stelle gemeldet hatte. Die Bewerbungsunterlagen sahen sehr ordentlich aus und da Samuel etwas in Zeitdruck war, zögerte er nicht lange und lud Arseno zu einem Vorstellungsgespräch ein. Dies fand noch am gleichen Tage statt und Samuel stellte Arseno als neuen Buchhalter ein.

Nun hatte Arseno aber eine Kleinigkeit vergessen zu erwähnen — und damit sollte Samuel schon am zweiten Tag konfrontiert werden. Arseno sagte zu Samuel:

"Dr. Hahnemann, könnten Sie sich bitte in der Zeit, in der ich hier meiner Tätigkeit nachgehe, in meinem Büro aufhalten? Dort ist noch genug Platz für einen zweiten Schreibtisch. Ich habe immer gerne Gesellschaft, dann fühle ich mich einfach besser."

Samuel schaute ziemlich verwundert und wusste erst gar nicht, was er dazu sagen sollte. Er dachte eine Weile nach ... schaute Arseno dann an und sagte:

"...

Lycopodium

Lycopodium ist ein mehrjähriges Bärlappgewächs und wird zwischen 10 und 25 cm gross. Es kriecht mit meterlangen Stängeln am Boden entlang. Die Pflanze wächst vorwiegend in Nordeuropa. Die Fruchtähren sind am oberen Ende kolbenartig verdickt und verstreuen zur Reifezeit ein gelbes Pulver. Der Name Lycopodium leitet sich aus dem griechischen "lykos", was Wolf bedeutet und "podion", was Füsschen bedeutet, her. Dieser Begriff soll die Ähnlichkeit der Pflanze mit einem Wolfsfuss erklären. Der deutsche Name Bärlapp leitet sich aus dem altdeutschen Wort "Lappa" her, was Tatze bedeutet. Hier wird die Pflanze mit einer Bärentatze verglichen.

Arzneibeziehungen und Hinweise

Antidote:

- Camphora, Kaffee
- nach Rückert: "Die heftige Wirkung desselben mässigte der Kampher, die fieberhaften Zustände aber meistens Pulsatilla."

Feindliche Mittel:

- Kaffee

Wirkungsdauer:

- nach Rückert: 40 bis 50 Tage

Welche Symptome macht es?

- Ziehen in den Gliedern - jeden Nachmittag
- Stechen oder Brennen - hier und da am Körper

- abendliche starke Unruhe und Blutwallung - bis hin zum Zittern; als Gegenteil dazu in anderen Fällen ein Gefühl, als stünde der Blutkreislauf still und als würde das Blut nicht mehr warm sein

- Geschwüre fangen beim Verbinden an zu bluten - mit stechenden Schmerzen

- grosse Furunkel

- Ausschläge vielerlei Art

- grosse, rote Flecke an verschiedenen Teilen - mal schmerzlos und mal juckend und brennend

- juckende, flechtenartige Stellen - hier und da am Körper

- stark eiternde Kopfausschläge - dabei geschwollene Halsdrüsen

- dunkelrote Flecken im ganzen Gesicht, mit Eiterbläschen auf den Wangen, an der Stirn und an den Schläfen

- viele Sommersprossen

- Ausschläge um den Mund und das Kinn herum

- Ausschläge am Lippenrot verursachen einen schneidenden Schmerz - bei Bewegung der Lippen und beim Anfassen

- grosse, knotenartige und juckende Bläschen am Hals

- warzenähnliche Knötchen auf den Fingern und auf den Händen

- juckende Bläschen zwischen den Fingern

- Steifheit in allen Gliedern und Gelenken - oft mit Gefühllosigkeit und Taubheit - man kann weder alleine gehen, noch alleine essen

- Schwächezustände werden in der Ruhe am meisten gefühlt - sie kommen oft plötzlich und führen zum Beispiel schon nach einem langsamen Spaziergang oder beim Treppensteigen zu einer starken Entkräftung

- fast täglich, abends, Ohnmächtigkeit

- starkes Ruhebedürfnis

- Schwindel in überhitzten Räumen

- Schwindel früh und vormittags - alles dreht sich - mit Brechübelkeit

- kann nicht lesen, weil er sich an die Bedeutung der einzelnen Buchstaben nicht erinnern kann - so verhaspelt er sich auch beim Sprechen - kann sich in alltäglichen Dingen nicht richtig ausdrücken, verwendet jedoch oft bei sehr anspruchsvollen Themen die richtige Ausdrucksform

- es fällt schwer, die Gedanken zusammenzuhalten

- starke Eingenommenheit und Schwere des Kopfes

- Dröhnen und Sausen im Kopf und Gefühl, als ob das Gehirn bei jedem Schritt erschüttern würde

- einseitiger Kopfschmerz, besonders abends, welcher durch Schreiben und Lesen unerträglich wird

- gleich morgens - Schmerz über und zwischen den Augen

- nachts ein überall herumziehender Schmerz, als ob man falsch liegen würde

- drückende Kopfschmerzen, besonders beim Bücken

- Klopfen und Pochen im Kopf - besonders nach dem Husten oder beim Zurücklehnen des Kopfes

- stechende Kopfschmerzen, welche nachts manchmal mit Drücken und Reissen einhergehen

- reissende Schmerzen an verschiedenen Teilen des Kopfes, manchmal auch äusserlich

- reissende Schmerzen des Kopfes gehen zu einem Reissen in anderen Teilen des Körpers über

- bedrückendes Reissen - besonders am Hinterkopf oder in der Stirn

- schneidende Empfindung auf der Kopfhaut - besonders nach Kälteeinwirkung

- stark ergraute Haare

- starker Haarausfall

- fliegende Hitze im Gesicht

- meist elende, blasse, manchmal gelbliche Gesichtsfarbe - bei eingefallenen Augen mit blauen Rändern

- Die Augen werden durch Licht stark geblendet und dann matt und
  schmerzhaft, wie zerschlagen

- Röte und Schwellung der Augenlider - mit drückendem Schmerz

- juckende Augenwinkel

- aus den Augen fliessen häufig Tränen

- Rötung des Augenweisses

- Brennen und Drücken und noch öfter Stechen in den Augen

- Abends, bei Licht scheinen alle Gegenstände zu zittern - es flim-
  mert oft vor den Augen (wie die Luft bei grosser Hitze) oder man
  sieht schwarze Flecke

- Trübheit der Augen - Buchstaben werden undeutlich oder laufen
  ineinander - muss das Buch mal näher und mal weiter weg halten,
  um lesen zu können

- Reissen in den Ohren oder reissende Stiche in den Gehörgängen -
  mit dem Gefühl, als ob das Ohr zu eng sei und auseinanderplatzen
  solle (dieses Reissen geht auch auf das äussere Ohr über)

- Jucken und Auslaufen der Ohren

- Blutandrang in den Ohren - dadurch Empfindungen von Brummen, Summen, Sausen, Läuten und Piepen vor dem Ohr

- leichte Schwerhörigkeit - aber im Gegenteil auch starke Empfindlichkeit gegen Geräusche beim Spazierengehen

- Druck und drückendes Ziehen an der äusseren Nase

- schneidendes Wundheitsgefühl in der Nase

- oft starkes Nasenbluten - auch mehrmals an einem Tag

- stark empfindlicher Geruch

- Geruchstäuschungen

- häufig geschwollenes Zahnfleisch - heiss und schmerzhaft

- nachts puckernde Schmerzen an den Zähnen

- ziehender Zahnschmerz in den Backenzähnen, welcher manchmal von warmen Getränken nachlässt

- oft auch Stiche in den Zähnen, welche nach Erwärmung im Bett aufhören

- manchmal entsteht der Schmerz schon bei der leichtesten Berührung des Zahnes oder beim Husten - manchmal tritt er bloss nachts auf

- die Zähne werden locker und gelb

- wunde Zunge - darunter ein Geschwür, welches beim Sprechen und Essen belästigt

- grosse Trockenheit in Hals und Mund - mal mit, mal ohne Durst

- Reissen oder kribbelnd drückendes Reissen im Hals - besonders an Gaumen und Schlund - manchmal auch Stechen oder ein geschwollenes Zäpfchen

- geschwollene Halsdrüsen, oft mit bohrendem Schmerz darin

- bitterer Geschmack bei trockenem Mund, die Speisen schmecken jedoch richtig - mal den ganzen Tag, mal mehr früh oder sogar nachts

- manchmal süsslicher oder saurer Geschmack

- häufiges Sodbrennen - kommt aus dem Magen herauf, wobei Säure in den Mund kommt - oft so heftig, dass es den Atem nimmt

- unvollkommenes, brennendes Aufstossen, welches nur bis zum Schlund gelangt und im Hals ein Brennen erregt

- leeres Aufstossen, oft säuerlich - besonders nach dem Essen

- Wasserzusammenlaufen im Mund - mit Übelkeit

- morgens, nüchtern, Übelkeit - dabei oft Brustbeklemmungen oder Hitze im Unterleib und Eiskälte im Gesicht

- Erbrechen von Schleim, geronnenem Blut und Säure

- nächtliches Speise- und Galleerbrechen

- gänzlich fehlender Appetit - fühlt sich stets satt, dabei auch Durstlosigkeit

- nach dem Essen Magendrücken und bitterer Geschmack im Mund, auch Hitze am Kopf

- wenn bis zur Sättigung gegessen wird, fühlt man danach eine Auftreibung in der Lebergegend - auch der Unterleib ist voll und aufgebläht - manchmal auch Kolik, Würgen mit Aufsteigen von Wasser

- nach dem Essen, heftige Magenschmerzen mit Frostigkeit und Taubheitsgefühlen der Hände

- Magenkrampf - zusammenziehendes, raffendes und nagendes Gefühl - kann nichts festgebundenes um sich haben

- Schmerzen in der Leber - auch beim Befühlen

- heftiger Druck im Magen und in der Herzgrube - manchmal mit Schmerz beim Berühren und Atmen - kann sich zum Nabel hin erstrecken, mit gurrendem Geräusch im Bauch

- scharfer Druck oder wundartig drückender Schmerz im Oberbauch, welcher durch Berührung vermehrt wird

- beim Atmen, Seitwärtsliegen oder Druck mit der Hand ein stumpfer Druck und Spannen in der Lebergegend

- Druck in der linken Seite des Unterleibes, bis zu den Hüften hin

- heftig drückendes Klemmen im Unterbauch, so dass man krumm gehen oder liegen muss - auch mit Kurzatmigkeit

- herausdrückender Schmerz in der linken Seite

- kneifendes Herausdrücken vom Nabel in Richtung der Hüfte

- beim Atmen, stechendes Spannen um die Herzgrube

- Stechen oder kneifendes Stechen in der Leber und brennende Stiche rechts neben dem Nabel

- schneidende Schmerzen, vor und nach dem Mittagessen, auch nachts - mit etwas Erbrechen und Durchfall, kann auch früh schon im Bett auftreten, ohne Durchfall, hält dann weiterhin an und wird durch Gehen verstärkt

- häufig voller und aufgetriebener Unterleib, wo sich viele Blähungen sammeln - mindert sich durch leeres Aufstossen

- Spannen und Gluckern im Unterleib und auch im Rücken, in der Rippengegend und der Brust

- Gluckern und starkes, hörbares Poltern im Unterleib

- Pulsieren im Bauch

- Drücken, Herausdrücken und stumpfes Stechen sowie Schmerzen in den Leisten, beim Gehen

- Schmerzen und reissende Stiche im Bruch, welcher gleich nach der Regel herausgetrieben wird

- Drüsenanschwellungen oder eine rote Schwellung, welche bei Bewegung und beim Anfassen schmerzt

- Jucken um Mastdarm und After herum

- juckender, bei Berührung schmerzhafter, Ausschlag am After

- klemmendes, oder klemmend-schneidendes Gefühl am After

- nachts, Drücken im Mastdarm

- Stechen bei und ausser dem Stuhlgang

- Brennen bei nicht hartem Stuhlgang

- geschwollene Aderknoten treten aus dem Mastdarm hervor und schmerzen beim Sitzen und bei Berührung

- Blutabgang aus dem Mastdarm - selbst bei weichem Stuhl

- Ziehen oder ziehender und schneidender Schmerz an den männlichen Geschlechtsteilen

- stechendes Reissen in der Seite des Hodensacks

- verminderter Geschlechtstrieb - seltene Erektionen - äusserst schwere Erregbarkeit

- kein - oder sehr später Samenerguss

- Heiserkeit und Rauheit der Brust durch Sprechen

- häufiges Niesen

- Stockschnupfen mit gänzlicher Verstopfung der Nase, welche den Atem hemmt - dabei Brennen in der Stirn und Eingenommenheit des Kopfes - oft ist dabei die Nase sehr trocken

- starker Fliessschnupfen mit geschwollener Nase und scharfem sowie übel riechendem Ausfluss aus der Nase

- nachts ein kribbelndes Kratzen in der Luftröhre

- Tag und Nacht angreifender Husten, welcher durch einen kitzelnden Reiz in der Kehle entsteht (wie durch Schwefeldampf)

- trockener und sehr angreifender Husten, welcher Schmerzen im Kopf, in der Magengegend und im Bauch erregt - manchmal dabei salzig schmeckender Auswurf von grauer, schwärzlicher, gelbgrauer und gelblicher Farbe oder auch mit Blut gemischt - dabei rohe und wunde Schmerzen in der Brust

- wie verschleimt in der Brust, mit Pfeifen in der Luftröhre beim Atmen

- Vollheit und Beklemmung der Brust, besonders im Freien oder nach dem Essen

- Gefühl von Druck, manchmal gleichzeitiges Wundheitsgefühl in der Gegend unter dem Herz - dabei auch Beängstigung, welche dann zur Traurigkeit übergeht

- Reissen in der Schlüsselbein-Gegend

- pulsierendes Reissen in der Herzgegend und unter der Achselhöhle

- Spannen vorne auf der Brust, besonders beim Einatmen

- beim Atmen oft heftige Stiche

- Blutandrang zur Brust und Engbrüstigkeit, als wäre die Brust zusammengezogen

- Stiche in den Brustwarzen, manchmal kommt auch Blut oder klebriges Wasser aus den Brustwarzen

- sehr heftige Kreuzschmerzen - man kann nicht gerade sitzen, ohne dass es die Brust zusammenzieht

- Reissen im Kreuz, in der Nierengegend und im Rücken - besonders neben der Wirbelsäule

- Ziehen im Rücken, zwischen den Schulterblättern

- Druck über der Hüfte, in der Nierengegend oder spannendes Drücken im Schulterblatt

- Stiche im Rücken, in der Nierengegend und in Richtung des Kreuzes

- selten empfindet man ein Klopfen im Rücken und ein Brennen zwischen und auf den Schulterblättern, wie von glühenden Kohlen

- reissender Schmerz an den Extremitäten - öfter in der Ruhe als bei Bewegung

- Reissen vom Hals bis in das Schulter- und Ellbogengelenk, besonders nachts und in der Ruhe

- Reissen im ganzen Oberarm bis an die Handwurzel

- Reissen in der Hand und den Fingern, manchmal bloss nachts, wenn die Hände unter dem Bett liegen - hört auf, sobald man sie herauslegt

- Reissen in den Handtellern, manchmal mit Brennen und Jucken gleichzeitig

- Reissen in den Gelenken und Spitzen der Finger

- Reissen im Hüftgelenk

- Reissen unter der Hüfte, im Gesäss, die Oberschenkel herab - meist beim Sitzen - in der Mitte des Oberschenkels

- Reissen nachts, vom Knie an bis in die Unterfüsse - auch in den Fussknöcheln, im Schienbein, unter der Ferse und in einzelnen Zehen

- stechende Schmerzen in den Schultern, die Arme entlang und in den Handrücken

- stechende Schmerzen in den Oberschenkeln beim Auftreten, auf dem Fussrücken, im Fussballen beim Auftreten und Daraufdrücken

- schneidendes Stechen in der Ferse

- schneidendes Stechen in den Hühneraugen

- Spannen im Achselgelenk und in der Hüfte

- brennendes Spannen auf dem Fussrücken

- ziehende Schmerzen in den Ober- und Unterarmen, in den Kniekehlen, in den Unterschenkeln, nachts

- ziehende Schmerzen im Unterfuss, unter dem Knöchel

- lähmungsartige Schwäche in den Armen - man muss sie in der Ruhe sinken lassen - bei der Arbeit dagegen sind sie kräftig

- lähmender Schmerz im Hüftgelenk, beim Bücken und Aufstehen vom Sitzen

- manchmal Zucken in den Armen und Fingern sowie in den Muskeln des Oberschenkels

- öfters Einschlafen der Gliedmassen, besonders der Hände und Finger, früh - sie werden taub und kalt, wie abgestorben

- die Beine schlafen am Tag im Sitzen ein

- die Unterfüsse schlafen nachts ein - bis in die Waden

- manchmal Krampf in den Händen

- oft sehr heftiger Krampf in den Waden, beim Sitzen und nachts

- Wundheitsgefühl und tatsächliche Wundheit an der Innenseite der Oberschenkel - manchmal mit beissendem Jucken bis zu den Geschlechtsteilen hin

Rechts/Links

- nach Lutze: rechts

Persönlichkeit

Lycopodium ist ein schwieriger Charakter. Er ist ein notorischer Nörgler und regt sich schon über Kleinigkeiten auf. Er ist scharfsinnig und dickköpfig. Dabei ist er aber auch ängstlich, hat Angst vor dem Alleinsein und möchte gerne jemanden in seiner Nähe haben. Lycopodium kann knickrig, reizbar und äusserst mies gelaunt sein. Besonders bei Namen hat er ein sehr schlechtes Gedächtnis. Er schüttelt oft den Kopf. Lycopodium verwechselt auch gerne Worte. Geräusche und Lärm können ihn schon mal ausser sich bringen. Widerspricht man ihm in geringster Weise, wird er sehr wütend.

Die Lycopodium-Persönlichkeit ist oft männlich. Hier sehen wir vornehme und gepflegte Menschen mit markanten Gesichtszügen, kräftigen Augenbrauen und tiefen Stirnfalten. Oft sehen sie älter aus, als sie wirklich sind. Obwohl sie freundlich auftreten, hat man dennoch das Gefühl dass sie sehr kühl sind und verkrampft wirken - so lacht Lycopodium auch - verkrampft, es will nicht richtig herzlich wirken!

Lycopodium kann seine Gefühle schwer zeigen - nach aussen zeigt er sich sehr ruhig und besonnen und innerlich ist er sehr nervös und unsicher. Er ist enorm leistungsfähig und ehrgeizig. Er will, koste es was es wolle, erfolgreich sein. Selbst wenn er das schon ist, will er immer weiter - ausserdem plagen ihn Ängste, dass er den Ansprüchen nicht mehr genügen wird.

Um seine Unsicherheit und sein mangelndes Selbstwertgefühl nach aussen hin zu verdecken, neigt Lycopodium sehr zu Angeberei. Ganz besonders liebt er es, anderen ihre Unzulänglichkeiten vorzuhalten oder darüber zu lachen. Lycopodium liebt es, Komplimente zu bekommen und wenn andere ihm deutlich zeigen, dass sie in ihm die Respektsperson sehen, als die er sich fühlt - dies kompensiert sein mangelndes Selbstwertgefühl.

Lycopodium hat Angst vor Kritik.

Zu auf der Karriereleiter höher stehenden Personen verhält sich Lycopodium stets freundlich und korrekt, da diese sein Weiterkommen ja fördern können - anders sieht es bei den Menschen aus, die seiner Meinung nach unter ihm stehen. Diese lässt Lycopodium das auch sehr genau spüren. Er erteilt Befehle und legt einen ganz anderen Umgangston an den Tag.

Besondere Probleme kann es bei Lycopodium-Vätern mit pubertierenden Töchtern geben. Hier zeigt er sich äusserst intolerant, rechthaberisch und herrschsüchtig. Er - der Gebieter sorgt für Recht und Ordnung und strenge Erziehung, schliesslich will er alles im Griff haben.

Lycopodium hält gerne das Geld zusammen - unnütze Ausgaben kommen nicht in die Tüte.

Der Lycopodium-Persönlichkeit mangelt es an Sensibilität. Er kann sich nur sehr schwer in andere einfühlen und auch seine eigenen Gefühle kann er nicht zeigen. Auch Zärtlichkeiten innerhalb einer Beziehung fallen ihm sehr schwer. Trotz alledem möchte er nicht alleine sein, er möchte seine Familie um sich haben - allerdings nicht gar so nah!

Gemüt

- grosse Ängstlichkeit, besonders nach Ärger oder wenn Menschen einem zu nahe kommen

- Angst vor Schrecklichem - scheut sich, alleine zu sein

- starke Gleichgültigkeit gegen äussere Eindrücke

- mutlos und traurig - verzagt an seinen Kräften - wird verzweifelt und trostlos und ist zum Weinen geneigt

- ist in einigen Fällen auch zum Weinen und Lachen gleichzeitig geneigt

- reizbares und heftiges Gemüt - Unzufriedenheit, Trotz, zornige Wut gegen sich selbst und andere

Schlaf

- viel Gähnen - oft ein versagendes, so dass der Mund weit aufgesperrt wird und es dann doch nicht zum Gähnen kommt

- starke Tagesschläfrigkeit

- Abends schon früh Müdigkeit - dennoch spätes Einschlafen

- unruhiger Nachtschlaf - mit mehrfachem Erwachen, lautem Sprechen und lebhaften, verworrenen, oft auch fürchterlichen und ängstlichen Träumen und ängstlichem Aufschreien

- Aufschrecken beim Einschlafen oder Zucken der Glieder beim Einschlafen

- ängstliches Aufschrecken, nachts - mit Atemmangel

- nachts Herzklopfen mit Ängstlichkeit oder Schwindel und Übelkeit oder nächtlicher Hunger und Durst

- morgens beim Erwachen fühlt man sich immer noch müde und schwer

- kann nicht einschlafen, wenn er abends nichts gegessen hat

- wacht auf durch Hunger

- Abgang von Blähungen, nachts

- knurrt im Schlaf

Modalitäten

Verbesserung:

- gemässigte Temperaturen
- leicht sonniges und trockenes Wetter
- Bewegung
- frische Luft
- warme Speisen und Getränke
- durch Kaltwerden, durch Aufdecken

Verschlimmerung:

- zwischen 16:00 Uhr und 20:00 Uhr
- Kleiderdruck
- Kälte
- Hitze
- warme Anwendungen (ausser an Hals und Magen - hier Verbesserung)
- Lärm
- geschlossene, warme Räume

Beschwerden infolge von:

- kalten Getränken oder Speisen
- Alkohol
- Kohl, Bohnen
- Käse
- Süssem (Sodbrennen)

Vorlieben/Abneigungen

Vorlieben:

- Verlangen nach Süssem
- Verlangen nach Oliven und Austern (welche aber nicht gut vertragen werden)

Abneigung:

- gegen Kinder
- gegen Gesellschaft - will aber dennoch nicht alleine sein - braucht aber nötige Distanz
- gegen kalte Getränke oder Speisen
- gegen Bohnen, Erbsen, Kohl (es kann allerdings auch ein Verlangen danach auftreten)

Art der Ausscheidungen

Harn:

- verminderte Harnabsonderung
- vermehrtes nächtliches Harnen
- dunkler Urin mit gelbem oder rötlichem Satz
- Brennen in der weiblichen Harnröhre beim Urinieren
- ziehende Schmerzen, heftiges Schneiden oder schneidende Stiche durch die Harnröhre, nach dem Unterleib zu
- schmerzloser Blutfluss aus der Harnröhre

Stuhl:

- Stuhldrang, worauf dann krampfartiger Schmerz oder Verengung des Mastdarms folgt - dadurch beschwerlicher Stuhlgang

- täglich nur wenig Stuhl - mit grosser Anstrengung

- nach dem Stuhlgang häufiges Kollern im Bauch und Aufblähung des ganzen Unterleibes

- nach dem Stuhlgang Unterleibs- oder auch Gebärmutterkrämpfe

- nach dem Stuhlgang oft grosse Müdigkeit

Regel:

- einige Tage zu früh

- zu lange und zu stark

- vor der Regel Auftreibung des Leibes und grosse Schwere der Beine, nächtlicher Frost und Hitze, missgelaunte, verzagte Stimmung oder Irrereden mit Weinen

- während der Regel, Säure im Mund, Kopfschmerz, heftige Kreuzschmerzen, Schwellung der Füsse, Übelkeit und eine Art Ohnmächtigkeit

- öfters ein ruckweiser Abgang von Weissfluss - von blut-rötlicher Farbe - besonders vor Vollmond

Art der Schmerzen

- meist drückend

- stechende Schmerzen sind seltener

- ein Grossteil der Lycopodium-Schmerzen scheint mit der Erregung und Verhaltung vieler Blähungen in Verbindung zu stehen

- Schmerzen ziehen von rechts nach links

- Schmerzen ziehen von oben nach unten

Körperregionen

Kopf, Extremitäten, Brust, Rücken

Bezug auf Organe

Haut, Leber, Augen, Respirationsorgane, Lunge, Magen, Darm, Geschlechtsorgane

Leitsymptome

- Nachtblindheit

- Ohrensausen

- Trockenheit der Schleimhäute

- hartnäckige Verstopfung

- setzt sich mit starkem Heisshunger zum Essen und ist dann nach wenigen Bissen satt

- Appetitlosigkeit - der Appetit kommt dann jedoch beim Essen

- Gasansammlung im Magen - dabei Aufgetriebenheit im Unterbauch und kollernde Geräusche

- alt und greisenhaft aussehende Kinder

- senkrechte Runzeln an der Nasenwurzel

- Stirnrunzeln

- starke Schwellungen

- rote, entzündete und dicke Fingergelenke

- rechtsseitige Lungenaffektionen

- angeschwollene, mit grossen, roten, heissen Flecken besetzte Knie und Unterschenkel, welche brennend schmerzen

- geschwollene Unterfüsse, manchmal mit stechenden Schmerzen

- Fussschwellung entwickelt sich bis hin zur Bauchwassersucht - mit Schwellung der Geschlechtsteile, Atembeengung und sehr spärlichem Harn

- kalte Füsse und kalter Fussschweiss - Wundwerden der Füsse

Indikationen nach Lutze

- Gicht mit Knotenbildung
- Verkrümmung, Erweichung und Eiterung der Knochen
- nächtliche Knochenschmerzen nach Quecksilbermissbrauch
- Steifigkeit in den Gliedern und Gelenken, auch mit Taubheit und Gefühllosigkeit
- Lähmungen
- Epilepsie mit Schreien, Umsichschlagen und Schaum vor dem Mund zu Beginn der Anfälle und totenähnlichem Daliegen am Ende des Anfalls
- auffallende Abmagerung, besonders bei Kindern
- nässende und eiternde Flechten
- grosse Furunkel
- Geschwüre, welche beim Verbinden bluten
- Geschwüre mit harten, rot glänzenden, umgelegten Rändern
- Wundheit der Haut bei Kindern
- Krampfadern bei Schwangeren
- Drüsenanschwellungen
- wassersüchtige Zustände
- eiternder Kopfausschlag
- starkes Ausfallen der Haare, besonders beim Kämmen
- Grauwerden der Haare
- Kahlköpfigkeit
- Entzündung der Augen, welche nachts verkleben und am Tage viel tränen
- Lichtscheu

- Schwäche der Sehkraft

- fliegende, schwarze Flecke oder Feuerfunken vor den Augen

- Schwerhörigkeit mit Sausen und Brausen in den Ohren - Ausfluss aus den Ohren

- geschwürige und schorfige innere Nase

- Ausschlag im Gesicht

- viele Sommersprossen im Gesicht

- Schluckauf

- Übelkeit beim Fahren im Wagen

- grünlich-bitteres Erbrechen

- langwierige Leberentzündung

- schmerzhafte Blähungsbeschwerden

- Verhärtungen im Bauch

- Leistenbrüche

- Stuhlverstopfung

- Nierengries

- Blutharnen

- alte Geschwulst der Hoden

- zu schneller Samenabgang

- Impotenz

- schwächende Pollutionen

- Regel zu früh, zu stark und zu lange anhaltend oder zögernd und unterdrückt

- vor der Regel sehr niedergeschlagen

- Weissfluss

- Husten mit grauem Auswurf, salzig schmeckend

- Rasseln und Giemen in der Brust

- Stechen in der Brust

- alte Unterschenkelgeschwüre mit nächtlichem Reissen, Jucken und Brennen

- stets kalte oder feucht-kalte Füsse

- verschleppter, eingewurzelter Magenkatarrh (wenn Nux erfolglos war)

Weitere bewährte Indikationen

- Blasenentzündung mit rotem Sediment im Harn

- Entzündung der Halsdrüsen (zuerst rechts, dann links)

- Kahlköpfigkeit bei jungen Menschen

- verstopfte Nase bei Säuglingen

- Koliken bei Säuglingen - aufgebläht, aufgetrieben

- Haarausfall nach der Schwangerschaft - während der Stillzeit

- Kopfschmerzen, welche durch Stress ausgelöst werden

- Kopfschmerzen, welche immer am Wochenende oder bei Entspannung zu Feierabend auftreten

- Heuschnupfen, welcher sich bei Stress verschlimmert

- Leberbeschwerden

- Angina, von rechts nach links wandernd - bessert sich durch warme Getränke

- Tonsillitis welche rechts beginnt und dann nach links übergeht - eitriger Belag - kann nur warme Getränke trinken

- schlecht behandelte oder verschleppte Lungenentzündung, besonders rechts - rost-roter Auswurf

- krampfartige Miktionsbeschwerden, Harnstau - rötliches Sediment

- schmerzhaft hervortretende Hämorrhoiden

- Verstopfung

- Blut im Stuhl

- Gicht - angeschwollene Finger

- juckende Schuppenflechte - insbesondere an den Fingernägeln

Besonderheiten

- alle 4 Tage ein Schmerz im Bein, vom Hüftgelenk an bis in den Unterfuss, welcher beim Gehen ein Hinken verursacht

- bekommt Schmerzen, wenn er nicht regelmässig isst

- Schmerzen bessern sich sofort nach dem Essen

- Schmerzen wechseln mit rotem Sand im Urin

- benutzt falsche Worte, verspricht und verschreibt sich oft

- Gefühl, als seien die Augen zu

- im Schlaf sind die Augen halb geöffnet

- nimmt nur die Hälfte eines Gegenstandes wahr

- erweiterte Pupillen vor der Regel

- schuppiger Hautausschlag im Gehörgang

- stinkendes und eitriges Ekzem hinter den Ohren

- bewegt die Nasenflügel fächerartig

- Schnupfen erst rechts, dann links

- Warzen am Kinn

- Herzbeschwerden beim Liegen auf der linken Seite

- Gefühl, das Herz hinge an einem Faden

- Leeregefühl im Magen - mit Zittern

- Gefühl, als steige Dampf vom Magen in den Kopf

- Gefühl, als steige eine Kugel von unten herauf in den Schlund

- Magenschmerzen durch Lachen

- alles scheint den Bauch aufzublähen - jede Nahrung verwandelt sich in Gas

- hartnäckige Verstopfung

- kann nicht urinieren, wenn jemand dabei ist

- unterbrochener Harnstrahl

- plötzlich aufhörender Harnstrahl, wonach noch einiger trüber Harn abgeht

- heiss brennender Harn

- auf dem Urin ein fettiges Häutchen

- Schmerzen der Eierstöcke - von rechts nach links

- Schwellung des Fusses oder Unterschenkels vor der Regel

- beim Stuhlgang Blutabsonderung aus den Genitalien

- Gasbildung in der Vagina

- Weissfluss bei Vollmond

- Varizen an den äusseren Genitalien - besonders rechts

- juckende Geschwüre an den Gliedmassen

- ein Fuss heiss, der andere kalt

- Gefühl, von brennender Kohle zwischen den Schulterblättern

Differenzialdiagnose - Lycopodium und Staphisagria

- Lycopodium hat Beschwerden oben rechts und unten links - Staphisagria oben links und unten rechts.

- Lycopodium hat Blutfülle oder Blutmangel - Staphisagria Blutmangel.

- Lycopodium hat helles Haar und oft schlaffe Haut und Muskeln - Staphisagria hat dunkle Haare und straffe Haut und Muskeln.

- Lycopodium hat herausdrückende Schmerzen - Staphisagria hereindrückende.

- Lycopodium hat Klemmen in äusseren Teilen - Staphisagria in inneren Teilen.

- Lycopodium hat Paralyse meist beidseitig - Staphisagria meist einseitig.

- Lycopodium hat um die Gelenke Schweiss - Staphisagria hat um die Gelenke Krusten.

- Lycopodium hat meist unangenehme Träume - Staphisagria meist angenehme.

- Lycopodium hat nur abends und nach dem Essen einen etwas beschleunigten Puls - Staphisagria hat einen schnellen und kleinen sowie manchmal zitternden Puls.

- Lycopodium hat nur im Frost keinen Durst, welcher sich dann nach dem Fieber einstellt - Staphisagria ist meist durstlos, nur in der Hitze überwiegt der Durst.

- Lycopodium hat wechselnde Stimmungen, traurig oder heiter, sanftmütig oder gereizt, aufschneiderisch, boshaft und ist habsüchtig - Staphisagria hat meist eine traurige Stimmung und ist selten misstrauisch.

- Lycopodium hat Bewusstlosigkeit, Delirien und Zerstreutheit - Staphisagria ist selten bewusstlos und hat keine Delirien.

- Lycopodium hilft bei Beschwerden durch Schreck, Zorn oder Ärger mit Angst oder Heftigkeit - Staphisagria hilft bei Beschwerden durch Unarten anderer, durch Beschämung, durch unglückliche Liebe oder durch Ärger mit Indignation.

- Lycopodium hat eine geschwollene Unterlippe - Staphisagria eine geschwollene Oberlippe.

- Lycopodium hat Übelkeit im Magen und meist geruchlose Flatus - Staphisagria hat Übelkeit im Hals sowie heisse und stinkende Flatus.

- Lycopodium hat eine zu schwache oder zu starke Regel - Staphisagria hat eine zu schwache Regel.

- Lycopodium hat häufiger Stockschnupfen als Fliessschnupfen - Staphisagria vorherrschend Fliessschnupfen.

- Lycopodium hat Hustenauswurf morgens und abends - bei Staphisagria löst sich der Auswurf nachts und wird dann verschluckt.

- Lycopodium hat vorherrschend Beschwerden im oberen Brustraum - Staphisagria vorherrschend im unteren Brustraum.

- Lycopodium hat gleichmässiges Herzklopfen - Staphisagria hat zitternden Herzschlag.

- Lycopodium hat vorherrschend Beschwerden am Fussgelenk - Staphisagria am Handgelenk.

- Lycopodium hat einen Nachlass der Beschwerden nach Mitternacht und vormittags - bei Staphisagria ist es unbestimmt.

- Lycopodium verbessert oder verschlimmert sich bei kaltem Wetter oder bei warmer Luft - Staphisagria verschlimmert sich bei kaltem Wetter und verbessert sich bei warmer Luft.

- Lycopodium bessert sich durch Entblössung und verschlimmert sich durch Einhüllen - Staphisagria verschlimmert oder verbessert sich durch Entblössung oder durch Einhüllen.

- Lycopodium verschlimmert oder verbessert sich bei und nach dem Schwitzen - Staphisagria verschlimmert sich bei und nach dem Schwitzen.

- Lycopodium wird sehr häufig schlimmer durch Licht und besser im Dunkeln - Staphisagria verschlimmert oder verbessert sich durch Licht oder im Dunkeln.

- Lycopodium verschlimmert oder verbessert sich beim Aufstehen aus dem Bett und verbessert sich danach fast stets - Staphisagria verschlimmert sich beim Aufstehen aus dem Bett und verschlimmert oder verbessert sich danach.

- Lycopodium verschlimmert oder verbessert sich beim Niedersetzen - Staphisagria verbessert sich beim Niedersetzen.

- Lycopodium verschlimmert oder verbessert sich beim Aufstehen vom Sitzen, beim Niesen und nach dem Stuhl - Staphisagria verschlimmert sich beim Aufstehen vom Sitzen, beim Niesen sowie nach dem Stuhl.

- Lycopodium verbessert sich vorherrschend beim Bücken und verschlimmert oder verbessert sich beim Aufrichten - Staphisagria verbessert oder verschlimmert sich beim Bücken und verschlimmert sich beim Aufrichten.

- Lycopodium verschlimmert sich durch Waschen und Befeuchten des kranken Teils - Staphisagria verschlimmert oder verbessert sich beim Waschen oder Befeuchten des kranken Teils.

- Lycopodium verschlimmert sich beim Schlucken - Staphisagria verschlimmert oder verbessert sich beim Schlucken.

- Lycopodium verschlimmert sich beim Essen fast stets - Staphisagria verschlimmert oder verbessert sich beim Essen.

- Lycopodium verschlimmert sich beim Gähnen - Staphisagria verschlimmert sich beim Gähnen aber verbessert sich gleich danach.

- Durch Kälte, in frischer Luft, beim Gehen im Freien, durch Bewegung - insbesondere bei Bewegung des kranken Teils, beim Gehen, beim Aufwärtssteigen, beim Ausatmen, beim Schliessen der Augen, nüchtern, durch Aufstossen und in ausgestreckter Lage verbessert sich Lycopodium und verschlimmert sich Staphisagria.

- Durch Wärme, in der Stube, in der Ruhe, nach dem Niederlegen, beim Liegen, Sitzen und Stehen, beim Niedersteigen, beim Einatmen und Tiefatmen, beim Öffnen der Augen, nach dem Frühstück, in zusammengekrümmter Lage und beim Aufstützen des kranken

Gliedes verschlimmert sich Lycopodium und verbessert sie Staphisagria.

Differentialdiagnose - Lycopodium und Sepia

- Lycopodium hat helles Haar und oft schlaffe Haut und Muskeln - Sepia dunkles Haar und straffe Haut und Muskeln.

- Lycopodium hat meistens feuchte Ausschläge - Sepia meist trockene.

- Lycopodium hat nur abends und nach dem Essen einen etwas beschleunigten Puls, früh ist er langsam - Sepia hat in der Nacht einen schnellen und vollen, bei Tage einen langsamen Puls, er wird besonders durch Ärger und Bewegung beschleunigt.

- Lycopodium hat nur im Frost Durstlosigkeit, welche sich aber auch oft nach dem Schweiss findet - Sepia ist vorherrschend durstlos, nur im Frost ist der Durst konstant, welcher sich auch oft vor und nach dem Frost noch findet.

- Lycopodium hat Hitze mit Durst - Sepia Hitze ohne Durst.

- Lycopodium ist schweigsam - Sepia redselig.

- Lycopodium hat wechselnde Stimmungen, ist trübe oder heiter, sanftmütig oder herrisch, aufschneiderisch, misstrauisch, boshaft - Sepia ist niedergeschlagen.

- Lycopodium hat Delirien - Sepia hat keine.

- Lycopodium hilft bei Beschwerden durch Gram, Kränkung oder durch Ärger mit stillem Verdruss - Sepia bei Beschwerden durch unglückliche Liebe oder durch Ärger mit Schreck.

- Lycopodium hat erweiterte Pupillen - Sepia verengte.

- Lycopodium hat vorherrschend Beschwerden an der Oberlippe - Sepia an der Unterlippe.

- Lycopodium hat häufiger ein saures als ein bitteres Erbrechen - Sepia hat vorherrschend bitteres Erbrechen.

- Lycopodium hat geruchlose Flatus - Sepia stinkende.

- Lycopodium harnt zu oft aber spärlich - Sepia hat einen seltenen Harnabgang.

- Lycopodium hat häufiger Harnverhaltung als Inkontinenz - Sepia hat vorherrschend Inkontinenz.

- Bei Lycopodium ist die Regel öfter schwach als stark - bei Sepia ist sie öfter stark als schwach.

- Lycopodium hat überwiegend feuchte Atemgeräusche - Sepia hat überwiegend trockene.

- Lycopodium hat früh und abends einen ziemlich konstanten Hustenauswurf - Sepia hat keinen konstanten Auswurf, er löst sich nachts und morgens und wird meist verschluckt.

- Lycopodium hat beim Husten Zahnschmerz - Sepia hat bei Zahnschmerzen Husten.

- Lycopodium hat einen Nachlass der Beschwerden nach Mitternacht und vormittags - Sepia nachmittags.

- Lycopodium verschlimmert oder verbessert sich beim Alleinsein oder in Gesellschaft - Sepia verbessert sich beim Alleinsein und verschlimmert sich in Gesellschaft.

- Lycopodium verschlimmert sich bei Neumond - Sepia bei Gewitterluft.

- Lycopodium verbessert oder verschlimmert sich durch Kaltwerden oder durch Warmwerden - Sepia verschlimmert sich vorherrschend durch Kaltwerden und bessert sich beim Warmwerden.

- Lycopodium verbessert oder verschlimmert sich nach dem Schwitzen - Sepia verschlimmert sich nach dem Schwitzen.

- Lycopodium verschlimmert oder verbessert sich in der rechten oder linken Seitenlage - Sepia verbessert sich in der rechten Seitenlage und verschlimmert sich in der linken.

- Lycopodium verschlimmert sich nach dem Schlafen - Sepia verbessert sich nach dem Ausschlafen aber verschlimmert sich beim Erwachen aus gestörtem Schlaf.

- Lycopodium verschlimmert oder verbessert sich beim Niesen - Sepia verschlimmert sich beim Niesen.

- Lycopodium verschlimmert sich beim Einatmen und Tiefatmen - Sepia verbessert oder verschlimmert sich beim Einatmen und Tiefatmen.

- Lycopodium verschlimmert oder verbessert sich beim Aufrichten vom Bücken - Sepia verbessert sich beim Aufrichten fast stets.

- Lycopodium verschlimmert oder verbessert sich beim Niedersetzen - Sepia verbessert sich beim Niedersetzen.

- Lycopodium verschlimmert sich durch Körperanstrengung - Sepia verbessert sich am häufigsten durch Anstrengung.

- Lycopodium verschlimmert sich beim Sehen von etwas, was sich dreht - Sepia verschlimmert sich beim Aufwärtsblicken oder beim Sehen über eine grosse Fläche.

- Durch Wärme, durch Einhüllen, bei nassem Wetter, von kalt Wassertrinken und kalten Genüssen überhaupt, in der Seitenlage, insbesondere beim Liegen auf der schmerzhaften Seite, beim Umdrehen im Bett, nach dem Schlaf, beim Aufrechtsitzen, beim Niedersteigen sowie durch Anstrengung des Körpers und nach dem Frühstück verschlimmert sich Lycopodium und verbessert sich Sepia.

- Durch Kälte, Entblössung, bei trockenem Wetter, durch warme Genüsse, in der Rückenlage oder beim Liegen auf der unschmerzhaften Seite, beim Gebücktsitzen, beim Knien, beim Aufwärtssteigen, beim Bücken, beim Ausatmen, bei nüchternem Magen sowie durch Aufstossen verbessert sich Lycopodium und verschlimmert sich Sepia.

Fieber

-   Frost, mal früh, mal ständig - gewöhnlich aber am stärksten gegen Abend und meist ohne nachfolgende Hitze oder Schweiss

-   Frost jeden Abend oder jeden Tag - manchmal nur auf einer Seite des Körpers

-   manchmal folgt nach dem Frost (welcher mit Ziehen im ganzen Körper oder mit Übelkeit einhergeht) Schweiss, ohne vorhergehende Hitze - in anderen Fällen folgt eine mässige Hitze, oder aber Frost und Hitze wechseln miteinander ab - dabei Röte und Hitze der Wangen

-   Fieber mit Empfindung einer brennenden Hitze - mit Brennen und Stechen in den Augen oder Kurzatmigkeit

Schweiss

-   früh und besonders nachts - meist auf der Brust und am Rumpf

Notfallsituationen

-   Gallenkoliken - Besserung durch warme Getränke

-   Hepatitis - mit zunehmender Schwäche und ziehenden Schmerzen unter dem rechten Rippenbogen

-   Nierenkolik - rechtsseitig mit heftigen Rückenschmerzen (Besserung nach Abgang von Urin)

Geschichte zu Lycopodium

Lyc Bärlapp steigt Samuel auf's Dach

Mitten in der Nacht wird Samuel plötzlich wach. Nicht etwa, weil die Regentropfen so laut auf das Fensterbrett prasseln - nein, weil dummerweise auch Regentropfen auf seiner Nase landeten. Samuel macht das Licht an und schaut nach oben, dabei denkt er:

"Oh nein, das Dach ist kaputt!"

Da er jetzt keine andere Möglichkeit hatte, schob er sein Bett an einen trockenen Platz, stellte einen Eimer unter das Leck und schlief bis zum Morgen weiter. Gleich am nächsten Morgen schickte er einen Boten zur Firma "O'Podium" - der beste Ansprechpartner der Stadt in Sachen Dachdeckerei. Samuel hatte bisher nur Gutes über diese Firma gehört und deswegen wollte er auch genau diese haben. Der Bote traf also in der Firma ein und Meister Lyc Bärlapp nahm den Brief entgegen, las ihn durch und sagte:

"Da habt ihr aber Glück - gerade hat uns ein Kunde für heute abgesagt, wir sind in einer Stunde da."

Samuel freute sich, als er diese gute Nachricht hörte und wies seine Haushälterin an, gleich eine kräftige Mahlzeit herzurichten, denn er hatte schon mehrfach gehört, das Meister Lyc einen ausgesprochen guten Appetit hat.

Weiterhin hatte er auch gehört, das Meister Lyc manchmal sehr gereizt und böse reagiert, wenn ihm etwas nicht passt. Solche Situationen wollte Samuel vermeiden und deshalb versuchte er, alles passend auszurichten.

Die Arbeiter erschienen, insgesamt drei: der Chef der Firma, Meister Lyc und ein Lehrling. Sie besahen sich zusammen das Leck im Dach und der Chef gab seine Anweisungen an Meister Lyc. Darauf antwortete Meister Lyc freundlich und schmeichelnd:

"Na klar, Chef - wird alles zur Zufriedenheit erledigt. Oh, da sehe ich gerade - ihre Schuhe sind ja ganz staubig."

Noch während er das sagte, ging er in die Knie, um seinem Chef die Schuhe zu putzen. Danach verliess der Chef die Baustelle und Meister Lyc baute sich vor dem Lehrling auf. Er sagte:

"So - nun los los - worauf wartest du hier eigentlich. Von alleine tut sich die Arbeit nicht."

Also begann der Lehrling damit, das Dach auszubessern. Meister Lyc besah sich inzwischen den Rest des Daches. Dabei fand er noch einige andere Stellen, die dringend ausgebessert werden müssten. Meister Lyc ist nämlich für seine besonders genaue und sorgfältige Art bekannt. Dinge, die er anfängt, bringt er auch absolut gründlich und ordentlich zu Ende. Er duldet keine Schlamperei. So machte er sich daran, alle diese Stellen auszubessern, was auch den ganzen Tag dauern sollte.

Samuel sah sich den Fortschritt der Arbeiten an und freute sich darüber, das alles so ordentlich erledigt wurde. Er sagte:

"Jetzt ist Essenszeit - kommt und bedient euch am reichhaltigen Buffet."

Das war nun genau das Richtige für Meister Lyc. Er setzte sich zum Essen und verschlang eine riesige Menge.

Danach brauchte er selbstverständlich erst einmal ein Verdauungspäuschen. Dabei rieb er sich seinen Bauch, der sich ganz furchtbar aufgebläht hatte. Unter diesen Blähungen hatte der arme Lehrling übrigens auch noch den Rest des Tages zu leiden ;-)

Die beiden gingen wieder an ihrer Arbeit und Samuel beobachtete sie ein wenig. Dabei bewunderte er wieder einmal die Gründlichkeit von Meister Lyc.

Was er allerdings gar nicht so bewunderte, war, wie Meister Lyc mit seinem Lehrling umging. Er herrschte ihn an und schien geradezu Fehler in seiner Arbeit zu suchen. Und hatte er einen gefunden, tadelte er ihn, lachte ihn sogar aus und fragte, ob er denn gar nichts könne. Dabei lachte er dann auch so eigenartig verkrampft. Samuel dachte darüber nach:

"Zu seinem Chef ist er ausgesprochen freundlich, zu mir auch - warum geht er mit dem armen Lehrling so um?"

Samuel konnte natürlich nicht wissen, das Meister Lyc innerlich einen Kampf ausfocht. Meister Lyc arbeitet nämlich genau deswegen so ausgesprochen gründlich und genau, weil er selbst der Meinung ist, dass er unzulänglich sei. Er selbst hält nicht allzu viel von sich - was natürlich die anderen niemals merken durften. Deswegen hat er sich seine Fassade zugelegt.

Zu höher gestellten, wie z.B. seinem Chef, ist er freundlich, weil diese ihm ja noch beim Aufstieg behilflich sein können ... schliesslich will er ja später einmal die Firma übernehmen - und bei niedriger gestellten, wie z.B. seinem Lehrling lässt er dann mal so richtig die Sau raus - denn irgendwo muss er seinen Frust ja schliesslich auch lassen. Ja, so war er - der Meister Lyc.

Am Abend, die Arbeiten am Dach waren erledigt, lief zufällig Stefania, Meister Lycs Frau, vorbei. Sie war gerade auf dem Markt und hat frisches Obst gekauft. Ganz saftige leckere Birnen lagen obenan auf ihrem Korb. Sie sah ihren Mann, winkte ihm zu und dieser kam auch gleich nach unten. 2 m vor Stefania blieb er stehen und sagte:

"Hallo Schatz - oh, da hast du aber leckere Pflaumen in deinem Korb."

Und während er das sagte, griff er nach einer der Birnen. Er biss gerade hinein, als Stefania zu ihm liebevoll und freundlich lächelnd sagte:

"Aber Lyc, das sind doch Birnen und keine Pflaumen - dass du das auch immer wieder verwechseln musst."

Plötzlich schaute Meister Lyc gar nicht mehr so freundlich und sagte zu Stefania:

"...

Staphisagria

Delphinium staphisagria, der Rittersporn wird auch noch mit folgenden Namen bezeichnet: Stephanskörner, Läusekörner, Ratten- oder Läusepfeffer.

Er wächst an Berghängen in Spanien, Griechenland oder den kanarischen Inseln und wird 60 bis 120 cm hoch. Er gehört zur Familie der Hahnenfussgewächse. Von Juni bis Juli hat er blaue bis violette, sternförmige Blüten. Der Name der Pflanze setzt sich folgendermassen zusammen: Delphinium ist griechisch und bedeutet Delphin (hiermit wird die Ähnlichkeit der Blütenknospen mit einem Delphin ausgedrückt) Staphisagria stammt auch aus dem griechischen und setzt sich aus folgenden beiden Wörtern zusammen: staphis, was getrocknete Weinrebe bedeutet und agrios, was scharf schmeckend bedeutet und sich auf die Frucht bezieht.

Das homöopathische Arzneimittel wird aus den getrockneten Samen der Pflanze hergestellt.

Arzneibeziehungen und Hinweise

Antidote:

-   Camphora

Feindliche Mittel:

-   Ranunculus bulbosus

Wirkungsdauer:

-   nach Rückert: über drei Wochen hinaus

Wichtige Themen der Arznei sind:

Selbstkontrolle, Würde, Ritterlichkeit, Entrüstung, Schuldgefühle, stiller Kummer, Verletzung

Welche Symptome macht es?

- Jucken am Kopf und am ganzen Körper, besonders früh - läuft und kriecht von einem Ort zum anderen

- Ausschlag mit erbsengrossen Knoten am ganzen Körper und an den Oberschenkeln, die Knoten jucken, nässen und erregen einen brennenden Schmerz

- Flechtenausschläge

- chronische Frieselausschläge

- reissendes Stechen, Beissen und beissendes Jucken in Geschwüren

- geschwürige Unterschenkel - dort überzieht sich die Haut, bei zuckenden und pickenden Schmerzen, mit einer dünnen Kruste, aus welcher dann gelbliches Wasser hervordringt

- stechendes Brennen in der Haut

- ziehender Schmerz in den meisten Gelenken - bei Bewegung, weniger in der Ruhe

- Lahmheitsgefühl, wenn die Glieder lange in einer ungewöhnlichen Lage sind

- ziehender, reissender Schmerz in den Muskeln, im Sitzen

- früh, ein innerliches Zittern in den Gliedern, wenn sie lange in eine Richtung gehalten werden

- tief eindringende, absatzweise Stiche oder auch juckende, scharfe Stiche an verschiedenen Stellen

- brennende Empfindungen, mal hier, mal da an den Gliedmassen

- Schmerz in allen Knochen

- alle Glieder tun weh

- schmerzende Muskeln beim Befühlen

- schmerzende Gelenke beim Bewegen

- allgemeine Zerschlagenheit, mit grossem Mattigkeitsgefühl - schlimmer bei Bewegungen und besser beim Sitzen und Liegen

- beim Gehen, grosses Mattigkeitsgefühl in den Knien

- ist früh beim Erwachen sehr müde, was sich dann nach und nach verliert

- früh sind alle Gelenke steif, besonders Achsel-, Kreuz- und Hüftgelenk

- eine Art Ohnmachtsanfall, vormittags, nach dem Aufstehen vom Sitzen - mit Blässe und Schwindel

- Leiden durch Quecksilbermissbrauch

- Knotengicht der Fingergelenke - bei einem neuen akuten Anfall oder bei Metastasen auf andere Organe

- Schwindel beim Bücken und Drehen des Kopfes, im Liegen, aber auch im Sitzen

- es dreht sich alles im Kreis herum - rennt dabei beim Gehen an Gegenstände an

- Eingenommenheit des Kopfes beim Stehen und Sprechen - als ob Schwindel auftreten wollte

- Wüstheit und Eingenommenheit des Kopfes, welche fast gar nicht nachlässt oder aber auch bloss auf einer kleinen Stelle auftritt - weiss nicht, ob er auf der Strasse gerade links oder rechts geht

- Stumpfheit des Geistes, die von jeder Arbeit abhält

- schwindende Gedanken - wenn er beim Denken von jemandem unterbrochen wird, kann er sich auf seinen ersten Gedanken nicht mehr besinnen

- beim Nachdenken so viele und verschiedene Gedanken, dass er vergisst, worüber er nachdenken wollte

- sehr schwaches Gedächtnis

- Schwere im Kopf, die manchmal durch Aufstützen auf die Hand erleichtert wird

- beim Schütteln des Kopfes, in der Mitte der Stirn, Gefühl, als ob da etwas Schweres wäre, was nicht losgeht

- Druckschmerz, zum Beispiel mit Betäubung in der Stirn, welcher sich bei Bewegungen des Kopfes verschlimmert

- Druckschmerz über der Augenhöhle, im Freien

- Druckschmerz in der Gegend des Schläfenbein zum Scheitel, aussen und innen, als ob man mit dem Finger stark darauf drücken würde

- zusammenziehendes Drücken im Scheitel, mit Wüstheit

- in Stirn und Hinterkopf Gefühl, als würde das Gehirn zusammengedrückt - auch mit ruckweisem Ohrbrausen

- reissendes Drücken durch eine Hirnhälfte, besonders in der Stirn

- stechendes Drücken nach aussen, in der Stirn - vergeht in der Ruhe und kehrt bei Bewegungen heftig wieder

- Pressen des Gehirns gegen die Schädelknochen, besonders im Hinterkopf - dabei Drücken darin wie von starker Blutansammlung

- Auseinanderpressen in Stirn und Hinterkopf oder Empfindung, als wenn das Gehirn zusammengepresst wäre und locker in der Hirnschale läge

- stechende Schmerzen in der Schläfe

- einzelne stumpfe Stiche vom Schädel bis ins Gehirn hinein - in Wirbelnähe

- stechende Schmerzen oben im Stirnbein, so dass man zusammenfährt

- stechende Schmerzen, einseitig, in der Schläfe, aussen und innen - als wollte es den Knochen herauspressen, bei Berührung stärker

- drückender, stichartiger und zugleich ziehender Schmerz in einer Stirnseite

- bohrende und drückend-bohrende Stiche im Scheitel oder in der Stirn, von innen heraus, welche früh aus dem Schlaf aufwecken

- brennende Stiche in der Schläfe - am Seitenbein und im Hinterkopf

- ziehend reissendes Stechen in der Schläfe, wie im Knochen, pulsweise anhaltend

- Reissen in der Stirn, abends beim Sitzen

- Stechen in der Stirn, beim Bücken

- früh, nach dem Erwachen, ein heftiger Schmerz, als ob das Gehirn zerrissen wäre - vergeht nach häufigem Gähnen

- Summen und Stechen im Kopf, besonders beim Bücken und Gehen

- fressendes Jucken auf dem äusseren Kopf, welches durch Kratzen vermehrt wird und worauf ein Wundheitsschmerz entsteht

- feines Nadelstechen aussen am Kopf

- grindige Ausschläge und juckende Bläschen im Nacken und im Gesicht

- schmerzhaftes Ziehen oder drückendes Ziehen, hier und da am äusseren Kopf oder Wundheitsgefühl des äusseren Kopfes bei Berührung

- aufgedunsenes Gesicht

- spitzes Gesicht mit hohl liegenden Augen

- Bläschen an den Wangen und um den Mund herum, welche stechend jucken oder spannend wund schmerzen

- Klopfen und Drücken im ganzen Gesicht - von den Zähnen bis ins Auge

- reissendes Zerren, vom Kopf herab bis in die Zähne

- drückendes Reissen im Jochbein, woran die Zähne beteiligt sind

- brennendes, scharfes Stechen in den Jochbeinen und Wangenknochen

- Entzündung der Gesichtsknochen

- schwarze Blitze vor den Augen, beim Lesen und im Freien - beim Lesen scheinen ganze Zeilen zu verschwinden

- sieht nachts eine Feuersäule vor den Augen

- die Augen sind sehr trübsichtig, mit Hitze und Stechen darin

- brennende und beissende Augen beim Schreiben - dabei läuft beissendes Wasser heraus

- nicht unangenehmes Brennen im äusseren Augenwinkel, welches bis ziemlich weit nach dem Ohr hin zieht

- nachts, trockener Eiter im Auge, welchen man auch tagsüber öfters abwischen muss

- trockene und drückende Augen - Gefühl, als drücke ein harter Körper unter dem Augenlid oder es wird in der Augenhöhle ein herausdrückender Schmerz gefühlt - kann die Augen nicht öffnen, ohne sie vorher zu benetzen

- entzündetes Augenweiss

- Druck und Jucken an den Augenlidern oder eine zusammenziehende Empfindung, welche die Augen zu Tränen reizt

- bei Anstrengungen der Augen fühlt man grobe Stiche darin

- Entzündungen der Augenlider

- stumpfe, aber tiefe Stiche, manchmal auch spannende Stiche in den Ohren

- Kneifen und Zwicken in den Ohren

- Gefühl von einströmender Kälte in den Ohren

- Klingen in den Ohren, bei Bewegung des Kopfes

- manchmal leise Knalle in den Ohren - als stiesse plötzlich Wind hinein

- krampfartiger, brennender, drückender Schmerz äusserlich auf der hinteren Ohrmuschel

- Neigung dazu, sich beim Gähnen das Kiefergelenk auszurenken

- Wundheitsschmerz in der Nase, als solle sie geschwürig werden, bei Berührung

- Schorfe tief innen in der Nase

- Empfindung, wie von feinen Schnitten an den Lippen

- Gefühl, als wären die Lippen aufgesprungen

- Brennen oder manchmal auch drückende, scharfe Stiche von innen nach aussen an den Lippen

- am Rand des Lippenrotes Bläschen, welche brennend oder stechend-brennend schmerzen

- Geschwüre an den Lippen, welche zu Beginn eitern und dann grünliches Wasser abgeben - dabei nagend-ziehender oder stechend-ziehender Schmerz, manchmal mit Jucken, worauf nach dem Kratzen wiederum ein Stechen erfolgt

- das Zahnfleisch ist bei Berührung schmerzhaft

- blutendes Zahnfleisch beim Zähneputzen und bei Druck

- blasses und weisses Zahnfleisch

- geschwollenes und schmerzhaftes Zahnfleisch mit Knoten oder Blasen, welche in Geschwüre übergehen - dabei stechend-ziehender Schmerz

- krampfartig schmerzhaft zusammengezogenes Zahnfleisch - kann die Zähne kaum auseinanderbringen

- Zähne werden schnell schwarz und hohl, blättern stückweise ab

- Zahnschmerzen durch Einziehen von Luft, durch kalt Trinken und auch beim Kauen

- häufig ziehender Zahnschmerz - auch im Zahnfleisch und den Wurzeln verschiedener Zähne, manchmal mit Schwellung der Wange, drückendem Kopfschmerz und Hitze des Gesichts

- fressendes Ziehen in hohlen Zähnen, gleich nach dem Essen, verstärkt sich in der frischen Luft und hört in der Stube wieder auf

- drücken, ziehender Zahnschmerz, am schlimmsten Nachts

- zusammenpressendes Ziehen in den Zähnen, wird durch kaltes Wasser erregt

- kitzelndes Stechen in den Backenzähnen einer Seite

- heftiges Reissen in den Zähnen, wobei die Gesichtsmuskeln verzogen werden

- Stumpfheitsgefühl der Zähne - entsteht oft zuerst in der Zahnwurzel, geht dann bis in die Kronen der Zähne - meist beginnt es schon beim Essen oder Trinken und wird in der frischen Luft sehr verstärkt

- Wackeln der Zähne beim Essen, so dass man nicht ordentlich kauen kann

- beim Kauen das Gefühl, als würden die Zähne tiefer in das Zahnfleisch eingetrübt

- kommt beim Essen nur das mindeste in einen hohlen Zahn, entsteht ein heftiger Schmerz, welcher sich bis in die Wurzel erstreckt und das Zahnfleisch schmerzt dabei wundartig

- Stichschmerz in der Spitze und am Rand der Zunge, bei oder ohne Berührung

- Wundheitsempfindung vorne in der Zunge

- grosse Trockenheit der Zunge - mit festem Schleim in den hinteren Nasenöffnungen, wodurch diese verstopft werden

- matte Sprache wegen Schwäche

- Schmerz am äusseren Hals - die Unterkieferdrüsen sind wie geschwollen und gequetscht

- spannende Empfindung vorne unter dem Kinn, als wolle sich dort ein Knoten bilden

- vorne unter dem Kinn fühlt man etwas Hartes, haselnussgrosses, worin man beim Schlucken oder bei Berührung ein hartes Drücken fühlt

- schwache Halsmuskeln, welche den Kopf nicht recht tragen wollen

- Stiche, spannende Stiche, drückendes Ziehen oder spannendes Drücken und verschiedene rheumatische Schmerzen in den Halsmuskeln

- raue und kratzende Empfindung im Hals

- drückende Empfindung hinten am Gaumen, ausser dem Schlucken

- trockener Hals

- Stechen im Hals nur beim Schlucken, besonders abends - scheint vom Gaumen aus bis in das Gehirn zu gehen

- weiss belegte Zunge - stets viel Schleim im Mund, ohne üblen Geschmack, aber immer auch viel Speichelfluss - wie bei starkem Hunger

- mal übler, bitterlicher Geschmack und mal weichlicher und wässriger Geschmack - die Speisen schmecken aber so, wie sie sollen

- das Essen hat keinen Geschmack, die Appetit ist aber dennoch gut

- Brot schmeckt säuerlich

- geschmackloses und leeres Aufstossen

- Aufstossen, wobei viel Schleim aus dem Hals in den Mund kommt

- kratziges Aufstossen, welches den Kehlkopf angreift und zum Husten zwingt

- beim Versuch, aufzustossen drückt und sticht es bis in die Brust

- Schluckauf jedes Mal nach dem Essen und auch sonst häufiger - manchmal mit Übelkeit

- öfters morgens Brechübelkeit

- beim Essen, Übelkeit, als sollte man sich erbrechen - dabei Zusammenlaufen von Wasser im Mund und kurzes Aufstossen

- scheinbares Hungergefühl im Magen, jedoch ohne Appetit

- starker Heisshunger bei vollem Magen

- gewöhnlich Durstlosigkeit

- Drücken im Magen, schon morgens im Bett, wie von einer Last

- unter den letzten Rippen und rechts unterhalb des Nabels, Drücken und Spannen - welches beängstigt und Atembeklemmung hervorruft

- klemmender Druck links neben dem Schwertknorpel oder rechts unter den kurzen Rippen

- kneifender, beklemmender Schmerz in der Herzgrube - welcher sich bei vorgebeugtem Sitzen verliert

- der Unterleib ist wie zusammengepresst - mit Behinderung des Atems

- quer über den Unterleib oder in den Seiten des Unterleibes ziehende Schmerzen, wie von Blähungen oder als sollte die Regel erscheinen

- Zerschlagenheitsschmerz über den Hüften, in den Lenden und unter dem Nabel entlangziehend - am schlimmsten beim Vorbeugen

- anhaltender stichartiger Schmerz rechts im Unterleib, beim Gehen im Freien sowie beim Ausatmen und Aufdrücken der Hand in der Nabelgegend

- stichartiger Schmerz im Schoss beim Aufdrücken - vergeht aber beim Atmen

- klemmende Stiche - taktmässig links über dem Nabel

- kneifende Stiche links im Unterleib

- juckende Stiche in der Nierengegend

- Blähungen erzeugen sich in Menge und erregen oft ein lautes Kollern und Knurren oder auch ein Geräusch wie von zerplatzenden Blasen

- Blähungen versetzen sich im Unterleib, ehe sie dann, mit einem unbeschreiblichen Gestank, abgehen

- heftiges Kneifen, mal hier, mal da - Gefühl, als solle Durchfall entstehen, ohne dass wirklich Stuhlgang erfolgt

- nach jedem Essen und Trinken ein Schneiden im Leib, mit Übelkeit, Mattigkeit und darauf folgendem Blutandrang nach dem Kopf

- Schneiden im Unterleib, schon nach der mindesten Bewegung, auch nach dem Urinieren - dabei zitternde Knie

- in der Erstwirkung lebhaft erregter Geschlechtstrieb

- nächtliche Samenergüsse, mehrere Nächte nacheinander, auch im Mittagsschlaf

- Jucken im Hodensack, welches dann in einen Wundheitsschmerz übergeht, während das Jucken in der Tiefe jedoch nicht aufhört

- ziehend, brennende Stiche im Samenstrang - beim Bücken am stärksten

- drückender Schmerz oder drückendes Ziehen im Samenstrang, beim Gehen

- Entzündung des Hodens

- stechende Schmerzen in den männlichen Genitalien, beim Stehen und Gehen

- Schmerzhaftigkeit und Empfindlichkeit der weiblichen Genitalien, beim Sitzen

- krampfhafter Schmerz, Beissen oder fein stechendes Jucken in den weiblichen Genitalien

- Entzündung der Eierstöcke (Hartmann: "bei Entzündung der Ovarien, die durch unglückliche Liebe und daraus entspringende fortwährende Beschäftigung der Fantasie mit Gegenständen der Sinnlichkeit entstanden sei, wäre viel vom abwechselnden Gebrauch der Ignatia, Staphisagria und Acidum phosphoricum zu hoffen")

- starker Fliessschnupfen - dabei teilweise Nasenverstopfung

- häufiges Niesen und Tränen der Augen

- Kitzeln in der Nase - dabei fliesst eine milde und wässrige Flüssigkeit oder aber auch dicker Schleim aus

- stets fester Schleim auf der Brust, welcher steten Hustenreiz erregt, wodurch der Schleim ausgeworfen wird

- Husten ist meist mit schleimigem oder gelbem Auswurf verbunden - manchmal auch einige Tropfen Blut

- vor dem Husten, kratzende Empfindung der Brust

- Husten entsteht meist mittags und abends, nach dem Niederlegen

- scharfer Husten mit Wasserzusammenlaufen im Mund - dabei Gefühl, als würde dieses Wasser mit Gewalt durch den Schlund getrieben und schneidet darin oder als drohe der Husten die Kehle aufzureissen

- beim Husten, Schmerz hinter dem Brustbein

- Brustbeklemmungen, mit Unruhe und Ängstlichkeit - treibt von einem Ort zum anderen - das Ausatmen erleichtert

- Herzklopfen beim Gehen und bei geringer Bewegung, beim Hören von Musik und beim Erwachen aus dem Mittagsschlaf

- Drücken und Schwere in der Brust

- Wundheitsgefühl und Übelkeit über der Herzgrube

- stumpf stechend, drückender Schmerz an den Knorpeln der letzten Rippen beim Bücken - schmerzt auch beim Befühlen

- stetiger Schmerz in der Mitte des Brustbeins - wie Spannen und Drücken, so dass es den Atem versetzt - am schlimmsten beim Aufrichten und Ausdehnen des Körpers

- oft Stiche, in verschiedenen Teilen der Brust - mal beim Biegen des Oberkörpers im Sitzen, mal schlimmer beim rückwärts Anlehnen

- pausenweise absetzende Stiche in der Brust, welche langsam von innen nach aussen dringen

- spannende Stiche in der linken Brust, beim Liegen und bei Bewegung, welche beim Ausatmen heftiger werden und beim Treppensteigen am schlimmsten sind

- bohrende Stiche in der linken Brust

- an den Rippenknorpeln der linken Seite ein stechendes Schneiden

- Zerschlagenheitsschmerz in den Brustmuskeln, früh im Bett und am Tage, beim Zusammenlegen der Arme

- äusserlich Frieselausschlag auf der Brust, welcher in der Wärme rot wird und juckt

- flechtenartiger Ausschlag, kleine, dichte, rote Bläschen an den unteren Rippen, mit brennend juckenden feinen Stichen - dabei Frostschauder in dieser Gegend

- Kreuzschmerzen, sehr heftig beim Aufstehen vom Sitzen, beim Umdrehen im Bett und bei jeder Seitenbewegung - nicht so schlimm beim Gehen

- ziehendes Drücken in den ersten Wirbeln

- brennend, drückender Schmerz unter dem Schulterblatt, dicht am Rückgrat - dabei Schwerheits-Empfindung auf der Brust

- starke Stiche den Rücken herauf

- Gefühl, als steche jemand mit einem Messer zwischen die Wirbel

- Drücken und Spannen im Nacken

- früh, im Nacken und zwischen den Schulterblättern, ziehender Schmerz, so dass man die Arme nicht bewegen und den Hals nicht drehen kann

- stechender Schmerz, wie durch Verheben im Kreuz, in der Ruhe - früh im Bett ist es, als wäre alles zerbrochen - man kann sich nicht bücken

- fressender, herabziehender Schmerz, wie zerschlagen im Kreuz, am heftigsten früh, vor dem Aufstehen

- am unteren Teil des Kreuzbeins, äusserlich ein heftiges Brennen

- die Knochen des Armes schmerzen bei Bewegung

- Drücken an den Oberarmknochen, in der Knochenhaut, bei Ruhe und Bewegung

- Drücken in der Achselgrube, auf der Achsel - als läge eine Last darauf

- Drücken im Schultergelenk, welches durch keine Bewegung verschwindet

- Drücken mit Lahmheitsgefühl am Oberarm und am Unterarm sowie den Mittelhandknochen einzelner Finger - verschlimmert sich bei Berührung und Bewegung

- Drücken um das Hüftgelenk, beim Gehen und Sitzen

- Drücken an den Wadenmuskeln, nach aussen

- Drücken an der inneren Seite der Fusssohle, in der Ruhe

- ziehendes Drücken in der Fusswurzel und Handwurzel querüber - besonders bei Bewegung

- einfaches Ziehen in den Mittelgelenken und Gliedern einzelner Finger

- drückendes Ziehen in den Oberarmen, abends im Bett

- drückendes Ziehen in den Schultergelenken, früh - bei Bewegung wird es schlimmer

- drückendes Ziehen unterhalb des Ellbogens, an der äusseren Seite der Speiche

- drückendes Ziehen in den Muskeln des Vorderarmes und auf dem Handrücken

- drückendes Ziehen auf dem Schienbein, im Sitzen

- Ziehen im Schultergelenk, manchmal auch im ganzen Arm

- Ziehen in den hinteren Gelenken der Finger, bei Bewegung schlimmer

- Ziehen im Kniegelenk und in den Köpfen der Wadenmuskeln, beim Gehen - wie Schwäche - beim Sitzen noch lange anhaltend

- Stiche in den Achselhöhlen, am Schultergelenk, welche bei Bewegung und Berührung heftiger werden

- langsame Stiche, fast wie ein Drücken, in der Mitte des Vorderarmes, in einzelnen Fingern - halten bei Bewegung an und dringen tief ein

- Stiche am Oberschenkel, über dem Knie, am inneren Rand des Knies, am Kniegelenk, neben der Kniescheibe - verschlimmern sich bei Bewegung und bei Berührung wandeln sie sich in ein Drücken

- drückende Stiche an der äusseren Knieseite, beim Auftreten und beim Befühlen

- juckende Stiche in den Achselhöhlen, in den Daumen, in der hohlen Hand, an den inneren Seiten der Oberschenkel, in der Wade

- ziehendes Stechen im Schultergelenk, besonders bei Bewegung des Armes nach der Brust hin

- ziehendes Stechen im Kniegelenk, mal im Sitzen und mal bei Bewegung heftiger

- brennendes Stechen an der hinteren Fläche des Oberschenkels und unter dem Knie, auf der Aussenseite - manchmal absatzweise

- bohrende Stiche im Schienbein, in der Ruhe

- reissende Schmerzen am Kopf des Schulterknochens, bei Bewegung schlimmer

- reissende Schmerzen in den Muskeln des Oberarmes, welche manchmal bei Bewegung wieder vergehen

- reissende, fein zuckende Schmerzen in den Muskeln der Daumen und den Spitzen mehrerer Finger

- reissende Schmerzen in den Muskeln der Unterschenkel, im Stehen und Sitzen

- ziehendes Reissen im Vorderarm, besonders bei Bewegung des Armes oder der Hand

- ziehendes Reissen unter der Kniescheibe - vergeht durch Bewegung nicht

- stichartiges Reissen in den Muskeln des Oberarmes, nachher am Ellbogengelenk und im Vorderarm

- stichartiges Reissen im Handgelenk, unter - und in der Wade sowie über der Ferse

- drückendes Reissen in den Unterfussknochen, dicht an der Fuss-wurzel

- krampfartiger Schmerz um das Handgelenk, welcher beim Aus-strecken der Finger vergeht

- drückend, krampfartiger Schmerz am Ballen des kleinen Fingers, bei Bewegung der Hand

- Krampf in den Fingern, in den Waden und Fusssohlen des Beines, auf welchem man liegt - beim Erwachen aus dem Schlaf

- Zerschlagenheitsschmerz in allen Muskeln der Oberschenkel, bei schnellem Gehen, manchmal auch beim Liegen - mit Unruhe, so dass man sie nicht ruhig halten kann

- bei Bewegung entsteht ein Schmerz, wie Verrenkung im Schulter-gelenk oder in den Oberschenkeln

- Gefühl in den Fingerspitzen, als wäre eine harte Haut darüber ge-zogen, so dass man nur wenig Gefühl darin hat

- stechendes Jucken an den unteren Extremitäten - wie nach Erfrie-ren

- juckende Bläschen am Ellbogen und in Richtung der Hände

- juckende Bläschen an den Unterschenkeln

- nach dem Jucken entstehen flache Geschwüre, welche stark schmerzen

- Flechten auf den Händen, Ober- und Unterschenkeln

- an den Mittelfussknochen der kleinen Zehe bildet sich eine Kno-chengeschwulst, die bei Berührung schmerzt

- unschmerzhafte Geschwulst auf dem Fussrücken

Rechts/Links

- nach Lutze: rechts

Persönlichkeit

Staphisagria ist sehr zurückhaltend, schüchtern und empfindlich. Dabei ist sie höflich und zuvorkommend und möchte niemanden etwas Böses tun - auch von anderen Menschen erwartet Staphisagria ein respektvolles Auftreten ihr gegenüber. Sie möchte am liebsten Streit und Konfrontationen vermeiden, da ihr solche Situationen äusserst unangenehm sind. Auch hat Staphisagria Angst davor, in Konfliktsituationen ihre Selbstbeherrschung zu verlieren, was für sie sehr schlimm wäre, da es ihr sehr wichtig ist, sich immer ehrenhaft, edel, beherrscht und anständig zu verhalten - eben ritterlich!

Durch dieses Verhalten kann Staphisagria leicht eine innere Spannung aufbauen und sie muss sich nun sehr stark bemühen, ihre höfliche Maske aufrecht zu erhalten - Staphisagria möchte nicht streiten oder gar schreien, da sie dies ihrer Meinung nach auf ein sehr niedriges Niveau herabsetzen würde. Also zieht sie sich zurück, schluckt alles in sich hinein, gibt ihrem Gegenüber Recht, obwohl sie innerlich vielleicht stark empört und überhaupt nicht dieser Meinung ist. Sie unterdrückt ihre Emotionen und bringt keine Gegenargumente an - und wenn sie dies lange genug gemacht hat, wird sie krank.

Sie kann ihre Emotionen, Empfindungen und Empörungen nicht zeigen, denn durch einen Wutausbruch wäre ja ihre ganze schöne, achtbare und selbstbeherrschte Fassade dahin. Irgendwann jedoch reicht es halt auch Staphisagria einmal - dann bricht alle Wut aus ihr heraus und sie beginnt sogar mit Gegenständen herum zu werfen.

Staphisagria trifft man häufiger bei Frauen als bei Männern. Ist Staphisagria verheiratet oder in einer festen Partnerschaft, so ist sie sehr auf den Partner bezogen und widmet sich ihm mit vollster Hingabe. Dabei verwöhnt sie ihn mit vielen Aufmerksamkeiten und versucht, ihm jeden Wunsch zu erfüllen. Dies wird in einer Partnerschaft dann häufig missbraucht, wogegen sich Staphisagria jedoch nur sehr schwer wehren kann - schliesslich will sie ja um jeden Preis den Frieden und die schöne Fassade erhalten, weshalb sie garnicht erst für ihre eigenen Rechte kämpft und bei Streitigkeiten lieber gleich nachgibt.

Dann ist sie innerlich zwar zutiefst gekränkt, zeigt nach aussen jedoch keinerlei Reaktion. Zu einem Gefühlsausbruch kommt es erst nach länger anhaltenden Beleidigungen, Demütigungen und Streitereien.

Jetzt verliert Staphisagria ihre lange bewahrte Beherrschung, zittert am ganzen Körper, Röte steigt ihr ins Gesicht und sie beginnt mit allen möglichen Dingen nach den Personen zu werfen, die sie jemals beleidigt haben. Danach allerdings macht sie sich grosse Vorwürfe, weil sie ihre Selbstkontrolle verloren hat - dies entspricht eben nun mal nicht ihrem Ideal. Nun belastet sich Staphisagria mit Schuldgefühlen und möchte alles wieder gutmachen. Also beginnt sie erneut damit, ihren lieben Partner zu verwöhnen und so weiter - im schlimmsten Fall nutzt er es wieder aus, die ganze Kreislauf beginnt von vorne und es kommt irgendwann zum nächsten Staphisagria-Ausbruch.

Gemüt

- grosse Ängstlichkeit - Angst vor der Zukunft

- kann an keinem Ort bleiben

- ängstliche Gedanken, Dinge aus der Vergangenheit kommen in die Fantasie, als wenn sie gegenwärtig geschehen würden

- ihm wird schwarz vor den Augen - er weiss nicht, ob diese Vorstellungen passieren oder Täuschung sind - sieht alles für etwas anderes an und verliert die Lust am Leben

- ärgerliche und verdriessliche Stimmung - will von nichts hören und weint schon, wenn jemand sprechen will

- grämt sich weinend über die eigenen Umstände

- hat keine Lust, ernste oder geistige Arbeiten zu tun

- Unmut

- Traurigkeit ohne Ursache

- befürchtet selbst bei kleinsten Ereignissen das Schlimmste

- hypochondrisch und gleichgültig

- liest gerne medizinische Bücher und entwickelt dabei Hypochondrie

- hat keine Lust zu reden und zu denken

- jede kleinste Bemerkung wird schon als Beschuldigung aufgefasst

- ist schnell beleidigt - verletzter Stolz - schluckt den Ärger aber hinunter

- kann Kritik und Widerspruch sowie Zurückweisung nicht vertragen

- verdrängt ihre Gefühle und bewahrt immer die Kontrolle über sich

- ist innerlich gereizt und verärgert, lässt sich aber nichts anmerken

- ist immer noch betrübt über schon längst vergangene Beleidigungen - kann Emotionen jahrelang unterdrücken

- will immer die Selbstachtung erhalten

- nimmt bei Streitigkeiten die Schuld auf sich

- fühlt sich nach Wutausbrüchen schuldig und würdelos

- hat Angst vor hoch gelegenen Orten

- hat Angst vor dem eigenen Schatten

- hat Angst, die Selbstkontrolle zu verlieren

- hat Angst, den Partner zu verlieren

- denkt, alles würde sich im Kreis drehen

- denn, jemand geht hinter ihr her

Schlaf

- heftiges Gähnen, so dass Tränen in die Augen treten - dehnt sich dabei sehr heftig, als ob er sich nicht genug ausstrecken könnte

- starke Tagesschläfrigkeit, besonders nachmittags - man schläft ein, wo man sitzt

- kann abends kaum das Bett erreichen, ohne einzuschlafen

- Nachmittagsschlaf bekommt nicht - erwacht daraus düster mit Schwere in den Gliedern, welche sich erst nach längerem Gehen wieder verliert

- kann manchmal vor Mitternacht nicht einschlafen oder wacht manchmal schon um 4:00 Uhr wieder auf

- sehr lebhafte Träume, welche sofort nach dem Einschlafen anfangen

- das Einschlafen wird verhindert durch heftig brennende Schmerzen in Geschwüren oder durch juckende Flechten oder auch durch Wadenschmerzen, wobei man die Beine dann immer wieder woanders hinlegen muss, um Erleichterung zu finden

- sehr unruhiger Nachtschlaf - kann auf keiner Seite liegen

- erschreckt und wacht auf, ohne völlig zur Besinnung zu kommen

- wird jede Stunde wach und fällt dann wieder in einen Schlummer

- Zusammenfahren am ganzen Körper - unschmerzhaftes Zucken

- den ganzen Tag über Schläfrigkeit, kann dann aber nachts nicht schlafen (dabei sexuelle Gedanken)

Modalitäten

Verbesserung:

- nach dem Frühstück

- Gehen im Freien

- Wärme

- Nachtruhe

Verschlimmerung:

- Entrüstung

- Ärger

- Kränkung

- Verdruss

- Verlust von Körpersäften

- Onanie und sexuelle Exzesse

- Genuss von Tabak

- Berührung der kranken Teile

- kurzer Schlaf

Beschwerden infolge von:

- Tadel, Kritik, Streit

Vorlieben/Abneigungen

Vorlieben:

- Verlangen danach, medizinische Bücher zu lesen

- Verlangen nach Rotwein, Fleisch, Tabak, Süssigkeiten, Suppe

Abneigung:

- gegen Fett und Milch

Art der Ausscheidungen

Harn:

- häufiger Harndrang, wobei sehr wenig und meist rötlicher oder dunkelfarbiger Urin abgeht - in einem dünnen Strahl und manchmal nur tropfenweise

- nach dem Harnen immer noch das Gefühl, als wäre die Blase nicht leer

- tropfenweisser Harnabgang, mit Brennen am Blasenhals) dabei auch vergeblicher Stuhldrang)

- bei - und nach dem Harnen, ein heftiges Schneiden

- während des Harnens, heftiges Brennen in der Harnröhre

- beissendes und brennendes Kribbeln an der Mündung der Harn-röhre (ausser dem Harnen)

- unwillkürlicher Harnabgang beim Husten

- schmerzhafter und tropfenweiser Harnabgang

Stuhl:

- Stuhldrang mit Leibschmerzen

- Verstopfung - oder aber sehr geringer, harter oder auch dünner Stuhlgang

- Schneiden und Wühlen im Unterleib, mit Stuhldrang und dann Abgang von wenigem und dünnem Stuhl, worauf wieder Schnei-den und neuer Drang, jedoch ohne Ausleerung erfolgt

- brennend, schneidender Schmerz beim Stuhl

- Drücken oder Zusammenschnürung im After - Gefühl, als solle er zerspringen

- nach dem Stuhl gleich wieder vergeblicher Stuhldrang

- Wundheitsschmerz im Mastdarm

- Jucken im After

Regel:

- sehr berührungsempfindlich während der Regel - kann keine Binde tragen

Art der Schmerzen

Zusammendrückend (Stirn, Scheitel, Hinterkopf), kolikartig (nach unterdrücktem Ärger)

Körperregionen

Kopf, Gesicht, Zähne, Hals, Unterleib

Bezug auf Organe

Haut, Augen, Magen, Respirationsorgane, Genitalien, Harnwege, Magen,
Darm

Leitsymptome

nach Nash:

-   heftiger Unwille über Dinge, die andere oder er selbst getan haben
    - grämt sich über die Folgen unter ständiger Angst um die Zukunft

-   wirft Dinge unwillig weg oder stösst sie vom Tisch

-   Kinder sind schlecht gelaunt und schreien nach Sachen, die sie
    dann wieder ärgerlich wegwerfen, nachdem sie sie bekommen ha-
    ben - morgens schlimmer

-   äusserst empfindlich gegen geringste Eindrücke, das geringste un-
    rechte Wort verletzt sie sehr stark

-   Hypochondrie, Apathie, Gedächtnisschwäche - verursacht durch
    unverdiente Kränkungen, geschlechtliche Exzesse oder hartnäcki-
    ges Verweilen bei geschlechtlichen Gegenständen

-   Beschwerden durch Unwillen oder Verdruss oder verhaltenen Är-
    ger, Schlaflosigkeit

-   Folgen von Onanie

- mürrische, reizbarer Kranke

- apathische oder hypochondrische Kranke

- Gefühl, als hinge der Magen erschlafft herunter

- Kolik bei mageren, launischen und dickbäuchigen Kindern

- schwarze Zähne bei Kindern, mit weichem und schwammigem Zahnfleisch, welches empfindlich und schmerzhaft ist

- deutliche Verschlimmerung nach der geringsten festen oder flüssigen Nahrung

- Brennen in der Harnröhre, auch ohne Wasserlassen

- Prostataleiden alter Menschen mit häufigem Drang zum Wasserlassen und nachfolgendem Harntröpfeln

- sehr eigentümlicher Rückenschmerz, der immer nachts im Bett und morgens vor dem Aufstehen schlimmer ist

- trockene und feuchte Hautausschläge

- bei Staphisagria-Ekzemen sickert unter den Schorfen eine scharfe Feuchtigkeit heraus und durch Berührung damit bilden sich gleich neue Bläschen, welche sehr heftig jucken - kratzt man an einer Stelle, tritt das Jucken unmittelbar danach an einer anderen wieder auf

- Ekzeme häufig auf dem Kopf, an den Seiten um die Ohren herum und an den Augenlidern

- Gerstenkörner und Knötchen auf den Augenlidern, eins nach dem anderen, zuweilen mit Geschwürbildung

- Kondylome, Feigwarzen oder blumenkohlähnliche Auswüchse

- Schnittwunden (bei Risswunden: Calendula)

- Kälte - Mangel an Lebenswärme

- Reizbarkeit

- ist immer mit sexuellen Problemen beschäftigt und will darüber diskutieren

- sexuelle Exzesse und Onanie - glaubt danach, dass er zur Strafe eine unheilbare Krankheit bekommt

- Hypochondrie

- starke Empfindlichkeit in Bezug auf Äusserungen, die andere über ihn treffen

- Kopfschmerz, als ob der Kopf zusammengequetscht würde

- Leeregefühl im Hinterkopf

- kleine Zysten am Augenlidrand

- Beschwerden nach Bauchoperationen

- Beschwerden der Harnwege

- Reizblase bei frisch verheirateten Frauen (Honeymoon-Cystitis)

- Blasen- und Eierstockentzündungen

- Brennen in der Harnröhre - auch ohne Abgang von Urin

- Prostataentzündungen

- Ekzeme am Haarkopf - insbesondere an der hinteren Haargrenze

- Kopfschmerzen - Gefühl von Holzkugeln im Kopf

- Hautausschläge

- Zittern

- Staphisagria raucht oft sehr stark

Indikationen nach Lutze

- bei langwierigen Beschwerden nach Quecksilbermissbrauch

- Ausschlag im Gesicht

- Schwellungen von Drüsen

- Schnittwunden, die nicht heilen wollen

- verschiedenartige Schmerzen in hohlen Zähnen, besonders in abgebrochenen, mit Schwellungen der Wange

- Auswüchse am Zahnfleisch

- kleine Geschwüre und Knoten in den Augenlidern oder den Augenlidränder

- passt besonders zu launischen und mürrischen Kranken

Weitere Indikationen

- Prophylaxe gegen Mückenstiche

- Kopfschmerzen durch Ärger, Zorn, Demütigung, Beleidigung, Unterdrückung usw.

- Blasenentzündung

- Prostataadenom infolge von Kränkungen - dabei häufiger Harndrang mit Abgang von kleinen Mengen und dem Gefühl, dass die Blase nie leer ist

Besonderheiten

- Juckreiz verschwindet beim Kratzen und tritt an einer neuen Stelle wieder auf

- kann, ohne vorher zu masturbieren, nicht einschlafen

- kreisrunder Haarausfall infolge von unterdrücktem Kummer

- Kopfschmerzen durch traurige Nachrichten

- Kopfschmerzen nach Fleischgenuss

- Kopfschmerzen in Menschenansammlungen

- die Augen sind so heiss, dass die Brillengläser anlaufen

- Pupillen sind abwechslungsweise erweitert und verengt

- Kälte im Gehörgang
- Gefühl, als ob Luft in das Ohr strömen würde
- Zahnschmerzen während der Regel
- Gefühl, als hinge der Magen schlaff herab
- Bauchschmerzen nach Beleidigung
- Gefühl, als würde ständig ein Tropfen Urin durch die Harnröhre fliessen
- Gefühl, als würden Würmer über die Haut kriechen

Differenzialdiagnose - Staphisagria und Lycopodium

- Staphisagria hat Beschwerden oben links und unten rechts - Lycopodium oben rechts und unten links.
- Staphisagria hat Blutmangel - Lycopodium Blutwallung oder Blutmangel.
- Staphisagria hat dunkles Haar und straffe Haut und Muskeln - Lycopodium hat helles Haar und schlaffe Haut und Muskeln.
- Staphisagria hat hereindrückende Schmerzen - Lycopodium herausdrückende.
- Staphisagria hat ein Klemmen in inneren Teilen - Lycopodium in äusseren Teilen.
- Staphisagria hat meist einseitige Paralyse - Lycopodium beidseitige.
- Staphisagria hat keine Apoplexie - Lycopodium hat Apoplexie.
- Staphisagria hat um die Gelenke herum Krusten - Lycopodium hat um die Gelenke herum Schweiss.
- Staphisagria hat meist angenehme Träume - Lycopodium meist unangenehme.

- Staphisagria hat einen schnellen und kleinen, manchmal zitternden Puls - Lycopodium hat nur abends und nach dem Essen einen etwas beschleunigten Puls.

- Staphisagria ist vorherrschend durstlos, nur in der Hitze überwiegt der Durst - Lycopodium ist nur im Frost durstlos.

- Staphisagria ist traurig und selten misstrauisch - Lycopodium hat wechselnde Stimmungen, ist traurig oder heiter, sanftmütig oder gereizt, boshaft und habsüchtig.

- Staphisagria ist selten bewusstlos und hat keine Delirien - Lycopodium hat Bewusstlosigkeit, Delirien und Zerstreutheit.

- Staphisagria hat Nachteile durch Unarten anderer, durch Beschämung, durch unglückliche Liebe oder durch Ärger - Lycopodium hat Nachteile durch Schreck, Zorn oder Ärger, Angst oder Heftigkeit.

- Staphisagria hat vorherrschend Schwellungen an der Oberlippe - Lycopodium an der Unterlippe.

- Staphisagria hat Übelkeit im Hals - Lycopodium im Magen.

- Staphisagria hat heisse und stinkende Flatus - Lycopodium meist geruchlose.

- Staphisagria hat eine zu schwache Regel - Lycopodium eine zu schwache oder zu starke.

- Staphisagria hat vorherrschend Fliessschnupfen - Lycopodium häufiger Stockschnupfen als Fliessschnupfen.

- Staphisagria löst den Hustenauswurf nachts und verschluckt ihn - Lycopodium hat Hustenauswurf morgens und abends.

- Staphisagria hat vorherrschend Beschwerden im unteren Brustraum - Lycopodium im oberen.

- Staphisagria hat zitternden Herzschlag - Lycopodium hat gleichmässiges Herzklopfen.

- Staphisagria hat vorherrschend Beschwerden am Handgelenk - Lycopodium am Fussgelenk.

- Bei Staphisagria lassen die Beschwerden nicht zu bestimmten Zeiten nach - bei Lycopodium nach Mitternacht und vormittags.

- Staphisagria verschlimmert sich bei kaltem Wetter und verbessert sich bei warmer Luft - Lycopodium verbessert oder verschlimmert sich bei kaltem Wetter oder bei warmer Luft.

- Staphisagria verschlimmert oder verbessert sich durch Entblössung oder durch Einhüllen - Lycopodium verbessert sich durch Entblössung und verschlimmert sich durch Einhüllen.

- Staphisagria verschlimmert sich bei und nach dem Schwitzen - Lycopodium verschlimmert oder verbessert sich bei und nach dem Schwitzen.

- Staphisagria verschlimmert oder verbessert sich im Licht oder im Dunkeln - Lycopodium verschlimmert sich meistens durch Licht und bessert sich im Dunkeln.

- Staphisagria verschlimmert sich beim Aufstehen aus dem Bett, danach verschlimmert oder verbessert es sich - Lycopodium verschlimmert oder verbessert sich beim Aufstehen aus dem Bett und wird danach fast stets gebessert.

- Staphisagria verbessert sich beim Niedersetzen - Lycopodium verschlimmert oder verbessert sich beim Niedersetzen.

- Staphisagria verschlimmert sich beim Aufstehen vom Sitzen, beim Niesen sowie nach dem Stuhl - Lycopodium verschlimmert oder verbessert sich beim Aufstehen vom Sitzen, beim Niesen und nach dem Stuhl.

- Staphisagria verbessert oder verschlimmert sich beim Bücken und verschlimmert sich beim Aufrichten - Lycopodium verbessert sich meist beim Bücken und verschlimmert oder verbessert sich beim Aufrichten.

- Staphisagria verschlimmert oder verbessert sich beim Waschen des kranken Teiles - Lycopodium verschlimmert sich durch Waschen und Befeuchten des kranken Teiles.

- Staphisagria verschlimmert oder verbessert sich beim Schlucken - Lycopodium verschlimmert sich beim Schlucken.

- Staphisagria verschlimmert oder verbessert sich beim Essen - Lycopodium wird beim Essen fast stets verschlimmert.

- Staphisagria verschlimmert sich beim Gähnen, verbessert sich aber danach - Lycopodium verschlimmert sich beim Gähnen.

- Durch Kälte, in frischer Luft und beim Gehen im Freien, durch Bewegung, insbesondere bei Bewegung des kranken Teiles, beim Gehen, beim Aufwärtssteigen, beim Ausatmen, beim Schliessen der Augen, nüchtern, durch Aufstehen und in ausgestreckter Lage verschlimmert sich Staphisagria und verbessert sich Lycopodium.

- Durch Wärme, in der Stube, in der Ruhe, nach dem Niederlegen, beim Liegen, Sitzen und Stehen, beim Niedersteigen, beim Einatmen und Tiefatmen, beim Öffnen der Augen, nach dem Frühstück, in zusammengekrümmter Lage und beim Aufstützen des kranken Gliedes verbessert sich Staphisagria und verschlimmert sich Lycopodium.

Differentialdiagnose - Staphisagria und Colocynthis

- Staphisagria hat Beschwerden oben links und unten rechts - Colocynthis hat oben rechts und unten links Beschwerden.

- Staphisagria hat hereindrückende Schmerzen - Colocynthis herausdrückende.

- Staphisagria hat Empfindlichkeit oder Entzündung äusserer Teile - Colocynthis innerer.

- Staphisagria hat Trockenheit der Haut - Colocynthis häufige Schweissneigung.

- Staphisagria hat oft Beschwerden im inneren Ohr, in der Harnblase, an der hinteren Fläche des Oberschenkels sowie an der Fusssohle - Colocynthis hat häufige Beschwerden am äusseren Ohr, in den

Nieren, an der vorderen Fläche des Oberschenkels sowie am Fussrücken.

- Staphisagria hat einen schnellen, kleinen und manchmal zitternden
  Puls - Colocynthis hat meist einen schnellen, vollen und harten
  Puls.

- Staphisagria hat Durst häufig nur in der Hitze - Colocynthis hat
  vorherrschend Durstlosigkeit.

- Staphisagria hat Nachteile durch Beschämung, Kummer, Kränkungen, Ärger, stillen Verdruss, Unarten anderer oder unglückliche
  Liebe - Colocynthis durch Beschämung, Kummer, Kränkungen, Ärger, stillen Verdruss, Zorn.

- Staphisagria hat Einbildungen - Colocynthis Wahnsinn.

- Staphisagria hat Leibschmerzen, schlimmer nach dem Stuhl und
  nach dem Harnen - Colocynthis hat Leibschmerzen, welche nach
  dem Stuhl nachlassen.

- Staphisagria harnt oft aber spärlich - Colocynthis vermindert oder
  vermehrt.

- Staphisagria hat eine verspätete und schwache Regel - Colocynthis
  eine zu frühe und starke.

- Staphisagria löst den Hustenauswurf besonders nachts und verschluckt ihn dann - Colocynthis hat einen ziemlich seltenen Hustenauswurf.

- Staphisagria kann sich zu jeder Tages- und Nachtzeit verschlimmern - Colocynthis verschlimmert sich bei Tage und abends.

- Staphisagria verschlimmert sich oft von Kälte - Colocynthis bessert
  sich dadurch.

- Staphisagria verschlimmert oder verbessert sich beim Kaltwerden -
  Colocynthis verbessert sich beim Kaltwerden.

- Staphisagria verschlimmert oder verbessert sich im Bett - Colocynthis wird im Bett fast stets verschlimmert.

- Staphisagria verschlimmert sich durch Berührung - Colocynthis verbessert oder verschlimmert sich durch Berührung.

- Staphisagria verschlimmert sich durch Druck - Colocynthis verbessert oder verschlimmert sich durch Druck.

- Staphisagria verschlimmert oder verbessert sich beim Anlehnen - Colocynthis verbessert sich beim Anlehnen aber verschlimmert sich danach.

- Staphisagria verschlimmert sich durch Tabakrauchen - Colocynthis verbessert oder verschlimmert sich dadurch.

- Staphisagria verschlimmert sich nach dem Stuhl - Colocynthis verbessert oder verschlimmert sich danach.

- Staphisagria verschlimmert sich nach dem Harnen - Colocynthis verschlimmert oder verbessert sich danach.

- Staphisagria hilft bei Nachteilen durch Mercurius oder Thuja - Colocynthis hilft bei Nachteilen durch Causticum.

- Durch Bewegung, durch Druck, durch Kälte, beim Liegen auf der schmerzhaften Seite, nach dem Schwitzen, durch Tabakrauchen, durch Aufstossen, durch Reiben und Kratzen verschlimmert sich Staphisagria und verbessert sich Colocynthis.

- In der Ruhe, nach dem Niederlegen, beim Stehen und Liegen, durch Wärme, im Bett, beim Liegen auf der unschmerzhaften Seite verbessert sie Staphisagria und verschlimmert sich Colocynthis.

Fieber

- Abendfieber - dabei Kälte oder so heftiger Frostschauder, dass es ihn im Bett durchschüttelt

- wacht in der Nacht durch Frostgefühl und Schauder auf - ohne Durst und ohne Hitze

- Nachmittags und früh Frostanfälle - meist dabei durstlos

- manchmal ein Schauder über den ganzen Körper oder auch nur über den Rücken und die Arme, nach dem Genick zu, über den Kopf und das Gesicht - ohne Durst und ohne darauf folgende Hitze

- selten gehen Frost und Schauder der Hitze voran

- selten zuerst Hitze, nachts, worauf dann Frostschauder am nächsten Vormittag folgt

- zu verschiedenen Tageszeiten grosse Hitzeempfindung, selbst nachts, mit Durst

- Hitzeempfindung manchmal in Händen und Füssen, so dass diese entblösst werden müssen

- Wärmegefühl oder Hitze über den Rücken, wobei der übrige Körper normal warm ist

- Wärmegefühl oder Hitze an der Stirn, als wenn er dort warm angehaucht würde - mit Röte der Wangen

Schweiss

- häufig starker Nachtschweiss

- Schweiss riecht manchmal faulig

- reichlicher Schweiss nachmittags, in der Ruhe, mit Hitze am ganzen Körper - ohne Durst

Notfallsituationen

- Bauchkolik nach Operationen

- Harnverhaltung

- Verstopfung oder Darmlähmung nach Operationen

Geschichte zu Staphisgria

Stephania und Meister Lyc

Kannst du dich erinnern? Am Ende der letzten Geschichte verwechselte Meister Lyc die Birnen in Stefanias Obstkorb mit Pflaumen. Er biss gerade hinein, als Stefania zu ihm liebevoll und freundlich lächelnd sagte:

"Aber Lyc, das sind doch Birnen und keine Pflaumen - dass Du das auch immer wieder verwechseln musst."

Plötzlich schaute Meister Lyc gar nicht mehr so freundlich und sagte zu Stefania:

"Was fällt dir eigentlich schon wieder ein? Musst du mich hier vor allen Leuten wieder mal zum Deppen machen?"

Stefania denkt:

"O je, hätte ich das jetzt nur nicht gesagt, jetzt tickt er bestimmt gleich wieder aus und will streiten."

Da Stefania dieser Konfrontation aus dem Weg gehen wollte, sagte sie gleich ganz lieb und beschwichtigend zu Meister Lyc:

"Ach Lyc, so war das überhaupt nicht gemeint. Komm, hier hast Du noch so eine feine Pflaume. Die kannst du auf dem Heimweg essen. Zu Hause habe ich schon eine Überraschung für dich vorbereitet."

Also gingen die beiden nach Hause. Stefania konnte Lycs Ausbruch gerade noch so verhindern. Allerdings war sie ziemlich gekränkt und denkt sich:

"Warum will er auch immer Recht behalten? Er weiss es doch selbst ganz genau, dass das Birnen sind. Warum kann er es nicht einmal zugeben, wenn es sich versprochen hat? Und immer schreit er mich gleich so an. Na ja, was soll's - dann gebe ich ihm halt Recht. Hauptsache, wir streiten nicht."

Zu Hause angekommen, setzten sich die beiden auch gleich an den von Stefania liebevoll gedeckten Abendbrottisch. Für ihren lieben Lyc hatte

Stefania heute was ganz besonders feines gekocht. Es gab Rehbraten mit Klössen und Rotkohl.

Lyc verschlang davon auch gleich eine riesige Menge und ohne ein Wort des Dankes verzog er sich auf die Couch. Er rief:

"Stefania - warum steht mein Bier noch nicht auf dem Tisch?"

Stefania eilte sofort los, um ihm das Gewünschte zu bringen. Kaum war sie bei ihm angekommen, brüllte Lyc schon wieder:

"Und wo ist das Glas? Mein Gott, lernst Du das nie?"

Wieder einmal zuckte Stefania innerlich zusammen … wie so oft in letzter Zeit. Sie spürte wieder einmal … wie so oft in letzter Zeit, dass in ihr eine mächtige Wut aufstieg. Immer und immer wieder hatte sie diese bisher unterdrückt.

Doch jetzt, genau jetzt war der Zeitpunkt erreicht, dass das nicht mehr ging. Stefania schmiss also ihre Fassade über den Haufen und schrie furchtbar laut:

"Jetzt reicht´s mir! Hol dir verdammt noch mal Dein bescheuertes Glas selber!"

Dann ging sie zum Obstkorb, nahm die Birnen heraus und schmiss eine nach der anderen auf ihren Mann. Dabei schrie sie:

"Hier du Idiot - falls du noch ein paar Pflaumen möchtest!"

Meister Lyc schaute Stefania einfach nur noch fassungslos an. Was war in sie gefahren? Sicherheitshalber zog er sich erst einmal in ein anderes Zimmer zurück. Eine Stunde später, als alles ruhig schien, kam er wieder heraus und fand Stefania weinend und zusammengekauert auf einem Stuhl sitzen. Dabei machte sie sich selbst schreckliche Vorwürfe. Sie sagte immer wieder:

"…

Datura Stramonium

Der Stechapfel gehört zur Familie der Nachtschattengewächse. Die Pflanze wird zirka einen Meter hoch und entwickelt zur Reifezeit einförmige und kastanienähnliche Kapseln, welche sich dann in vier Teile spalten und viele linsenförmige (schwarz-braune) Samen freigeben. Die Pflanze wächst in ganz Europa.

Der Name leitet sich folgendermassen her: Datura ist die arabische Bezeichnung des Stechapfels und Stramonium setzt sich aus den beiden griechischen Wörtern "strychnon" und "manikon" zusammen, was sinngemäss "wahnsinnig machend" bedeutet.

Arzneibeziehungen und Hinweise

Antidote:

- Essig, Tabak, Zitronensaft, vegetabile Säuren
- nach Rückert: Zitronensäure und die sie enthaltenden Beeren

Wirkungsdauer:

- nach Rückert: 36 bis 48 Stunden bei mässigen Gaben, bei kleineren Gaben noch kürzer

Hinweise zum Arzneimittel:

Stramonium erregt in der Erstwirkung keine eigentlichen Schmerzen, wohl aber eine Leichtbeweglichkeit der dem Willen unterworfenen Muskeln und Unterdrückung aller Ab- und Aussonderungen.

Wichtige Themen der Arznei:

Krämpfe, Ängste, Zuckungen, Gewalt und Aggressionen, Empfindlichkeit gegen Licht und Dunkelheit

Stramonium ist das gewalttätigste Mittel der Materia Medica.

Es weist verschiedene Ähnlichkeiten mit Belladonna und Hyoscyamus auf (s. Abschnitt Differenzialdiagnose).

Stramonium gehört zur Trias der Deliriummittel - die anderen beiden: Belladonna und Hyoscyamus.

Welche Symptome macht es?

- krampfhafte Muskelbewegungen

- gehemmte Ausleerungen - bei Schmerzlosigkeit

- Wasserscheu

- Krampfkrankheiten

- Veitstanz

- Katalepsie

- verschiedene Geistes- und Gemütskrankheiten (nach Symptomen)

- Zittern der Glieder

- Konvulsionen der Glieder

- Emsigkeit und Leichtigkeit in allen Bewegungen

- Konvulsionen entstehen oft beim Anblick von Licht, eines Spiegels oder von Wasser - sie lassen sich jedoch auch durch Berührung erregen

- steife Unbeweglichkeit des Körpers

- Trunkenheits-Schwindel - mit wankendem und unsicherem Gang

- vermindertes Gedächtnis

- Zustand von Besinnungslosigkeit und Betäubung der Sinne

- starker Blutandrang nach dem Kopf hin - mit Hitze

- krampfhaftes Ziehen des Kopfes und Hin- und Herbewegen

- geschwollenes Gesicht - anfangs ein freundliches Aussehen (bis auf die starrenden Augen) - zuletzt wirkt es aber verstört, mit tiefen Furchen und Stirnrunzeln

- stark gestörte Sehkraft

- schwarze Gegenstände erscheinen in der Regel grau

- alles scheint eine schiefe Lage zu haben

- die Buchstaben scheinen sich zu bewegen

- man sieht Buchstaben oder auch andere Gegenstände doppelt

- man glaubt, einen Nebel vor den Augen zu haben oder durch ein Glas mit trübem Wasser zu sehen

- manchmal völlige Blindheit

- stark erweiterte Pupillen

- oft sehr rote und unwillkürlich tränende Augen

- grosse Trockenheit in Mund und Hals, so dass man nichts ausspucken kann, obwohl die Zunge ziemlich feucht ist

- heftiger Durst mit Unvermögen zu schlucken, weil der Hals wie zugeschnürt scheint

- Sprache wie gelähmt - die Zunge zittert - der Kranke stottert und lallt oder ist ganz stumm und deutet nur mit Handzeichen auf verlangte Gegenstände hin

- spricht der Kranke, so ist die Stimme viel höher und feiner - er muss sich lange anstrengen, ehe ein Wort herauskommt

- stete Bitterkeit im Mund

- Speisen schmecken bitter

- Erbrechen grüner Galle schon nach geringer Bewegung - auch beim Aufsitzen im Bett

- verdorbener, strohähnlicher Geschmack der Speisen

- grosse Ängstlichkeit um die Herzgrube

- stark aufgetriebener Unterleib - oft mit Kollern und Knurren darin

- manchmal Empfindung, als sei der Leib angeschwollen - ist dann auch bei Berührung schmerzhaft

- unterdrückte Ausleerungen - es besteht zwar Stuhldrang, wodurch jedoch nichts abgeht

- manchmal geht geronnenes Blut aus dem After ab

- Kindbettmanie mit charakteristischen geistigen Symptomen und reichlich Schweiss

- Krämpfe nach der Entbindung

- schweres und beengtes Atmen - mit Ängstlichkeit und Blauwerden im Gesicht

- drückender Schmerz in der Brust, welcher durch Reden erregt wird - dabei schwieriges Atmen (kann nicht genug Luft einziehen)

- Zerschlagenheitsschmerz am Rumpf und den Extremitäten, im Rücken und im Unterleib

- ziehende Schmerzen, welche das Rückgrat, das Kreuz und die Oberschenkel einnehmen

- heftiger Schmerz in der linken Hüfte

Rechts/Links

- beide Seiten

Persönlichkeit

Stramonium ist meist sehr aktiv, wirkt etwas verkrampft und hat einen starren Blick mit hervorstehenden Augen. Auf den Betrachter wirkt der Gesichtsausdruck von Stramonium gewählt, aber auch gleichzeitig ängstlich. Oft fallen verschiedene Tics oder Zuckungen auf.

Stramonium schwankt stark in seinen Empfindungen. Oft ist er sehr gesellig, dabei geschwätzig, albern und ausgelassen, worauf dann wiederum bereits durch eine Kleinigkeit ein sehr streitsüchtiger Ausbruch folgen kann. Dieser kann dann in eine so heftige und bösartige Wut ausarten, dass andere grosse Angst bekommen. Stramonium tobt dann äusserst heftig, schlägt um sich, zerstört Gegenstände, weint, schreit, brüllt und flucht. Auch sich selbst verschont Stramonium nicht von diesem Anfall - er zieht an den eigenen Haaren oder zerreisst die eigene Kleidung. Oft hört man von Stramonium auch Mord- oder Selbstmorddrohungen.

Stramonium kann auch grundlos und plötzlich gewalttätig werden - dabei fällt auf, dass er sich hinterher an nichts davon mehr erinnern kann.

Nash schreibt dazu sehr treffend:

»*Die Raserei ist manchmal furchtbar. Singen, Lachen, Grinsen, Pfeifen, Schreien, kläglich Beten oder grässlich Fluchen und mehr als bei allen anderen Mitteln Geschwätzigkeit. Ferner wirft sich der Patient in alle möglichen Lagen, die seinem veränderlichen Delirium entsprechen, kreuzweise, lang ausgestreckt, rollt sich wie eine Kugel zusammen oder macht sich steif, oder fährt plötzlich mit dem Kopf aus den Kissen in die Höhe. Die Gegenstände erscheinen ihm verkehrt und schief.*«*

Hierzu noch ein Fallbeispiel von Nash:

»*Derselbe Zustand des Geistes und Sensoriums wird bei chronischen und akuten Manien gefunden. Ich habe mehrere solcher Fälle geheilt. Einer betraf eine ungefähr dreissigjährige Dame, welche sich auf einem Ausflug überhitzt hatte. Sie war ein angesehenes Mitglied der Presbyterianerkirche, hielt sich aber für verloren und liess mich 6 Morgen hintereinander rufen, um sie sterben zu sehen. Verloren, verloren, verloren, ewig verloren! war ihr Thema, und sie bat den Geistlichen, den Arzt und jedermann, für sie und mit ihr zu beten, sprach Tag und Nacht darüber. Ich musste sie in ihrem Zimmer isolieren, denn sie wollte keinen Augenblick schlafen oder irgendeinen anderen schlafen lassen.*

Sie bildete sich ein, ihr Kopf sei so dick wie ein Scheffelmass, und liess mich ihre Beine untersuchen, von denen sie behauptete, sie seien so gross wie eine Kirche. Nachdem ich sie etliche Wochen mit Glonoinum, Lachesis, Natrium carbonicum und anderen aufgrund der Ursache gewählten Mitteln ohne die geringste Besserung ihres Zustandes behandelt hatte, gab ich ihr Stramonium, welches ihre Symptome deckte, und nach 24 Stunden war jede Spur der Manie vergangen. Ohne die Ermutigung, die ich dem Ehemann gab, dass ich sie heilen könnte, wäre sie in das Utica-Asyl gebracht worden, wohin ihren Freunden von Allöopathen geraten worden war, sie zu bringen. Ich gab ihr die 6. Potenz.

Ich heilte später einen ebenso schlimmen Fall mit der 100. Potenz und könnte über andere ebenso bemerkenswerte Heilerfahrungen berichten, aber wozu das?«

Stramonium hat extreme Schwierigkeiten, seine Individualität darzustellen und hält sich deshalb sehr lange zurück. Erst wenn der dadurch entstandene Druck extrem stark wird, lässt er diese Blockaden heraus. Dadurch entstehen diese Wutanfälle.

So etwas kann sich auch anders äussern: Stramonium tanzt, lacht, schwatzt, singt, ist albern und äusserst fröhlich und plötzlich schlägt diese übertriebene Fröhlichkeit dann schnell ins Gegenteil um und Stramonium beginnt zu toben. Nun ist er hitzig, heftig, grob, roh, boshaft, heimtückisch und wild. Er flucht, stampft mit den Füssen und schwört bittere Rache. Kurz danach kann man ihn eventuell schon wieder kniend und flehentlich betend sehen.

Stramonium hat grosse Angst vor der Dunkelheit. Er hat oft kein Vertrauen und oft auch keine festen Bindungen oder Zuverlässigkeit kennen gelernt. Deswegen fühlt er sich zurückgesetzt, ungeborgen und bedroht. Er kann die Fähigkeit zur Liebe nicht entwickeln und flüchtet sich in Misstrauen und Angst vor Nähe. So ist Stramonium oft ein Einzelgänger und hält sich von Fremden fern. Dabei fühlt er sich allerdings sehr einsam und verlassen und glaubt, niemand liebe ihn, was wiederum seine Gefühlskälte weiter fördert. In einer Liebesbeziehung ist Stramonium argwöhnisch und eifersüchtig. Dies liegt daran, dass er sich selbst nicht als liebenswert empfinden kann - ihn quält die ständige Angst, dass er vom Partner verlassen wird. Auch hier finden wir wieder einen heftigen Gegensatz - Stramonium schwankt ständig zwischen starken Liebes- und Hassgefühlen.

So sammelt sich beim Stramonium-Patienten immer mehr innerlicher Druck an, seine Frustration nimmt weiter zu und letztendlich fühlt er sich hilflos ausgeliefert und in die Enge getrieben. Oft versucht er nun zu fliehen. Ist dies nicht möglich, geht er zum frontalen Angriff über. Dabei entlädt sich alle angestaute Wut, er begeht Kurzschlusshandlungen und Verzweiflungstaten und hat keinerlei Kontrolle mehr über sich. Hier kann Stramonium übermenschliche Kräfte entwickeln und zum rasenden Ungeheuer werden. Lässt dieser Zustand nach, so ist Stramonium äusserst erschöpft und hat grosse Angst.

Schuldgefühle treten auf und veranlassen ihn wieder, einen Fluchtweg zu suchen. Er zieht sich erneut in sich zurück und versucht, sich anzupassen. Hier beginnt der Teufelskreis nun von vorne - Stramonium hält Wut, Ärger und Zorn wieder zurück, solange es geht - bis zum nächsten Ausbruch.

Gemüt

- Wahnsinn, der sich oft durch Geschwätzigkeit, lächerliche Gebärden und Ähnliches ausgezeichnet

- Wut - mit Neigung zu schlagen und zu beissen - auch mit Konvulsionen abwechselnd

- trauriges Gemüt mit Todesgedanken

- wechselnde Stimmungen: unterwürfig, ernst, redselig, lachend, singend, grundlos fluchend, betend, reimend

- feierliches, ernstes, eindringliches und unaufhörliches Reden

- sieht Gespenster, hört Stimmen und spricht mit Geistern

- täuscht sich in der eigenen Identität - hält sich für zu gross, doppelt oder glaubt, dass ihm ein Teil fehlt

- Delirium mit dem Verlangen zu fliehen

- religiöse Obsessionen - ständiges Beten

- Angst, bisher als "sicher" erlebte Lebenssituationen zu verlassen

- Angst in der Dunkelheit

- Angst vor Tieren

- sehr starke Angst, verletzt zu werden

- Angst vor Wasser

Schlaf

- tief und fest

- Schnarchen

- der Kranke liegt meist auf dem Rücken - mit offenen und starrenden Augen

- unruhig, traumvoll - durch Schreien und Erwachen gestört

- Schläfrigkeit am Abend, kann jedoch nicht schlafen

- kann ohne Licht nicht schlafen

- träumt, von Gespenstern verfolgt zu werden

- heftiges Auffahren im Schlaf

- Erwachen aus dem Schlaf - mit Schreien

Modalitäten

Verbesserung:

- helles Licht

- Gesellschaft

- Wärme

Verschlimmerung:

- in der Dunkelheit

- Alleinsein

- glänzende und glitzernde Gegenstände

- fliessendes Wasser

- nach dem Schlaf

Beschwerden infolge von:

- Schreck - reagiert in harmlosen Situationen über

Vorlieben/Abneigungen

Vorlieben:

- gedämpftes oder auch helles Licht

- Verlangen nach Gesellschaft

- Verlangen nach Süssigkeiten, nach Saurem und Essig

Abneigung:

- gegen Wasser, gegen Dunkelheit

- gegen glitzernde Gegenstände

- gegen schwarze und dunkle Dinge

- gegen Wassergeräusche

- gegen trockenes Brot - er glaubt daran zu ersticken

Art der Ausscheidungen

Harn:

- muss einige Minuten warten, bevor der Urin tropfenweise ausge-schieden wird

- Gefühl, als sei die Harnröhre zu eng

- unterdrückte Harnsekretion - leere Blase

- Harnverhaltung

Stuhl:

- manchmal geht geronnenes Blut ab

- locker, schwärzlich, riecht wie Aas

- Stuhlverhaltung

Regel:

- starker Blutfluss - grosse, geronnene Stücken gehen ab, dabei ziehende Schmerzen im Unterleib, in den Oberschenkeln und anderen Teilen

- während der Regel - eigenartiger Geruch des Körpers

- Geschwätzigkeit während der Regel

Art der Schmerzen

- keine eigentlichen Schmerzen in der Erstwirkung, wohl aber Leichtbeweglichkeit der Muskulatur

Körperregionen

- Kopf, Gesicht, Mund, Hals, Extremitäten

- Bezug auf Organe

- Respirationsorgane, Augen, Magen, Darm, Hirn

Leitsymptome

- Empfindung, als seien die Extremitäten vom Körper getrennt

- glitzernde Dinge verursachen Krämpfe

- Angst vor Wasser - Abneigung gegen alle Flüssigkeiten

- wird unruhig, wenn Wasser fliesst

- graziöse und rhythmische Bewegungen des Patienten

- eiskalte Füsse - bei heissem Gesicht und Kopf

- starrt mit grossen Augen ins Leere

- Schwanken in der Dunkelheit oder bei geschlossenen Augen

- absolute Schmerzlosigkeit

- obszöne Reden bei sexueller Überreizung

- Aufschreien im Schlaf - erschrecktes Erwachen

- starkes Stottern

- schaumiger Speichel vor dem Mund (beim Schlafen)

- vollständiger Verlust der Sehkraft, des Gehörs und der Sprache, mit erweiterten und starren Pupillen und profusem Schweiss, welcher nicht lindert (beim Delirium)

- der innere Mund ist wie roh - die Zunge kann nach einer Weile steif oder gelähmt werden

- grosse Angst vorm Alleinsein

- ist bei Sonnenschein traurig und melancholisch

- Krämpfe im Schlund und in der Speiseröhre, beim Schlucken

- Krämpfe durch Schock

- Krämpfe während der Regel

- Tics

- Zuckungen bei grellem Licht

- ist unfähig, koordinierte Bewegungen auszuführen

- bewegt Arme und Beine ständig

- eine Seite ist verkrampft, die andere wie gelähmt

Besonderheiten

- Gefühl in den Gliedmassen, als wenn jeder Teil derselben im Gelenk von dem anderen abgesondert wäre

- je länger eine Krankheit andauert, desto gleichgültiger wird der Patient gegenüber seinem Leiden

- Husten wird durch eine strahlende Lichtquelle ausgelöst

- muss sich ständig waschen

- stetiges Zupfen an den Lippen, an der Haut oder an den Genitalien

- Ausziehen der Kopfhaare

- plötzlich leuchtende Rötung der Haut

- Stammen und Stottern zu Beginn eines Gespräches

- beisst sich oft ungewollt auf die Zunge

- Halluzinationen - versucht aus dem Bett zu springen oder die Wand hinaufzuklettern

- bewegt den Kopf hin und her

- schwebendes Gefühl im Kopf - als würden die Gedanken ausserhalb des Gehirns schweben

- Schwindel bei Eintritt in ein dunkles Zimmer

- alle Gegenstände sehen grau oder schwarz aus und erscheinen schief

- schielt bei Gemütsbewegungen

- Sehen von Lichtplätzen in der Dunkelheit

- krampfhaft herabhängendes Oberlid

- hat das Gefühl, als habe sich seine Nase verschoben

- hat das Gefühl, als würden die Vorderzähne ausfallen

- hat das Gefühl, als würde sich seine Brust umdrehen

- Auswurf schmeckt nach Holz

- Erbrechen durch grelles Licht

- Gefühl, als würde der Nabel herausgerissen

- hat im Schlaf starke Blähungen, wacht auf und denkt, in seinem Bauch würden sich kriechende Tiere bewegen

- hält die Hände ständig an die Genitalien

- Gefühl, als würde kaltes Wasser über den Rücken fliessen

Differenzialdiagnose - Stramonium und Belladonna

- Stramonium hat meist helle Haare - Belladonna dunkle.

- Stramonium ist abgemagert - Belladonna oft fettsüchtig.

- Stramonium hat meist schmerzlose und zweiseitige Paralyse - Belladonna öfter schmerzhafte und einseitige.

- Stramonium hat schmerzlose Ausschläge - Belladonna schmerzhafte.

- Stramonium hat einen ab und zu doppelschlägigen und sehr schnellen Puls bei ruhiger Atmung - Belladonna hat einen bisweilen aussetzenden und langsamen Puls bei häufigen Atemzügen.

- Wird bei Stramonium der Puls langsam, so ist er schwach - wird bei Belladonna der Puls langsam, so ist er voll.

- Stramonium hat Durst in Hitze und Schweiss sowie dazwischen, im Frost fehlt der Durst - Belladonna hat am seltensten im Frost Durst, jedoch oft davor sowie nach dem Schweiss.

- Stramonium trinkt selten aber jedes Mal viel - Belladonna oft aber jedes Mal wenig.

- Stramonium hat Hirnentzündung, welche sich im Liegen bessert, mit unwillkürlicher Bewegung des Kopfes und öfterem Aufheben des Kreuzes - Belladonna hat eine Hirnentzündung, welche sich im Liegen verschlimmert.

- Stramonium fürchtet die Einsamkeit - Belladonna liebt sie.

- Stramonium hat Angst vor Verlust des Verstandes - Belladonna hat Angst vor Vergiftung oder Apoplexie.

- Stramonium hat Nachteile durch üble Nachrichten - Belladonna durch Zorn.

- Stramonium hat Gedächtnisschwäche - Belladonna hat ein sehr lebhaftes oder sehr schwaches Gedächtnis.

- Stramonium ist kurzsichtig - Belladonna weitsichtig.

- Stramonium hat ein schmerzloses Zucken einzelner Gesichtsmuskeln - Belladonna ein schmerzhaftes.

- Stramonium hat Beschwerden überwiegend am weichen Gaumen sowie am Unterarm - Belladonna überwiegend am harten Gaumen sowie am Oberarm.

- Stramonium hat Appetit auf Saures - Belladonna hat Abneigung dagegen.

- Stramonium hat stinkende Blähungen - Belladonna geruchlose.

- Stramonium hat blassen Urin - Belladonna hat öfter einen dunklen als einen hellen Harn.

- Stramonium hat öfter Harnverhaltung als unwillkürlichen Harnabgang - Belladonna hat öfter Inkontinenz als Harnverhaltung.

- Stramonium hat hauptsächlich eine zu späte Regel - Belladonna eine zu frühe.

- Stramonium hat Puerperal-Konvulsionen mit reichlichem Schweiss - Belladonna hat sie mit Blutandrang nach dem Kopf.

- Stramonium hat einen lauten Atem - Belladonna einen leisen.

- Stramonium verschlimmert sich nachts und morgens und lässt bei Tage und abends nach - Belladonna hat einen Nachlass der Beschwerden nach Mitternacht und vormittags.

- Stramonium wird von Licht ebenso oft gebessert, wie verschlimmert aber besonders durch Sonnenlicht verschlimmert es sich - Belladonna verschlimmert sich durch Licht, besonders durch Kerzenlicht.

- Stramonium verschlimmert sich im Herbst - Belladonna im Frühling.

- Durch Saures, in der linken Seitenlage, beim Liegen auf der schmerzhaften Seite verbessert sich Stramonium und verschlimmert sich Belladonna.

- Beim Bücken, durch äusseren Druck, in der rechten Seitenlage, beim Liegen auf der nicht schmerzhaften Seite verschlimmert sich Stramonium und verbessert sich Belladonna.

Differentialdiagnose - Stramonium und Hyoscyamus

- Stramonium hat Kribbeln in äusseren Teilen - Hyoscyamus in Inneren.

- Stramonium hat Abmagerung - Hyoscyamus Fettsucht.

- Stramonium hat schmerzlose Paralyse meist zweiseitig - Hyoscyamus hat schmerzlose Paralyse meist einseitig.

- Stramonium hat dunkle Blutungen - Hyoscyamus blass-rote.

- Stramonium hat einen sehr unregelmässigen und manchmal zitternden Puls - Hyoscyamus hat meist einen regelmässigen Puls.

- Stramonium hat oft Durst zwischen Hitze und Schweiss - bei Hyoscyamus fehlt der Durst nur im Frost.

- Stramonium hat Neigung zu Licht und Gesellschaft - Hyoscyamus scheut sich davor.

- Stramonium hat Angst vor Verstandesverlust - Hyoscyamus vor Vergiftung.

- Stramonium hat Nachteile durch üble Nachrichten - Hyoscyamus durch Zorn, Gram oder unglückliche Liebe.

- Stramonium hat Gedächtnisschwäche - Hyoscyamus hat ein sehr lebhaftes oder schwaches Gedächtnis.

- Stramonium hat Delirium tremens oder Konvulsionen mit ungestörtem Bewusstsein und Verlangen nach Licht und Gesellschaft -

Hyoscyamus hat Delirium tremens oder Konvulsionen ohne Bewusstsein und mit Scheu vor Licht und Gesellschaft.

- Stramonium hat Trübsichtigkeit - Hyoscyamus hat häufiger Hellsichtigkeit als Trübsichtigkeit.

- Stramonium hat Gesichtstäuschungen in dunklen oder prismatischen Farben - Hyoscyamus hat hellfarbige Gesichtstäuschungen.

- Bei Stramonium erscheinen Objekte zu klein - bei Hyoscyamus erscheinen Objekte vorwiegend zu gross.

- Stramonium hat Puerperalkrämpfe mit reichlich Schweiss - Hyoscyamus hat sie mit Zähneknirschen.

- Stramonium hat eine vermehrte Milchabsonderung - Hyoscyamus eine verminderte.

- Stramonium hat kaum Auswurf - Hyoscyamus hat einen seltenen Hustenauswurf.

- Stramonium-Beschwerden lassen bei Tage und abends nach - Hyoscyamus-Beschwerden lassen bei Tage nach.

- Stramonium hat eine Besserung der Beschwerden im Sonnenschein - Hyoscyamus hat Nachteile durch Sonnenhitze.

- Stramonium verbessert oder verschlimmert sich durch Licht - Hyoscyamus verschlimmert sich durch Licht und verbessert sich im Dunkeln.

- Stramonium verbessert sich am häufigsten in Gesellschaft und verschlimmert sich beim Alleinsein - Hyoscyamus verschlimmert sich in Gesellschaft und verbessert sich beim Alleinsein.

- Stramonium verschlimmert sich durch Druck - Hyoscyamus verschlimmert oder verbessert sich durch Druck.

- Stramonium verbessert sich am häufigsten im Liegen auf der schmerzhaften Seite und verschlimmert sich beim Liegen auf der unschmerzhaften - Hyoscyamus verschlimmert sich beim Liegen auf der schmerzhaften Seite und verbessert sich beim Liegen auf der unschmerzhaften.

- Stramonium verschlimmert sich beim Aufstehen aus dem Bett - Hyoscyamus verbessert sich meistens beim Aufstehen aus dem Bett.

- Stramonium verschlimmert oder verbessert sich nach dem Aufstehen aus dem Bett - Hyoscyamus verschlimmert sich meist nach dem Aufstehen aus dem Bett.

- Stramonium verschlimmert sich beim Bücken sowie beim Aufrichten - Hyoscyamus verbessert oder verschlimmert sich beim Bücken sowie beim Aufrichten.

- Stramonium hilft bei nachteiligen Beschwerden durch Mercurius oder Plumbum - Hyoscyamus hilft bei Nachteilen von Belladonna oder Plumbum.

- In der Sonne, in Gesellschaft, nach dem Niederlegen, im Liegen, insbesondere beim Liegen auf der schmerzhaften Seite sowie nach dem Stuhl verbessert sich Stramonium und verschlimmert sich Hyoscyamus.

- In der Einsamkeit, beim Aufstehen aus dem Bett, in Liegen auf der unschmerzhaften Seite, beim Bücken sowie beim Aufrichten verschlimmert sich Stramonium und verbessert sich Hyoscyamus.

- Dem Stechapfel (Stramonium) fehlt die Überempfindlichkeit des Bilsenkrautes (Hyoscyamus) gegen Schmerz!

Fieber

- Kälte der Gliedmassen oder des ganzen Körpers

- Frostschütteln durch den ganzen Körper, welches manchmal mit einem Zucken einzelner Glieder verbunden ist

- auf den Frost folgt Hitze - entweder nur im Gesicht oder aber auch am ganzen Körper, wobei sich der Kranke trotzdem sorgfältig zudeckt

- liegt bei Fieber steif oder zusammengerollt im Bett - starre Augen, erweiterte Pupillen, Krämpfe und Delirium

- plötzlich beginnendes und hohes Fieber - am heftigsten nachmittags, dabei mal blasses und mal gerötetes Gesicht und öliger Schweiss

Schweiss

- nachts starker Schweiss
- Schweiss bringt keine Erleichterung

Indikationen nach Lutze

- Geistesstörungen (besonders bei Alkoholikern)
- Fantasietäuschungen
- Delirien
- Wechsel von lächerlichen Possen und traurigen Gebärden
- unbändige Wut mit grosser Kraftanstrengung
- Umsichschlagen und Heulen - mit hoher und kreischender Stimme
- Starrsucht
- heftiger Veitstanz, besonders wenn die Glieder kreuzweise ergriffen werden
- Rückwärtskrümmung des Rumpfes - Opisthotonus

Weitere bewährte Indikationen

- Hüftgelenksarthritis

- heftige Infektionen, welche mit Halluzinationen, Angst, Erregung und Delirium einhergehen

- Inkontinenz bei alten Männern

- Schielen bei Entzündungen oder Verletzungen

- heftige Kopfschmerzen nach Sonneneinwirkung (Ausnahme der Schmerzlosigkeit) - Sonnenstich mit Delirium, rotem und aufgedunsenem Gesicht - sitzt die ganze Nacht aufwärts, da die Kopfschmerzen beim Hinlegen schlimmer werden

Notfallsituationen

- Asthma - mit Erstickungsgefühl

- Asthma mit krampfartigen Beschwerden - Versagen der Stimme, Brustbeengung (verschlimmert sich im Dunkeln und bei grellem Licht)

- Fieber mit starker Erregung und Delirium

- Bewusstlosigkeit durch Alkohol

- Epilepsie nach Schreck oder unterdrücktem Hautausschlag (Scharlach)

- Epilepsie mit Schielen, Speichel spucken, Zucken und Rucken der Glieder (linker Arm)

Geschichte zu Stramonium

Italienbesuch im Hause Hahnemann - die zweite ;-)

Wieder einmal hat sich bei Samuel Besuch aus Italien angekündigt. Nein, es ist diesmal nicht die wuchtige Bella Donna - nun hat sich ihre sehr sehr schlanke Schwester Stramonia angekündigt und Samuel gibt seiner Haushälterin Anweisungen zur Vorbereitung des Gästezimmers:

"Denk dran, alle Spiegel und alles Glas aus diesem Zimmer zu entfernen! Sag deinem Mann, dass er ein kleines Licht in der Nähe des Bettes anbringen soll. Du weisst, sie kann im Dunkeln nicht schlafen und fürchtet sich vor Gespenstern."

Wie schon damals bei Bella Donna hatte Samuel auch diesmal sehr gemischte Gefühle bezüglich dieses Besuches. Der letzte Besuch von Stramonia war ihm nicht in guter Erinnerung - damals bekam sie auch ihren heimlichen Spitznamen "Dämonia" zugeteilt. Das lässt tief blicken, oder? Stramonia kam an einem Freitagabend an.

Fröhlich trällernd lief sie auf Samuel zu und begrüsste ihn herzlich. Alle assen gemütlich ihr Abendbrot, wobei Stramonia unaufhörlich redete. Kaum jemand kam dazu, selbst ein Wort zu sprechen. Das machte jedoch keinem etwas aus, da alle recht glücklich waren, dass Stramonia nichts zu stören schien.

So verlief der erste Abend sehr friedlich und alle gingen schon früh schlafen. Am nächsten Morgen deckte Samuels Haushälterin liebevoll den Frühstückstisch. Da Besuch im Hause war, nahm sie extra die guten Kristallgläser aus dem Schrank.

Samuels Frühstückszimmer ist ein sehr schöner Raum, er liegt Richtung Osten und an sonnigen Tagen wird man hier von der wunderbaren Morgensonne begrüsst - und es sollte ein sonniger Tag werden …

Alle sassen also schon am Frühstückstisch, als sie Stramonia die Treppe herunterkommen hörten. Dabei sang sie wieder lustig vor sich hin und schien sehr glücklich zu sein. Sie setzte sich zu den anderen und begann zu frühstücken - die Welt war in Ordnung ... NOCH!

Die Sonne wanderte jedoch weiter und plötzlich fiel ein Sonnenstrahl auf Stramonias Kristallglas. Sie wurde plötzlich ganz steif, starrte mit grossen Augen auf das glitzernde Glas, warf den Kopf nach hinten und bekam einen furchtbaren Krampf.

Samuel eilte und holte das hier passende Arzneimittel herbei - er hatte es in Wasser aufgelöst, damit sie es leichter schlucken könnte. Doch das war ein Fehler - denn sobald sie das Wasser sah, schrie sie:

> *"Weg damit! Weg damit! Nimm das sofort weg!"*

Da fiel es Samuel plötzlich wieder ein:

> *"Natürlich, sie hat ja so ein Problem mit Wasser, sie mag ja auch meine schöne Dusche nicht benutzen - wie konnte ich das nur vergessen."*

Also holte Samuel schnell Globuli herbei und gab ihr diese. So war es besser! Stramonia nahm die Globuli und kurz darauf ging es ihr wieder gut. So konnten sie das Frühstück einigermassen in Ruhe zu Ende bringen. Nach dem Frühstück wollte Stramonia Samuel ein Geschenk überreichen. Sie hatte nämlich ein grosses, schönes Bild für ihn gemalt. Es stand noch eingepackt im Flur und sie ging los, es zu holen.

Da das Bild jedoch sehr gross war, stiess sie versehentlich am Türrahmen an - und damit begann ein weiteres Drama! Stramonia fluchte und schimpfte, was das Zeug hält. Immer wieder wuchtete sie das Bild gegen den Türrahmen und wurde dabei immer wütender. Sie schrie:

> *"So ein verdammter Mist! Was sitzt ihr alle da und glotzt so blöd! Ihr seid ja alle so dämlich!"*

Doch das half ihr alles nichts, das Bild passte nun mal nicht durch diese Tür. Durch die vielen Schläge, die der Bilderrahmen inzwischen abbekommen hat, brach er entzwei. Das hatte den Vorteil, dass Stramonia ihren Bildertransport durch die Tür nun abschliessen konnte.

Im Frühstückszimmer angekommen, nahm sie nun die Überreste des Bildes, schmiss sie zu Samuel und schrie:

"Da - hier - das hast du nun davon - wie kann man nur so enge Türen haben! Wie kann man nur so dumm sein ...!"

Samuel ging in Deckung und alle anderen auch - Dämonia hatte nun also wieder einen ihrer gefürchteten Wutanfälle. Noch eine halbe Stunde lang tobte und schrie sie ganz furchtbar.

Doch plötzlich war's zu Ende!

Nun warf sie sich auf den Boden und flehte Herz erweichend:

"Lieber Gott, errette mich - denn ich bin verloren!"

So betete und flehte sie eine halbe Stunde lang ...

Doch plötzlich war's zu Ende!

Stramonia stand auf, lachte, tanzte und sang fröhliche Lieder. Die anderen wussten gar nicht mehr, wie sie sich verhalten sollten. Also versuchten sie, mit in ihr Lied einzustimmen - doch auch das war ein Fehler! Stramonia brüllte:

"Seid alle ruhig! Dieser schreckliche Krach hier! Ruuuuuhhheeee!"

Dabei hielt sie sich die Ohren zu und griff schon wieder nach dem nächstbesten Gegenstand, um ihn in Richtung Frühstückstisch zu werfen. Dabei schrie und tobte sie schon wieder:

"Oh Gott, was seid ihr alle für Flaschen - schaut euch nur an, wie bescheuert Ihr dasitzt! Ihr Idioten! Wenn mein Bruder Hyos nur schon da wäre, um mich abzuholen!"

Opium

Das homöopathische Arzneimittel Opium wird aus dem getrockneten Milchsaft des Schlafmohns hergestellt. Papaver somniferum L. ist eine einjährige Pflanze aus der Gattung der Mohngewächse und trägt von Juni bis August hellviolette Blüten mit dunkelviolettem Grund. Daraus reifen dann die runden Kapselfrüchte, welche viele braun-graue Samen enthalten. Der Name der Pflanze setzt sich folgendermassen zusammen: Papaver aus dem lateinischen "Papa" = Kinderbrei und "verum" = echt, was auf die frühere Verwendung der Samen als Nahrung für Kinder hinweist. Somniferum stammt auch aus dem Lateinischen und setzt sich aus "somnium" = Schlaf und "fero" = ich trage, zusammen. Hiermit wird auf die schlaffördernde Wirkung hingewiesen.

Arzneibeziehungen und Hinweise

Antidote:

- Camphora, Essig, Kaffee, Wein, Vanille, Hafertee (nach Boenninghausen ist Essig gegen Opium unwirksam)
- nach Rückert: Ipecacuanha, Camphora, insbesondere aber starker Kaffee

Rückert schreibt:

> »... starker Kaffeetrank von oben und unten in Menge warm eingeflösst, mit Reiben des Körpers verbunden. Wo aber schon Eiskälte des Körpers, Gefühllosigkeit und Mangel an Reizbarkeit der Muskelfaser eingetreten ist, muss noch ein warmes Bad mit zu Hilfe genommen werden.«

Wirkungsdauer:

- keine Angabe

Hinweise zum Arzneimittel:

In der Erstwirkung kleiner Gaben scheint Opium die Reizbarkeit und Tätigkeit der dem Willen unterworfenen Muskulatur auf kurze Zeit zu erhöhen - die der unwillkürlichen jedoch auf längere Zeit zu mindern.

Während Opium die Fantasie und den Mut in der Erstwirkung erhöht, stumpft es zugleich die äusseren Sinne, das Allgemeingefühl und das Bewusstsein ab und betäubt diese.

Opium alleine erregt in der Erstwirkung keinen einzigen Schmerz, sondern nur Empfindungslosigkit - es kann daher auch nicht zur Stillung von Schmerzen angewendet werden.

Ebenso wenig gehören auch Husten, Durchfälle, Erbrechen, Schlaflosigkeit, Melancholie, Krämpfe und Nervenbeschwerden in den Wirkungskreis des Mohnsaftes, denn diese Zustände sind bloss in der Nachwirkung desselben anzutreffen!

Jedoch kann diese Arznei dann etwas leisten, wenn diese Beschwerden in einem ganz gesunden Körper entstanden - und geringen Ausmasses sind oder wenn sie durch Schreck veranlasst wurden - denn gegen Schreck ist Mohnsaft spezifisch - wenn man ihn dann sofort anwendet (z.B. eben erst durch Erkältung entstandenes Hüsteln, durch Schreck entstandenes Zittern, durch Furcht, Erkältung oder sonst irgendwie plötzlich entstandener Durchfall, plötzlich auftretendes Brechwürgen usw.).

Opium ist ein Hauptmittel, wenn der Patient die Schmerzen einer fortgeschrittenen schweren Erkrankung wegen eines betäubten Zustands seines Bewusstseins nicht fühlt - wie zum Beispiel beim Aufliegen.

Mohnsaft gehört zu denjenigen Arzneien, deren Erstwirkungen selten in den menschlichen Krankheiten homöopathische Anwendung finden.

Hahnemann sagt, die meisten in seinem Mohnsaft-Symptomenverzeichnis aufgeführten Beschwerden seien Nachwirkung!

Opium in narkotischen Gaben erzeugt keinen Schlaf, sondern Betäubung und lindert den Schmerz nur, indem es den Patienten bewusstlos macht! Viele Fälle werden durch eine derartige Behandlung verschleiert!

Nash schreibt dazu:

»Es ist gerade diese narkotische Wirkung, welche die charakteristische Hauptindikation für die homöopathische Anwendung dieses Mittels anzeigt. Kein Mittel erzeugt eine derart tiefe Betäubung, und das wird in unserer Arzneimittellehre wie folgt ausgedrückt: "Komatöser (betäubter) Schlaf, mit stertorösem, rasselndem Atmen."

Ausserdem ist das Gesicht rot und gedunsen, die Augen blutunterlaufen und halb geöffnet und die Haut mit heissem Schweiss bedeckt. Dieser Zustand bedeutet eben eine derartige Überfüllung der Gefässe des Gehirns oder des Kopfes, dass infolge Druckes eine Lähmung oder Halblähmung der Nerven eintritt, welche die Atmung versorgen, den Unterkiefer aufrecht erhalten (der herabfällt) und die Schweissdrüsen schliessen.

Es gibt viele Krankheiten, bei denen diese Zustände eintreten können. So zum Beispiel Typhus, wo der Kranke völlig bewusstlos wird und seine Umgebung vergisst; es tritt keine Reaktion ein auf Licht, Berührung, Geräusch oder sonst irgend etwas, ausser auf das angezeigte Mittel, das Opium heisst.«

Bei nervöser Insensibilität - wenn der Organismus für Arzneien unempfänglich ist, bewirken oft einige sehr kleine, 8 - 12 Stunden nacheinander gereichte Gaben Opium neue Reaktion!

Nash schreibt dazu:

»Die Tatsache, dass Opium im Stande ist, Schmerzen zu vertreiben oder, wie ich lieber sagen möchte, den Organismus gegen Schmerzgefühl unempfindlich zu machen, bildet eine der Hauptindikationen für seine Anwendung in der homöopathischen Therapie.

Es besteht nicht nur vollkommene Schmerzlosigkeit, sondern vollständige Unempfänglichkeit für Arzneiwirkung. Sie wissen, dass uns gesagt worden ist: wenn ein anscheinend angezeigtes Mittel nicht wirkt, gib Sulphur. Nun kann es sein, dass Opium ein besser zu verordnendes Mittel ist, wenn in dem ganzen Krankheitsfall keine Reaktion vorhanden zu sein scheint. Sulphur würde wahrscheinlich das beste Mittel sein, wenn der Reaktionsmangel auf irgendeiner psorischen Schwäche beruht; aber selbst hier müssen alle Symptome in Betracht gezogen werden. Laurocerasus ist ein weiteres Mittel, um die Reaktion anzuregen, wenn sie infolge ausserordentlich ge-

sunkener Lebenskraft auszubleiben scheint. Psorinum kann bei psorischer Verstopfung erfolgreich zu lebendiger Reaktion führen, wenn Sulphur versagt.

Bei homöopathischen Verordnungen ist nichts mehr zu verurteilen als Schablone.«

Wichtige Themen dieser Arznei sind:

Sensibilitätsstörungen, Reaktionsmangel, Folgen durch Schreck oder Schock, Hitzegefühl, Verkrampfungen, Lähmungen, Handlungstarre, Betäubung

Welche Symptome macht es?

- Abmagerung

- wassersüchtige Beschaffenheit des Körpers

- bläuliche und mit blauen Flecken besetzte Haut

- starke Empfindlichkeit gegen frische Luft - hat das Gefühl, als werde er sich sofort erkälten

- Brennen, Jucken und ein stechendes Jucken - hier und da in der Haut

- Pusteln oder dicke, rote Knoten, welche sehr jucken

- kalter Körper

- Starrkrämpfe, Konvulsionen und epileptische Anfälle

- grosse Unruhe in den Gliedmassen

- Zittern am ganzen Körper - mit einzelnen Rucken und Zucken in den Gliedmassen - wobei bloss die Beugemuskeln tätig sind - dabei äusserliche Kälte des Körpers

- wenn die Erstwirkung des Mohnsafts vorüber ist, tritt eine Schlaffheit, Trägheit und Mattigkeit ein - es entsteht ein lähmungsartiger Zustand, auch häufige Ohnmachten

- Schwindelgefühl im Kopf - eine Art Trunkenheit und Benebelung

- Düsterheit im Kopf - mit trockenem Hitzegefühl in den Augen und Neigung zum Schliessen der Augen

- der Kopf wird schwer, eingenommen und betäubt - wie nach einem Rausch

- Ideenandrang, mit Lustigkeit - ist zu erhabenen und tiefsinnigen Betrachtungen aufgelegt (dagegen findet man in der Nachwirkung Stumpfsinnigkeit, Unempfindlichkeit, Gleichgültigkeit gegen äussere Begebenheiten, Dummheit und Gedächtnisverlust)

- Gefühl eines Druckes und Herausdrückens im Kopf

- manchmal ein Reissen und Pucken in der Stirn oder das Gefühl, als sei im Kopf alles zerrissen

- das Gesicht wechselt öfter die Farbe - es ist manchmal dunkelrot, mit wilden und hervortretenden Augen oder es ist erdfarben und bleich

- das Gesicht hat das Aussehen, als habe man nicht ausgeschlafen - mit eingefallenen Augen

- die Gesichtsmuskeln scheinen erschlafft, die Unterlippe hängt schlaff herab und das obere Augenlid kann nur mit Mühe emporgezogen werden

- die Gesichtsmuskeln bewegen sich auch krampfhaft

- halb offene und auch verdrehte Augen - sie starren die Gegenstände an, ohne sie zu erkennen

- es wird schwarz und trübe vor den Augen oder man sieht Funken davor

- die Augenlider hängen wie gelähmt herab

- Brausen und Klingen in den Ohren

- Mund wird vom Krampf geschlossen

- wackelnde und leise schmerzende Zähne

- schwache Sprache - nur mit Anstrengung kann man laut reden

- Trockenheit in Mund und Hals - mit starkem Durst

- bitterer, saurer oder fader und lätschiger Geschmack im Mund

- Appetitlosigkeit - bis hin zu Abscheu gegen Speisen

- manchmal entsteht starker Heisshunger

- Übelkeit und Erbrechen

- Druck im Magen, wie von einem Stein - besonders nach dem Essen, was sich durch Bewegung im Freien mindert

- langsamere Verdauung als sonst - dabei Gefühl von Schwere und Zusammendrückung im Magen

- aufgetriebener und schmerzhafter Leib - Schmerzen wie zerschlagen

- Druck - wie von einer Last im Unterleib, dabei Ängstlichkeit und fliegende innere Hitze sowie Kopfbetäubung

- Klopfen und Stechen im Leib

- erhöhter Geschlechtstrieb - heftige Erektionen und nächtliche Ejakulationen

- ungeheure, wehenartige Schmerzen in der Gebärmutter - sie muss den Unterleib zusammenkrümmen - dabei tritt ängstlicher und vergeblicher Stuhldrang auf

- Verstopfung der Nase

- Heiserkeit, wie durch Schleim in der Luftröhre

- hohler, trockener Husten, welcher manchmal nach dem Essen schlimmer wird

- wird bei der Anstrengung zum Husten plötzlich blau im Gesicht, der Atem bleibt aus und darauf folgt dann ein tiefer Schlaf und kalter Schweiss tritt auf

- langsames, schweres und beengtes Atmen - auch schnarchend

- manchmal bleiben einzelne Atemzüge aus oder die Respiration wird laut und schnarchend, röchelnd und stöhnend

- ziehend, reissende Schmerzen in der Brust oder ein Zusammenziehen bis in den Rücken, welches bei Bewegung fühlbar ist

- ungeheurer Druck (auch ausser dem Atmen) mit Stichen in der Brust - während des Einatmens

- während des Atmens, ein Spannen unter den kurzen Rippen - dort, wo das Zwerchfell anfängt

- einzelnes Zucken und konvulsivisches Hin- und Herbewegen der Arme oder Zittern der Arme

- unangenehmes Kribbeln in den Händen, Fingern und Füssen

- die Füsse werden steif, schwer und geschwollen

- konvulsivisches Auf- und Niederschlagen der Füsse - unter plötzlichem und lautem Geschrei

Rechts/Links

- beide Seiten

Persönlichkeit

Opium wird schon sehr lange benutzt, um Menschen eine angenehmere Welt vorzutäuschen und sie von Schmerzen und unangenehmen Erinnerungen zu befreien - also das Bewusstsein der Menschen von der Wirklichkeit zu entfernen.

Der Opium-Patient fällt auch durch diesen Rückzug aus der Realität auf. Man kann ihn oft mit fast unbeweglichen Augen, einem träumerischen Gesichtsausdruck und einem unbeschwerten Lächeln irgendwo sitzen sehen. Er scheint glückselig all die Dinge zu erwarten, die da auf ihn zukommen mögen.

Hat Opium seine lebhafte und unternehmungslustige Phase, unterschätzt er Gefahren, ist voreilig, kühn und mutig und spielt in seinem Übermut auch gerne mal falsche Tatsachen vor - hier kann dann ein unberechenba-rer Lügner zum Vorschein kommen.

Opium ist oft schlank, manchmal auch untergewichtig, hat meist helle Haare und ein, die Farbe wechselndes, Gesicht. Mal ist es rot und aufge-dunsen, dann wieder blass und ausdruckslos.

Opium fällt auch durch seine wechselnden Stimmungen auf. Mal ist er sehr gesprächig, lustig und fröhlich und mal zurückhaltend und äusserst verschlossen. Nun kann es auch passieren dass seine Zunge wie gelähmt erscheint, so dass er die Worte nicht richtig formen kann.

Prägt euch das gut ein! Auf der einen Seite ist Opium unternehmungslus-tig und gehetzt (Nux vomica!) Und auf der anderen Seite zurückgezogen und verschlossen.

Wenn sich Opium ausreichend "ausgenuxt" ;-) hat, ist er erschöpft und der angeregte Zustand wechselt in eine stumpfsinnige Betäubung mit Schwe-re des Kopfes und Schläfrigkeit!

Schon bei geringer Anstrengung kann es passieren, dass Opium starke Röte ins Gesicht steigt, welcher hitzige Schweissausbrüche folgen. Auch Tics sieht man häufig.

Opium kann über viele Monate hin ein Leiden haben, was ihn vollkom-men gleichgültig lässt - aber plötzlich! - kommt der Tag, an dem es ihm endlich aufzufallen scheint (ein Beispiel: Patient hat jahrelang eine Beule am Arm - sie ist halt da - schon lange! Doch plötzlich kommt der Tag an dem er diese wieder einmal ansieht und er denkt: das muss etwas ganz Schlimmes sein - und steigert sich in diese Furcht hinein). Und nun rennt er förmlich zum Arzt und fordert, dass doch endlich etwas unternommen werden müsste! Zusätzlich entwickelt er eine grosse Angst vor Verschlim-merung dieses Leidens.

Opium entwickelt Beschwerden durch Schreck oder unangenehme Über-raschungen.

Gemüt

- abwechselnde Zustände von sorgenloser Grämlichkeit und Heiterkeit

- in sich gekehrtes Stillsein

- Zorn wechselt ab mit Hochgefühlen

- Fröhlichkeit wechselt sich mit Zorn ab

- Reizbarkeit wechselt sich mit Freude ab

- Mut wechselt mit Entmutigung

- Patient ist erst voller Hoffnung und in der Folge dann absolut entmutigt

- fühlt sich gerade pudelwohl und ist kurz darauf zutiefst bedrückt

- innere Ruhe des Geistes - mit lieblichen Fantasien und Vergessenheit der Beschwerden

- Apathie - kann weder Freude noch Leid empfinden

- erhöhter Mut - mit Unerschrockenheit und Lustigkeit

- verwegene Wildheit

- starr in seinen Handlungen - mangelnde Entscheidungskraft, nach Schock oder Schreck

- treibt seine Aktivitäten bis zum Rand der Erschöpfung (oft im Sport)

- erschrickt sehr leicht - schon bei geringsten Geräuschen

- empfindet immer noch Kummer wegen schon längst vergangenen Beleidigungen

- ist zornig und stampft dabei mit den Füssen

- wunderliche Fantasien

- Wahnsinn

- hat Angst vor dem Tod

- hat Angst, getadelt zu werden
- Angst kehrt wieder nach Schreck

Schlaf

- betäubter Schlaf, bei halb geöffneten Augenlidern und aufwärts unter das obere Augenlid gekehrten Augäpfeln
- schläft bei mehr oder weniger geöffnetem Mund und mit schnarchendem Einatmen
- teilweise Flockenlesen während des Schlummers - tastet auch überall umher
- Schlaf bei Bewusstsein - man hört alles um sich her, kann sich aber nicht aus dem Schlaf herausreissen - dabei jede Menge Bilder und Fantasien sowie ängstliche Träume
- Schnarchen, Wimmern oder Jammergeschrei
- schreckhafte Rucke in den Gliedern während des Schlummers

Modalitäten

Verbesserung:

- kalte Speisen
- schnelles Gehen (Marschieren)
- frische Luft
- kühle Räume
- Kälte
- Abdecken im Bett und Entblössen
- Erbrechen

Verschlimmerung:

- Hitze

- während und nach dem Schlaf

- Wärme

- warme Bäder

- Bettwärme

- Sonne

- Schweiss

- unterdrückte Absonderungen

- Schreck und unangenehme Nachrichten

- Überraschung und Freude

- Erregungen oder Tadel

- Drogen und Stimulanzien

Beschwerden infolge von:

- Schreck, Terror

Vorlieben/Abneigungen

Vorlieben:

- Verlangen nach Unerreichbarem

- Verlangen nach frischer Luft

- Verlangen, sich zu entblössen

Abneigung:

- Unverträglichkeit von Alkohol, Sonne oder Hitze

- Abneigung gegen Gesellschaft

Art der Ausscheidungen

Harn:

- Zurückhaltung des Harns
- bei dem Versuch, Harn zu lassen, scheint es, als wenn der Weg zur Harnröhre verschlossen wäre

Stuhl:

- Stuhl wird entweder ganz zurückgehalten oder erfolgt nur hart, knotig und mit sehr viel Anstrengung
- hartnäckige Verstopfung (Opium zeigte sich hier selbst dann noch wirksam, als schon Kot- und Urinerbrechen vorhanden war)
- drückender und auseinanderpressender Schmerz im Mastdarm

Regel:

- mal etwas verstärkt, aber im allgemeinen bleibt die Regel wie gehabt

Art der Schmerzen

Opium alleine erregt in der Erstwirkung keinen einzigen Schmerz, sondern nur Empfindungslosigkeit - es kann daher auch nicht zur Tilgung von Schmerzen angewendet werden.

Opium macht den Organismus gegen Schmerzgefühle unempfindlich!

Körperregionen

Kopf, Augen, Gesicht, Ohren, Mund, Hals, Brust, Extremitäten

Bezug auf Organe

Gehirn, Magen, Darm, Respirationsorgane, Genitalien

Leitsymptome

- Schläfrigkeit
- vollständiger Verlust des Bewusstseins
- Unempfindlichkeit gegen Schmerzen
- schwerer Schlaf mit schnarchendem Atem und schweissiger Haut
- meist rotes und aufgedunsenes Gesicht
- langsamer, aber voller Puls
- deckt sich im Bett auf, entblösst sich - weil sich das Bett zu heiss anfühlt
- Sonne kann Beschwerden auslösen (Epilepsie, Kopfschmerzen, Betäubung, Schwindel)
- ein gutes und klares Gedächtnis wechselt mit Ideenmangel und Stupor ab
- Beschwerden durch Schock und Schrecksituationen, auch wenn sich der Patient danach in sich zurückzieht, um dieses Erlebnis zu verkraften
- tiefroter und glückseliger, leicht duseliger Gesichtsausdruck
- meist verengte Pupillen
- Röte des Gesichts
- Zyanose der Lippen, Zunge und Fingerspitzen
- Lähmung der Schlundmuskulatur - dadurch gelangen Speisen in die Luftröhre
- Schmerzlosigkeit bei eigentlich schmerzhaften Beschwerden
- bekommt in der Hitze Krampfanfälle

- Konvulsionen nach Unterdrückung von Exanthemen

- Verlust des Geruchssinns

- bläuliches Gesicht mit Atemnot

- betäubter und betrunkener Ausdruck des Gesichts

- tiefer, kaum zu unterbrechender Schlaf mit halb geöffneten Augen oder aber auch Schlaflosigkeit, Patient fühlt sich dann schon durch die leisesten Geräusche gestört

- hartnäckige Verstopfung - ohne jeglichen Stuhldrang

- Stuhl besteht aus harten, schwarzen, runden Ballen

- die Reizfähigkeit der Gedärme ist verlorengegangen - die peristaltische Tätigkeit gänzlich aufgehoben, so dass nicht einmal Verlangen nach Stuhlgang besteht

- Harnverhaltung nach Schock

- Harnverhaltung durch Lähmung des Blasengrundes - kann infolge Abstumpfung der Empfindungsfähigkeit der Blasenwände kein Wasser lassen

- das andere Extrem zu den vorhergehenden: unwillkürlicher Harn- und Stuhlabgang infolge Lähmung der Schliessmuskeln

Nash schreibt:

> »Überall bringt Opium Unempfindlichkeit und teilweise oder völlige Lähmung hervor und ist, wo die übrigen Symptome vorliegen, homöopathisch angezeigt.
>
> Wir finden unter Opium einen den eben beschriebenen genau entgegengesetzten Zustand, der folgende Symptome aufweist:
>
> "Fantasieren; Augen weit offen, glänzend; Gesicht rot, aufgetrieben." "Lebhafte Einbildungskraft, geistige Erregung." "Nervös und reizbar, leicht erschreckt." "Krampfhaftes Zucken, Zittern von Kopf, Armen und Händen; Zucken der Beugemuskeln, selbst Konvulsionen." "Schlaflosigkeit (Cimicifuga, Coffea), mit verschärftem Gehör; das Schlagen der Uhren und Krähen der Hähne aus weiter Entfernung hält sie wach."

Dieses sind die sekundären oder rückwirkenden Symptome von Opium. Die Natur hat einen Stoss erhalten, wie ein Pendel, das deutlich nach einer Seite aus der senkrechten oder normalen Lage ausschlägt. Nun zieht die Natur in dem Bestreben, den Schaden wieder gut zu machen (nach dem Gesetz der Schwere), das Pendel mit solcher Kraft zurück, dass es nicht nur in seine normale Lage zurück schwingt, sondern weit darüberhinaus auf die andere Seite ausschlägt und dann sich selbst überlassen fortfährt, rückwärts und vorwärts zu schwingen, bis es die normale Lage gefunden hat und das Naturgesetz wieder die Oberherrschaft hat.

Es muss hier daran erinnert werden, dass die ersten Symptome Mittelwirkungen sind, die letzteren dagegen Anstrengungen der Natur gegen das Mittel, so dass derartige Erregung, Reizbarkeit und Krämpfe niemals unter die homöopathische Wirkung von Opium als Arznei fallen, es sei denn, dass diesem Zustand Schläfrigkeit, Betäubung und Unempfindlichkeit usw. vorausgegangen sind. Ohne diese kann es für den Fall nicht das homöopathische Mittel sein, denn seine vollständige Ähnlichkeit kann darin nicht gefunden werden. Dies ist der Grund, warum der Homöopath mit Opium in kleinen Gaben seinem schlaflosen Patienten einen natürlichen Schlaf bringen kann, während der Allopath mit seinen grossen Dosen seine Patienten in Betäubung (nicht Schlaf) hinein treibt. Das eine ist heilsam, das andere verderblich.«

Besonderheiten

- Patient bleibt lange gleichgültig gegenüber seinen Leiden - aber plötzlich schlägt diese Gleichgültigkeit in eine Furcht um, jetzt muss sofort etwas getan werden!

- sieht Katzen, Ratten, Skorpione, Drachen, Masken, Gespenster, Gesichter - aber auch schöne Dinge

- denkt, er solle ermordet werden

- hat das Gefühl, als sei sein Körper zu leicht

- hat das Gefühl, als ob er in der Luft schweben würde

- er fühlt sich glückselig (wie unter Drogen stehend)

- bildet sich ein, nicht zu Hause zu sein

- schnarcht beim Ausatmen

- die Atmung setzt beim Einschlafen aus - der Patient muss wachge-rüttelt werden

- hört Geräusche, die man gewöhnlich gar nicht wahrnimmt

- hört das Geräusch seines eigenen Herzschlages

- hört das arterielle Blut im Kopf

- träumt vom Krieg, von Drachen, von Skeletten

- träumt, zu versagen

- träumt von wundervollen Szenen

- bewegt ständig den Kopf

- bekommt nach bedrückenden und traurigen Nachrichten oder auch nach Kränkungen Schmerzen

- hat das Gefühl, als sei Rauch im Gehirn

- heisser Schweiss auf der Kopfhaut

- das Gesicht wird bei Kopfschmerzen bläulich

- hat eine violett gefärbte, dicke und belegte Zunge

- bewegt ständig die Zunge

- gähnt nach einem Hustenanfall

- hat das Gefühl, als würden die Därme zerschnitten

- bekommt Durchfall nach plötzlicher Freude

- hat das Gefühl, als sei der Anus verschlossen

- hat das Gefühl, als ob sich ein Fötus im Bauch bewegen würde

- ständiger Schluckauf in der Schwangerschaft

- hat das Gefühl, als seien die Unterschenkel abgetrennt

- Schütteln der Extremitäten

Differenzialdiagnose - Opium und Cannabis:

-   Opium hat Beschwerden oben links und unten rechts - Cannabis unten links und oben rechts.

-   Opium hat helles Haar - Cannabis dunkles.

-   Opium scheut sich vor freier Luft - Cannabis hat Neigung dazu.

-   Opium hat ein Schweregefühl in inneren Teilen - Cannabis in äusseren.

-   Opium hat verschiedenen Puls; voll und langsam bei schnarchendem Atem, schnell und hart bei Hitze sowie schnellem und ängstlichem Atem - Cannabis hat einen langsamen und schwachen Puls.

-   Opium ist meist durstlos - Cannabis hat insbesondere im Fieber und im Frost Durst.

-   Opium ist vorherrschend schlafsüchtig, wenn Schlaflosigkeit auftritt, hauptsächlich vor Mitternacht - Cannabis ist vorherrschend schlaflos, besonders nach Mitternacht.

-   Bei Opium tritt häufiger Apoplexie als Paralyse auf - bei Cannabis wurde keine Apoplexie beobachtet.

-   Opium ist fröhlich, sanft, gereist, gleichgültig, ekstatisch oder stumpfsinnig - Cannabis ist froh oder verdriesslich, ekstatisch und selten bewusstlos.

-   Opium hat meist erweiterte Pupillen - Cannabis meist verengte.

-   Opium hat sehr selten Übelkeit - Cannabis hat Übelkeit im Magen und seltener im Hals.

-   Opium harnt selten und spärlich oder (bei Lähmungen) reichlich - Cannabis harnt oft aber spärlich.

-   Opium hat einen zögernden und unterbrochenen Harnstrahl wegen Krampf im Blasenhals - Cannabis hat oft einen gespreizten Harnstrahl.

- Opium hat häufiger Harnverhaltung als Inkontinenz - Cannabis häufiger Inkontinenz als Harnverhaltung.

- Opium hat einen starken Geschlechtstrieb - Cannabis einen wechselnden.

- Opium hat am häufigsten feuchte Atemgeräusche - Cannabis hat vorherrschend trockene.

- Opium hat meist trockenen Husten mit Auswurf bei Tage - Cannabis hat Husten meist mit Auswurf, welcher oft abends auftritt und verschluckt wird.

- Opium hat einen Nachlass der Beschwerden bei Tage und abends - Cannabis früh, nachmittags und abends.

- Opium verbessert sich im Freien öfter, als dass es sich verschlimmert - Cannabis verschlimmert sich im Freien öfter als dass es sich verbessert.

- Opium verschlimmert sich öfter in der Stube als dass es sich verbessert - Cannabis verbessert sich öfter in der Stube als dass es sich verschlimmert.

- Opium verschlimmert sich beim Aufrichten - Cannabis verschlimmert oder verbessert sich beim Aufrichten.

- Opium verbessert sich nach dem Aufstehen aus dem Bett - Cannabis verschlimmert oder verbessert sich nach dem Aufstehen aus dem Bett.

- Opium verschlimmert sich nach dem Essen - Cannabis verbessert sich fast immer nach dem Essen.

- Im Freien, durch Bewegung[1], beim Gehen, beim Ausatmen, durch Aufstossen sowie durch Druck verbessert sich Opium und verschlimmert sich Cannabis.

---

[1] bei Bewegung des kranken Teiles haben beide Mittel Verschlimmerungen!

- In der Stube, in der Ruhe, nach dem Niederlegen, im Bett, im Liegen, Sitzen und Stehen, beim Einatmen, nach dem Essen sowie beim Bücken verschlimmert sich Opium und verbessert sich Cannabis.

- Der Mohnsaft hat vorherrschend Schmerzlosigkeit; daher fehlt ihm die beim Hanfsamen vorkommende Überempfindlichkeit gegen Schmerz.

Differentialdiagnose - Opium und Veratrum

- Opium hat physische Reizlosigkeit - Veratrum erhöhte Reizbarkeit.

- Opium hat schmerzlose Geschwüre - Veratrum schmerzhafte.

- Opium hat häufiger Apoplexie als Paralyse - Veratrum hat häufiger Paralyse als Apoplexie.

- Opium hat häufiger einseitige Paralyse - Veratrum häufiger zweiseitige.

- Opium hat einen langsamen und vollen oder schnellen und harten Puls - Veratrum hat einen unregelmässigen, am häufigsten langsamen, kleinen und schwachen sowie manchmal zitternden Puls.

- Opium hat häufiger Hitze als Kälte - Veratrum ist vorherrschend kalt.

- Opium ist durstlos - Veratrum hat einen nicht konstanten Durst und am wenigsten im Schweiss.

- Opium hat ein unempfindliches Gemüt - Veratrum ein empfindliches.

- Opium ist redselig, heiter oder gleichgültig; selten gereizt oder misstrauisch - Veratrum ist schweigsam, heiter oder traurig und boshaft.

- Opium bekommt Beschwerden durch Schreck, Zorn, Ärger, übermässige Freude oder Beschämung - Veratrum durch Schreck, Zorn, Ärger oder Gram.

- Opium hat vorherrschend ein lebhaftes Gedächtnis - Veratrum Gedächtnisschwäche.

- Opium hat hervortretende Augen - Veratrum eingesunkene.

- Opium hat sehr selten Übelkeit - Veratrum hat Übelkeit im Magen, welche beim Erbrechen oft fehlt.

- Opium hat vorherrschend Verstopfung - Veratrum Durchfälle.

- Opium atmet am häufigsten langsam - Veratrum schnell.

- Opium hat einen seltenen Hustenauswurf - Veratrum einen nicht konstanten.

- Opium hat vorherrschend Beschwerden am Unterarm - Veratrum am Oberarm.

- Opium hilft bei Nachteilen durch Nux vomica, Tartarus emet., Mercurius, Bleidämpfen oder Kohlendunst - Veratrum bei Nachteilen durch China, Ferrum oder Arsenikdämpfen.

- Opium verschlimmert sich durch Lärm und verbessert sich durch Kälte - Veratrum verbessert oder verschlimmert sich durch Wärme oder durch Kälte.

- Opium verschlimmert sich durch Ofenwärme - Veratrum verbessert oder verschlimmert sich durch Ofenwärme.

- Opium wird schlimmer beim Warmwerden und besser beim Kaltwerden - Veratrum wird besser oder schlimmer beim Warmwerden oder beim Kaltwerden.

- Opium verbessert sich nach dem Aufstehen aus dem Bett - Veratrum verbessert oder verschlimmert sich danach.

- Opium verschlimmert oder verbessert sich durch Spirituosen - Veratrum verschlimmert sich dadurch.

- Opium verschlimmert sich nach dem Essen - Veratrum verschlimmert oder verbessert sich danach.

- Opium verschlimmert sich meist beim Einatmen und verbessert sich beim Ausatmen - Veratrum verschlimmert sich beim Ein- und Ausatmen.

- In warmer Luft, durch Ofenwärme[2], beim Aufwärtssteigen und durch Milchtrinken verschlimmert sich Opium und verbessert sich Veratrum.

- Bei kaltem Wetter, beim Niedersteigen und durch kalt Wassertrinken verbessert sich Opium und verschlimmert sich Veratrum.

Fieber

- Neigung zu Schauder und Frost

- manchmal erscheint erst Frost und dann flüchtige Gesichtshitze oder allgemeine Hitze mit Schlaf, in welchem man viel schwitzt

- Kälte der äusseren Gliedmassen

- starke Gesichtsröte mit brennender Hitze des Körpers

- Konvulsionen der Arme und Füsse bei schwerem Atem und Kälte des Gesichts und der Hände - Perl-Schweiss tritt auf

- abends eine brennende Hitze im Gesicht und Hitzegefühl, besonders in den Augen - ohne Durst

- zur Hitze gesellt sich Ängstlichkeit, Irrereden und Unruhe

- hohes Fieber, über 40° - dabei rotes Gesicht, röchelnde Atmung und heisser Schweiss (will sich entblössen)

- betäubende Schläfrigkeit im Fieber

- Durst im Froststadium und Durstlosigkeit in der Hitze

- intensive Hitze des Gesichts, dabei aber kalter Körper

---

[2] In der Stube haben beide Mittel vorherrschend Verschlimmerung, in freier Luft Besserung ihrer Beschwerden.

Schweiss

- Schweiss entsteht früh, während des Schlafes - über und über - mit der Neigung, sich zu entblössen
- übermässiger und heisser Schweiss - besonders bei Fieber oder Erregungen

Indikationen und Symptome nach Lutze

- Schlafsucht, mitunter auch beim Nervenfieber vorkommend
- betäubender Schlaf, der nicht erquickt - mit halb offenen Augen und schnarchendem Ein- und Ausatmen
- Schlaflosigkeit, traumreich und betäubend (im Gegensatz zu der durch die Aufregung und überreizte Munterkeit bewirkten Schlaflosigkeit, welche Coffea heilt)
- Folgen von Schreck - Zittern, Zucken und Krämpfe, dabei Steifwerden des ganzen Körpers, was auch mit lautem Schreien beginnen kann
- Fallsucht, besonders nächtliche
- Starrkrampf
- Lähmungen ohne Schmerzen
- Auswurf von schaumigem Blut beim Husten
- gefährliche Lungenblutungen
- hartnäckige Verstopfung durch Untätigkeit oder Krämpfe der Gedärme
- Koterbrechen (neben Plumbum)
- sehr stinkende und gallige Durchfälle
- Harnverhaltung, Blasenkrampf
- Säuferwahnsinn

- dieses Mittel passt öfters bei Trinkern und Greisen sowie bei Personen, auf welche sonst Arzneien keinen Eindruck machen

- Kolik der Säuglinge mit Verstopfung

- Bleikolik

Weitere bewährte Indikationen

- Nervosität und Schlaflosigkeit beim Entzug von Narkotika oder Sedativa

- Narkosevergiftung - berauscht, benommen, stöhnt und schwitzt (DD: Nux vomica)

- Benommenheit und berauschter Zustand nach der Narkose

- Verstopfung bei Neugeborenen

- Harnverhaltung nach dem Stillen

- bei Folgen durch Elektroschocks

- Kopfschmerzen durch Kränkung, Schreck oder grosse Freude

- Kopfschmerzen nach Alkoholmissbrauch, mit Blutandrang zum Kopf hin - dabei rot aufgedunsenes Gesicht, heisser Schweiss, klopfende Karotiden - Patient ist wie betäubt, kann nicht klar denken

Notfallsituationen

- Hirnschlag, Apoplexie (wenn weitere Opium-Symptome vorliegen)

- auch Schlaganfall rechts - mit aufgedunsenem, schwitzendem und verfärbtem Gesicht

- Darmverschluss nach Operationen - starke Verstopfung ohne Stuhldrang

- Schock bei oder nach einer Operation mit Kreislaufversagen, dunkelrotem Gesicht, heissem Schweiss und aussetzender Atmung

- aufhörende Wehen - dabei Koma und Zuckungen

- Gehirnerschütterung durch Kopftrauma

- Sonnenstich - bei hochrotem und aufgedunsenem Gesicht, halb geschlossenen Augen, verengten oder erweiterten Pupillen - dabei
  Schläfrigkeit und Verwirrtheit, Patient realisiert die Umgebung
  nicht

- Schock - ist erstarrt vor Schreck, Sprache bleibt weg

- Abort durch Gemütsbewegungen oder durch Schreck

Cina

Die getrockneten Blütenköpfchen der Zitwerblüten. Ein Korbblütler. Cina ist eine Steppenpflanze aus der Familie der Artemisien. Die Staude wächst circa einen halben Meter hoch und kommt aus Asien. Die Blütenköpfe enthalten den Bitterstoff Santonin, welcher schwere Vergiftungen mit heftigen Krämpfen verursachen kann. In geringen Mengen wirkt er verdauungsanregend. In der Naturheilkunde ist er schon lange als wurmtreibendes Mittel bekannt.

Arzneibeziehungen und Hinweise

Antidote:

-   Camphora, Capsicum, (Pfeffer)

Cina ist ein Kindermittel, wird aber auch oft bei Erwachsenen Anwendung finden.

Welche Symptome macht es?

-   stumpfe Stiche, hier und da am Körper - manchmal wie ein Klemmen, Drücken oder Jucken - oft auch brennende Stiche

-   beim Sitzen, krampfartig zusammenziehende Stiche oder krampfartiges Reissen in den Muskeln der Extremitäten - verschwindet beim Gehen in Freien

-   Zuckungen, mit einem Lähmungsgefühl verbunden

-   Epilepsie ähnliche Konvulsionen - mit Bewusstsein - eine Art von Eklampsie

- tagsüber und abends ungewöhnliche Schläfrigkeit - nachts dagegen Schlaflosigkeit und unruhiges Umherwerfen - Kinder weinen und schreien

- Drücken, wie von einer schweren Last am Kopf - nimmt mal bloss die Stirn oder Schläfe ein und mal den ganzen Kopf - manchmal mit einem Gefühl von Betäubung oder innerlichem Wallen

- ziehender oder ziehend-reissender Schmerz, welcher durch Lesen und Nachdenken verstärkt wird

- ab und zu stumpfe Stiche, welche sich tief in das Gehirn hinein erstrecken

- morgens sehr angegriffene Augen - dabei dumpfer Kopfschmerz

- drückender Schmerz in den Augen, besonders beim Lesen

- meist trockene Augenlider

- kitzelndes Jucken oder Brennschmerz mit Jucken in den Augenwinkeln

- bei Licht erscheinen die Gegenstände wie durch einen Flor

- beim Lesen sind die Augen trübe und erst nach Reiben kehrt eine normale Empfindung zurück

- stumpfer Druck am unteren Rand der Augenhöhle

- an den Jochbeinen ein Gefühl, als würden sie zusammengedrückt

- krampfartiges Zucken und dehnend-reissender Schmerz an den Jochbeinen - wird erregt oder verstärkt sich durch darauf Drücken

- krankes, blasses Aussehen des Gesichtes

- Stiche im Unterkiefer, welche sich durch Druck mit der Hand verstärken

- die Zähne schmerzen wie wund - Luft und kalte Getränke verursachen diese Schmerzen

- kann nichts hinunterschlucken

- starker Hunger, schon bald nach einer Mahlzeit

- früh ein leeres Aufstossen

- nach dem Essen, Aufstossen mit dem Geschmack des gerade Gegessenen

- bald nach dem Essen, Aufschwulken einer bitter-sauren Flüssigkeit

- Brecherlichkeit und Abgang von Spulwürmern durch den Mund

- krampfartiges Drücken in der Gegend der Herzgrube und auf dem Nabel - nach dem Essen

- stumpfes Stechen links unter der Herzgrube - verstärkt sich durch darauf Drücken und verringert sich bei tiefem Einatmen

- absetzende, scharfe Stiche in der linken Seite der Herzgrube - beim Einatmen - gleichzeitig Stiche im Schulterblatt

- Bohren und schmerzhaftes Winden um den Nabel herum

- Schneiden und Kneifen im Unterleib

- manchmal wehenartige Schmerzen - als wolle die Regel kommen

- brennender Schmerz in der Nase, wie von einem abgekratzten Schorf

- das Cina-Niesen ist so heftig, dass es zu den Schläfen herauspresst und das Gefühl entsteht, es zersprenge die Brust - diese Schmerzen dauern dann noch eine Weile an)

- Fliessschnupfen und stetige Anhäufung von Schleim in der Nase und Kehle, so dass man, besonders früh, häufig husten und sich räuspern muss

- sehr kurzer Atem - mal röchelnd und mal mit einzelnen Unterbrechungen - oft auch mit einem Laut pfeifenden Keuchen in der Luftröhre beim Einatmen

- manchmal Engbrüstigkeit mit dem Gefühl von Ängstlichkeit

- Husten mit Schleimauswurf, durch einen kitzelnden Reiz in der Luftröhre verursacht

- der Schleim löst sich nur nach starken Hustenstössen mühsam ab - oft treten dadurch heftige Husten Tränen in die Augen und in der Brust wird ein wund-brennender Schmerz empfunden

- manchmal fährt das Kind vom Husten plötzlich auf und wird bewusstlos

- nach dem Husten wird das Kind ängstlich, blass und schnappt nach Luft

- in der linken Seite der Brust oder auf dem Brustbein, manchmal ein klemmender oder krampfartig zusammenziehender oder auch wühlender Schmerz

- kneifende und kneifend-stechende Schmerzen in der linken Brust - verstärken sich durch Einatmen

- stechende Schmerzen werden am häufigsten beobachtet

- stumpfe Stiche, die durch darauf Drücken verstärkt werden und mal beim Ein-, mal beim Ausatmen stärker sind

- prickelnde, brennende, absetzende, feine Stiche in der Brust

- zuckende, stechende oder bohrend-stechende Schmerzen in der Brust

- Zerschlagenheitsgefühl und Ermüdungsschmerz in Kreuz und Rücken sowie der Lendengegend

- abends im Bett schmerzt das ganze Rückgrat - wie zerbrochen

- einfaches Reissen in der Hüfte und dem Gesäss

- reissendes Zucken oder ziehend-reissender Schmerz oder reissendes Stechen im Rückgrat

- stechende Schmerzen am Rand der Schulterblattes und manchmal in der Mitte des Rückgrats - vergehen bei Bewegung und kehren in der Ruhe wieder

- Klemmen und klemmender Schmerz in Schulterhöhe und im Oberarm - verschwindet durch Bewegung

- krampfartiger Schmerz in den Vorderarmen, beim Ausstrecken der Arme

- krampfartiger Schmerz im Oberschenkel, beim Stehen

- krampfartiger Schmerz in den Unterschenkeln, beim Gehen im Freien

- krampfartig-bohrender oder krampfartig-drückender Schmerz in den Armen

- stechende Schmerzen in den Schultern, in den Händen, in den Mittelhandknochen der Finger, an den Knien, im Schienbein und in den Fussballen

- Reissen im Ellbogengelenk und in der Wade - in der Ruhe

- ziehend-reissende Schmerzen im Oberarm und im Vorderarm, welche durch Bewegung nicht vergehen

- ziehend-reissende Schmerzen auf der vorderen Seite des Oberschenkels, welche durch starke Bewegung vergehen

- seltenere Arten des reissenden Schmerzes bei Cina sind:

- dehnend-reissender Schmerz in den Armen, welche beim Anfassen wie zerschlagen schmerzen

- zusammenziehendes Reissen, wie Krampf in den unteren Muskeln des Vorderarmes

- zuckendes Reissen in der Hand, welches sich durch Ausstrecken der Hand verstärkt

- lähmender Schmerz und Ziehen durch den ganzen Arm herab - er ist wie erstarrt, so dass man sich kaum traut, ihn zu bewegen

- absetzender Schmerz (ähnlich wie vorheriges Symptom) in der Ellbogenbeuge und im Vorderarm - fast wie ein Zucken

- der gleiche Schmerz findet sich auch im Oberschenkel

- Zucken, vorne am Unterschenkel

- Schmerz, wie von Stoss oder Fall am Oberarm und im grossen Trochanter

- krampfhafte Beschwerden - wie zum Beispiel: krampfartiges Zusammenziehen der Hand, Zucken in den Fingern, krampfhafte Bewegungen oder krampfhaftes Ausstrecken der Füsse

Rechts/Links

- nach Lutze: hauptsächlich linksseitig

Persönlichkeit

Oft sind es grosse, dicke und skrophulöse Kinder mit rosig aussehender
Haut. Sie haben ein reizbares Temperament. Der Appetit scheint ständig
zu wechseln. Cina knirscht nachts mit den Zähnen und hat manchmal
Konvulsionen.

Cina ist fast immer hungrig und isst auch entsprechend viel, obwohl er
unterernährt aussieht. Er ist ärgerlich und böse und will ständig stark geschaukelt werden.

Das Kind hat eine extrem berührungsempfindliche Haut.

Nachts hat das Kind oft Angst. Cina bohrt sehr gerne in der Nase, manchmal bis es blutet. Er verlangt danach, getragen zu werden, hat jedoch eine
Abneigung gegen Zärtlichkeit oder gar berührt zu werden. Dann kann er
es nicht ertragen, dass ihm irgend jemand zu nahe kommt. Auch angese-
hen werden mag er nicht. Er schlägt und schreit, besonders abends. Cina
ist äusserst eigensinnig und mürrisch. Er hat eine Abneigung dagegen zu
spielen und weint, wenn er seinen Willen nicht bekommt.

Cina muss einfach alles anfassen.

Cina weint jämmerlich und herzerweichend, wenn er festgehalten wird.

Cina zeichnet sich eigentlich zu Beginn durch eine stille, ernste und zu-
rückhaltende Natur aus. Er ist sehr sensibel und nicht sehr vital. Dadurch
kann er seiner Umwelt kaum Widerstand entgegensetzen.

Es entsteht eine gewisse Art Hilflosigkeit und als Schutzreaktion zieht er sich dann oft zurück. Dadurch macht er sich durch äussere Einflüsse stark beeinflussbar (auch für Manipulationen durch andere Menschen).

Er ist nun sehr überempfindlich und dadurch bereits durch Kleinigkeiten in hohem Masse beeinflussbar - solange wie möglich, schluckt er dies jedoch in seiner Zurückgezogenheit hinunter.

Werden diese Reizzustände für ihn jedoch unerträglich , kommt sein rebellisches Verhalten zum Vorschein. Der lange zurückgehaltene Ärger und Zorn bricht jetzt aus ihm heraus und er reagiert extrem auf alle, selbst die geringsten, Eindrücke.

Er kann es nicht ertragen, wenn sich andere ihm nähern oder ihn ansehen oder gar anfassen. Er erträgt keinerlei Widerspruch und wenn andere ihn durch Spässe aufheitern wollen, empfindet er das als Belästigung.

Durch seine enorme Wut entwickelt er auch eine starke innerliche Hitze und kann deshalb äusserliche Wärme nur schlecht vertragen.

Er hat brennenden Durst und verlangt kalte Getränke.

Wenn Cina seinen Willen durchsetzen will, schreit er und schlägt wild um sich.

Gemüt

- grosse Weinerlichkeit

- unaufhörliche Unruhe

- Verlangen nach verschiedenen Dingen, die jedoch sofort wieder verschmäht werden

- manchmal grosse Angst und Bangigkeit beim Gehen im Freien

- schlecht gelaunt

- Kinder sind äusserst ärgerlich und trotzig - sie wollen nicht berührt oder getragen werden und vertragen keinerlei Widerspruch

- kann nicht still sein

- grosse Neigung zu schlagen

- macht eigenartige Gebärden - greift mit den Händen an Nase und Lippen, zupft an der Bettdecke oder begibt sich in seltsame Stellungen und Lagen

- Wahnideen, Fantasien

- Visionen - besonders abends

- grundloses Weinen

- Gleichgültigkeit gegen Alles - insbesondere gegen Zärtlichkeiten

Schlaf

- das Wurmkind ist nachts sehr unruhig - es schreit im Schlaf durchdringend auf (Apis!)

- knirscht im Schlaf mit den Zähnen

- häufiges Auffahren und Zucken im Schlaf

- wirft sich im Bett hin und her

- wacht mit Angst auf

- erschrickt leicht beim Erwachen

- Sprechen, Jammern oder Schreien im Schlaf

Modalitäten

Verbesserung:

- durch Kälte

- in warmer Luft

- Bewegung und durch anhaltende Bewegung

- Liegen auf dem Bauch

- Schlaf in der Knie-Ellenbogen-Lage

- nach dem Liegen

- im Dunkeln

Verschlimmerung:

- durch Würmer

- durch Fixieren eines Gegenstandes

- Gehen im Freien

- Berührung, Druck (leichtes Reiben mit der Hand verbessert allerdings)

- Liegen auf der Seite

- im Sitzen

- in der Ruhe

- durch Trinken

- bei tiefem Atmen und durch Gähnen

- Nachts

- durch Sonne

- im Sommer

- bei Voll- oder Neumond

- früh von 5:00 Uhr bis 9:00 Uhr

- Nachts von 21:00 Uhr bis 5:00 Uhr

Beschwerden infolge von:

- Würmern

Art der Ausscheidungen

Harn:

- wolkig, wird schnell trüb - wird milchig, wenn er eine Weile steht
- häufiger Harndrang mit viel Urinabgang
- nachts unwillkürlicher Harnabgang

Stuhl:

- breiig, oft durchfällig
- weisser Schleim - davor kneifende Kolik
- Würmer im Stuhl
- Jucken am Anus

Regel:

- Uterusblutung vor der Pubertät

Art der Schmerzen

- stechend, reissend
- Schmerzen in Schockwellen

Körperregionen

Kopf, Bauch, Extremitäten

Bezug auf Organe

Augen, Respirationsorgane, Magen, Darm

Leitsymptome

- reizbare, missmutige, eigensinnige, widerstrebende und launische Kinder (noch unausstehlicher als Chamomilla!)
- verlangt nach verschiedenen Dingen und wirft sie dann wieder weg (Bryonia, Staphisagria!)
- Kinder stossen und schlagen nach der Bezugsperson
- Kinder wollen herumgetragen oder (stark) gewiegt werden
- Kinder wollen nicht berührt oder angeschaut werden
- Kind schreit, wenn es jemand anfassen oder herumtragen will
- Kopfschmerzen wechseln mit Bauchschmerzen (Erleichterung durch Bücken)
- Zucken des Augenbrauenmuskels
- sieht Dinge gelb
- bohrt und kratzt sich in den Ohren
- Reiben und Zupfen an der Nase
- bohrt und stochert in der Nase - bis sie blutet
- häufiges Schlucken, als ob etwas den Hals herauf käme
- Gefühl des Erstickens - das Kind hustet aus diesem Grund
- heisses, rotes Gesicht
- glühende Röte auf beiden Wangen, welches mit einem blassen, kränklichen Gesicht mit dunklen Augenringen abwechselt
- rotes Gesicht mit starker Blässe um Mund und Nase (weiss und bläulich um den Mund herum)
- Heisshunger und völlige Appetitlosigkeit wechseln sich ab
- heftiger Hunger - sofort nach dem Essen wieder Verlangen danach
- hungriges, grabendes und nagendes Gefühl im Bauch
- drehende Schmerzen um den Nabel herum

- aufgetriebener und harter Bauch

- Gurgeln vom Rachen bis zum Magen - nach dem Husten

- Kind spricht oder bewegt sich nicht, aus Angst, dadurch einen Hustenanfall zu erregen

- Ängstlichkeit, Stöhnen und Keuchen nach Luft sowie Blässe nach dem Husten

- schleudert Arme und Beine von sich

- schläft in der Knie-Ellenbogen-Lage

Besonderheiten

Das kranke, blasse Aussehen des Gesichtes und das Bohren in der Nase, was Cina erregt, findet man häufig bei Wurmkrankheiten.

Die Beobachtung von Regel-Blutfluss bei einem Kind scheint dafür zu sprechen, dass Cina auf den Uterus eine erregende Wirkung hat.

Differenzialdiagnose - Cina und Pulsatilla

- Cina hat Beschwerden unten links und oben rechts - Pulsatilla unten rechts und oben links.

- Cina hat hauptsächlich Beschwerden (Kneifen) in äusseren Teilen - Pulsatilla in Inneren.

- Cina hat Scheu vor freier Luft - Pulsatilla Neigung dazu.

- Cina hat Jucken, was durch Kratzen gebessert wird oder unverändert bleibt - Pulsatilla hat Jucken, was durch Kratzen schlimmer wird oder unverändert bleibt.

- Cina hat den Puls oft unverändert, meist schnell, klein aber hart - Pulsatilla hat einen veränderten Puls, manchmal aussetzend, meist schnell, klein und schwach.

- Cina hat am Oberkörper Frost - Pulsatilla hat unten Frost und oben Hitze.

- Cina hat Durst im Frost und davor, in der Hitze ist er nicht konstant - Pulsatilla ist meist durstlos, besonders im Frost und hat Durst vor und zwischen den einzelnen Fieberstadien.

- Bei Cina wurde Apoplexie oder Paralyse nicht beobachtet - Pulsatilla hat Apoplexie und Paralyse.

- Cina hat häufig erweiterte Pupillen - Pulsatilla häufig verengte.

- Cina hat Appetit auf Brot - Pulsatilla Abneigung dagegen.

- Cina hat die Regel meist zu früh und stark - Pulsatilla hat sie meist zu spät und schwach.

- Cina hat am häufigsten trockenen Husten mit Auswurf am Abend - Pulsatilla hat am häufigsten lockeren Husten mit Auswurf früh und bei Tage.

- Cina hat vorherrschend Beschwerden im oberen Teil der Brust - Pulsatilla hat sie im unteren Teil der Brust.

- Cina verschlimmert sich nachts und morgens - Pulsatilla verschlimmert sich von Mittag bis Mitternacht.

- Cina verschlimmert sich nach dem Schlaf - Pulsatilla verschlimmert oder verbessert sich nach dem Schlaf.

- Cina verschlimmert sich bei und nach dem Aufstehen aus dem Bett - Pulsatilla verbessert oder verschlimmert sich bei und nach dem Aufstehen aus dem Bett.

- Cina verbessert sich nach dem Aufstehen vom Sitzen - Pulsatilla verbessert oder verschlimmert sich nach dem Aufstehen vom Sitzen.

- Cina-Kinder wollen herumgetragen und dabei stark geschaukelt werden - Pulsatilla-Kinder wollen nur langsam herumgetragen werden.

- Cina verschlimmert sich beim Aufrichten - Pulsatilla verschlimmert oder verbessert sich beim Aufrichten.

- Cina verbessert sich bei Bewegung des kranken Teiles - Pulsatilla verbessert oder verschlimmert sich dabei.

- Cina wird durch Druck fast stets verschlimmert - Pulsatilla wird durch Druck verbessert oder verschlimmert.

- Cina verschlimmert sich beim Ein- und Ausatmen - Pulsatilla verbessert sich beim Einatmen und verschlimmert sich beim Ausatmen.

- Cina verschlimmert sich beim Tiefatmen - Pulsatilla verbessert oder verschlimmert sich dabei.

- Cina verschlimmert sich beim Schlucken, insbesondere beim Schlucken von Getränken - Pulsatilla verschlimmert oder verbessert sich dabei.

- Cina verschlimmert sich durch schnelles Trinken - Pulsatilla verschlimmert sich durch schnelles Essen.

- Cina verschlimmert sich durch sauren Wein - Pulsatilla verbessert sich durch Saures.

- Cina verbessert sich nach dem Stuhl - Pulsatilla verbessert oder verschlimmert sich danach.

- Cina hilft bei Nachteilen durch Capsicum - Pulsatilla hilft bei Nachteilen durch Kupferdämpfe, Ferrum, Platina, Stannum, Tartar. emet., Mercurius, Sulphur, Sulphuricum acidum, Chamomilla, Ignatia oder Sabadilla.

- Bei kaltem Wetter, in frischer Luft, in der rechten Seitenlage, beim Liegen auf der schmerzhaften Seite, beim Aufrechtsitzen, beim Auflegen oder Ausstrecken des kranken Gliedes, bei Anstrengung des Körpers sowie von Kopfschütteln und durch Druck verschlimmert sich Cina und verbessert sich Pulsatilla.

- Bei warmer Luft, im Zimmer[1], in der linken Seitenlage, beim Liegen auf der unschmerzhaften Seite, beim Gebücktsitzen, beim Heranziehen des kranken Gliedes, nach dem Niederlegen, im Liegen, im Bett, durch Reiben und Kratzen verbessert sich Cina und verschlimmert sich Pulsatilla.

- Nur selten findet man bei Cina das der Pulsatilla eigentümliche Taubheitsgefühl in leidenden Teilen.

Fieber

- kalter Stirn- und Handschweiss

- Schauder am Oberkörper und Rumpf - Patient zittert selbst am warmen Ofen

- das Fieber kehrt gewöhnlich täglich wieder - es beginnt manchmal mit Erbrechen des Genossenen - darauf folgt Frost und danach Hitze

- besonders auffällig ist die Hitze am Kopf und im Gesicht

Schweiss

- kalter Schweiss im Gesicht

Indikationen nach Lutze

- Maden- und Spulwürmer

---

[1] In warmen Räumen haben beide Mittel Verschlimmerung und beim Gehen im Freien haben beide vorherrschend Verbesserung der Beschwerden.

- kneifende Bauchschmerzen und schmerzhaftes Winden um den Nabel herum - durch Maden- und Spulwürmer

- Zuckungen und Krämpfe bei kleinen Kindern, durch Würmer ausgelöst - die Kinder schlafen in der Regel mit halb geschlossenen Augen und fassen sich häufig an die Nase

- Epilepsie, besonders nachts

- Keuchhusten mit Wurmbeschwerden

- Wechselfieber mit Erbrechen und Heisshunger

- bläuliche Farbe um den Mund

Weitere bewährte Indikationen

- Wechselfieber, begleitet von Erbrechen und Heisshunger

- Keuchhusten, besonders im zweiten Stadium

- chronisches Erbrechen mit Spulwürmern

- Zucken, Zittern, krampfhaftes Muskelzucken, Konvulsionen

- Befall von Würmern

Notfallsituationen

- heftige Krämpfe und epileptische Anfälle

- Delirium, mit Schreien

- Bewusstlosigkeit

Geschichte zu Cina

Cinamia, die kleine Prinzessin

Cinamia ist die kleine Tochter der liebenswürdigen Camilla. Du erinnerst dich an Camilla? - Genau, Bellos Frau.

Die Kleine Cinamia wurde vor zwei Monaten geboren und Samuel hat eine Einladung zur Taufe erhalten. Und wieder einmal betrachtet er diese Einladung mit gemischten Gefühlen. Aber es nützt alles nichts - er packt seine Sachen und macht sich auf den Weg nach Italien. Er denkt:

> *"Camilla hat sich ja inzwischen sicher beruhigt und die kleine Cinamia kann ja wohl gar nicht so anstrengend wie der Rest der Familie sein ;-)"*

Samuel kam gerade rechtzeitig, denn alle waren schon in der Kirche versammelt. Wieder einmal staunte er darüber, dass aus Camillas Familie nur die Mutter gekommen war. Und die schaute nur aus weiter Entfernung und ziemlich ängstlich auf die kleine Cinamia.

Schliesslich wollte sie mit ihrem Enkelkind nicht das gleiche durchstehen wie mit ihrer Tochter - immerhin hatte sie sich inzwischen viele hübsche, neue Röcke gekauft ;-)

Cinamias Taufe verlief erstaunlich ruhig und friedlich.

Zu Hause angekommen, lag sie in ihrem kleinen Bettchen und schlief ruhig. Samuel dachte:

> *"Gott sei Dank - sie scheint nicht nach ihrer Mutter zu kommen und auch die Wutanfälle ihres Vaters sind wohl auch an ihr vorbeigegangen. Welch ein Glück."*

Doch da sollte er sich getäuscht haben. Einige Jahre später nämlich, als er wieder einmal zu Besuch dort war, zeigte Cinamia plötzlich eine völlig andere Art. Sie sah sehr blass und extrem dünn aus und hatte tiefe Ringe um die Augen herum. Samuel fragte:

> *"Ist bei Euch die Hungersnot ausgebrochen? Warum bekommt das Kind nicht genug zu essen?"*

Darauf antwortete Bello wutschnaubend:

"Das kann ja wohl nicht wahr sein! Was ist das für eine Unterstellung? Dieses Kind frisst uns wortwörtlich noch die Haare vom Kopf ... gerade eben hat sie gegessen und schon wieder schreit sie nach Essen. Eigentlich isst sie den ganzen Tag!"

Samuel konnte es gar nicht glauben, wenn er sich dieses extrem dünne Kind ansah. Er geriet ins Grübeln und blickte deshalb ziemlich lange auf die kleine Cinamia. Die konnte das aber nun gar nicht haben und schrie ihn sofort an:

"Guck weg! Ich will nicht angeguckt werden!"

Dabei trat sie wild auf und schmiss ihren leeren Teller nach Samuel. Der konnte gerade noch rechtzeitig ausweichen, so dass der Teller durch die Fensterscheibe und nicht gegen seine Stirn flog. Jetzt ging Samuel auf Cinamia zu und wollte sie beruhigen. Er fasste sie ganz vorsichtig an, um sie hochzuheben und auf seinen Arm zu nehmen.

Daraufhin schrie und weinte Cinamia ganz furchtbar und jämmerlich - sie wehrte sich mit Händen und Füssen dagegen. Völlig verstört setzte Samuel sie also wieder ab und schaute fragend ihre Mutter an.

Doch diese hatte keine Zeit für Erklärungen, denn sie wusste genau, was jetzt kommt. Cinamia bekam nämlich einen heftigen Hustenanfall. Camilla nahm ihre Tochter auf den Arm und ging heftig schaukelnd mit ihr durch das Zimmer. Dieses heftige Schaukeln beruhigte Cinamia eigenartigerweise. Samuel dachte:

"Nun, sie ist gerade ruhig - ich nutze die Gelegenheit und gebe ihr mein Geschenk."

Also überreichte er der kleinen Cinamia die wunderschöne Puppe, die er ihr mitgebracht hatte. Allerdings würdigte Cinamia diese keines Blickes. Sie wollte viel lieber ein Buch aus dem Regal haben. Als sie es dann endlich in der Hand hatte, schmiss sie es auch schon wieder in hohem Bogen durch den Raum. Cinamia hatte scheinbar furchtbar schlechte Laune und Samuel dachte insgeheim bei sich:

"Was für ein verzogenes Kind - die ist ja noch viel schlimmer als ihre Mutter!"

Cinamia zog sich in ihrer schlechten Laune zurück und fing an, inbrünstig in ihrer Nase zu bohren. Und da sie dabei erstaunlich ruhig blieb, kümmerte sich keiner grossartig darum - bis das Blut aus ihrer Nase lief. Nun jammerte Cinamia wieder verdriesslich vor sich hin. Sie rief:

"Durst - ich habe Durst!"

Darauf eilte Camilla und brachte ihrer Tochter heissen Kakao. Cinamia hasste aber heisse Getränke, gab der Tasse einen Schlag und alles landete auf dem schönen neuen Teppich. Sie schrie:

"Ich will was kaltes zu trinken!"

Also brachte Camilla kaltes Wasser. Kurz darauf schrie Cinamia aber schon wieder:

"Ich hab Hunger!"

Worauf die Mutter antwortete:

"Aber Cinamia, wir haben doch vor nicht einmal einer Stunde erst gegessen. Wie kannst du schon wieder Hunger haben?"

Jetzt begann Cinamia vor Wut zu toben. Sie sah alle bitterböse an und schrie:

"Hunger, Hunger, Hunger - ich habe Hunger!"

Samuel versuchte es noch einmal, ging auf die Kleine zu und wollte sie beruhigen. Doch als einziges Ergebnis dieses Versuchs bekam er ihre Hand ins Gesicht und folgendes von ihr zu hören:

"Geh weg, du ekliger gelber Mann!"

Samuel sah auch ein kleines Würmchen in ihrem Mundwinkel ;-)

Da wurde ihm plötzlich einiges klar, er ging zu seinem Koffer, öffnete seine Hausapotheke und holte einige Globuli …

Aurum

Gold - ein Edelmetall.

Genauso, wie Gold eines der besten Edelmetalle ist, sind auch Aurum-Persönlichkeiten bemüht, stets zu den Besten zu zählen. Es besteht ein Streben nach Erfolg, Macht und Anerkennung.

Arzneibeziehungen und Hinweise

Antidote:

- Camphora, Coffea, Kaffee

Wirkungsdauer:

- nach Rückert: circa 21 Tage

Hinweise:

Aurum ist ein syphilitisches Mittel.

Wenn Aurum ungehindert im Organismus wirken kann, entwickelt es durch seine Wirkung auf Blut, Drüsen und die Knochen Zustände, welche eine auffallende Ähnlichkeit mit Quecksilbervergiftungen und syphilitischen Infektionen haben.

Welche Symptome macht es?

- Zerschlagenheitsschmerz in allen Gelenken, besonders früh - dieser Schmerz ist in völliger Ruhe am stärksten und vergeht nach dem Aufstehen bald

- Gefühl von Schwäche und Müdigkeit - meistens morgens am stärksten

- Gold hat eine erregende Wirkung auf das Gefässsystem - auffallende Wallungen im Blut, Blutandrang zum Kopf hin mit Toben und Brausen im Kopf

- starkes Herzklopfen (dies ist eine charakteristische Eigentümlichkeit des Goldes)

- Schwindel beim Bücken, beim Gehen im Freien und manchmal auch im Stehen - erscheint plötzlich

- Geistesarbeiten greifen sehr an

- beim Denken und Lesen, besonders früh, heftiger Zerschlagenheitsschmerz im Kopf, welcher bei fortgesetztem Reden oder Schreiben bis zur Verwirrung steigt

- drückender Kopfschmerz, meist nur auf einer Seite (der Stirn, der Schläfen, dem Hinterkopf)

- drückender Kopfschmerz kann auch äusserlich auftreten

- drückender Kopfschmerz wird durch Berührung stärker

- Reissen im Kopf, meist nur auf einer Seite - wird bei Bewegung schlimmer und lässt manchmal in der frischen Luft nach

- reissende und drückende Kopfschmerzen verbinden sich häufig - mal ein reissender Druck hier und da (auch mit Schwindel) - mal ein drückendes Reissen an einzelnen Teilen des Kopfes

- selten Stiche im Kopf - besonders auf der Stirn

- einseitiger scharf klopfender Kopfschmerz

- äusserlich am Kopf bilden sich kleine Knochenbeulen, welche bohrend weh tun, was sich beim Betasten verschlimmert (Rückert schreibt dazu: »Knochen-Auftreibungen beobachten wir überhaupt nicht selten von Gold, und darum erweist es sich auch, neben einigen anderen Mitteln, so hilfreich in solchen, die durch Quecksilber-Missbrauch erregt wurden; ganz spezifisch ist es in einer derartigen Ozeana narium mit Caries.«)

- bohrende Kopfschmerzen im inneren rechten Augenwinkel

- drückender Schmerz in den Augen, als ob etwas hineingeraten wäre oder als ob das Blut stark auf die Sehnerven drücken würde

- der Druck geht im Auge von aussen nach innen und wird bei Berührung schlimmer

- Reissen in der Augenhöhle

- Stiche in den Augenwinkeln und im Augenlid

- ungeheures Spannen in den Augen mit Verminderung der Sehkraft - man sieht alles doppelt und die Gegenstände mischen sich miteinander

- Veränderungen der Sehkraft, welche auf eine beginnende partielle Lähmung des Sehnerven hindeuten: Feuerfunken vor den Augen, schwarzer Flor über das ganze Auge oder über einen Teil des Auges

- Röte und juckende Entzündung der Nase, welche sich manchmal später abschuppt, häufiger aber mit Geschwüren im inneren der Nase verbunden ist - gelb-grünliche Absonderung und Gefühl, als sei die Nase verstopft, obwohl ausreichend Luft durchgeht

- nach dem Gehen im Freien schwillt die Nase oft an und das Nasenbein sowie der anliegende Teil des Oberkiefers ist bei Berührung schmerzhaft

- beissender Schmerz im inneren der Nase mit Tränenfluss aus den Augen

- Wundheitsgefühl in der Nase

- kitzelndes Kribbeln in der Nase (Rückert schreibt dazu: »Hier finde ich die Bemerkung nicht unwichtig, dass auch auf dem Haarkopf und an anderen Teilen Kribbeln und Jucken durch dieses Mittel hervorgebracht wird, durch welche Eigentümlichkeit dieser Arznei auch Hautschrunden, blütenartige Flechten und trockene auf dem Kopf mit Jucken beseitigt werden konnten.«)

- Verstärkung des Geruchssinnes - alles riecht zu stark (diese Erscheinung steht in nahem Bezug zu der überaus grossen Empfindlichkeit im ganzen Körper - alle Empfindungen sind fein und scharf und es besteht eine sehr grosse Empfindlichkeit für jeden Schmerz)

- glänzende Aufgedunsenheit des Gesichtes mit hervorgetretenen Augen

- Eiterbläschen im Gesicht, am Hals und auf der Brust

- Schwellung der Wangen - dabei öfters Ziehen und Reissen in den Kinnladen und schmerzhaft lockere Zähne

- zuckender Zahnschmerz

- drückender Wundheitsschmerz - manchmal mit Anschwellung des Zahnfleisches

- drückender Schmerz in den Unterkieferdrüsen oder das Gefühl, als wären diese angeschwollen

- süsser, milchiger Geschmack im Mund mit Zusammenlaufen eines süsslichen Speichels

- säuerlicher oder bitterer Geschmack im Mund

- fauliger Geschmack im Mund - oft mit üblem Mundgeruch - faulig oder wie alter Käse riechend (Rückert schreibt dazu: »Die Beseitigung dieser höchst unangenehmen Beschwerde, besonders bei Mädchen in den Jahren der Pubertät, gelang mir öfters vollkommen durch eine oder zwei Gaben dieses Mittels.«)

- die Herzgrube und der ganze Oberbauch ist manchmal angeschwollen - bei äusserem Druck werden dort Stiche empfunden

- Drücken im Unterleib - besonders nach dem Essen, manchmal auch mit Neigung zum Erbrechen

- spannender Druck, gerade unter dem Nabel und auf beiden Seiten in der Lendengegend - mit dem gleichzeitigen Gefühl von Vollheit oder Stuhldrang

- selten ein kneifender Schmerz hier und da im Unterleib

- jede Menge Blähungen, die dann entweder unter lautem Knurren und Kollern abgehen oder sich (schon nach der leichtesten Nahrung) anhäufen und dadurch Druck verursachen

- im Schoss, ein Drängen nach aussen - als ob ein Bruch entsteht

- heraustreten eines Leistenbruchs (mit krampfartigem Schmerz) - ein Ziehen verbreitet sich vom Schoss in die Oberschenkel (Rückert schreibt dazu: »Diese Eigenart des Goldes, Brüche bei Gesunden zu erregen, hat nun auch wiederum homöopathisch, zur glücklichen Beseitigung vorhandener benutzt werden können. Aus dieser Tendenz, das Hervortreten von Eingeweiden aus ihren natürlichen Höhlen zu bewirken, dürfte es wohl auch kein Fehlschluss sein, anzunehmen, dass das Gold ebenfalls, obschon keine Beobachtungen an Gesunden in dieser Hinsicht vorhanden sind, einen prolapsus uteri hervorzubringen vermöge, für welche Behauptung auch einige Wahrnehmungen an Kranken wirklich sprechen.«)

- bedeutend erhöhter Geschlechtstrieb

- häufige nächtliche Erektionen und Samenergüsse - mehrere Nächte nacheinander

- abnorme Erscheinungen an den Geschlechtsteilen

- stechendes Reissen oder einzelne Nadelstiche an der Eichel

- drückend, spannender oder nur drückender Schmerz an den Hoden - dabei Anschwellung des unteren Teils der Hoden, gegen Abend

- grosse Empfindlichkeit der Vagina

- vergrösserter Uterus - auch Prolaps

- Sterilität

- Vaginismus

- Anhäufung von Schleim in der Luftröhre und auf der Brust - der Schleim kann morgens nur mit grosser Anstrengung abgehustet werden

- starke Engbrüstigkeit - manchmal beim Gehen im Freien, aber auch im Sitzen, ohne jegliche Bewegung, sogar nachts - es muss dann immer sehr tief Atem geholt werden, trotzdem reicht die Luft nicht aus

- Husten durch Atemmangel, nachts

- Stechen in der Brust, was durch Tiefatmen und Gähnen erregt oder verstärkt wird - geht manchmal mit einem gleichzeitigen Gefühl von Hitze und Beklemmung in der Brust einher

- beklemmendes, stumpfes Stechen - mal anhaltend und mal langsam absetzend in der Brust (manchmal war eine rote Stelle darüber sichtbar)

- Drücken auf dem Brustbein und in den Seiten der Brust - dabei Verstärkung des Schmerzes durch Ausatmen und grosse Angst oder ein emsiges und ängstliches Wesen, als ob eine grosse Freude bevorstehen würde

- stumpf schneidender Schmerz in den Brustseiten - verschlimmert sich beim Einatmen

- stumpfer, schneidender Schmerz im Kreuz, beim Sitzen

- früh, so heftiger Schmerz im Rückgrat, dass man kein Glied rühren kann

- feines, stechendes Reissen, rechts neben den Lendenwirbeln

- Druck links am Kreuzbein

- empfindliches Stechen unter dem rechten Schulterblatt

- reissender Schmerz an der inneren Seite des Schulterblattes sowie unter dem Schulterblatt - beim Liegen auf dem Rücken und auf der linken Seite

- reissender Schmerz am Oberarm - wird am stärksten beim Entblössen des Armes gespürt

- reissender Schmerz, tief innen in den Handwurzelknochen, auch im Ellbogengelenk

- reissender Schmerz zieht von der unteren Reihe der Handwurzel-knochen zu der oberen hin - besonders nachts

- reissender Schmerz in den Fingern und den Fingergelenken

- reissender Schmerz im Oberschenkel (wie beim Wachstum), nur bei Bewegung

- reissender Schmerz in den Zehen und auf dem hinteren Teil der Fusssohle

- reissender Druck, mal in der vorderen Fläche der Oberarme und mal an der inneren Fläche der Vorderarme

- einfacher Druckschmerz an der unteren Fläche des Oberarmes und auch an der vorderen Fläche des Vorderarmes

- Druckschmerz an den unteren Gliedmassen - besonders auf dem Schienbein, beim Ausstrecken des Unterschenkels

- Druckschmerz in der Höhlung der Fusssohle

- drückend, spannender Schmerz in den Muskeln des Oberschen-kels, beim Gehen im Freien, welcher im Sitzen wieder vergeht

- spannender Druck neben dem inneren Fussknöchel

- eine Art Lähmungserscheinung am Oberschenkel - dieser kann we-gen eines Steifigkeitsschmerzes in den Sehnen des Lendenmuskels nur mit Mühe gehoben werden

- schmerzhafte Steifigkeit und Lähmungserscheinungen der Knie - bei Ruhe und Bewegung

- beim Gehen werden die Knie so sehr geschwächt, dass auch noch lange danach ein ziehender Schmerz darin zu spüren ist

- ziehender Schmerz und Lahmheitsgefühl in den Mittelfussknochen der Zehen und in den Zehen selbst

Rechts/Links

- nach Lutze: rechts

Persönlichkeit

Aurum-Persönlichkeiten sind meist sehr ernst und traurig. Oft haben sie eine intensive und manchmal auch einschüchternde Ausstrahlung. Aurum glaubt häufig, er ist für etwas Grosses bestimmt. Genau deshalb setzt er sich auch sehr hohe Ziele für sein Leben. Diese strebt er mit sehr viel Ehrgeiz an. Da Aurum äusserst gewissenhaft ist und Arbeiten immer zur Zufriedenheit aller (insbesondere auch seine eigenen hoch gesteckten Erwartungen) erfüllt, geht seine Karriere oft steil voran. Aurum-Persönlichkeiten findet man häufig in hochgestellten Positionen oder in der Politik.

Bei allem Ehrgeiz sehen wir aber oft eine tiefe Traurigkeit bei Aurum.

Erreicht Aurum einmal eines seiner Ziele nicht oder gibt es geschäftliche Misserfolge, können sich tiefe Depressionen entwickeln, wobei verstärkt Todessehnsucht eintritt. Gelingt es auch jetzt nicht, diese Probleme zu überwinden, besteht eine starke Selbstmordgefahr. Genauso gründlich, wie Aurum auch in allem anderen ist, führt er dann auch seinen Selbstmord durch. Er sucht sich ein besonders hohes Gebäude und achtet darauf, dass auch ja nichts schief gehen kann. Aurum will nicht gerettet oder in letzter Sekunde gefunden werden. Wenn er sich umbringen will, dann tut er es auch richtig!

Prinzipiell ist Aurum ein sehr verschlossener Mensch, der kaum Gefühle zeigt und anderen scheint es, er habe nur sehr wenige. Rutscht Aurum sehr in den negativem Zustand hinein, beginnt er damit, negative Emotionen destruktiver Art zu zeigen. Er ist mit seinem Leben unzufrieden und denkt, dass er niemals glücklich sein kann. Diesen Zustand kompensiert Aurum wieder mit viel Arbeit. Hierfür benötigt er alle seine Energie.

Aurum kann viele Schuldgefühle mit sich herumtragen, besonders, wenn er denkt, dass er in früheren Situationen versagt hat. Er ist dann äusserst niedergeschlagen und zieht sich immer mehr zurück. In diesen Phasen widmet sich Aurum oft der Religion, er betet viel oder versucht, seinen Kummer mit Musik zu überwinden.

Gemüt

- Hang zur Melancholie

- grosse Ängstlichkeit und Unruhe

- Todessehnsucht

- mutloser Missmut und Unzufriedenheit mit allem

- verdriessliches Schweigen

- geringster Widerspruch kann äusserste Hitze und Zorn veranlassen

- tritt heitere Laune und gesprächige Lustigkeit auf, ist dies meist eine seltene Wechselwirkung

- ernst, zielstrebig und oft erfolgreich

- Beschwerden nach unglücklichen Liebesbeziehungen

- starke Schuldgefühle

Schlaf

- der Schlaf wird durch viele, besonders schreckhafte und meist un-erinnerliche Träume gestört

- häufiges Aufschrecken oder lautes Wimmern

- oft die ganze Nacht durch Schlaflosigkeit (muss dabei ständig seine Lage ändern), die Schlaflosigkeit verursacht jedoch keine besonde-re Müdigkeit am Morgen

- frühes Erwachen und Wachliegen (muss dabei ständig seine Lage ändern)

Modalitäten

Verbesserung:

- durch Musik
- durch warme Luft
- durch Warmwerden
- durch Bewegung
- durch Spazierengehen, besonders langsames
- abends von 18:00 Uhr bis 21:00 Uhr

Verschlimmerung:

- nächtliche Verschlimmerung (besonders Kopf-, Herz- und Knochenschmerzen
- durch kalte Luft
- durch Kaltwerden oder Unterkühlung
- viele Beschwerden erscheinen nur im Winter
- in der Ruhe
- beim Liegen und nach dem Liegen
- im Winter
- von Sonnenuntergang bis Sonnenaufgang
- morgens von 5:00 Uhr bis 9:00 Uhr

Beschwerden infolge von:

- Quecksilbermissbrauch
- Gewissensbissen
- Gram, Kummer, Angst, Ärger und Zorn
- Enttäuschungen oder enttäuschter Liebe

- Widerspruch
- unterdrücktem und zurückgehaltenem Kummer

Vorlieben/Abneigungen

Vorlieben:

- Verlangen nach frischer Luft

Art der Ausscheidungen

Harn:

- trübe wie Buttermilch - dickes Sediment
- schmerzhafte Harnverhaltung

Stuhl:

- häufiger Stuhlgang von gewöhnlicher Art
- manchmal Durchfall - nachts mit starkem Brennen im Mastdarm
- dick gewordener und mühsam abgehender Stuhl und Verstopfung kamen als seltene Wechselwirkung vor

Regel:

- zu spät

Art der Schmerzen

stechend, reissend, drückend

Körperregionen

Kopf, Gesicht, Bauch, Rücken, Extremitäten, Knochen

Bezug auf Organe

Augen, Herz, Respirationsorgane, Leber, Ohren, Magen, Genitalien

Leitsymptome

-   Depression

-   Melancholie mit starker Selbstmordneigung

-   sieht alles von der schwärzesten Seite - weint, betet und denkt, er passt nicht in diese Welt - Todessehnsucht

-   tiefster Trübsinn und Verzweiflung

-   das Leben ist ihm eine Last und er sehnt sich den Tod herbei

-   ständige Selbstmordgedanken (dazu schreibt Nash: »Bei Männern habe ich dies am häufigsten im Zusammenhang mit Leberleiden beobachtet, bei Frauen mit Gebärmutterleiden, besonders Geschwülsten, Verhärtung oder Vorfall. In beiden Fällen scheint es, soweit es die örtlichen Zustände betrifft, die Folge von wiederholtem Blutandrang nach diesen Stellen zu sein, die mit Hypertrophie endet. Die Leber ist vergrössert, die Gebärmutter ebenfalls, und der Vorfall wird durch die Gewichtszunahme dieses Organs herbeigeführt. Diese für das Mittel so charakteristischen Kongestionen finden auch in Kopf, Herz, in der Brust und den Nieren statt, jedoch, wo sie auch vorkommen mögen, sind die eigentümlichen Gemütssymptome stets vorhanden und liefern die Hauptindikation für Aurum.«)

-   launisch und heftig - der geringste Widerspruch erregt Zorn (diese Ausbrüche treten dann und wann auf, aber die charakteristischeren Depressionen und der Trübsinn überwiegen)

- schreckliche Träume

- Blutandrang nach dem Kopf hin

- erhöhter Blutdruck und Kopfschmerzen

- extreme Lichtempfindlichkeit

- Schmerzen in den Augen und insbesondere den Augäpfeln

- Halbsichtigkeit (Aurum sieht nur die untere Hälfte des Gegenstandes - Lycopodium und Lithium carbonicum z.B. sehen nur die linke Hälfte des Gegenstandes)

- verklebte, geschwürige Nasenlöcher, Nase verstopft und voller Schorfe

- ungemein stinkender Nasenausfluss

- übler Mund- und Körpergeruch

- Gefühl, als ob das Herz für einige Sekunden aufhören würde zu schlagen - danach heftiges Herzklopfen und Beschleunigung des Pulses, dabei das Gefühl des Absackens im Oberbauch

- rascher, schwacher und unregelmässiger Puls

- hoher Blutdruck

- Herzklappenveränderungen von arteriosklerotischer Art

- Fettherz bei gesund aussehenden und korpulenten alten Leuten

- starke Gefässstörungen

- heftiges Herzklopfen mit Beängstigung und Blutandrang nach der Brust - sichtbares Schlagen der Hals- und Schläfenschlagadern

- Verhärtungen der Gebärmutter

- Verhärtungen der Hoden

- Nash dazu: »In beiden Fällen liefern die stets vorhandenen Gemütssymptome von Aurum oder Syphilis und Mercurialismus die Hauptanzeigen für seine Anwendung.«

- Knochenschmerzen (Aurum ist eines der wichtigsten Mittel gegen Knochenschmerzen - es steht mit Kalium jodatum, Asa foetida und den Mercur-Präparaten bei Knochenhauterkrankungen auf gleicher Stufe)

- Knochenkaries

- Knochenerkrankungen syphilitischen Ursprungs - besonders wenn diese Fälle mit Quecksilber behandelt wurden!

- Dazu Nash: »Bei syphilitischen Quecksilber-Affektionen hat Aurum seine besten Leistungen bei Karies aufzuweisen (Karies der langen Knochen Acidum fluoricum, Angustura), Karies der Nasenknochen, des Gaumens, des Felsenbeines.«)

- dicke Beine - rötlich oder livide und oft geschwollen, das Gewebe ist verdickt

- Verschlimmerung der Beschwerden nachts, bei kaltem Wetter, im überhitzten Zimmer, im Winter, von Sonnenuntergang bis Sonnenaufgang

Besonderheiten

- Gefühl, als ob das Herz in einen Panzer eingeschlossen sei

- unwiderstehliche Neigung zu weinen, denkt, er habe die Zuneigung aller Freunde verloren

- Gefühl der Verlassenheit

- der Gedanke an den Tod bereitet ihm Freude

- Neigung, von etwas Hohem herunter zu springen - sich aus dem Fenster zu stürzen

- Wahnideen - denkt, dass er seine Pflicht nicht erfüllt hätte und tadelt sich selbst

- Gewalttätigkeit wechselt mit Fröhlichkeit

- Reizbarkeit wechselt mit Fröhlichkeit

- krampfhaftes Lachen

- hysterische Krämpfe - lacht und weint abwechselnd

- ausserordentliche Überempfindlichkeit - starke Feinfühligkeit gegen geringsten Schmerz oder kalte Luft, Geräusche oder Gerüche

- ist sehr empfindlich gegen Kälte, möchte aber dennoch an die frische Luft - auch bei schlechtem Wetter, da ihm dies Erleichterung verschafft)

Differenzialdiagnose - Aurum und Arsenicum

- Aurum hat erhöhte physische Reizbarkeit - Arsenicum hat physische Reizlosigkeit.

- Aurum hat vorherrschend Beschwerden in äusseren Teilen - Arsenicum in inneren.

- Aurum hat Blutfülle - Arsenicum Blutmangel.

- Aurum hat häufiger Apoplexie als Paralyse - Arsenicum häufiger Paralyse als Apoplexie.

- Aurum hat ein Fressen in äusseren Teilen - Arsenicum hat es in inneren Teilen.

- Aurum hat schmerzhafte Drüsenschwellungen - Arsenicum hat kalte Drüsenschwellungen.

- Bei Aurum bleibt Jucken durch Kratzen unverändert - bei Arsenicum wird das Jucken durch Kratzen schlimmer.

- Aurum hat tiefe Geschwüre - Arsenicum flache.

- Aurum hat Wassersucht mit klarem und goldgelbem Harn - Arsenicum hat Wassersucht mit trübem Harn.

- Aurum ist des Lebens überdrüssig und hat Sehnsucht nach dem Tod, besonders abends - Arsenicum ist des Lebens überdrüssig, hat aber Angst vor dem Tod, insbesondere nachts.

- Aurum ist schweigsam - Arsenicum hat einen Mangel an Verschwiegenheit.

- Aurum hat ein sanguinisches Temperament - Arsenicum ein cholerisches.

- Aurum hat wechselnde Stimmungen - Arsenicum gleichgültige.

- Aurum ist misstrauisch - Arsenicum boshaft.

- Aurum hat meist ein lebhaftes Gedächtnis - Arsenicum hat Gedächtnisschwäche.

- Aurum hat vorherrschend Hunger - Arsenicum hat meist Appetitlosigkeit.

- Aurum harnt selten und spärlich - Arsenicum harnt spärlich (bei Durchfall) oder reichlich.

- Bei Aurum setzt die Regel zu spät ein - bei Arsenicum zu früh.

- Aurum hat oft einen näselnde Stimme - Arsenicum eine zitternde.

- Aurum hat überwiegend trockenen Husten, Auswurf früh und abends - Arsenicum hat den Auswurf bei Tage.

- Aurum hat vorherrschend Beschwerden am Oberschenkel, an der äusseren Seite des Oberschenkels und am Fussrücken - Arsenicum hat vorherrschend Beschwerden am Unterschenkel, an der inneren Seite des Oberschenkels und an der Fusssohle.

- Aurum-Beschwerden lassen bei Tage und abends bis Mitternacht nach - Arsenicum-Beschwerden lassen bei Tage und vor Mitternacht nach.

- Aurum verschlimmert sich im Bett (Bettwärme bessert aber) - Arsenicum verschlimmert oder verbessert sich in der Bettruhe (Bettwärme bessert aber).

- Aurum verbessert sich beim Schliessen der Augen öfter, als dass es sich verschlimmert - Arsenicum verschlimmert sich beim Schliessen der Augen öfter, als dass es sich verbessert.

- Aurum verschlimmert sich beim Öffnen der Augen öfter, als dass es sich bessert - Arsenicum verbessert sich beim Öffnen der Augen öfter, als dass es sich verschlimmert.

- Aurum verschlimmert sich beim Erwachen - Arsenicum verschlimmert oder verbessert sich beim Erwachen und ist besser nach dem Ausschlafen

- Aurum verbessert sich beim Aufrichten - Arsenicum verbessert oder verschlimmert sich beim Aufstehen.

- Aurum verbessert sich nach dem Aufstehen aus dem Bett - Arsenicum verbessert oder verschlimmert sich nach dem Aufstehen aus dem Bett.

- Aurum verbessert oder verschlimmert sich beim Aufstehen vom Sitzen - Arsenicum verschlimmert sich beim Aufrichten vom Sitzen.

- Aurum verbessert oder verschlimmert sich beim Sprechen - Arsenicum verschlimmert sich beim Sprechen.

- Aurum hilft bei Nachteilen durch Quecksilbermissbrauch - Arsenicum hilft bei Nachteilen durch China-Missbrauch, Jod, Blei, Fingerhut, Strychnin, Phosphor, Ipecacuanha oder Milzbrandgift.

- Bei nassem Wetter, durch Kaffeetrinken, beim Stehen und Fahren, beim Biegen des kranken Teils, in der Stube und nach dem Schlaf verschlimmert sich Aurum und verbessert sich Arsenicum.

- Bei trockenem Wetter, beim Essen sowie an der freien Luft verbessert sich Aurum und verschlimmert sich Arsenicum.

Differentialdiagnose - Aurum und Mercurius

- Aurum hat Neigung zu frischer Luft - Mercurius scheut sich davor.

- Aurum passt oft bei Greisen - Mercurius bei Kindern und Frauen.

- Aurum hat Reissen nach aufwärts - Mercurius nach abwärts.

- Aurum hat hereindrückende Schmerzen - Mercurius herausdrückende.

- Aurum-Jucken bleibt von Kratzen unverändert - Mercurius-Jucken wird durch Kratzen besser oder schlimmer.

- Aurum hat Schlaflosigkeit nach Mitternacht - Mercurius hat sie überwiegend vor Mitternacht.

- Aurum hat einen beschleunigten und kleinen Puls - Mercurius hat meist einen beschleunigten und vollen Puls.

- Bei Aurum mindert sich der Frost nach dem Aufstehen aus dem Bett - bei Mercurius vermehrt sich der Frost nach dem Aufstehen aus dem Bett.

- Aurum hat Frost ohne Durst und ist vorherrschend durstlos - Mercurius hat Frost mit Durst und hat vorherrschend Durst, jedoch nicht konstant.

- Aurum hat wechselnde Stimmungen, Frohsinn oder Verzagtheit - Mercurius hat Niedergeschlagenheit.

- Aurum ist misstrauisch und hat Nachteile von Gram, unglücklicher Liebe, Widerspruch, Zorn, Ärger mit Verdruss, Angst oder Heftigkeit - Mercurius ist boshaft, zerstreut und hat sehr selten Delirien.

- Aurum hat vorherrschend ein lebhaftes Gedächtnis - Mercurius Gedächtnisschwäche.

- Aurum hat Gesichtstäuschungen in hellen Farben - Mercurius im dunklen Farben.

- Aurum hat vorherrschend Hunger - Mercurius Appetitlosigkeit.

- Aurum hat Appetit auf Wein - Mercurius hat eine Abneigung gegen Wein, aber Appetit auf Bier.

- Aurum harnt selten und spärlich, hat Harnverhaltung - Mercurius harnt oft und viel, hat Inkontinenz.

- Aurum hat dicken Nasenschleim - Mercurius meist wässrigen.

- Aurum hat Hustenauswurf früh und abends - Mercurius hat ihn bei Tage.

- Aurum hat vorherrschend Beschwerden an der äusseren und vorderen Seite des Oberschenkels - Mercurius hat vorherrschend Beschwerden an der inneren und hinteren Seite des Oberschenkels.

- Aurum-Beschwerden lassen bei Tage und abends bis Mitternacht nach - Mercurius-Beschwerden lassen bei Tage nach.

- Aurum verschlimmert sich beim Kaltwerden und bessert sich beim Warmwerden - Mercurius verbessert oder verschlimmert sich beim Kaltwerden oder Warmwerden.

- Aurum verbessert oder verschlimmert sich durch Bettwärme - Mercurius verschlimmert sich durch Bettwärme.

- Aurum hilft bei Nachteilen durch Quecksilbermissbrauch - Mercurius hilft bei Nachteilen durch Arsenik- oder Kupferdämpfe, durch Kalk oder Schwefel, durch China-Missbrauch oder durch Insektenstiche.

- In der Stube, in der Ruhe, im Stehen, Seizen und Liegen verschlimmert sich Aurum und verbessert sich Mercurius.

- In der frischen Luft, beim Gehen im Freien, bei Bewegungen überhaupt, insbesondere bei Bewegung des kranken Gliedes, durch äusseren Druck sowie nach dem Stuhl verbessert sich Aurum und verschlimmert sich Mercurius.

- Selten findet man bei Quecksilber die Überempfindlichkeit des Goldes gegen Schmerz, obwohl beide Mittel den Charakter erhöhter konstitutioneller Reizbarkeit haben.

Fieber

- Anfälle von Fieberschauder - oder darauf folgende Hitze - ohne Durst, abends im Bett, vor dem Einschlafen

- Frost ist manchmal nur im Rücken und zwischen den Schulterblättern zu bemerken

- heisses Gesicht und kalte Hände und Füsse

Schweiss

- oft nur früh - oder sehr wenig Schweiss die Nacht hindurch

Indikationen nach Lutze

- Brüche und Gebärmuttervorfälle (nach Nux vomica und neben Belladonna, Kreosotum, Lycopodium, Platina, Sepia, Silicea)

- nächtliche Knochenschmerzen

- Knochenfrass

- syphilitische und merkurielle Knochenleiden

- geschwürige Nase mit stinkendem Ausfluss

- Geschwulst und Eiterungen der Leistendrüsen

- Verhärtung oder Geschwulst der Hoden, besonders des linken

- Schwermut und Todessehnsucht

- grosse Bangigkeit und Angst, besonders ums Herz - bis hin zum Selbstmord

- hüpfendes Gefühl des Herzens und heftiges Herzklopfen bei Bewegung

- Verschlimmerung der Beschwerden in der Ruhe, nachts und morgens

- Besserung der Beschwerden beim Gehen und Warmwerden in freier Luft

Notfallsituationen

- Herzbeschwerden
- heftige Depressionen

Geschichte zu Aurum

Der Bürgermeister von Homöopathica

Aurus ist ein Mann der Tat —— schon immer! Das weiss auch jeder im Ort. Fast jeder, der ihn sah wich erst einmal ehrfürchtig vor seiner intensiven Ausstrahlung zurück.

Für den Herbst hat Aurus wieder, wie jedes Jahr, das legendäre Dorffest organisiert und dabei selbstverständlich genau auf alles geachtet. Bis auf eine Kleinigkeit, er hat diesmal nämlich vergessen, bei der Brauerei ausreichend Bier zu bestellen.

Das Fest war schon in vollem Gange und sehr gelungen, als Samuel auftauchte und mitfeiern wollte. Er ging also zum Tresen und sagte:

"Was für ein schönes Fest dieses Jahr, alle sind so fröhlich und ausgelassen - gib mir bitte ein grosses Bier."

Da schaute ihn der Wirt entsetzt an und sagte:

"Das ist mir jetzt sehr peinlich Samuel, aber das Bier ist ausgegangen - kein Tropfen ist mehr im Fass und ein neues Fass ist auch nicht mehr da."

Samuel erwiderte:

"Das ist ganz bestimmt kein Problem, dort hinten habe ich den Bürgermeister gesehen. Ich werde gleich hingehen und ihn fragen, wo die Reserve liegt."

Also ging Samuel zum Bürgermeister und fragte ihn nach dem Lagerplatz. Darauf schaute ihn der Bürgermeister entsetzt an und sagte:

"Oh Nein! Ich habe es vergessen. Ich habe tatsächlich vergessen, bei der Brauerei Bierreserven zu bestellen. Was nun? ich habe schrecklich versagt!"

Aurus machte sich jetzt bittere Vorwürfe. Dieses Versehen bedeutet für ihn einen herben Misserfolg und er wird gar nicht damit fertig. Obwohl alle anderen Gäste immer noch fröhlich und ausgelassen feiern - schliesslich war ja noch ausreichend Traubensaft da ;-) - läuft Aurus nun den Rest des Abends tief traurig durch die Gegend. Nichts kann ihn mehr aufheitern.

Auch am nächsten Morgen sieht die Welt für ihn nicht rosiger aus. Er kann sich dieses Versagen einfach nicht verzeihen. Er sitzt einsam zu Hause und denkt sich:

"Was bin ich nur für ein schrecklicher Versager. Warum muss mir so etwas Schlimmes passieren - ich kann ja niemandem mehr in die Augen schauen."

Und so ging es immer weiter und immer weiter. Aurus fiel in eine tiefe Depression und zu allem Überfluss bekam er auch noch Herzschmerzen. Seinen nächsten Gedanken sind:

"Ich verstehe nicht, warum die Leute überhaupt noch mit mir reden. Das tun sie bestimmt nur aus Höflichkeit. Das Vertrauen und die Zuneigung der Menschen habe ich gewiss für immer verloren - es kann gar nicht anders sein!"

So wurden Aurus Gedanken immer dunkler und dunkler. Ein glückliches Leben konnte er sich nun gar nicht mehr vorstellen - er hat es ja schliesslich auch nicht verdient. Und so sinnt er darüber nach, wie er sich dafür bestrafen könnte.

Er fühlte sich immer minderwertiger und als es gar nicht mehr weiter bergab ging, sah er als einzigen Ausweg den Tod. Also stieg er auf das einzige Hochhaus Homöopathicas, um seinem nutzlosen Leben ein Ende zu setzen.

Zu seinem grossen Glück im Unglück fand auf dem Dachgarten des Hochhauses aber gerade ein Freiluftkurs zum Thema "Veredeln mit Blattgold" statt. Das viele, durch einen Windzug frei herumwehende Blattgold landete direkt bei Aurus, er konnte gar nicht anders, als davon die dringend benötigte Dosis abzubekommen …

Cocculus

Kockelsamen -der Samen von Cocculus suberosus oder Anamirta Cocculus - eines in Asien einheimischen Mondsamengewächses.

Diese Schlingpflanze wächst in Indien und Südostasien.

Die Kockelsamen werden schon seit dem Mittelalter von Seeleuten gegen die Seekrankheit eingesetzt.

Arzneibeziehungen und Hinweise

Antidote:

- Camphora

Feindliche Mittel:

- Kaffee

Wirkungsdauer:

- nach Rückert: in chronischen Krankheiten viele Tage und in akuten Krankheiten nur kurze Zeit

Hinweise:

Hahnemann empfiehlt diese Arznei in einigen Arten schleichender Nervenfieber. Cocculus eignet sich besonders für solche Fälle, welche durch viel Ärger erzeugt wurden oder bei denen eine grosse Neigung zum Ärger vorhanden ist.

Cocculus wirkt auf das Gehirn, das Rückenmark, auf die Brust- und Unterleibsschmerzen. Es passt gut bei Kämpfen, Schwindel, Kopfschmerzen und Neuralgien verschiedener Art, besonders wenn es sich um reizbarer, nervöse und schwächliche Patienten handelt. Cocculus ist ein gutes Mittel bei Seekrankheit und Übelkeit, welche durch Schaukelbewegungen verursacht wird.

Welche Symptome macht es?

- Krämpfe

- plötzlich entstehende Krämpfe bei unterdrückter Regel oder bei plötzlichem Aufhören der Menstruation

- krampfhafte Blähungskolik

- Krämpfe infolge eines Fingergeschwüres

- Cocculus ist ein Hauptmittel bei Lähmungen der Glieder, besonders bei solchen, die nur eine Hälfte des Körpers befallen

- Beschwerden beim Fahren (Übelkeit etc.) oder bei Seekrankheit

- alle Beschwerden, besonders die im Kopf, verschlimmern sich durch Trinken, Essen, Schlafen, Sprechen, Tabakrauchen und kalte Luft

- frische Luft ist unerträglich

- Stiche auf der Haut, teilweise brennend und juckend (auch bei Berührung

- Jucken der Haut, besonders abends, beim Ausziehen der Kleidung

- nächtliches Jucken der Haut - nach dem Kratzen wird die Stelle schmerzhaft oder es tritt Blutwasser aus

- eiternde Bläschenausschläge oder knötchenartige Hautausschläge mit harten Pusteln, welche jucken oder brennend Jucken

- rote, ungeformte Flecke auf der Haut - ohne Empfindung

- reissende oder bei Berührung stechende Schmerzen in Drüsengeschwülsten

- ziehende oder innerlich wühlende Knochenschmerzen in den Gliedmassen

- lähmende Schwäche und völlige Unbeweglichkeit der Gliedmassen

- Zuckungen und epileptische Krämpfe der Gliedmassen

- schmerzhafte, steife Gelenke, welche beim Gehen knarren

- bedeutende Mattigkeit - die mindeste Bewegung greift an - selbst das Stehen und Gehen fällt äusserst schwer

- Kräfteverlust durch unterbrochenen Schlaf

- bei Bewegung des Körpers - leicht einsetzende Ohnmacht

- Trunkenheits-Schwindel, der sich beim Aufrichten im Bett mit Übelkeit verbindet - muss sich wieder hinlegen

- Zerstreutheit im Kopf, welche sich durch Lesen vermehrt

- das Denken greift sehr an - schwerer und eingenommener Kopf, wie nach einem Rausch (diese Benebelung verstärkt sich durch Essen und Trinken - Verschlimmerung durch Essen und Trinken ist sehr charakteristisch für Cocculus)

- Gefühl, als wenn das Gehirn zusammengeschnürt, geschraubt oder zusammengedrückt würde

- drückender Kopfschmerz, meist in der Stirn, welcher sich beim Lesen und Nachdenken verstärkt - wahnsinnig machender Schmerz

- Pressen im ganzen Kopf - abwärts

- Stiche in einzelnen Teilen des Kopfes - manchmal klopfend oder bohrend

- Kopfschmerz, als ob die Augen herausgerissen würden

- Drücken an den Augen (manchmal auch nachts) und Zerschlagenheitsschmerz - kann die Augenlider nicht öffnen

- Stiche in den Augen

- Trübsichtigkeit und schwarze Flecken vor den Augen

- Verminderung des Gehörs

- die Ohren scheinen verschlossen

- Rauschen in den Ohren, wie Wasser

- krampfartiger Schmerz im Gesicht

- Stiche in den Kaumuskeln

- fliegende Hitze der Wangen, ohne Durst

- die Drüsen am Ohr und unter dem Kinn schwellen an - schmerzlos

- Stiche in den Halsmuskeln

- Steifigkeit und Schwächegefühl in den Halsmuskeln - als wären sie nicht in der Lage, den Kopf zu tragen

- reissend, wühlender Schmerz im Unterkiefer

- beissende Empfindung in den Backenzähnen

- die Zähne scheinen zu lang und locker zu sein, was besonders beim Essen weicher Speisen auffällt

- Trockenheit in Mund und Schlund - ohne Durst

- Gefühl von Rauheit im Rachen

- Brennen im Schlund - bis in die Gaumendecke

- Zusammenlaufen von Wasser im Mund - ohne Brecherlichkeit

- Empfindlichkeit des inneren Halses - Speisen werden als beissend empfunden

- drückender Schmerz in den Mandeln, beim Leerschlucken

- Zusammenschnüren im Schlund, was den Atem beengt und zum Husten reizt

- die Speiseröhre scheint gelähmt zu sein und lässt das Schlucken nicht zu

- häufig metallischer Geschmack

- nach dem Essen und beim Husten oft säuerlicher, manchmal aber auch bitterer oder schleimiger Geschmack

- leeres Aufstossen

- bitteres oder fauliges Aufstossen

- Aufstossen erregt einen Schmerz in der Herzgrube - wie ein Stich oder wie von einem Stoss, manchmal auch einen Druck in der Brust

- versagendes Aufstossen, welches danach in anhaltenden Schluck-auf übergeht

- gänzliche Appetitlosigkeit - Abscheu vor Essen und Trinken, ob-wohl Hunger vorhanden ist

- brecherliche Übelkeit ist ein Hauptsymptom von Cocculus - sie ent-steht beim Essen und nach jedem Trinken, oft schon früh im Bett, meist aber, wenn man sich erkältet und beim Fahren (oft ist sie mit Kopfschmerz und Zerschlagenheitsschmerz in den Eingeweiden verbunden)

- drückender Schmerz in der Herzgrube, bald nach dem Essen oder nachts

- häufig Magenkrämpfe - Klemmen, Raffen und Zusammenschnü-ren, was sich auf den ganzen Oberbauch ausbreitet und den Atem nimmt

- Drücken im Oberbauch, rechts - verstärkt sich beim Vorbeugen, Husten und Atmen

- Stiche in der Magengegend und anderen Teilen des Unterleibes

- manchmal ziehende Schmerzen und Schneiden in den Gedärmen

- häufige Blähungen verursachen eine Auftreibung des Unterleibes - sie gehen schwierig ab und erregen drückende Schmerzen

- Gefühl, als wolle ein Bruch heraustreten

- stechende Schmerzen in den Geschlechtsteilen

- ziehende Schmerzen oder Zerschlagenheitsschmerz in den Hoden

- starker Schnupfen und zäher Schleim im Kehlkopf

- Husten erscheint häufig abends und in der Nacht - oft jede vierte Nacht!

- Gefühl, als wäre etwas im Kehlkopf, was die Atmung beengt

- Beklemmung in der Brust entsteht erst während des Hustens und macht diesen deshalb sehr anstrengend

- gehemmte Atmung durch spannende Zusammenschnürung der Brust - oft bis zur Erstickung - bei aufgetriebenem Gesicht

- durch Lesen wird die Brust sehr angegriffen

- drückender Schmerz in der Mitte der Brust, wie von einem aufgedrückten, stumpfen Werkzeug

- Stiche in der Brust, im Sitzen und Gehen, welche manchmal auch in den Brustwarzen gefühlt werden

- lähmiger und lähmig-drückender Schmerz in Rücken und Kreuz - zieht oft über die Hüften vor, was sehr am Gehen hindert

- drückende, ziehende und stechende Schmerzen in Rücken und Kreuz

- unerträgliche, ziehende Schmerzen in den Knochenröhren des Armes - beim Anheben des Armes

- unerträgliche, ziehende Schmerzen in den Knien, beim Aufstehen vom Sitzen

- unerträgliche, ziehende Schmerzen in den Füssen und Zehen

- häufig erscheinen in der Ruhe Stiche: im Achselgelenk, in den Muskeln des Oberarms, im Ellbogen, am Vorderarm bis zum kleinen Finger

- Stiche im Hüftgelenk, beim Gehen

- Stiche im Knochen des ganzen Oberschenkels, beim Gehen

- Stiche im Knie, beim Sitzen oder Gehen

- Eingeschlafenheit und Lahmheitsgefühl in den Armen, so dass man beim Schreiben kaum den Stift halten kann - manchmal zieht es mal in die eine und dann in die andere Hand

- lähmiges Erstarrungsgefühl zieht das ganze Bein herab

- völlig unbewegliche untere Gliedmassen

- empfindlicher Zerschlagenheitsschmerz in den Armen und besonders in den Oberschenkeln zu Beginn des Gehens, nach dem Sitzen (dieser Schmerz wird manchmal auch auf dem Fussrücken und der Ferse empfunden)

- drückender Schmerz in Vorderarm und Oberschenkel (Druckschmerz kommt bei Cocculus seltener vor)

- krampfartige Schmerzen an den Fingern

- Wadenkrampf, nachts

- bei Bewegung spürt man häufig ein Knacken im Hüft- und Kniegelenk

Rechts/Links

- beide Seiten

Persönlichkeit

Die Cocculus-Persönlichkeit hat meist helle Haare. Oft betrifft es Frauen (besonders häufig in der Schwangerschaft). Die Haut und die Muskeln sind schlaff. Cocculus ist gekennzeichnet durch grosse Schwäche. Cocculus kann so schwach werden, dass sie nicht mehr laut reden kann.

Cocculus träumt sehr gerne und sitzt oft lange tief in Gedanken versunken. Cocculus-Frauen sind sehr empfindsam und sehr romantisch veranlagt (ähnlich Pulsatilla).

Oft passiert es, dass Cocculus in einer tiefen Traurigkeit versinkt. Dann nimmt sie alles sehr ernst und übel. Will man sie aus ihrer Depression heraus holen, kann es passieren, dass sie sehr ärgerlich wird. Sie kann keinen Widerspruch vertragen.

Cocculus hat nur eine sehr sehr langsame Auffassungsgabe. Sie scheint geistig betäubt zu sein. Sie hat ein trödeliges Wesen und bringt nicht viel zu Stande. Allerdings kann sich dies auch umschlagen in eine hastige und unruhige Vielgeschäftigkeit. Dann vergeht ihr die Zeit viel zu schnell, sie redet hastig und tut Dinge schnell und eilig und bringt auch dabei nicht viel zu Stande.

Cocculus macht sich sehr viele Sorgen um die Gesundheit anderer.

Gemüt

- sitzt tief in Gedanken versunken - unangenehme und traurige Gedanken, hat zu nichts Lust oder beginnt zu weinen

- Ernst und Traurigkeit, beginnt zu klagen

- trödeliges Wesen, bringt nichts zu Stande

- unruhige Vielgeschäftigkeit

- die Zeit vergeht zu schnell

- redet hastig und schnell

- heftige Angst, als ob er etwas Böses getan hätte

- leichtes Erschrecken - besonders, wenn etwas schnell auf ihn zukommt

- grosse Ärgerlichkeit - bis zum Weinen

- nimmt alles sehr ernst und übel

- launisch und stupide

- langsames Auffassungsvermögen - geistig wie betäubt

- kann keinen Widerspruch vertragen

- tiefe Traurigkeit

- ist sehr besorgt um die Gesundheit anderer

- verspürt eine unwiderstehliche Neigung, zu singen

Schlaf

- häufiges, oft gewaltsames, manchmal auch abgebrochenes, kurzes Gähnen

- möchte sich häufig niederlegen und schlafen

- der Nachtschlaf ist durch häufiges Aufwachen und Aufschrecken und durch Unruhe sowie schreckliche Angst unterbrochen oder verhindert

- ist morgens nicht ausgeschlafen und die Schläfrigkeit zieht sich durch den ganzen Tag

Modalitäten

Verbesserung:

- in der Ruhe

- im Sitzen

- im Liegen

- durch Wärme

- durch Einhüllen

- in der Seitenlage

- beim Gebücktsitzen

- im Stehen und Liegen

- im Bett

- nach dem Schwitzen

Verschlimmerung:

- durch frische Luft (selbst wenn sie warm ist)

- durch Sprechen

- durch Essen

- durch Trinken

- durch Rauchen

- durch Schlafen

- durch Schlafmangel

- durch Fahren

- durch Kälte

- durch kaltes Wasser und kalte Nahrung

- durch Bewegung und passive Bewegung

- beim Schwimmern

- während der Regel

- durch Geräusche

- Nachmittags

- nach dem Stuhlgang

- Erbrechen verschlimmert sich durch Aufrichten

Beschwerden infolge von:

- Fahren

- Schaukelbewegungen

- typischerweise werden durch Schlafmangel und Nachtwachen Beschwerden verursacht

- Verdruss und Enttäuschung

Vorlieben/Abneigungen

Vorlieben:

- Verlangen nach Bier (oder Abneigung dagegen)

Abneigung:

-   gegen Saures

-   gegen Bier (oder Verlangen danach)

-   bei Kopfschmerzen: äusserster Widerwille gegen Speisen, selbst schon durch den Geruch der Speisen hervorgerufen - aber dennoch Hunger dabei

Art der Ausscheidungen

Harn:

-   vermehrter Harndrang - wässriger Urin

Stuhl:

-   hart und schwierig

-   manchmal Verstopfung über mehrere Tage

-   weiche und durchfällige Stühle

-   manchmal Jucken oder brennendes Jucken in Mastdarm und After

-   zusammenziehender Schmerz in Mastdarm und After, welcher am Sitzen hindert

Regel:

-   sieben bis acht Tage zu spät

-   Auftreibung des Unterleibes mit schneidend, zusammenziehendem Schmerz

-   Druck im Unterleib

-   bei jeder Bewegung, jedem Atemzug und bei Berührung - Gefühl, als sei innerlich ein Geschwür

-   Weissfluss

- Krämpfe im Unterleib bei Eintritt und während der Regel

- Ausbleiben der Regel (nach Pulsatilla)

- bei Dysmenorrhoe: Aufgetriebenheit des Bauches, kneifende und krampfhafte Schmerzen (oft sehr heftig), ein bemerkenswerter Grad von Schwäche - sie ist so schwach, dass sie kaum stehen, gehen oder sprechen kann - dazu schreibt Nash:

»Dies ist sehr charakteristisch, und hinsichtlich der Schwäche ähnelt es Carbo animalis; jedoch bei Cocculus ist die Schwäche ein Teil der allgemeinen Erschöpfung, während sie bei Carbo animalis vom Blutfluss abhängt. Bei Cocculus braucht der Blutabgang überhaupt nicht sehr reichlich zu sein, sondern kann im Gegenteil mehr und mehr abnehmen und an seiner Stelle oder auch zwischen den Menses Weissfluss erscheinen. In dieser Weise haben wir zwischen den Mitteln zu unterscheiden, um in der Praxis Erfolg zu haben.«

Art der Schmerzen

reissend, neuralgisch

Körperregionen

Kopf, Brust, Rücken, Extremitäten

Bezug auf Organe

Augen, Respirationsorgane, Haut, Magen, Darm, Genitalien

Leitsymptome

- die Zeit scheint zu schnell zu vergehen, hastiges Sprechen

- Beschwerden werden durch Fahren im Wagen, in der Bahn oder auf See hervorgerufen oder verschlimmert

- Gefühl von Schwäche oder Leere in verschiedenen Organen

- üble Folgen von Schlaflosigkeit, Nachtwachen oder Überarbeitung

- Erschöpfung des Nervensystems - höchste Entkräftung

- schmerzhaftes Gefühl von Schwäche oder Leere im Kopf, im Bauch, in den Gedärmen, in der Brust, im Magen, im Herzen - in allen inneren Teilen

- heftiges Jucken, Kribbeln und Brennen der Haut - Ausbruch kleiner, roter Knötchen und kleiner Bläschen, welche sich mit Eiter füllen

- Entwicklung von Furunkeln

- Schwäche der Nackenmuskeln mit Schwere des Kopfes

- schmerzhaftes Gefühl von Erschütterungen im Gehirn, beim Gehen, Sprechen sowie bei Kopfbewegungen

- Migräne - mit Übelkeit und Neigung zum Erbrechen (bei Cocculus tritt zuerst der Kopfschmerz auf und die Übelkeit folgt - bei Bryonia ist es genau umgekehrt)

- schmerzhaftes Gefühl von Schwäche oder Leere im Kopf

- Nervenschmerzen im Gesicht - dabei Anschwellung von Gewebe

- Brausen in den Ohren und Schwerhörigkeit

- Ziehen und Stechen in den Nerven zwischen den Rippen

- Zerschlagenheitsgefühl in der Kreuzgegend

- reissende Schmerzen im Schultergelenk ziehen den Oberarm entlang bis zu den Fingerspitzen

- reissende Schmerzen im Hüft- und Kniegelenk - dabei Knacken bei Bewegung

- die Knie drohen einzuknicken

- Schwäche der unteren Extremitäten

- halbseitiges Auftreten von Schmerzen und Zuckungen

- Ziehen und Knarren in den Gelenken

- Einschlafen von Händen und Füssen, Erstarrungsgefühl

- starker Druck in der Leistengegend - als wenn sich ein Bruch bilden wollte

- Übelkeit und Erbrechen bei passiver (und schaukelnder) Bewegung (Bahn, Auto, Schiff)

- aufgeblähter Bauch - wie angefüllt mit scharfkantigen Steinen

- schwache Bauchmuskulatur

- metallischer Mundgeschmack

- Schnupfen - Unterdrückung des Niesens durch frische, kühle Luft

- Absonderungen aus der Nase - Schleim mit Blut

- Luftröhren- und Kehlkopfkrampf - dabei Husten mit geringer Absonderung von Schleim

- pfeifende und schnarchende Atemgeräusche

- Beklemmung der Brust und Atemversetzung bei hysterischen Frauen

Besonderheiten

- Verworrenheit oder Betäubung wird durch Essen oder Trinken vermehrt

- Schwindel - wie von Vergiftung und Verwirrung des Geistes

- drehender Schwindel beim Aufrichten im Bett - zwingt, sich wieder hinzulegen

- bei Kopfschmerzen: äusserster Widerwille gegen Speisen, selbst schon durch den Geruch der Speisen hervorgerufen - aber dennoch Hunger dabei

- starke Aufblähung des Bauches (bei Blähungskolik und bei Dysmenorrhoe) - bei Blähungskolik hat der Patient das Gefühl, als sei der Bauch voller spitzer Holzstücke oder Steine

- Anfälle von Blähungskoliken kommen oft gegen Mitternacht - Abgang von Blähungen schafft nicht viel Erleichterung, weil sich immer wieder neue bilden

Indikationen nach Lutze

- Übelkeit und Erbrechen beim Fahren

- Seekrankheit

- Magenkrampf bei dem und gleich nach dem Essen - dabei heftiges Klemmen und Raffen

- nervöser Magenschmerz reizbarer Frauen

- Erbrechen wird beim Aufrichten verschlimmert

- halbseitige Lähmung mit Taubheit der Glieder

- halbseitige Lähmung, welche vom Kreuz ausgeht

- Wechselfieber mit Magenkrämpfen oder Kreuzlähmung

- Fallsucht mit unwillkürlichem Harnabgang während der Anfälle

- Krämpfe im Unterleib - bei Eintritt und während der Regel

- Ausbleiben der Regel (nach Pulsatilla)

- Brustkrämpfe hysterischer Frauen

Differenzialdiagnose - Cocculus und Nux vomica

- Cocculus hat meist helles Haar - Nux vomica meist dunkles.

- Cocculus hat schlaffe Haut und Muskeln - Nux vomica straffe.

- Cocculus hat Kribbeln in inneren Teilen - Nux vomica in äusseren.

- Cocculus hat hereindrückende Schmerzen - Nux vomica herausdrückende.

- Cocculus hat schmerzlose Hautausschläge - Nux vomica schmerzhafte.

- Cocculus hat einen kleinen und krampfhaften Puls - Nux vomica hat am häufigsten schnellen, vollen und harten Puls, welcher bisweilen aussetzt.

- Cocculus hat partiellen Schweiss vorne am Körper - Nux vomica hinten.

- Cocculus hat beim Essen Frösteln - Nux vomica hat beim Frost Hunger.

- Bei Cocculus herrscht Durstlosigkeit vor, besonders im Frost - Nux vomica hat vorherrschend Durst und am meisten im Fieberfrost (Nux vomica hat auch Durst vor dem Frost, zwischen Hitze und Schweiss sowie nach dem Schweiss.).

- Cocculus hat Lust zu trinken, ohne Durst - Nux vomica hat Durst mit Abscheu vor Getränken.

- Cocculus ist sanftmütig und gleichgültig - Nux vomica ist gereizt, zornig und boshaft.

- Cocculus hat Nachteile durch Ärger mit stillem Verdruss - Nux vomica hat Nachteile durch unglückliche Liebe, durch Eifersucht, durch Kränkung, durch Zorn oder Ärger und durch Heftigkeit.

- Cocculus hat keine Delirien - Nux vomica hat Delirien beim Frost, bei der Hitze oder beim Schweiss.

- Cocculus hat meist verengte Pupillen - Nux vomica meist erweiterte.

- Cocculus hat Gesichtstäuschungen in schwarz oder in dunklen Farben - Nux vomica hat Gesichtstäuschungen in hellen Farben.

- Cocculus hat meist einen verminderten Speichel - Nux vomica meist vermehrten.

- Cocculus harnt oft aber spärlich - Nux vomica harnt selten und spärlich.

- Wenn Cocculus Durchfall hat, ist er meist schmerzlos - bei Nux vomica ist er meist schmerzhaft.

- Cocculus hat eine zu schwache, zu späte oder zu frühe Regel - Nux vomica hat eine starke und zu frühe Regel.

- Cocculus hat ziemlich selten Auswurf - Nux vomica hat einen nicht konstanten Auswurf.

- Cocculus hat meist Beschwerden am Oberarm - Nux vomica am Unterarm.

- Cocculus-Beschwerden lassen nachts und vormittags nach - Nux vomica-Beschwerden lassen abends bis Mitternacht nach.

- Cocculus wird durch Kaltwerden und bei kaltem Wetter (beziehungsweise Warmwerden und bei warmer Luft) verschlimmert oder verbessert - Nux vomica verschlimmert sich durch Kaltwerden und bei kaltem Wetter und verbessert sich durch Warmwerden und bei warmer Luft.

- Cocculus verschlimmert sich öfter durch Bettwärme, als dass es sich verbessert - Nux vomica verbessert sich öfter durch Bettwärme, als dass es sich verschlimmert.

- Cocculus verschlimmert sich meist nach dem Schlaf - Nux vomica verbessert sich nach dem Ausschlafen, verschlimmert sich aber beim Erwachen aus gestörtem Schlaf.

- Cocculus verschlimmert sich nach dem Trinken - Nux vomica verschlimmert oder verbessert sich nach dem Trinken.

- Cocculus verschlimmert sich beim Bücken - Nux vomica verbessert oder verschlimmert sich beim Bücken.

- Cocculus verbessert sich durch Druck - Nux vomica verbessert oder verschlimmert sich durch Druck.

- Cocculus hilft bei Nachteilen durch Nux vomica oder Ignatia - Nux vomica hilft bei Nachteilen durch Cocculus, Arsenikdämpfe, Jod,

Phosphor, Sulphur, Calcium, China, Coffea, Pulsatilla, Stramonium, Plumbum oder Colchicum.

- Beim Aufrechtsitzen, beim Heben des kranken Gliedes sowie beim Essen und nach dem Schlaf verschlimmert sich Cocculus und verbessert sich Nux vomica.

- Beim Gebücktsitzen und beim Hängenlassen des kranken Gliedes verbessert sich Cocculus und verschlimmert sich Nux vomica.

- Selten findet sich bei Nux vomica das bei Cocculus eigentümliche Taubheitsgefühl der leidenden Teile. Empfindlichkeit (gegen Berührung usw.) hat Nux vomica hauptsächlich in äusseren Teilen und Cocculus ausschliesslich in inneren Teilen.

Differentialdiagnose - Cocculus und Pulsatilla

- Cocculus scheut sich vor frischer Luft - Pulsatilla hat Neigung dazu.

- Cocculus hat hereindrückende Schmerzen - Pulsatilla herausdrückende.

- Cocculus hat Empfindlichkeit in inneren Teilen - Pulsatilla hat am häufigsten Empfindlichkeit in äusseren Teilen.

- Cocculus hat Paralyse - Pulsatilla hat selten Paralyse.

- Cocculus hat schmerzlose Ausschläge - Pulsatilla schmerzhafte.

- Cocculus hat an der leidenden Seite Schweiss oder Kälte - Pulsatilla hat an leidenden Teilen Hitze.

- Cocculus hat einen kleinen und krampfhaften Puls - Pulsatilla hat am häufigsten einen schnellen, kleinen und schwachen Puls.

- Cocculus hat Frost vorherrschend hinten am Körper und Schweiss vorne - Pulsatilla hat vorne Forst und örtlichen Schweiss hinten am Körper.

- Cocculus hat beim Essen Frösteln - Pulsatilla hat beim Frost Hunger.

- Bei Cocculus vermindern sich Hitze oder Frost im Bett - bei Pulsatilla verstärken sich Hitze oder Frost im Bett.

- Cocculus hat mehr Frost im Freien - Pulsatilla hat weniger Frost im Freien.

- Cocculus ist redselig - Pulsatilla schweigsam.

- Cocculus ist sanftmütig und ernst - Pulsatilla hat wechselnde Stimmungen, sie ist sanft aber dreist, habsüchtig und misstrauisch.

- Cocculus hat Nachteile durch Ärger mit stillem Verdruss - Pulsatilla hat Nachteile durch übermässige Freude, Kränkung oder durch Ärger mit Schreck.

- Cocculus hat Gesichtstäuschungen in schwarz oder in dunklen Farben - Pulsatilla hat hellfarbige Gesichtstäuschungen.

- Cocculus hat hervortretende Augen - Pulsatilla eingefallene.

- Cocculus hat vorherrschend Beschwerden der inneren Nase - Pulsatilla hat öfter Beschwerden der äusseren, als der inneren Nase.

- Cocculus hat Nasenbluten während der Schwangerschaft oder bei Veranlagung zu Hämorrhoiden - Pulsatilla hat Nasenbluten bei unterdrückter oder spärlicher Regel.

- Cocculus hat verminderten Speichel - Pulsatilla vermehrten.

- Cocculus ist oft appetitlos - Pulsatilla ist oft hungrig.

- Cocculus hat eine Abneigung gegen Saures - Pulsatilla hat Appetit auf Saures.

- Cocculus hat Verlangen oder Abneigung gegen Bier - Pulsatilla hat Appetit darauf.

- Cocculus empfindet die Speisen als zu wenig gesalzen - Pulsatilla schmecken sie zu salzig.

- Cocculus hat öfter saures als bitteres Erbrechen - Pulsatilla hat öfter bitteres als saures Erbrechen.

- Cocculus hat meist Verstopfung, besteht Durchfall, so ist er schmerzlos - Pulsatilla hat meist Durchfall, welcher schmerzhaft ist.

- Cocculus hat meist trockenen Husten - Pulsatilla hat meist Husten mit Auswurf.

- Cocculus harnt oft aber spärlich - Pulsatilla harnt selten und spärlich.

- Cocculus hat eine zu späte oder zu frühe Regel - Pulsatilla hat eine zu späte Regel.

- Cocculus hat vorherrschend Beschwerden in die Nieren und am Oberschenkel - Pulsatilla hat vorherrschend Beschwerden in der Harnblase und am Unterschenkel.

- Cocculus verschlimmert sich früh, nachmittags und abends - Pulsatilla verschlimmert sich von Mittag bis Mitternacht.

- Cocculus verschlimmert oder verbessert sich durch Kaltwerden und bei kalter Luft oder beim Warmwerden und bei warmer Luft - Pulsatilla verbessert sich durch Kaltwerden und bei kaltem Wetter und verschlimmert sich beim Warmwerden und bei warmer Luft.

- Cocculus verschlimmert sich durch Entblössen und verbessert sich durch Einhüllen - Pulsatilla verbessert sich meist durch Entblössen und verschlimmert sich durch Einhüllen.

- Cocculus verbessert sich nach dem Schwitzen - Pulsatilla verschlimmert sich nach dem Schwitzen fast stets.

- Cocculus-Beschwerden sind vorherrschend besser im Bett - Pulsatilla-Beschwerden sind meist schlimmer im Bett.

- Cocculus verschlimmert oder verbessert sich durch Bettwärme - Pulsatilla verschlimmert sich durch Bettwärme.

- Cocculus verschlimmert sich in der Rückenlage und verbessert sich in der Seitenlage - Pulsatilla verbessert sich meist in der Rückenlage und verschlimmert sich in der Seitenlage.

- Cocculus verschlimmert sich beim Aufstehen aus dem Bett - Pulsatilla verbessert oder verschlimmert sich dabei.

- Cocculus verbessert sich nach dem Aufstehen aus dem Bett - Pulsatilla verbessert oder verschlimmert sich dabei.

- Cocculus verschlimmert sich beim Aufstehen vom Sitzen - Pulsatilla verbessert oder verschlimmert sich dabei.

- Cocculus verbessert sich nach dem Aufstehen vom Sitzen - Pulsatilla verbessert oder verschlimmert sich danach.

- Cocculus verschlimmert sich beim Bücken und beim Aufrichten - Pulsatilla verschlimmert oder verbessert sich dabei.

- Cocculus verbessert sich beim Niedersetzen - Pulsatilla verschlimmert oder verbessert sich dabei.

- Cocculus verschlimmert sich beim Aufrechtsitzen und verbessert sich beim Gebücktsitzen - Pulsatilla verbessert sich meist beim Aufrechtsitzen und verschlimmert sich beim Gebücktsitzen.

- Cocculus verschlimmert sich bei Bewegung oder Biegen des kranken Teils - Pulsatilla verbessert oder verschlimmert sich dabei.

- Cocculus verbessert sich durch Druck - Pulsatilla verschlimmert oder verbessert sich dabei.

- Cocculus verbessert sich vor dem Frühstück - Pulsatilla verschlimmert oder verbessert sich vor dem Frühstück.

- Cocculus verschlimmert sich nach dem Essen - Pulsatilla verschlimmert oder verbessert sich nach dem Essen.

- Cocculus verschlimmert sich nach dem Stuhlgang - Pulsatilla verbessert oder verschlimmert sich danach.

- In der frischen Luft, beim Gehen im Freien, durch Kälte, durch kalte Genüsse und Kaltwassertrinken, durch Entblössung, beim Aufstehen aus dem Bett, in der Rückenlage, beim Aufrechtsitzen, beim Seitwärtsbiegen des kranken Teils, beim Heben des leidenden Gliedes, durch Bewegung, beim Gehen, bei schnellem Gehen, beim

Laufen, überhaupt bei Anstrengung des Körpers sowie nach dem Stuhl verschlimmert sich Cocculus und verbessert sich Pulsatilla.

- In der Stube, durch Wärme und warme Genüsse, durch Einhüllen, in der Seitenlage, beim Gebücktsitzen, beim Hängenlassen des leidenden Gliedes, in der Ruhe, im Stehen und Liegen, im Bett sowie nach dem Schwitzen verbessert sich Cocculus und verschlimmert sich Pulsatilla.

Fieber

- häufige Anfälle von Schauder und Forst - mal über den Rücken und mal durch die unteren Gliedmassen oder auch über den ganzen Körper - äussere Wärme hilft nicht dagegen

- Zittern in allen Gliedern

- Hitze wechselt mit Frost ab

- die Hände und das Gesicht werden abends heiss, es kommen flüchtige Anfälle von brennender Hitze und Röte der Wangen - oft mit Empfindung von trockener Hitze über den ganzen Körper und nachfolgendem Schaudern

Schweiss

- häufig früh, am meisten auf der Brust und an kranken Teilen

- Schweiss schon bei der mindesten Bewegung

Notfallsituationen

- epileptische Anfälle

Geschichte zu Cocculus

Samuel, die Landratte ;-)

Endlich Wochenende! Samuel denkt sich:

> *"Diese Woche habe ich so viel geschafft. Alle Übersetzungsarbeiten sind erledigt. Ich habe mir eine Belohnung verdient!"*

So kam es, dass er sich einen lange schon gehegten Wunsch erfüllte. Er ging zum Hafen und buchte eine Wochenend-Schiffsreise. Eine Stunde später sollte der Spass dann auch schon losgehen. Samuel freute sich wie ein kleines Kind und sang innerlich:

> *"Eine Seefahrt die ist lustig, eine Seefahrt die ist schön ..."*

Auf dem Schiff traf er einige alte Freunde und war deshalb umso glücklicher über diesen schönen Ausflug. Das Schiff legte ab und das Vergnügen konnte beginnen.

Ganz genau eine halbe Stunde vergnügte sich Samuel mit seinen Freunden auf Deck, bis er plötzlich ein ganz eigenartiges Gefühl in seinem Kopf hatte. Gerade hatte er sich aufgesetzt, als er spürte, dass sein Kopf schrecklich leer ist und sein Hinterkopf weh tut. Er sagte zu seinen Freunden:

> *"Ich bekomme leichte Kopfschmerzen, ich glaube ich ziehe mich kurz zurück und lege mich eine Weile hin. In einer Stunde werde ich wieder hier sein."*

Samuel zog sich also zurück und legte sich nieder. Doch als er sich auf seinen Hinterkopf legte, wurden die Schmerzen noch viel schlimmer. Nach einer Weile dachte er:

> *"Nein, das wird so nichts - ich stehe lieber wieder auf und gehe an die frische Luft."*

Doch nun wurde alles noch viel schlimmer. Eine schreckliche Übelkeit überfiel Samuel beim Aufstehen. Alles drehte sich und er wurde dabei furchtbar schwach. Zu allem Überfluss kam auch noch der Schiffssteward mit einem Tablett Snacks herbei.

Von diesem Geruch wurde Samuel noch viel übler. Er sagte:

"Bringen das bloss wieder raus. Das ist ja widerlich. Mir ist so furchtbar übel."

Und in diesem Moment musste er sich auch schon übergeben.

Der Steward wusste natürlich ganz genau, was hier los ist und holte den Schiffsarzt herbei. Der sah sich Samuel kurz an und sagte:

"Da haben wir ja wieder mal eine richtige Landratte - ganz nach meinem Geschmack ;-) das ist die Seekrankheit!

Aber, mach dir keine Sorgen - ich habe hier auf dem Schiff immer eine gute Portion Kockelsamen. Jedes Mal, wenn wir in Indien sind, versorgen wir uns ausreichend damit."

Samuel bekam also diese wunderbaren Samen und erstaunlich schnell erholte er sich. Es ging ihm viel besser und er ging zu seinen Freunden zurück. Dort setzte er sich an den Tisch und bestellte sich erst einmal eine ordentliche Portion Schnitzel, denn er hatte jetzt einen Mordshunger.

Plötzlich stand Luise auf. Sie sagte zu Samuel:

"Dein Schnitzel riecht so stark! Ich kann diesen Geruch gar nicht vertragen - oje, mir wird so schwindlig."

Samuel kannte diese Anzeichen ja nun schon ganz genau und holte aus seiner Tasche ...

Sulfur

Schwefelblüten. Sie werden durch das Ausschmelzen von Erzen und darauf folgender Destillation gewonnen. Der Name Sulphuris flores leitet sich aus dem Wort "solfer" her, was brennen oder heiss sein bedeutet.

Arzneibeziehungen und Hinweise

Antidote:

- Camphora

Feindliche Mittel:

- Calcarea ostrearum

Wirkungsdauer:

- nach Rückert: 40 bis 50 Tage

Hinweise:

Rückert schreibt zu Sulphur:

> *»Der Schwefel ist eines der allernotwendigsten antipsorischen Mittel, was sogar, bei frisch nach erfolgter Ansteckung ausgebrochener Krätze, innerlich gehörig gebraucht, allein und vollkommen das ganze Miasma heilt. Überhaupt tut man gut, wenn es die Symptome nur einigermassen erlauben, jede antipsorische Kur mit dem Schwefel zu beginnen, oder denselben doch wenigstens in der Reihe der etwa erforderlichen Arzneien mit anzuwenden. Jedoch ist zu bedauern, dass, wenn bereits dem Kranken auf allöopathischem Weg viel Schwefel gereicht worden war, selbst nicht die kleinste Gabe des besten Schwefelpräparats ohne grossen Nachteil vertragen wird, geschweige denn Hilfe oder Besserung schafft.«*

Sulphur ist ein wichtiges Reaktionsmittel. Wenn ein gut gewähltes Mittel nicht anspricht oder nur mässige Erfolge zeigt, oder aber es einigermassen angeschlagen hat, jedoch ein Rückfall auftritt, ist oft Sulphur angezeigt. Nachdem es dann einige Tage gewirkt hat, kann man zum vorherigen, gut gewählten, Mittel zurückkehren oder aber, wenn neue Symptome auftreten, ein passenderes Mittel suchen.

Wichtige Themen zu Sulphur sind körperlich:

Brennen, Hitze, Röte, Kongestionen, übler Geruch -

und vom Gemüt her:

Chaos, Egoismus und Gleichgültigkeit

Welche Symptome macht es?

- leichtes Einschlafen der Glieder, beim Liegen

- Ziehen in allen Gliedern

- Zerschlagenheitsgefühl und Knochenschmerz in allen Gliedern, als wenn das Fleisch von den Knochen lose wäre

- stechendes Prickeln auf der Haut, abends im Bett

- stechendes Jucken auf der Haut, beim Gehen im Freien

- alte Flechten oder Leberflecke fangen an zu jucken

- Jucken ist nachts und früh im Bett, nach dem Erwachen am schlimmsten

- kratzt man die juckende oder brennende Stelle, hört es auf, zu brennen und tut weh

- krätzeähnlicher Hautausschlag, welcher brennend juckt

- Ausschlag (wie Kuhpocken)

- heftig juckender oder fressender Frieselausschlag am Körper

- Furunkel

- einzelnes Zucken verschiedener Glieder

- Anfälle, wie Epilepsie - wobei es von den Armen oder dem Rücken aus gelaufen kommt wie eine Maus, dann den Mund verdreht, die

Arme und den ganzen Körper schüttelnd wirft, bei kurzem Atem - oft wird der ganze Körper in die Höhe geworfen, wie bei starken Zuckungen

- starke Blutwallung - geschwollene Adern auf den Händen und Brennen darin

- Unruhe, die im ganzen Körper empfunden wird, so dass man nicht lange sitzen kann und die Hände und Zehen bald ausstrecken, bald einziehen muss

- Mattigkeit in allen Gliedern

- Müdigkeit verliert sich beim Gehen

- Schwindel, mal früh (mit etwas Nasenbluten), mal abends und nachts im Bett - als solle man in Ohnmacht fallen), es ist, als ob alles im Kopf herumginge

- Schwindel, beim Bücken und beim Gehen im Freien (muss sich festhalten)

- Schwindel, beim Gehen über fliessendes Wasser

- Schwindel, beim Stehen - mit Blutandrang nach dem Herzen

- früh und abends sowie beim Gehen im Freien, grosse Eingenommenheit und Schwäche des Kopfes - wie Betäubung

- schwaches Gedächtnis - selbst das kurz vorher Geschehene kann er gar nicht oder nur dunkel erinnern

- Schwere im Kopf, jede Bewegung ist unangenehm - beim Bewegen und Bücken und auch im Sitzen und Liegen

- Schwefel-Kopfschmerz ist oft mit Übelkeit verbunden

- Druckschmerz, vorne in der Stirn über den Augen

- Druckschmerz auf einer Seite unter dem Seitenbein

- Druckschmerz über den ganzen Kopf, mit dem Gefühl als läge ein eisernes Band um den Kopf herum

- Kopfschmerzen erscheinen häufig nachts

- Kopfschmerzen, vom Scheitel aus oder im Hinterkopf - mit Druck auf die Augen, so dass man sie schliessen muss

- Kopfschmerz in der Stirn, als wolle es da herausdrücken

- Kopfschmerz bei Bewegung, als ob das Gehirn an seine Schale anschlägt

- Reissen (nachmittags oder nachts), als wolle es die Hirnschale herausreissen - manchmal auch halbseitig

- Gefühl, als wäre das Gehirn zerrissen oder als täte es wie wund weh

- Reissen im Kopf ist manchmal auch mit Druck verbunden

- zuckender Schmerz über dem Auge

- Stechen in der Stirn und im Wirbel - es ist, als steche es da heraus

- beim Kauen, Husten, Schnauben und Niesen, ziehender Schmerz auf dem Wirbel

- Kribbeln und Wirbeln in den Schläfen

- klingendes Brausen durch den Kopf - geht zu den Ohren heraus

- Blutandrang nach dem Kopf - erzeugt manchmal Klopfen und Hämmern im Kopf - besonders beim Sprechen, oder eine Hitze (welche entweder früh oder abends gespürt wird)

- pulsierendes Klopfen oder Drücken auf dem Scheitel und nach der Stirn zu

- bohrender oder brennender Schmerz auf dem Scheitel und nach der Stirn zu

- starker Haarausfall

- viele Ausschlagsknötchen auf der Stirn

- häufiges Fippern und Zucken an den Augenlidern

- Jucken und juckendes Beissen an den Augenlidern

- Gerstenkorn am Augenlid

- schmerzhaft angeschwollene Augenlider

- Wundheits- und Trockenheitsschmerz an den Augenlidern, welcher auch auf das Auge übergeht - dabei sieht man um das Kerzenlicht herum einen roten Schein

- Brennen in den entzündeten und roten Augenlidern

- Brennen und Hitzegefühl oder Beissen (wie von Salmiakgeist) im Auge

- häufig Drücken (besonders wenn man bei Sonnenschein arbeitet oder sich draussen aufhält) im Auge - dabei Unverträglichkeit des Tageslichtes

- Augenentzündungen verschiedener Art

- Flimmern vor den Augen

- mal weisse oder dunkle Flecke oder Punkte vor den Augen - dabei eine Art Trübsichtigkeit für nahe und entfernte Gegenstände

- tiefliegende Augen mit blauen Rändern

- starke Hitze und Röte, mit einzelnen (besonders roten) Flecken und brennender Empfindung im Gesicht und am Hals

- Ziehen und Reissen auf einer Seite des Gesichtes

- reissende Schmerzen oder starke Stiche in den Ohren, welche auch auf die Ohrdrüsen übergehen

- bei Blutandrang zum Kopf hin, starkes Klingen, Brausen oder Sausen (wie vom Wind) in den Ohren, besonders abends

- Schwappern (wie von Wasser) in den Ohren - dabei Überempfindlichkeit des Gehörs

- manchmal Verstopfungsgefühl und vorübergehende Taubheit der Ohren

- Entzündung in der Nase

- auf der Nase und am Kinn schwarze Mitesser

- beim Schnauben geht Blut ab

- mehrere Tage nacheinander Nasenbluten

- Geruchstäuschungen (nach verbranntem Horn oder wie von altem, stinkendem Schnupfen)

- geschwollene Lippen

- am Lippenrand Schorfgeschwüre, welcher brennend weh tun

- angeschwollene Unterkieferdrüsen - darin Stiche

- Stechen und Reissen im Kiefer

- oft geschwollenes und blutendes Zahnfleisch

- Zahnschmerzen entstehen gerne in der frischen Luft und schon durch den geringsten Luftzug - sie werden durch kaltes Ausspülen des Mundes erneuert

- Schmerz an den Zähnen, als wären sie zu lang und zu locker, beim Beissen

- so stumpfe Zähne, dass es beim Aufbeissen weh tut

- bohrender Schmerz oder Schmerz wie durch ein heisses Eisen in den Zähnen

- bohrender und zugleich klopfender Schmerz in den Zähnen

- heftiger Ziehschmerz (auch nachts und durch Einziehen von Luft verschlimmert) in den Zähnen

- heftiges Stechen in allen Zähnen, bei Tag und Nacht, was sich bis in das Ohr erstreckt

- Stechen, Pochen und zugleich Brennen in den Zähnen - zieht bis in die Augenhöhlen und das Ohr

- Brennschmerz auf der Zunge

- brennend schmerzende Bläschen auf der Zunge

- die Zunge ist oft wie mit weissen Schwämmchen belegt

- besonders früh, salziger Schleim im Mund und auf der Zunge

- nachts und früh, grosse Trockenheit in Mund und Hals - mit Durst - wobei die Zunge aber feucht und schleimig ist

- häufiges Brennen im Hals, was den Schlund heraufkommt - bis in den Mund

- Schwellung des Zäpfchens und der Mandeln

- Gefühl, als sei das Zäpfchen verlängert - beim Schlucken das Gefühl, als ob man einen Bissen Fleisch hinunterschluckt

- drückender oder absatzweise drückender Schmerz im Hals - wie von einer Schwellung oder von einem Pflock, beim Schlucken und beim Atemholen

- Stechen im Hals

- zusammenziehende Empfindung oder krampfhafte Verengung im Hals, als könne man keinen Bissen hinunterbringen

- süsslicher, pappiger Geschmack - besonders früh, auch mit gleichzeitigem, üblem Mundgeruch

- manchmal säuerlicher Geschmack mit zusammenziehender Empfindung im Mund

- sehr häufig bitterer Mundgeschmack, früh - vergeht durch Essen (manchmal schmeckt aber auch alles bitter)

- schmeckt oft gar nichts - oder alle Speisen riechen wie Kalk oder faulig

- gänzliche Appetitlosigkeit

- Widerwillen gegen Fleisch und Brot

- von nur wenig Essen sogleich Vollheit im Leib, welche das weitere Essen verekelt und sogar Erbrechen bewirkt

- fortwährender Durst - besonders auf Bier (manchmal stillt das Getränk den Durst nicht, sondern scheint den Magen zu beschweren)

- Milchtrinken erregt sofort einen sauren Geschmack im Mund, danach heftiges Aufstossen und Erbrechen von Schleim

- nach dem Essen erregt Schwefel einige Beschwerden: lautes, nicht schmerzhaftes Knurren; lästigen Stockschnupfen; Trägheit in allen Gliedern; Brennen in den Händen; Frostigkeit; Schauder und Kältegefühl

- fauliges Aufstossen mit Übelkeit

- süssliches Aufstossen

- leeres Aufstossen

- Aufstossen mit dem Geschmack der Speisen

- häufig saures Aufstossen, mit Druck in der Herzgrube

- abends ein versagendes oder schluckaufähnliches Aufstossen

- Aufschwulken von unverdauten Speisen

- oft Sodbrennen

- früh Brecherlichkeit, Würgen und Schleimerbrechen

- nachmittags und nachts, oft Übelkeit - auch saures und bitteres Erbrechen

- starkes Wasserzusammenlaufen im Mund - Wasser läuft aus dem Mund - darauf folgt oft Erbrechen der vorher gegessenen Speisen

- Magenkrampf, nachts

- Magenraffen, früh

- die Magen- und Lebergegend ist beim Befühlen und leichtem Druck sehr empfindlich

- Drücken unter dem Magen und der Herzgrube, aber auch im Magen - mit Übelkeit und Ängstlichkeit

- Drücken unter den rechten Rippen (wie in der Leber) selbst nachts - dabei Gelbfärbung des Augenweisses

- stechende Schmerzen in der Herzgrube, bei starkem Atmen und im Stehen

- stechende Schmerzen in den Seiten des Unterleibes, beim Tiefatmen und Gehen im Freien (manchmal ist das Stechen auch mit einem gleichzeitigen Gefühl von Brennen verbunden)

- flüchtige Stiche, von innen heraus, in der Lebergegend

- flüchtig stechende Schmerzen oder Stechen und Kneifen zusammen, tief im Unterleib

- stechend, kneifender Schmerz gleich über den Hüften

- ein Gefühl von Spannung in der Brust und dem Magen, bis zum Rücken hin - mit dem Gefühl, als hätte man zu viel gegessen

- spannendes, gepresstes Gefühl im ganzen Unterleib - mit ängstlicher, hypochondrischer Stimmung des Gemütes

- spannender und gleichzeitig brennender Schmerz in der Lebergegend

- Spannung von versetzten Blähungen, welche häufig mit heftigem Kneifen verbunden ist, im Unterleib

- Gefühl von Vollheit im Magen - auch wenn man noch so wenig gegessen hat, so dass man fast nicht atmen kann - das gleiche schwerfällige Gefühl entsteht auch nach dem Essen, tiefer im Unterleib

- Brennen in der und um die Herzgrube, in Magen und Unterleib - meist beim Gehen und Stehen, manchmal aber auch beim ruhig Sitzen

- Gefühl von Hitze in der Magengegend - dabei hackende Empfindung

- Hitze in den Seiten des Unterleibes

- Wundheitsgefühl im Unterleib

- Gefühl im Unterleib, als wenn alles roh und mit Blut unterlaufen wäre - mal bloss bei Bewegung und beim Atmen, mal auch nachts

- Schneiden im Unterleib - beim Stuhlgang, bei Druck auf den Unterleib oder beim Zurückbiegen

- Auftreibungen und Härte des Unterleibes (durch Blähungen)

- häufiges Poltern und Knurren im Unterleib (durch Blähungen)

- Gefühl im Unterbauch, als ob sich etwas mit Gewalt durch die Därme drängen wollte

- Gefühl, als ob ein Bruch entstehen wollte

- Leistenbruch - mit Quetschungs- und Zerschlagenheitsschmerz - kann nicht mit der Hand zurückgehalten werden

- Drücken im Schoss, über die ganze Schamgegend - als sei sie da fest zusammengebunden

- Entzündung an der Mündung der Harnröhre und Vorhaut - Vorhaut dabei dick und rot, mit Brenngefühl (Rückert schreibt dazu: »In Gonorrhoea secundaria ist der Schwefel ein ganz ausgezeichnetes Mittel, das schon manchen langjährigen Nachtripper binnen weniger Wochen allein zu heilen vermochte, wie ich aus eigener Erfahrung weiss. In manchen wird aber auch noch das eine oder das andere Antipsorikum erforderlich.«)

- Stiche oder Drücken und Spannen in den Hoden

- erhöhter Geschlechtstrieb - häufige Samenergüsse

- starkes Niesen und heftiger Schnupfen - welcher sich mal als Fliessschnupfen und mal als Stockschnupfen äussert - dabei starke Verstopfung der Nase (beim Schnauben kommen Blutklümpchen heraus)

- grosse Rauheit im Hals und Heiserkeit - bis zu völliger Stimmlosigkeit

- ständig liegt Schleim auf der Brust, welcher zum Hüsteln reizt

- Husten entsteht häufig nach dem Essen

- Husten mit krampfhaftem Zusammenziehen der Brust und Würgen, wie zum Erbrechen - nach dem Essen oder bei jedem Atemzug

- in der Regel trockener Husten, am Tage und nachts

- beim Husten, Stiche in der Gegend des Schwertknorpels oder in der Bauchseite

- beim Husten, Kopfschmerz, wie zerschlagen und zerrissen

- manchmal vergebliche Anstrengung zum Husten, wobei es vor den Augen schwarz wird

- Kurzatmigkeit beim Gehen im Freien und nach dem Spazieren sowie nach viel Reden

- drückende Beklemmung im ganzen Körper, mehr noch um die Brust, mit Ängstlichkeit - nachmittags und abends

- Atemmangel, bis zum Ersticken, nachts - erscheint oft plötzlich, beim Umdrehen auf die linke Seite und vergeht beim Aufsitzen oder er tritt plötzlich nach dem Einschlafen ein und endet gegen Morgen mit starkem Herzklopfen

- Behinderung des Atems durch ein Gefühl von Mattigkeit und Engheit auf der Brust

- Gefühl von Schwere auf der Brust, mehr im Sitzen, als beim Gehen

- Drücken in der Brust, früh im Bett - was sich nach dem Aufstehen verliert oder die Empfindungen erregt, als hätte man einen viel zu grossen Bissen verschluckt

- Stiche, welche oft in der rechten Brust anfangen, durch die Herzgrube und den Magen gehen und sich in den Rücken erstrecken

- Stiche entstehen nachts, bei der geringsten Bewegung, in der Herzgegend oder der rechten Brustseite - am Tage aber in der linken Seite, beim Atmen

- heftige Blutwallung in der Brust, wie ein Kochen - dabei Gefühl von Weichlichkeit, bis zur Ohnmacht

- als Folge von Blutandrang in der Brust, Brennen in der Brust und Wärme bis in den Hals und das Gesicht heran

- als Folge von Blutandrang in der Brust, Herzklopfen, welches abends, beim Einschlafen entsteht - manchmal auch Pochen in der linken Brustseite, im Sitzen und Liegen (schweigt bei angehaltenem Atem)

- Verrenkungsschmerz in der Brust, mit Beklemmung

- Schmerz, als wenn man auf die Brust gefallen wäre

- äusserliche Schmerzen der Brust bei Bewegung der Arme und beim Betasten

- Wundwerden der Brustwarzen bei Stillenden

- Schmerz über das Kreuz, beim Gehen - aber nicht im Sitzen

- Schmerz im Kreuz, beim Aufstehen vom Sitzen

- Schmerz im Rücken, beim Bücken

- Druckschmerz im Kreuz, der beim Gehen verschwindet und beim Sitzen wiederkommt

- Druckschmerz im Rücken, unter den Schulterblättern, abends

- Stiche im Kreuz oder im Schulterblatt, beim Stützen auf den Arm

- Steifheit im Kreuz, so dass man nur schwer vom Sitzen aufstehen kann

- Steifheit im Rücken, nach dem Sitzen

- Schmerzen im Rücken, beim Umdrehen im Bett - so dass er den Atem anhalten musste

- Schmerz, wie Verrenkung, im Kreuz und in den unteren Rückenmuskeln

- Schmerz, wie Verrenkung, zwischen den Schulterblättern - bei einem Fehltritt oder in der Ruhe

- Schmerz in den Schulterblättern, bei Bewegung des Armes

- in Rücken und Kreuz ein Schmerz, wie zerschlagen

- Gefühl von Müdigkeit und Schwere in Rücken und Kreuz, wie zerschlagen

- Brennen im Rücken und zwischen den Schulterblättern - wie ein heisses Herabrieseln am Rücken

- Spannung zwischen den Schulterblättern und in der Seite des Rückens

- entzündete und geschwollene Drüsen im Nacken

- Schweiss im Nacken, der den ganzen Tag anhält - mit untermischtem Schauder- und Kältegefühl

- Schwellungen in den Achseldrüsen, welche in Eiterungen übergehen

- Reissen aus dem Schultergelenk herab bis in den Oberarmknochen oder nur in der Schulter

- Reissen in den Muskeln des Armes

- Ziehen und Reissen in den Armen und Händen

- Reissende Rucke aus dem Achsel- oder Ellbogengelenk durch das Glied herab (im Gelenk selbst am empfindlichsten)

- Reissen in den Handgelenken, den Knöcheln und Fingern der Hand

- Reissen in den Knien, bis in die Zehen - auch mit Stechen

- Reissen im Unterfuss und in der Ferse

- ziehende Schmerzen, von einem Gelenk des Armes bis zum anderen - von da auch wieder zurück

- ziehende Schmerzen auf der Hand - mit abwechselnden Stichen

- ziehende Schmerzen in den Fingern, in einzelnen, kurzen Rucken

- ziehende Schmerzen in der Hüfte, in den Beinen und Fusssohlen

- Druckschmerz auf der Achsel, beim Gehen im Freien

- inneres Drücken und Ziehen im Arm, weniger in der Ruhe als bei Bewegung - besonders beim Ausstrecken des Armes

- Druckschmerz im Ellbogengelenk, bei Bewegung

- Druckschmerz am Ballen des kleinen Fingers, mit Kneifen verbunden - strahlt bis in den Arm herauf, wenn man den Ellbogen aufstützt - dabei Frost

- Druckschmerz auf der Kniescheibe, im Sitzen und Gehen

- Druckschmerz im Kniegelenk, mehr bei Bewegung

- krampfartiges Drücken von der Kniekehle an bis in die Fussknöchel, meist im Sitzen

- stechende Schmerzen, von der Achsel bis in die Brust, bei Bewegung

- stechende Schmerzen, vom Schultergelenk bis in den Arm vor, beim darauf Liegen

- sehr schmerzhafte Stiche durch das Handgelenk herauswärts

- sehr schmerzhafte Stiche in den Fingern, wie von einem stechenden Splitter

- Stechen und Reissen an den unteren Gliedmassen, besonders im Knie und von den Knien bis in die Unterfüsse

- schmerzhafte Stiche in den Waden, in den Füssen, an der Achillessehne und unter dem Fussknöchel - bei der mindesten Bewegung

- schmerzhafte Stiche in der Ferse, wie von einem Splitter

- schmerzhafte Stiche auf dem Fussrücken - manchmal als klemmendes oder brennendes Stechen

- Schmerz, wie Verrenkung, im Schultergelenk, nachts

- Schmerz, wie Verrenkung im Handgelenk und den hintersten Daumengelenken

- Schmerz, wie Verrenkung, im Hüftgelenk - bei der geringsten Bewegung im Bett, so dass man früh nicht auftreten und gehen kann

- Schmerz, wie Verrenkung im Unterfussgelenk, beim Stehen und Gehen

- Gefühl von Schwäche an den Extremitäten: im Oberarm, wie eine Schwere, dass man ihn nicht heben kann; Zittern in den Händen; Müdigkeit in den Beinen, mit grosser Unruhe - abends; schmerzhafte Schwere, besonders früh im Bett und nach kleinen Spaziergängen; Mattigkeit in den Knien, mit Brennen in den Kniegelenken nach dem Treppensteigen

- Zerschlagenheitsschmerz nur an den unteren Extremitäten: in der Hüfte, bei Bewegung und beim Befühlen - als wäre man darauf gefallen; im Oberschenkel, nachts - wie nach einem heftigen Schlag; in der Aussenseite der Oberschenkel - beim Berühren

- Brennschmerz unter der Ellbogenbeuge - beim Befühlen ist es wie taub

- Brennschmerz in den Händen und einzelnen Fingern - manchmal auch als brennende oder brennend, reissende Stiche auf dem Handrücken und auf dem Rücken einzelner Finger

- Brennschmerz im Unterfussgelenk - brennendes Zwicken, was sich nach dem Reiben vermehrt

- Brennschmerz in den Fusssohlen, beim Auftreten nach längerem Sitzen - manchmal mit Pochen verbunden

- Krampf in den Armen, nach Mitternacht

- krampfartige, schmerzhafte Rucke um das Hüftgelenk

- Krampf in den Oberschenkeln und den Waden, beim Gehen - dabei Empfindung, als wären sie zu kurz

- Krampf im Unterschenkel, beim Ausstrecken des Unterfusses

- Krampf in der Fusssohle, beim Auftreten

- Krampf in den Zehen, beim Ausstrecken der Füsse

- spannender Schmerz im Hüftgelenk, beim Gehen

- spannender Schmerz in den Knien, beim Gehen und besonders beim Treppensteigen - auch beim Aufstehen nach dem Sitzen, mit dem Gefühl von Steifheit

- spannender Schmerz in den Waden, wie ein Zusammenziehen - als wären sie zusammengenäht

- spannender Schmerz um die Fussknöchel - beim Gehen und bei Bewegung der Zehen

- spannender Schmerz in der Höhlung der Fusssohle, als wäre sie zu kurz, beim Auftreten

- juckende Eiterblasen in der Ellbogenbeuge

- kleine Bläschen an den Händen, in den Hand- und Ellbogengelenken, welche gelbliches Wasser enthalten

- Abschälen der Oberhaut an einzelnen kleinen Stellen der Finger

- Bläschen um die Fussknöchel

- die Haut springt an den Händen gerne auf, Risse und Schnitte - besonders auf den Gelenken (Schmerzen wie wund)

- Frostbeulen an den Fingern

- Nagelgeschwüre und Niednägel

- Schwellungen an den Händen

- Fingergelenke werden dick, steif, rot, wie erfroren - mit Kribbeln darin

- Schwellungen der Waden

- Krampfadern und blaue Flecke an den Beinen

- Schwellungen des Fusses in der Bettwärme, welche ausserhalb des Bettes wieder vergeht

- Schwellungen der Fussknöchel, mit Verrenkungsschmerz bei Bewegung

- heftiges Stechen und stechendes Brennen an den Hühneraugen (selbst in weiten Schuhen)

- Hühneraugen schmerzen, wie gedrückt durch zu enge Schuhe

Rechts/Links

- links

Persönlichkeit

Vom äusseren Eindruck her scheint Sulphur eigentlich immer schmuddelig. Seine Haare sind nicht gekämmt und struppig - gewaschen hat er sie wohl auch schon lange nicht mehr, sie haben keinerlei Glanz, wirken stumpf und spröde.

Sein Gesicht ist fettig und oft hat er eine rote Nasenspitze und sehr rote Lippen. Insgesamt denkt man: oh Gott, wann hat er sich das letzte Mal gewaschen?

Auch die Kleidung von Sulphur ist meist schäbig. Genauso schnell, wie Sulphur nach dem Baden wieder schmutzig wird, verschmutzt auch seine Garderobe. Aber kleine Flecken, fehlende Knöpfe oder kaputte Reissverschlüsse stören Sulphur nicht sonderlich. Sulphur sieht den Dreck nicht oder nur sehr selten! Oft gefallen ihm seine ältesten Kleidungsstücke ganz besonders gut und er trägt diese bevorzugt.

Sulphur riecht nicht gut! Auch sein Schweiss stinkt. Seine alte Kleidung und die mangelnde Hygiene tun wahrscheinlich den Rest dazu. Und als ob das nicht schon reichen würde, benimmt sich Sulphur oft auch noch wie ein Schwein: er bohrt hemmungslos in der Nase, rülpst, furzt, kratzt sich die Genitalien und schreit schnell mal "du Arschloch" durch die Gegend.

Sulphur ist egoistisch und genusssüchtig. Bei Dingen, die nicht seine Kleidung betreffen hat er einen extravaganten und teueren Geschmack. Er liebt Schlemmereien beim Essen und er isst unwahrscheinlich viel. Er raucht auch viel, trinkt viel Alkohol oder konsumiert unter Umständen Drogen.

Er hat auch einen starken Sexualtrieb und behandelt seinen Partner dabei nicht sonderlich zärtlich - Sulphur ist dominant und alles soll möglichst nach seinem Willen gehen.

Die Sulphur-Persönlichkeit kann man in zwei verschiedene Typen aufgliedern. Einmal haben wir den Idealisten, der meist ein guter Praktiker ist und zum zweiten den mehr chaotischen Philosophen.

Der Idealist ist meist von stämmigem, robusterem und grossem Körperbau. Er wirkt irgendwie immer unsauber. Er ist laut und plump (Elefant im Porzellanladen) und scheint ständig unter Strom zu stehen.

Er mag Gesellschaft, ist freundlich und hat viel Sinn für praktische Arbeit. Er hat Verständnis für Technik und schafft es oft zu einer leitenden Positionen in der Firma oder zur Selbstständigkeit. Da er ein ausgesprochener Materialist ist, hat er oft ein sehr gutes Verhandlungsgeschick und schafft es so, immer das Beste für sich herauszuschlagen. Der Sulphur-Praktiker ist sehr selbstbewusst und hat eigentlich vor nichts Angst. Seine Mitarbeiter setzt er oft unter Druck, denn er ist sehr anspruchsvoll. Um auch seine eigenen hohen Ansprüche zu erfüllen, überfordert er sich häufig.

Ungern lässt er sich von anderen in seine Dinge hineinreden. Ist Sulphur von etwas überzeugt, bringt ihn so schnell niemand davon ab. Er ist dann sehr überheblich und glaubt, der Beste zu sein. In dieser Situation ist er nicht sonderlich diplomatisch, hält sich nicht an Regeln, ist rücksichtslos und unsensibel.

Um jeden Preis möchte er Anerkennung haben und bewundert werden. Sollte er diese einmal verlieren oder öffentlich an Ansehen verloren haben, kann er das nur sehr schwer ertragen. Er ist dann zutiefst verletzt und beleidigt und reagiert mit gesundheitlichen Störungen.

Sulphur wirkt oft arrogant - andere kritisiert er sehr gerne, besonders wenn ihm das berufliche Vorteile verschafft.

Er kann sich bei einer Diskussion so dermassen aufregen, dass er einen explosiven Ausbruch hat - wie ein Vulkan. Er beruhigt sich aber wieder recht schnell.

Die andere Sorte ;-), der Sulphur-Philosoph, ist meist sehr gross und dünn. Bei ihm fällt, wegen seiner Körpergrösse, ganz besonders die furchtbare Sulphur-Körperhaltung auf (nach vorne gebeugt, hängende Schultern usw.)

Auch er hat ein schlampiges und gleichgültiges Aussehen - sein Erscheinungsbild spielt keine Rolle. Hering gab Sulphur die Bezeichnung: "Philosoph in Lumpen" (Arsenicum, das Gegenteil dazu bezeichnete er mit: "Männer mit dem goldenen Spazierstock".

Oft ist der philosophische Sulphur ein Einzelgänger. Man findet ihn häufig in der Wissenschaft, er ist sehr intelligent und geistig aktiv. Auch Vielseitigkeit ist ihm zu eigen - eigentlich gibt es kaum Gebiete, die ihn nicht interessieren könnten oder wo es für ihn nichts zu entdecken gäbe.

Er hat viele Ideen, die er aber leider oft nicht zu Ende führen kann. Der Grund dafür ist seine Unbeständigkeit.

Er liebt es, im Mittelpunkt von Diskussionen zu stehen und andere zu belehren - was ihm aufgrund seiner grossen Kenntnisse auch oft nicht schwer fällt. Anderen zuzuhören fällt ihm allerdings doppelt so schwer.

Der Sulphur-Philosoph ist ein absoluter Chaot. Er ist schrecklich unordentlich und sein Arbeitsplatz ein totales Durcheinander.

Wo auch immer er auf seinem Schreibtisch ein freies Plätzchen findet, stapelt er Papiere, Rechnungen, Briefe, Notizen, Zeitschriften, Bücher und was sonst noch so wichtig ist.

Ein anderer hätte sicher grosse Schwierigkeiten, sich dort zurechtzufinden, doch Sulphur kommt damit hervorragend klar.

Aufräumen mag Sulphur nicht - und wenn er es tut, ärgert er sich danach lange Zeit, weil er nichts wieder findet.

Sulphur tut prinzipiell nichts, wonach ihm sein Sinn nicht steht. Er neigt zur Schlamperei und Unzuverlässigkeit.

Sulphur hat auch grosse Probleme damit, etwas wegzuwerfen. Er sammelt alles, was er mal gebrauchen könnte oder was einfach nur schön ist.

Gemüt

- grosse Unruhe und Hast

- Zerstreutheit - kann die Aufmerksamkeit nicht auf etwas richten, verrichtet dadurch Tätigkeiten sehr ungeschickt

- missmutige, weinerliche Stimmung, welche manchmal mit Lachen abwechselt

- sehr ärgerlich und verdriesslich - nimmt alles übel

- reagiert heftig und leicht auffahrend

- ist zu allem unaufgelegt - mit sich selbst unzufrieden

- grosse Traurigkeit und Niedergeschlagenheit - fühlt sich äusserst unglücklich und möchte sterben

- Angst, besonders abends - so dass man nicht einschlafen kann

- ist egozentrisch - macht sich sein ganz eigenes Bild von der Welt, was auf seine Gefühle und geistigen Impulse zugeschnitten ist

- möchte in seinen Plänen und in seiner Unabhängigkeit nicht eingeschränkt werden und geht ohne Bedenken über Interessen anderer hinweg

- er mag es überhaupt nicht, wenn er in seinem persönlichen Leben durch andere Menschen, Gesetze oder Bräuche und Sitten beschränkt wird

- hält nicht sehr viel auf sich

- ist sehr unordentlich, vernachlässigt seine Kleidung - ihm ist es egal, was andere von ihm halten

- bildet sich ein, Lumpen seien schöne Kleider

- mit Kritik von anderen kann er auch umgehen, ihm ist nur wichtig, dass seine guten Absichten erkannt werden (werden diese nicht erkannt, reagiert er sehr empfindlich) - also: man darf ihn kritisieren, sollte aber dabei möglichst nicht vergessen, zu erwähnen, wie toll seine Idee und seine bisherige Arbeit ist ;-)

- reagiert oft reizbar, egoistisch und rücksichtslos

Schlaf

- grosse, unüberwindliche Tagesschläfrigkeit - schläft im Sitzen gleich ein

- starke Schläfrigkeit, nachmittags und abends (besonders in der Zeit der Dämmerung)

- schläft früh lange, das Aufstehen fällt schwer und er fühlt sich nicht erholt

- kann abends, trotz aller Schläfrigkeit, lange nicht einschlafen

- nachts Schlaflosigkeit und Munterkeit - wie Überreiztheit und Unruhe

- ständiges Hin- und Herwerfen - mit Blutandrang zum Kopf

- häufiges Erwachen mit einem Schreck - die ängstlichen Fantasien bleiben noch nach dem Erwachen

- viele lebhafte, ängstliche und ärgerliche Träume

- nachts entstehen viele Schwefel-Beschwerden: Eingenommenheit des Kopfes, Klopfen des Blutes im Kopf, Brennen im Mund - mit Durst, Magendrücken - durch Aufstossen erleichtert, Stösse in der Brust - nach dem Herzen hin - nimmt den Atem, Hüsteln - gleich nach dem Niederlegen, Stiche im Unterleib und darauf häufiger Abgang von Blähungen, heftiger Schmerz im Hüftgelenk, Wadenkrampf, viel Dehnen und Recken, Reissen in den Beinen, Gefühl, als wenn alles am Körper zitterte und pochte, grosse Angst - mit Hitze über und über

Modalitäten

Verbesserung:

-   Wärme lindert die Schmerzen
-   bei trockenem, warmem Wetter
-   in der frischen Luft
-   beim Liegen auf der rechten Seite
-   beim Liegen mit angezogenen Beinen
-   bei Abwechslung

Verschlimmerung:

-   nachts
-   bei Witterungsveränderung
-   bei nassem Wetter
-   in der Kälte
-   im Stehen
-   durch Ruhe und Gleichförmigkeit des Lebens
-   in der Bettwärme
-   durch Waschen oder Baden
-   um 11:00 Uhr morgens
-   Nachts, in einem warmen, geschlossenen Zimmer
-   durch Alkohol

Beschwerden infolge von:

-   schlechten Gerüchen
-   Verlust des Ansehens

Vorlieben/Abneigungen

Vorlieben:

- Verlangen nach Gesellschaft

- Verlangen nach Anerkennung

- Verlangen nach leichter Kleidung

- Verlangen nach kalten Getränken und warmen Speisen

- Verlangen nach Cola

- Verlangen nach Süssigkeiten

- Verlangen nach Braten und Bratensauce

- Verlangen nach Fleisch und Wurst

- Verlangen nach Brot

- Verlangen nach Pommes

- Verlangen nach Saurem (süss-sauer mag er aber nicht)

- Verlangen nach Alkohol

Abneigung:

- Abneigung gegen Arbeit, ist faul, verzagt und mürrisch

- Abneigung dagegen, sich zu waschen

- Abneigung gegen Hitze

- Abneigung gegen fremde, schlechte Körpergerüche (der eigene stört ihn nicht)

- Abneigung gegen Stehen

- Abneigung gegen Milch und Eier

- Abneigung gegen Brot

Art der Ausscheidungen

Harn:

- häufiges, nächtliches Wasserlassen - dabei viel Urinabgang

- häufiger, oft sehr schneller Harndrang - wenn er nicht gleich geht, geht der Harn unwillkürlich ab

- der Harn geht mit grosser Gewalt ab

- vor dem Wasserlassen zeigt sich oft ein Schneiden im Unterleib - nach dem Wasserlassen dann Schneiden in der Harnröhre

- häufig Brennen in der Harnröhre - während und auch ausser dem Wasserlassen

- Stechen oder Reissen, als ob die Harnröhre durchbohrt würde - zuerst tröpfelt der Harn nur und wird dann gänzlich zurückgehalten

Stuhl:

- vor dem Stuhl, Schmerz in den Gedärmen

- während das Stuhlgangs, starke Übelkeit, Blutandrang nach dem Kopf und schmerzhaftes Drücken im Mastdarm

- nach dem Stuhl, Zerschlagenheitsgefühl in den Gedärmen, Ermattung, Magendrücken und drückender Schmerz im Mastdarm und am After

- Durchfall - besteht mehr aus Schleim und ist mit Blut gemischt - vorher Leibschneiden, geht nur unter Zwängen und Pressen ab

- harter, knotiger, unzureichender Stuhl - mit häufigem und auch vergeblichem Drängen davor und danach, auch stetiges Pressen, selbst nachts - danach arges Stechen in Mastdarm und After, so dass er vor Schmerz fast die Besinnung verlor

- bei und nach dem Stuhlgang, ein Brennen im Mastdarm oder klopfender Schmerz

- beim Stuhlgang treten nässende Aderknoten oder selbst der Mastdarm hervor

- nicht selten findet man Wundheitsschmerz und Jucken im Mastdarm (dazu schreibt Rückert: »Der Schwefel ist, bei übrigens darauf hindeutenden Symptomen, ein ebenso passendes Mittel in Durchfällen, als bei zähem Stuhlgang, und aus diesem Grund auch in vielen ganz verschiedenartigen Hämorrhoidal-Leiden anwendbar, zum Beispiel bei Stuhlzwang, durch Hervortreten der Hämorrhoidalknoten erzeugt, zuweilen auch mit Leibweh und Erbrechen, oft sogar mit Koliken verbunden. Die einen Hämorrhoidarius befallenden Herbstruhren wird man selten ohne Schwefel zu beseitigen im Stande sein.«

Regel:

- kommt zu früh wieder

- zu spät

- etwas stärker

- vor der Regel abendlicher Husten, welcher nach dem Aufstehen aus dem Bett verging

- vor der Regel Sodbrennen

- vor der Regel: Brennen im Hals, Krampf in der linken Bauchseite, Stechen in den hohlen Zähnen

- bei der Regel: ziehender Bauchschmerz, krampfhafter Schmerz im Unterbauch - als würden die Eingeweide an Fäden zu einem Klumpen zusammengezogen (kann dabei weder Liegen noch Gehen und muss aufrecht Sitzen), Drücken in der Herzgrube

Art der Schmerzen

brennend, stechend

Körperregionen

Kopf, Gesicht, Ohren, Nase, Mund, Rücken, Extremitäten

Bezug auf Organe

Augen, Haut, Respirationsorgane, Magen, Darm, Nieren, Genitalien

Leitsymptome

-   eines der Hauptsymptome von Sulphur ist das Brennen - es brennt auf dem Scheitel (äusserer und innerer Kopf), in den Augen, im Gesicht, in der Zunge, im Mund, im Hals, im Magen, im Rektum, in der Scheide, in den Brustwarzen, in der Brust, zwischen den Schulterblättern, in den Händen, in den Füssen, in der Haut, brennendes Wasser läuft aus der Nase, juckende Ausschläge brennen nach dem Kratzen

-   Nash schreibt dazu: »Nach dem Lesen einer so langen Liste von Brennen bei den geheilten und charakteristischen Symptomen des Sulphur kann man sich nicht wundern, dass man sich die Hölle mit diesem Stoff geheizt vorstellt, denn bei seiner Pathogenese hat es den Anschein, als ob er ewig brenne. Arsenicum album, Phosphorus und Sulphur stehen in unserer Arzneimittellehre an der Spitze der "Brenner". Diese brennenden Empfindungen werden sowohl in akuten wie in chronischen Krankheiten gefunden.«

-   dem Sulphur-Patienten ist es immer zu warm und er verlangt nach leichter Kleidung

-   er hat immer übermässig warme Füsse - streckt sie aus dem Bett

-   Blutandrang scheint die ganze Brust zu erfüllen

-   leidet unter ständigen Rückfällen von Schnupfen, Anginen, Bronchitiden

- heisse Wallungen - auch dabei kurze Ohnmachtsanfälle oder Schwäche mit leichtem Schweiss

- Schwäche und häufig kleinere Ohnmachtsanfälle während des Tages

- Erstickungsgefühl - Verlangen nach offenen Türen und Fenstern (besonders nachts)

- die Wäsche von Sulphur wird immer sehr schnell schmutzig - durch Hautausscheidungen

- nachlässige, nach vorne gebeugte Körperhaltung, lässt die Schultern nach vorne hängen

- Stehen ist für Sulphur die unbequemste Stellung überhaupt

- Alkoholismus

- scharfe Ausscheidungen (Ausflüsse aus jeder Öffnung sind scharf, wundmachend und rötend)

- Abneigung gegen Wasser (gegen Baden und Waschen)

- schmutzige und unreinliche Menschen

- widerlicher Körpergeruch - obwohl häufig gebadet wird

- reagiert oft bei Krankheiten sehr stark (hohes Fieber usw.)

- ständig wiederkehrende Beschwerden

- dicke und wulstige Lippen

- brennend rote Lippen - als ob das Blut heraustreten wollte

- Röte der Körperöffnungen - Lippen, Ohren, Augenlider, After, Harnröhre (insbesondere, wenn diese Symptome nach einer Hautkrankheit oder einer Unterdrückung eines Ausschlages folgen)

- Jucken und Brennen sind die charakteristischen Empfindungen in der Haut - Nash schreibt dazu: »Die Beziehung von Schwefel zur Haut ist so stark, dass er darauf aus zu sein scheint, alles Innere an die Oberfläche heraus zu treiben. Besonders ist dies richtig, wenn es etwas betrifft, was naturgemäss dort hingehört.«

- Ekzeme, Jucken, Beissen, Brennen der Haut

- Jucken, welches durch Kratzen gelindert wird - danach brennt es

- Furunkel, Karbunkel, Warzen an den Händen oder im Gesässbereich

- chronische Krankheiten als Folge unterdrückter Hautausschläge

- Gefühl, als ob das Herz zu gross sei

- Herzschmerzen, die sich nach dem Rücken hin ausbreiten

- weisse Zunge mit sehr roter Spitze und roten Rändern

- starkes Verlangen nach Süssigkeiten - entwickelt sich oft zur Notwendigkeit für Sulphur

- Schwächegefühl zwischen 11:00 und 12:00 Uhr vormittags - begleitet von dem Verlangen nach süssem oder Brot, welches er mit Vorliebe in Bratensauce tunkt

- trinkt beim Essen sehr viel, ohne Durst zu haben

- Durchfall am frühen Morgen - treibt aus dem Bett

- Durchfall nach Mitternacht (schmerzlos)

- Verstopfung mit hartem, grossem, trockenem Stuhl - macht am entzündeten After heftige Schmerzen

Besonderheiten

- möchte alles sehr schnell erledigt haben und zeigt wenig Geduld mit anderen

- Sulphur kann das, was er begehrt, nicht schnell genug bekommen

- kann ganz plötzlich faul herum sitzen und gar nichts tun

- führt viele Pläne nicht zu Ende und lässt dann alles liegen

- kritisiert jeden, kann selbst aber schlecht Kritik vertragen

- hat Angst vor dem Baden oder Waschen

- hat Angst vor ansteckenden Krankheiten
- hat Angst in der Höhe, oder wenn sich andere an einem höher gelegenen Ort befinden
- es sieht überall Tiere, Hunde, Tote, Geister, Gestalten oder Fratzen
- Träume von Müll, Schmutz, Toiletten, Krankheit oder Tod
- Alpträume beim Liegen auf dem Rücken
- erwacht bei jedem geringsten Geräusch
- Schlaflosigkeit durch Bettwärme
- er glaubt, in Ungnade gefallen zu sein
- er bildet sich ein, eine hochgestellte Persönlichkeit zu sein
- glaubt, das Bett sei zu klein
- glaubt, der Boden würde schwanken
- fühlt sich immer zu warm - sogar im Winter
- trinkt sehr viel - ein Glas nach dem anderen (Bier, Wein, Alkohol oder eiskalte Getränke) und isst wenig
- Schwindel beim Gehen über eine Brücke
- Gefühl, als ob das Gehirn hin und her balancieren würde
- Kopfschmerzen werden durch den Geruch von Eiern hervorgerufen
- Kopfschmerzen mit Schweiss auf der Kopfhaut
- Kopfschmerzen, als ob ein Band fest um die Stirn geschnürt wäre
- Ekzem am Haaransatz - von einem Ohr zum anderen
- Gefühl, als ob die Augen zusammengezogen würden
- sieht dunkle Punkte vor den Augen
- Schwappern und Plätschern im Ohr
- Gefühl, als sei Wasser im Ohr
- Schwellung des Gesichtes während der Regel

- rote und glänzende Nasenspitze

- ist sehr geruchsempfindlich und ekelt sich vor anderen Körpergerüchen (sein eigener schlechter Körpergeruch stört ihn nicht)

- hat eingebildete Gerüche - als ob etwas brennen würde

- starker Mundgeruch nach faulen Eiern oder wie Knoblauch

- weiss belegte Zunge - sehr rote Spitze und rote Ränder

- Gefühl, als ob ein Haar, Splitter oder Klotz im Hals stecken würde

- Husten wechselt sich mit Hautausschlag ab

- Gefühl, als ob Dampf von der Brust in den Hals steigen würde

- Gefühl, als ob die Därme verknotet wären

- Durchfall nach Bier

- unwillkürlicher Stuhlabgang beim Lachen oder Niesen

- übel riechender Stuhl bleibt am Patienten kleben

- übel riechender Urin - wie Fussschweiss

- Hautausschläge durch Wasserkontakt

- Brennen an den Körperteilen, auf denen man liegt

- Gefühl, als liefe eine Maus über den Arm hinauf

- kalte Hände und kalter Fussschweiss tagsüber - nachts brennende Fusssohlen

- Abszess am Gesäss

- juckende Bläschen zwischen den Fingern

- juckende Fusssohlen beim Gehen

- Kreuzschmerzen nach langem Stehen oder Sitzen, Schwäche beim Stehen

- brennendes Gefühl zwischen den Schulterblättern

- Jucken, nachts in der Bettwärme

- Gefühl, als ob eine Maus den Rücken hinauf laufen würde

Differenzialdiagnose - Sulphur und Arsenicum album

-   Sulphur ist linkswirkend - Arsenicum rechtswirkend.

-   Sulphur hat Empfindlichkeit in inneren Teilen - Arsenicum hat Gefühllosigkeit in inneren Teilen.

-   Sulphur hat ein Reissen nach abwärts - Arsenicum nach aufwärts.

-   Sulphur-Jucken bessert sich durch Kratzen und geht dann in ein Brennen über - Arsenicum-Jucken verschlimmert sich durch Kratzen.

-   Sulphur hat um die Gelenke herum Jucken, Rotlauf oder Bläschen - Arsenicum Rotlauf.

-   Sulphur hat heisse, jedoch meist schmerzlose Drüsengeschwülste - Arsenicum hat kalte Drüsengeschwülste.

-   Sulphur hat am Unterkörper Hitze oder Schweiss - Arsenicum hat am Unterkörper Frost oder Schweiss.

-   Sulphur hat Hitze oder Schweiss mit Neigung zur Entblössung - Arsenicum hat Hitze oder Schweiss mit Scheu vor Entblössung.

-   Sulphur hat Durst meistens nur in der Hitze - Arsenicum im Schweiss.

-   Sulphur hat einen beschleunigten, aber vollen und harten Puls - Arsenicum einen schnellen, kleinen und schwachen.

-   Sulphur-Frost vermehrt sich nach dem Aufstehen aus dem Bett - Arsenicum-Frost vermindert sich nach dem Aufstehen aus dem Bett.

-   Sulphur-Schweiss vermehrt sich bei Bewegung - Arsenicum-Schweiss vermindert sich dabei.

-   Sulphur hat Schlaflosigkeit vor Mitternacht - Arsenicum besonders nach Mitternacht.

-   Sulphur hat ein zu spätes Erwachen - Arsenicum ein zu frühes.

- Sulphur ist sanftmütig, traurig, hat wechselnde Stimmungen, ist zerstreut und hat Einbildungen - Arsenicum ist hoffnungslos, habsüchtig und hat Bosheit.

- Sulphur hat Nachteile durch Beschämung, durch schlechte Nachrichten, durch Kränkung oder Ärger mit Schreck - Arsenicum hat Nachteile durch Gram, Schreck oder durch Ärger mit stillem Verdruss.

- Sulphur hat vorherrschend Beschwerden an Oberlidern und Unterarm - Arsenicum an den unteren Augenlidern und am Oberarm.

- Sulphur hat Abneigung gegen Milch und Brot (besonders Schwarzbrot) - Arsenicum hat Appetit auf Milch und Brot (besonders Schwarzbrot).

- Sulphur hat Verlangen oder Abneigung gegen Bier und andere Spirituosen - Arsenicum hat Appetit auf Bier und andere alkoholische Getränke.

- Sulphur hat Übelkeit im Magen, seltener im Hals - Arsenicum hat Übelkeit im Hals.

- Sulphur harnt oft aber spärlich (reichlich nur nach massiven Gaben) - Arsenicum harnt spärlich (bei Durchfall) oder reichlich, insbesondere bei Frost.

- Sulphur hat einen Nachlass der Beschwerden nachmittags und vor Mitternacht - Arsenicum bei Tage und vor Mitternacht.

- Sulphur verbessert sich in der Einsamkeit und verschlimmert sich in Gesellschaft - Arsenicum verschlimmert sich in der Einsamkeit und bessert sich in Gesellschaft.

- Sulphur verschlimmert sich fast stets durch Licht und bessert sich im Dunkeln - Arsenicum verschlimmert oder verbessert sich durch Licht oder im Dunkeln.

- Sulphur verschlimmert sich beim Niederblicken, insbesondere auf fliessendes Wasser - Arsenicum verschlimmert sich beim Aufwärtsblicken.

- Sulphur verbessert sich meist in der Rückenlage und verschlimmert sich in der Seitenlage - Arsenicum verschlimmert sich in der Rückenlage und bessert sich in der Seitenlage.

- Sulphur verschlimmert sich beim Erwachen und nach dem Schlaf - Arsenicum verschlimmert oder verbessert sich beim Erwachen, nach dem Ausschlafen.

- Sulphur verbessert oder verschlimmert sich bei kalter oder warmer Luft - Arsenicum verschlimmert sich bei kaltem Wetter und bessert sich bei warmer Luft.

- Sulphur verbessert oder verschlimmert sich beim Kaltwerden oder Warmwerden - Arsenicum verschlimmert sich beim Kaltwerden und verbessert sich beim Warmwerden.

- Sulphur verschlimmert sich bei anhaltendem Stehen, aber verbessert sich beim Stillstehen nach Bewegung - Arsenicum verbessert sich beim Stehen.

- Sulphur verschlimmert sich meist durch Bewegung des kranken Teiles - Arsenicum verbessert sich dadurch fast immer.

- Sulphur verschlimmert sich meist beim Ausstrecken des kranken Gliedes (manchmal bessert es sich) - Arsenicum verschlimmert sich beim Ausstrecken des kranken Gliedes.

- Sulphur verschlimmert oder verbessert sich bei leerem Magen - Arsenicum verbessert sich meist bei leerem Magen.

- Sulphur verschlimmert sich im Frühling - Arsenicum im Herbst.

- Bei trockenem Wetter, in kühler frischer Luft, durch Kälte, durch Entblössung, durch Reiben und Kratzen, in der Rückenlage und beim Alleinsein verbessert sich Sulphur und verschlimmert sich Arsenicum.

- Bei nassem Wetter, in der warmen Stube[1], durch Wärme, durch Einhüllen, durch Bettwärme, nach dem Schlaf, in der Seitenlage, beim Stehen, beim Fahren, beim Waschen, beim Befeuchten oder Biegen des kranken Teiles, durch Beissen, durch Kaffeetrinken, durch satt Essen sowie in Gesellschaft verschlimmert sich Sulphur und verbessert sich Arsenicum.

- Sehr selten findet man bei Sulphur die Überempfindlichkeit des Arsenicum-Patienten gegen Schmerz.

Differentialdiagnose - Sulphur und Phosphorus

- Sulphur wirkt links - Phosphorus rechts.

- Sulphur hat Beschwerden oben links und unten rechts - Phosphorus oben rechts und unten links.

- Sulphur hat Geschwürsschmerz oder Pflockgefühl in inneren Teilen - Phosphorus in äusseren.

- Sulphur hat Kneifen in äusseren Teilen - Phosphorus in inneren.

- Sulphur hat dunkle Blutungen - Phosphorus blass-rote.

- Sulphur hat um die Gelenke herum Jucken, Rotlauf oder Bläschen - Phosphorus Bläschen.

- Sulphur hat einen schnellen, vollen und harten Puls - Phosphorus hat einen verschiedenen und unregelmässigen Puls.

- Sulphur hat Schweiss an der linken, hinteren oder oberen Körperseite - Phosphorus an der rechten, vorderen oder unteren.

- Sulphur-Jucken wird durch Kratzen fast stets gebessert, wandelt sich aber oft in ein Brennen - Phosphor-Jucken wird durch Kratzen gebessert oder verschlimmert.

---

[1] Besserung durch Ofenwärme findet sich allerdings auch bei Sulphur, genauso wie bei Arsenicum.

- Sulphur hat Hitze am Unterkörper und Schweiss am Oberkörper - Phosphorus hat am Unterkörper Schweiss.

- Sulphur hat Schweiss oft bloss hinten am Körper - Phosphor hat oft einen auf die Vorderseite beschränkten Schweiss.

- Sulphur-Frost lässt in der warmen Stube nach - Phosphorus-Frost vermehrt sich dort.

- Sulphur hat Durst meist in der Hitze und ist im Frost durstlos - Phosphorus ist in allen Stadien des Fiebers durstlos.

- Sulphur lässt Warzen meist atrophisch werden - Phosphorus heilt Warzen durch Eiterung.

- Sulphur hat vorherrschend Beschwerden am äusseren Augenwinkel, im inneren Ohr, an der Oberlippe sowie an der Wade - Phosphorus hat vorherrschend Beschwerden im inneren Augenwinkel, am äusseren Ohr, an der Unterlippe und am Schienbein.

- Sulphur hat Empfindlichkeit des Gemüts - Phosphorus hat ein unempfindliches oder empfindliches Gemüt.

- Sulphur sorgt sich um die Gegenwart - Phosphorus um die Zukunft.

- Sulphur ist traurig, ernst, feierlich, sanftmütig - Phosphorus ist frohsinnig oder trübsinnig.

- Sulphur hat Nachteile durch Kränkung, schlechte Nachrichten oder von Ärger mit Angst, seltener von Schreck oder Angst - Phosphorus hat Nachteile durch Schreck, Zorn, Gram oder durch Ärger mit Heftigkeit.

- Sulphur hat meist eine schwierige Auffassungsgabe - Phosphorus eine leichte oder schwere.

- Sulphur ist stumpfsinnig und hat Gedächtnisschwäche - Phosphorus geistige Aufgeregtheit und ein lebhaftes Gedächtnis.

- Sulphur hat Hordeolum am oberen Augenlid - Phosphorus am unteren.

- Sulphur hat objektiven Gestank aus der Nase - Phosphorus hat subjektiv faulen Geruch in der Nase.

- Sulphur hat Verlangen oder Abneigung nach Bier oder anderen alkoholischen Getränken - Phosphorus hat Abneigung gegen Bier.

- Sulphur hat stinkende Blähungen - Phosphorus geruchlose.

- Sulphur hat meist eine zu späte Regel - Phosphorus eine zu frühe.

- Sulphur hat eine unterdrückte Regel, mit Hämorrhoidal-Knoten - Phosphorus hat unterdrückte Regel und dabei Milch in den Brüsten.

- Sulphur hat schwache oder aufhörende Wehen - Phosphorus hat zu schmerzhafte Wehen.

- Sulphur hat verminderte Muttermilch - Phosphorus vermehrte.

- Sulphur hat wässrigen Nasenschleim - Phosphorus hat dicken oder zähen Nasenschleim.

- Sulphur hat einen Nachlass der Beschwerden nachmittags und vor Mitternacht - Phosphorus nach Mitternacht.

- Sulphur hat Nachteile durch Metalle oder Chinamissbrauch - Phosphorus durch Jod oder Kochsalz.

- Sulphur bessert sich meist in der Einsamkeit und verschlimmert sich in Gesellschaft - Phosphorus verschlimmert sich in der Einsamkeit und bessert sich in der Gesellschaft.

- Sulphur verbessert oder verschlimmert sich beim Kaltwerden und bei kaltem Wetter oder beim Warmwerden und bei warmer Luft - Phosphorus verschlimmert sich meist beim Kaltwerden bei kaltem Wetter und verbessert sich beim Warmwerden und bei warmer Luft.

- Sulphur verschlimmert oder verbessert sich beim Niesen, nach dem Schwitzen und durch Lageveränderungen - Phosphorus verschlimmert sich beim Niesen, nach dem Schwitzen und durch Lageveränderungen.

- Sulphur verschlimmert sich beim Schwitzen, im Schlaf, nach dem Essen, durch Brot essen und durch Aufstossen - Phosphorus verschlimmert oder verbessert sich dabei.

- Sulphur verschlimmert oder verbessert sich nach dem Stuhlgang - Phosphorus verschlimmert sich nach dem Stuhlgang.

- Sulphur verbessert oder verschlimmert sich durch Berührung - Phosphorus verbessert sich fast stets durch Berührung.

- Sulphur verschlimmert sich beim Niederblicken, insbesondere auf fliessendes Wasser - Phosphorus verschlimmert sich beim Sehen ins Helle oder auf etwas Glänzendes.

- Sulphur verschlimmert sich beim Schlucken der Speisen und bei leerem Schlucken - Phosphorus verschlimmert sich beim Schlucken der Speisen und Getränke.

- Durch Kälte, aber auch durch Ofenwärme[2], durch warme Speisen und Getränke, durch Alleinsein, in der Rückenlage, durch Bewegung, beim Gehen, beim Aufstehen aus dem Bett, beim Hängenlassen des kranken Gliedes sowie durch Druck verbessert sich Sulphur und verschlimmert sich Phosphorus.

- Durch Wärme, durch Kaltwassertrinken, überhaupt durch kalte Genüsse, in Gesellschaft, in der Seitenlage, in der Ruhe, beim Stehen, Sitzen und Liegen, nach dem Schlaf[3], beim Heben des kranken Gliedes, durch Berührung, nach dem Trinken, durch Süssigkeiten, durch Bier und andere alkoholische Getränke verschlimmert sich Sulphur und verbessert sich Phosphorus.

- Sehr selten findet man bei Sulphur die Überempfindlichkeit des Phosphor-Patienten gegen Schmerz.

---

[2] In heissen, überfüllten Räumen haben beide Mittel Verschlimmerung ihrer Beschwerden.

[3] Nach dem Mittagsschlaf und beim Erwachen aus gestörtem Schlaf hat auch Phosphorus Verschlimmerung.

Fieber

-   Frost, Schüttelfrost, Schauder und Kältegefühl, ohne Durst - zu verschiedenen Tageszeiten

-   Hitze, mit viel Durst - den ganzen Tag, oder bloss früh im Bett, als wenn Schweiss ausbrechen wollte

-   häufig finden wir gemischte Fieberanfälle: entweder ist die Hitze mit Frost untermischt oder der Frost geht voran, worauf dann allgemeine oder partielle Hitze (meist mit Durst) ausbricht oder zuerst Hitze (besonders im Gesicht) darauf dann Kälte oder Frost

-   oft folgt nach der Hitze Schweiss

Schweiss

-   Schweiss besonders früh oder abends

Indikationen nach Lutze

-   Sulphur ist ein Hauptmittel gegen Flechten und Ausschläge aller Art, besonders skrophulöse

-   raue und aufgesprungene Haut

-   Warzen und Warzengewächse

-   Balggeschwülste

-   schwarze Schweisslöcher

-   Leberflecke

-   Geschwüre

-   Fingergeschwüre

-   schwammiges, wildes Fleisch in Geschwüren

- Furunkel - besonders am Gesäss (nach Nitricum acidum)

- unerträgliches Jucken

- ständige Rosengeschwülste

- Wassersucht

- Knochenschmerzen, als wenn das Fleisch daran lose wäre

- Knochenentzündung und Geschwulst

- Knochenfrass

- Knochenverkrümmung

- Rachitis

- Gicht und Reissen - nachts am schlimmsten

- Zahnschmerzen

- Lähmung

- Drüsenleiden aller Art

- Kröpfe

- Augen-, Ohren-und Kopfleiden

- Brust- und Atemleiden

- Blutwallungen

- Schweiss (nachts sauer) oder jeden Morgen, oder heftiger bei der Arbeit

- Fussschweiss

- Wechselfieber - bei vorhandenen oder früher da gewesenen Ausschlägen

- Schnupfen mit Trockenheit oder Fliessschnupfen mit Ausfluss brennenden Wassers

- Brüche und Gebärmuttervorfälle (neben Nux vomica)

- Mastdarmvorfall

- Hodengeschwulst

- Wasserbrüche

- Geschwulst und Schmerzhaftigkeit der Schamlippen und der Scheide - beim Sitzen

- wehenartige Schmerzen über dem Schambogen

- häufiges Harnen

- nächtliches Bettnässen - besonders bei skrophulösen Kindern

- unregelmässige Regel

- Weissfluss - sehr scharfer

- Hämorrhoiden (nach Nux vomica, Carbo vegetabilis, Pulsatilla, Sepia, Nitri acidum)

- Hämorrhoidalkolik

- lautes Kollern und Knurren im Bauch

- Blähungsversetzung - mit Drücken in der Bauchseite

- Jucken, Stechen oder Brennen im After

- harter, knotiger Stuhl

- ruhrartige Stühle mit heftigem Stuhlzwang

- Durchfälle (besonders chronische)

- Madenwürmer

- Leberentzündung und Verhärtung

- bei Lungenentzündung im Stadium der Hepatisation oder im dritten Stadium, in dem der eitrigen Lösung, wo tuberkulöse Schmelzung in den Lungenspitzen zu befürchten ist

- Magenkrampf, Brennen im Magen

- Wühlen in der Herzgrube

- lautes oder saures Aufstossen

- Übelkeit, Erbrechen, Sodbrennen

- süsslich fauliger oder saurer Mundgeschmack

- allzu starke Esslust

- ständiger Durst

- viel trinken, wenig essen

- Schwindel - besonders im Sitzen

- Fallsucht und Zuckungen, wobei es von den Armen oder aus dem Rücken gelaufen kommt, wie eine Maus

- dieses Mittel wird bei allen Übeln dann zuerst gegeben, wenn jemals Krätze, Furunkel oder Ausschläge und Eiterungen irgendeiner Art da gewesen sind

- die Beschwerden verstärken sich nachts, bei Witterungsveränderung, besonders bei nassem Wetter und in der Kälte

- Wärme lindert die Schmerzen

Weitere bewährte Indikationen

- Verstopfung bei Neugeborenen

- Nebenwirkungen von Impfungen

- zur Entgiftung - nach der Amalgamentfernung aus den Zähnen

- bei Haarausfall - infolge von Arzneimittelmissbrauch

- heftig juckende Ekzeme, welche nach Arzneimitteln (Antibiotika, Cortison usw.) auftreten

- Hühneraugen

- leicht eiternde, brennende und juckende Wunden

- Krampfadern - mit brennendem Gefühl von Hitze in den Beinen

- Grippe - und nach einer Erkältung anhaltende Schwäche

- Menorrhagie

Notfallsituationen

- Kindbettfieber (durch unterdrückte Lochien)

- Epilepsie - vor dem Anfall das Gefühl, als ob eine Maus den Arm oder den Rücken hinaufläuft

- Epilepsie nach unterdrückten Hautausschlägen oder Asthma

- Asthma - nach unterdrückten Hautausschlägen

- allergisches Asthma, welches mit Hautausschlägen wechselt

Geschichte zu Sulfur

Sulfi und Sulfu ... die ungleichen Zwillinge

Sulfi und Sulfu sind ein Zwillingspärchen, das ungleicher nicht sein könnte - zweieiig, versteht sich! Die beiden sind Samuels neue Nachbarn und heute bei ihm zum Abendessen eingeladen.

Alle sitzen gemütlich am Tisch und insgeheim betrachtet Samuel die beiden. Das erste, was ihn ziemlich verwirrt, ist deren Kleidung und er denkt sich:

"Bei diesem Mann kann ich es ja gerade noch verstehen, aber warum sieht die Frau so schlampig aus? Der obere Knopf ihrer Bluse fehlt, der Rock hat hinten einen Riss und vorne einen grossen Fettfleck."

Er schüttelt dabei verwundert seinen Kopf.

Langsam kommt ein Gespräch zugange und Samuel fragt Sulfu nach seinem Beruf. Darauf antwortet dieser stolz:

"Ich bin der Chef der hiesigen Baufirma - ohne mich läuft dort gar nichts."

Sulfi nickt dazu und sagt:

"Ja ja, das stimmt schon. Mein Bruder hat seine Leute dort gut im Griff und die Firma hat sich einen exzellenten Ruf geschaffen."

Samuel möchte nun aber auch noch wissen, womit sich Sulfi beschäftigt und bekommt von ihr folgende Antwort:

"Mein Gebiet sind die Wissenschaften und die Philosophie. Ich studiere täglich und finde immer wieder neue und interessante Zusammenhänge."

Sulfi erzählte Samuel daraufhin einige interessante Ergebnisse ihrer Forschungen und Samuel war davon sichtlich beeindruckt.

Doch er wunderte sich nun immer mehr darüber, dass diese begabte und intelligente Frau so nachlässig herumlief. Finanziell liess sich dies ja nicht erklären, da der Bruder mit seiner Firma ein sehr gutes Einkommen erwirtschaftete. Doch auch der Bruder lief ja so schlampig rum —— sehr sehr seltsam.

Die beiden waren nun schon über eine Stunde bei Samuel und Samuel fiel auf, dass sein Speisezimmer etwas eigenartig roch. Er öffnete also das Fenster und dachte bei sich:

"Ob es die beiden sind, die diesen üblen Geruch hier verbreiten? Aber darauf spreche ich sie lieber nicht an."

Nach dem Essen und nach einem Gläschen Wein begann Sulfu dann, sich richtig heimisch zu fühlen. Er lehnte sich zurück, rülpste laut und bohrte sich nebenher ausgiebig in der Nase.

Samuel war ziemlich fassungslos über dieses Benehmen. Doch der Höhepunkt folgte kurz darauf, als Sulfu seinen Blähungen freien Lauf liess ;-)

So einen widerlichen Geruch hatte Samuel noch nie in der Nase - er schien sich richtig festzusetzen und es dauerte lange, bis Samuel wieder tief durchatmen konnte. Auf jeden Fall nahm er sich jetzt eines vor:

"Ich werde die beiden nicht so schnell wieder einladen!"

Sulfi ging nach dieser Geruchsattacke zum Fenster, um frische Luft einzuatmen. Sie konnte diesen üblen Geruch ihres Bruders nämlich überhaupt nicht ertragen, obwohl sie selbst oft nicht besser riecht. Genauso geht es übrigens Sulfu mit ihr. Dann werfen sich die beiden gegenseitig vor, dass sie stinken.

Als sich Sulfi in Richtung Fenster bewegte, fiel Samuel noch etwas sehr eigenartiges an ihr auf - und darauf sprach er sie auch gleich an:

"Sulfi, warum gehst du so gebückt? Hast du Rückenschmerzen?"

Sulfi antwortete:

"Nein, eigentlich nicht. Dass ist so Gewohnheit bei mir. Schon als ich noch ein kleines Kind war, haben sich meine Schultern immer nach vorne gezogen."

Darauf dachte Samuel:

"Na ja, was soll´s - diese schlampige Körperhaltung passt ja auch gut zu ihrer restlichen Erscheinung."

Der Abend ging zu Ende und die beiden luden Samuel gleich für den nächsten Abend zu ihrer Geburtstagsfeier ein. Da Samuel ein freundlicher Mensch ist, sagte er zu. Allerdings grübelte er darüber nach, was er den beiden wohl zum Geburtstag schenken könnte. Plötzlich hatte er einen Einfall und dachte sich:

"Ja, das ist es!

Ich glaube nämlich, dass den beiden beim Umzug ihre Kämme verloren gegangen sind. Beide hatten so furchtbar struppige Haare. Also werde ich Ihnen ein schönes Kamm- und Bürstenset schenken - vielleicht bekommen ihre Haare dadurch ja auch ein wenig Glanz."

Mit seinem schönen Geschenk in der Hand klingelte Samuel also am Nachbarhaus. Sulfi öffnete ihm die Tür und hatte übrigens immer noch ihre Kleidung von gestern an (es sind nämlich ihre Lieblingsstücke).

Samuel betrat das Haus und wurde überwältigt von —— Sachen.

Ein Bereich des Hauses war voll von Sammelgegenständen jeglicher Art und der andere Teil zeigte überall hohe Stapel aus Büchern und Papieren. Samuel dachte:

"Oh Gott - jetzt verstehe ich endlich, warum sie jeden Tag das gleiche anhaben. Sie finden ihre Schränke nicht mehr!"

;-)

Stannum - Zinn

Zinn ist ein Metall, welches in Verbindung mit anderen Elementen lösliche und giftige Zinnsalze bildet (Zinnstein = Zinn-Sauerstoff-Verbindung, Zinnkies = Zinn-Schwefel-Kupfer-Eisen-Verbindung).

Die Haupteinsatzgebiete von Stannum waren früher die geschwürige Lungensucht und der Einsatz als Abtreibungsmittel gegen Bandwürmer.

Arzneibeziehungen und Hinweise

Wirkungsdauer:

nach Rückert: bei chronischen Krankheiten über drei Wochen

Hinweise:

Zinn-Beschwerden fangen oft sehr leicht an und steigern sich dann zu einer bedeutenden Stärke - ebenso langsam treten sie wieder zurück.

Zinn-Beschwerden verschwinden beim Gehen, kehren aber in der Ruhe sofort zurück.

Zinn ist ein grosses Schwächemittel (wie auch Phosphorsäure). Stannum ist allerdings, im Gegensatz zur Phosphorsäure von starken Gefühlen geprägt.

Stannum wirkt besonders auf das Nervensystem und die Respirationsorgane.

Welche Symptome macht es?

- auffallende, grosse Mattigkeit des Körpers und Abspannung des Geistes - kann nicht aufbleiben, muss sich hinlegen und schlafen

- Müdigkeit wird am meisten bei langsamer Bewegung gespürt - weniger bei schnellem Gehen

- Zittrigkeit in den Gliedmassen - greift man fest zu, zittert die Hand nicht, wohl aber, wenn man sie leicht und locker hinlegt

- starke Neigung, zu gähnen - dabei oft Beklemmung der Brust

- kann oft nicht ausgähnen

- Schwindel im Sitzen - als solle er vom Stuhl fallen

- betäubender Schwindel - nur beim Gehen im Freien

- Schwindelgefühl, als ob sich das Gehirn herumdrehen würde - verliert alle Gedanken und ist besinnungslos

- früh beim Erwachen Gedächtnismangel

- jeden morgen Kopfschmerz, Übelkeit und Verdriesslichkeit

- häufig eingenommener und schwerer Kopf, besonders abends - bei Ruhe und Bewegung

- drückender Schmerz an fast allen Teilen des Kopfes - mal von innen nach aussen, mal als solle der betroffene Teil (besonders die Schläfen) nach innen gedrückt werden

- drückender Kopfschmerz wird manchmal durch äusseren Druck mit der Hand gelindert

- betäubender Druck, in Ruhe und Bewegung - besonders in der Stirn

- drückend, bohrender Schmerz, besonders aber ein ziehender Druck oder drückendes Ziehen, auch drückend, reissende Schmerzen finden sich hier und da am Kopf

- zusammenschnürender oder zusammenziehender Schmerz, welcher schwach beginnt, langsam zunimmt und allmählich wieder abnimmt

- Gefühl, es wäre der Kopf eingeschraubt - mit abwechselnden, langsamen Rucken oder ziehendem Drücken, hier und da

- Stiche auf der Stirn und am Oberkopf - beim Drücken Gefühl, als wolle alles zur Stirn heraus

- Hitze im Kopf (bei Frost des Körpers) und pulsartiges Stechen in der Schläfe - mit Schwäche des Kopfes bis zur Verstandeslosigkeit

- pochender Kopfschmerz in den Schläfen

- Brennen im halben Vorderkopf - wie Feuer (so auch in der Nase und in den Augen) - dabei Übelkeit und Würgen

- blasses und eingefallenes Gesicht

- ziehendes Drücken im Gesicht

- ziehendes Drücken in den Gesichtsknochen - besonders am Jochbein und an der Augenhöhle

- drückendes Nagen am Jochbein

- zusammenziehender Schmerz in den Gesichtsknochen und Zähnen

- brennender Schmerz in den Gesichtsmuskeln unter dem Auge

- am oberen Augenhöhlenrand schnell aufeinanderfolgende, empfindliche, stumpfe Stösse

- die Augen sind matt, trübe und eingefallen

- manchmal hervorgetretene und schmerzende Augen - wie nach dem Weinen oder als ob sie mit einem Tuch gerieben worden wären

- nachts verklebte Augen

- schwache Augen, am Tage

- Rötung des Augenweisses - mit brennender Empfindung

- brennend, stechender Schmerz in den Augenwinkeln oder an den Augenlidern

- drückender Schmerz im Auge, besonders in den Augenwinkeln - wie von einem Gerstenkorn der Augenlider oder als ob etwas Hartes ins Auge geraten wäre

- Abszess am inneren Augenwinkel - fast wie eine Tränenfistel

- Klingen, Rauschen oder Knarren (wie von einer Tür) vor und in dem Ohr

- Gefühl, als sei das Ohr verstopft - mit Schwerhörigkeit, was sich nach dem Schnauben mindert

- schmerzhaftes Ziehen in den Ohren

- reissender Schmerz im Gehörgang

- kneifendes Reisen durch den Ohrknorpel

- krampfartiger Schmerz im ganzen Ohr

- Gefühl, als sei die Nase verstopft und Schwere im oberen Teil der Nasenhöhen

- Nasenbluten, früh gleich beim Aufstehen

- klemmendes Gefühl und Krampf in den Kinnladen

- Wange und Oberkiefer sind geschwollen und rot - Stiche darin

- rote Beule am Unterkiefer, welche ziehend weh tut

- geschwollene Unterkieferdrüsen

- die Zähne werden locker und scheinen zu lang

- das Sprechen fällt schwer, als ob die Kraft dazu fehlt

- in Mund und Hals sammelt sich viel Schleim, beim Versuch diesen auszuwerfen entsteht im Hals Wundheitsschmerz

- kratziges, scharriges Gefühl im Hals, unterhalb des Halsgrübchens

- beim Schlucken ein Schneiden, wie mit Messern

- ausserhalb des Schluckens, Trockenheitsempfindung und Stechen an den Mandeln oder Gefühl einer Schwellung der Mandeln mit ziehend, spannenden Schmerzen

- bitter-saurer Mundgeschmack

- Bier schmeckt kräuterartig, schal und sauer-bitter

- übler Mundgeruch

- vermehrter Hunger und Appetit

- isst mehr als sonst und wird nicht satt

- verstärkter Durst

- Schluckauf nach dem Essen

- bitteres Aufstossen, besonders nach dem Essen

- leeres Aufstossen (Geruch und Geschmack nach Schwefelgas)

- säuerliches Aufstossen, wovon der Schlund rau wird - beim Gehen in Freien

- Übelkeit in Rachen und Schlund, besonders nach dem Essen

- bitteres Erbrechen, wie Galle - nach dem Essen

- heftiges Brechwürgen

- Erbrechen unverdauter Speisen

- abends Würgen und darauf erst saurer und dann bitterer Geschmack im Hals - am nächsten Tag erneutes Würgen mit grosser Übelkeit und dem Gefühl, als ob der Magen verdorben sei

- Druckschmerz im Magen, schon nach dem Genuss von wenig Suppe

- Druck in der Herzgrube

- spannend, drückender Schmerz in der Herzgrube, welche bei Berührung schmerzt

- drückend, krampfartiger Schmerz unter den linken kurzen Rippen

- Schmerzen im Unterleib und in der Zwerchfellgegend

- Drücken in der Lebergegend

- langsamer, stumpfer Druck rechts neben dem Nabel

- drückender Schmerz im Unterbauch hier und da, mit Stuhldrang

- ziehender Druck, hier und da im Unterleib

- stechende Schmerzen am Schwertknorpel, bald nach dem Essen

- starke Stiche in der rechten Bauchseite, besonders beim Husten und Atmen - auch mit Ziehen in den Schultern

- beim Einatmen, plötzliches Stechen von der linken zur rechten Seite - durch den Bauch

- stumpfe Stiche in der Nierengegend - nach innen

- bohrende Stiche im Oberbauch, beim Gehen

- greifendes Gefühl im Magen und um den Nabel herum - dabei stetige Übelkeit und Ängstlichkeit - zieht zur Herzgrube herauf

- Schneiden um den Magen herum

- kneifende, schneidende Schmerzen in der Nabelgegend

- Schneiden in der rechten Unterrippengegend - stärker bei gebeugtem Sitzen

- Schneiden quer durch den Unterbauch - wie mit einem Messer

- schneidende Empfindung dicht neben dem Hüftbein

- Kneifen im Unterleib und in der Nabelgegend - wie von versetzten Blähungen

- kneifender und drückender Schmerz, mit Stuhldrang

- Kneifen dicht über dem Darmbein, beim Bücken

- Brennschmerz im Unterleib, besonders unter dem Zwerchfell

- brennendes Drücken in der Bauchseite

- Wühlen im Unterleib vor jedem Stuhlgang - besonders über der Nabelgegend

- schmerzhaft aufgetriebener Unterleib durch Blähungen - ist selbst bei äusserer Berührung empfindlich

- lautes Kollern und Knurren in den Därmen

- Gefühl von Leerheit im Unterleib, manchmal nach dem Essen

- Wundheitsschmerz im Unterleib - verschlimmert sich beim Anfassen

- von Zeit zu Zeit ein schmerzliches Zusammenfahren oder Zusammenrucken in den Seiten des Bauches

- Drücken im Schoss - geschwollene Drüsen

- feines Kneifen oder feines Stechen im Schoss

- Gefühl, als wolle ein Bruch heraustreten

- drückender Schmerz im Mastdarm

- anhaltendes Jucken um den After herum

- Brennen in den Geschlechtsteilen

- Stockschnupfen, wobei die Luft nur durch ein Nasenloch geht

- Rauheit und Heiserkeit in der Kehle - dabei Gefühl von Schwäche, Mattigkeit und Leere der Brust

- vormittags viel Schleim in der Luftröhre, welcher ein Röcheln verursacht und durch leichte Hustenstösse ausgeworfen wird (dabei Schwäche, Mattigkeit und Leere in der Brust)

- heftiger und erschütternder Husten - verursacht Zerschlagenheitsschmerz in der Herzgrube - dabei oft salzig oder faulig schmeckender gelber oder grüner Auswurf

- Auswurf von widrigem, süsslichem Geschmack

- Wundheitsschmerz in der Luftröhre und der Brust

- Lungeneiterung

- schwierige Atmung

- abends starke Engbrüstigkeit und Angst

- muss lange schnell atmen, bis er einmal tief Atem holen kann - danach ist die Angst und Kurzatmigkeit vorbei

- beim Treppensteigen und sonstiger geringer Anstrengung gleich Atemmangel

- muss die Kleidung lockern, um ordentlich atmen zu können

- Beklemmung oben auf der Brust

- grosse Leere in der Herzgrube

- stechende Schmerzen in der Brust

- beim Atmen Stiche im Schultergelenk und scharfe Stiche auf dem Schlüsselbein

- spannende Stiche in der linken Brust und im Brustbein, welche beim Ein- und Ausatmen anhalten und beim Ausatmen am schlimmsten sind

- brennende Stiche während des Atmens, beim Gehen im Freien

- schneidende, wiederholte Stiche durch die Brust herauf und an den Rippen

- Reissendes Schneiden oder schneidender Schmerz in den Seiten der Brust, beim Gehen

- Drücken tief in der Brust, wie von einer Last

- drückendes Klemmen in der Brust, beim Sitzen - verstärkt beim Einatmen

- spannender Druck oben über die Brust

- Zusammenziehen und Zusammenschnürung der Brust - mit Angst

- Wundheitsgefühl innerlich in der ganzen Brust, vom Hals an

- Ziehen von den Schlüsselbeinen bis in die Achseln

- drückendes Brennen im Kreuz

- im Rücken, über der Hüfte - ein von oben herab drückender Schmerz

- wellenförmige, stumpfe Stösse neben dem Rückgrat

- heftig reissende Schmerzen in den Lendenwirbeln - bis in die Nierengegend, welche bei Bewegung des Rumpfes schlimmer werden

- ziehend, reissende Schmerzen im Schulterblatt

- drückendes Ziehen in der Wirbelsäule - unterhalb und zwischen den Schulterblättern, bei Bewegung und Drehung des Körpers am schlimmsten

- verschieden geartete stechende Schmerzen in Rücken und Kreuz

- absetzende, stumpfe Stiche zwischen den Schulterblättern

- heftige scharfe Stiche zwischen den Schulterblättern - nach Anheben einer Last

- stechendes Kneifen auf dem Rücken

- brennendes Stechen im Rücken und am Schulterblatt

- wühlendes Stechen in den Rückenmuskeln - anhaltend beim Ein- und Ausatmen

- stichartiges Reissen auf der Seite des Rückens - nach oben zu, beim Stehen

- Reissen auf der Schulter und um das Achselgelenk - heftiger bei Bewegung

- Reissen im Arm, besonders im Handgelenk

- ruckweises Reissen von den Fingern in die Hand herauf

- Reissen an den hintersten Fingergelenken, welches bei Bewegung allmählich vergeht

- Reissen an den unteren Gliedmassen, in den Bändern der inneren Knieseite - bei Ruhe und Bewegung

- ruckweises Reissen in den Fussknöcheln und von da an abwärts bis in die Zehen - beim Sitzen

- drückendes Reissen im Oberarm, im Handgelenk (bei Bewegung schlimmer), in den Handwurzelknochen und den hintersten Gliedern der Finger (auch bei Bewegung heftiger)

- reissender Druck im Oberarm - nach hinten und innen

- reissender Druck in der Ferse

- ziehendes Reissen in den Muskeln des Oberschenkels

- ziehendes Reissen im Knochen, vom Knie bis zur Mitte des Oberschenkels

- ziehendes Reissen in den Muskeln des Unterschenkels und an den Mittelfuss-Knochen einiger Zehen

- krampfartiges Reissen in den Muskeln des Unterschenkels, beim Gehen

- ziehende Schmerzen vom Ellbogen zum Oberarm herauf

- ziehende Schmerzen vom Handgelenk zur Hand hin - in kurzen Absätzen

- ziehende Schmerzen im hinteren Daumenglied und gleichzeitig unter der Handwurzel

- schmerzhaftes, krampfhaftes Ziehen (mit Rucken) in einzelnen Fingern

- schmerzhaftes, krampfhaftes Ziehen in der Hüfte, in den Muskeln des Unterschenkels und aus der Kniekehlen heraus, nach der Wade zu

- Drücken und Ziehen auf der Schulter, am Oberarm und bis in den Unterarm

- Drücken und Ziehen an der inneren Seite des Oberschenkels, vom Schoss bis in die Hüfte und von dort über das Kreuz hinweg nach der rechten Seite hin

- stechende Schmerzen in den Fingerspitzen

- stechende Schmerzen in den Muskeln des Oberschenkels

- stechende Schmerzen über dem Knie, am Knie und an der Kniekehle

- brennende Stiche in Schulterhöhe

- juckende Stiche in und unterhalb der Achselgrube

- juckende Stiche im Gesäss

- juckende Stiche im Oberschenkel und an den Fussknöcheln

- Druckschmerz im Vorderarm - nach vorne und aussen

- Druckschmerz in den Sitzbeinen

- pulsierendes Drücken auf der inneren Seite des Oberschenkels und auf dem Schienbein

- Druck im Kniegelenk, in der Wade, unter der Wade und über die Fusssohle quer herüber

- Schmerz, wie Verrenkung in den Armgelenken, so dass man sie kaum biegen kann

- Schmerz, wie Verrenkung unter dem Schultergelenk (nur in der Ruhe), über der Handwurzel, im Handgelenk und in einzelnen Fingern

- Schmerz, wie Verrenkung an der Hüfte, unter dem Hüftgelenk und am Oberschenkel - beim Gehen

- Schmerz, wie zerschlagen am Oberarm - es ist, als würde der Knochen absatzweise zusammengedrückt und zermalmt

- Zerschlagenheitsschmerz in den Kniekehlen und Waden, abends

- Spannen an der Ellbogenspitze - dabei Wundheitsschmerz

- Spannen in der Kniekehle - dabei Gefühl von Steifheit

- Spannen im Unterschenkel

- schmerzhaftes Spannen oben, auf der inneren Seite der Wade - beim Stehen

- Müdigkeit und grosse Haltlosigkeit in den Armen und Beinen

- lähmige Mattigkeit und Schwere in Armen und Beinen, wird bei jeder Bewegung schlimmer - sogar das Schreiben fällt schwer und die Hände fangen an, zu zittern

- Mattigkeit und Schwere in den unteren Gliedmassen - besonders in den Kniegelenken, so dass man die Beine beim Gehen kaum bewegen kann

- Krampf in den Fingern, so dass sie lange Zeit zusammengezogen bleiben

- krampfartige Schmerzen im Vorderarm und auf dem Handrücken

- Krampf nachts in der Wade

- krampfartiger Schmerz auf der rechten Fusssohle - beim Sitzen

- empfindliches Zucken, hier und da an den Gliedmassen - als bekäme man da einen Stromschlag

- Fippern in den Muskeln des Armes

- flüchtiges Zucken auf der Hand, über dem Handgelenk und im Gesäss

- Schwellungen an den Händen und um die Knöchel der Füsse (wo sie manchmal rötlich ist) mit dem Gefühl, als wenn sie fest gebunden wären

Rechts/Links

- oft links

Persönlichkeit

Die Stannum-Persönlichkeit ist gezeichnet durch grosse geistige und körperliche Erschöpfung.

Schon kleinste geistige oder körperliche Anstrengungen belasten Stannum ungemein und bedeuten eine unglaubliche Anstrengung. Er kann sich nur noch sehr schwer konzentrieren und oft Aufgaben nicht zu Ende führen. Er ist so erschöpft, dass er sich alle 1 bis 2 Stunden zur Erholung hinlegen muss.

Sogar das Reden fällt Stannum schwer und strengt ihn schrecklich an. Immer wieder macht er Redepausen.

Schwäche und Erschöpfung - sind also ein ganz grosses Thema bei Stannum. Kleinste Anstrengungen in der körperlichen Hygiene (Zähneputzen usw.) bedeuten für ihn eine so grosse Anstrengung, dass er sich danach ausruhen muss. Ein Stannum Patient hat die Erscheinung und das Auftreten, als hätte er gerade eine sehr schwere Krankheit überstanden.

Stannum ist selbst verzweifelt über seine grosse Erschöpfung und sehnt sich nach dem Tod. Oft betrifft Stannum ältere Personen und es kommt häufig vor, dass diese in ihrem früheren Leben extrem viel geleistet haben und körperlich und geistig hochaktiv waren. Man könnte meinen, dass diese frühere Überforderung und starke Aktivität sich nun in ihr komplettes Gegenteil gewandelt hat.

Stannum ist oft sehr intelligent und würdevoll. Er hat einen guten Charakter und ist sehr gerecht.

Gemüt

- grosse Unruhe und Zerstreutheit

- verweilt an keinem Ort lange - geht von einem Ort zum anderen

- fruchtlose Geschäftigkeit - müht sich, eine Arbeit in bestimmter Zeit fertig zu bringen, schafft es aber nicht

- ärgerliche, stille Verdriesslichkeit - nichts gefällt ihm, nichts entspricht seinen Wünschen

- ist in sich gekehrt, ärgert sich leicht

- spricht und antwortet ungerne und nur in abgebrochenen Worten

- heftige, jedoch schnell vorübergehende Zornigkeit

- Angst, Abneigung und Scheu vor Menschen

- das Gedächtnis lässt nach

Schlaf

- grosse Schläfrigkeit

- häufiges Erwachen nachts, wegen ängstlichen Träumen

- nachts grosse Unruhe im ganzen Körper oder in den Unterschenkeln

- fühlt sich früh nicht ausgeschlafen und Rücken sowie Beine schmerzen wie zerschlagen

- ist früh so müde, als hätte er gar nicht geschlafen

- Kopfschmerz, auch Kopfhitze nach dem Schlafen
- im Schlaf ist ein Bein hochgezogen und das andere ausgestreckt

Modalitäten

Verbesserung:

- durch Bewegung (welche allerdings sofort zu Schwäche führt)
- Druck bei Bewegung
- durch harten Druck
- durch Husten oder Auswurf

Verschlimmerung:

- durch geringe Anstrengung
- durch warme Getränke
- durch Reden, Lachen oder Singen
- beim Liegen auf der rechten Seite

Beschwerden infolge von:

- Küchengerüchen - reizt zum Erbrechen

Vorlieben/Abneigungen

Vorlieben:

- Neigung dazu, sich in kurzen Abständen hinzulegen und zu erholen

Abneigung:

- gegen den Geruch von kochenden Speisen

Art der Ausscheidungen

Harn:

- Harnverhaltung
- Mangel an Harndrang
- beim Wasserlassen geht nur wenig ab
- nach dem Wasserlassen empfindliches Drücken im Blasenhals und der Harnröhre
- nach dem Wasserlassen, Gefühl, es sollte noch mehr kommen - kommen dann noch einige Tropfen, so verschlimmert sich das Drücken noch mehr
- beim Wasserlassen oft Brennen in der Harnröhre
- nachts häufiger Harndrang

Stuhl:

- vermehrter Stuhldrang
- vergeblicher Stuhldrang
- wenig Abgang von Stuhl
- auch nach dem Stuhlgang bleibt der Drang erhalten
- harter, trockener, knotiger Stuhl geht unter Pressen ab
- manchmal geht nur Schleim ab
- nach dem Stuhlgang, brennender Schmerz in der Lebergegend
- nach dem Stuhlgang, stumpfer Druck im Mastdarm oder Brennen im After

Regel:

- stärker als gewöhnlich
- früh und reichlich

- vor der Regel, Pressen im Unterbauch - beim darauf Drücken verschlimmert es sich

- acht Tage vor der Regel unbeschreibliche Angst und Schwermut

- kurz vor der Regel, Schmerz am Jochbein bei Berührung, welcher auch während der Regel anhält - wie von einem Stoss, tritt schon bei Bewegung der Gesichtsmuskeln auf

- Schmerz in der Vagina strahlt nach oben und nach hinten zur Wirbelsäule aus

- Weissfluss mit grosser Schwäche

Art der Schmerzen

- ziehender Druck oder drückendes Ziehen scheint ein Hauptschmerz von Zinn zu sein

- stechendes Kneifen, feine Nadelstiche

- juckend, brennende Stiche über den ganzen Körper oder an einzelnen Stellen

- Schwerheits-Druck in verschiedensten Knochen

Körperregionen

Kopf, Gesicht, Ohren, Hals, Brust, Unterleib, Kreuz, Rücken, Extremitäten

Bezug auf Organe

Augen, Respirationsorgane, Magen, Darm, Genitalien

Leitsymptome

- starke Erschöpfung

- grosse Schwäche - so schwach, dass sie in einen Stuhl sinkt

- grosse Müdigkeit

- Mattigkeit und stetige Neigung, zu liegen - dabei Zittern

- sogar das Reden strengt über die Massen an

- alle Schmerzen beginnen schwach, steigen dann an und nehmen wieder ab

- Schmerzen an verschiedenen Stellen des Kopfes - Neuralgien werden langsam stärker und klingen nach der Mittagszeit wieder ab

- Migräne

- Kopfschmerz in den Schläfen und im Vorderkopf

- grosse Schwäche in der Brust - so schwach, dass der Patient nicht sprechen kann

- starke Schwäche bei Lungen-, Bronchial- und Kehlkopfleiden (dabei meist Husten mit viel süss schmeckendem Auswurf, kann aber auch mal salzig sein)

- viel Schleim in der Luftröhre - dabei grosse Schwäche der Brust und gelb-grüner, widerlich süsser Auswurf

- dicker, klumpiger, grün-gelber Auswurf

- Husten wird durch Sprechen, Singen oder Lachen erregt

- chronische Bronchitis

- chronische Entzündungen der Nasennebenhöhlen

- Auswurf kann wegen der Erschöpfung nur schwer abgehustet werden

- Küchengerüche erregen Erbrechen und Speichelfluss im Mund

- grosses Leeregefühl nach dem Essen

- krampfhafte Bauchschmerzen

- Meteorismus (Blähbauch)

- heftiges Brechwürgen - manchmal danach dunkelgrüner, bitter schmeckender Schleim

- ein- und abschwellender Druck im rechten Hypochondrium - hält von morgens bis mittags an und wird von Meteorismus begleitet

- brennender und juckender After

- erloschene Libido - trotzdem nächtliche Erektionen und Samenergüsse

- Gefühl, als seien die Gliedmassen gelähmt - besonders beim Treppabsteigen, auch Schwindel und Schwäche dabei

- häufiges Frieren - dabei kalte Hände, er meint, die Finger wären abgestorben

- nachts sehr heisse Beine, welche brennen und von Schweiss bedeckt sind

- beim Versuch, sich hinzusetzen geben die Glieder plötzlich nach und knicken ab

Besonderheiten

- Husten wird durch Sprechen oder Lachen erregt

- Sprechen verursacht ein sehr grosses Schwächegefühl in der Brust

- Küchengerüche erregen Erbrechen und Speichelfluss im Mund

- der Patient hat Heisshunger, kann aber nicht essen

- nach dem Essen trotzdem noch grosses Leeregefühl

- heftige Bauchschmerzen bessern sich durch Druck

- der erschöpfte Patient versucht, trotz seiner Schwäche sehr schnell zu gehen, in der Hoffnung, so grössere Strecken zurücklegen zu können

- der Höhepunkt der Schmerzen ist meist in der Mittagszeit oder in den frühen Morgenstunden gegen 4:00 Uhr und 6:00 Uhr

- Schmerzen kommen und gehen allmählich

- Nash schreibt dazu: »Ein anderes sehr charakteristisches Symptom von Stannum ist, dass "die Schmerzen bis zum höchsten Grad allmählich zu- und dann ebenso allmählich abnehmen" (siehe Platinum). Dieser Schmerz ist natürlich neuralgisch und kann irgendwo in dem Verlauf eines Nervs seinen Sitz haben, jedoch bekundet er sich oft in Gesichtsschmerz, Magenschmerz und Unterleibskolik.«

- kolikartige Unterleibsschmerzen bessern sich durch Druck, Nash schreibt dazu: »Diese Schmerzen werden wie bei Colocynthis und Bryonia durch Druck gebessert. Wenn also Colocynthis, an das man bei Unterleibsschmerzen, die durch Druck gebessert werden, zuerst denkt, versagt, so kann Stannum lindern, und zwar besonders, wenn die Anfälle seit langer Zeit bestehen oder der Patient eine chronische Neigung hierfür zu haben scheint. Bei Kindern wird der Schmerz gelindert, wenn man den Patienten über die Schulter trägt, so dass die Schulter einen Druck auf den Leib ausübt. Der Stannum-Patient ist gewöhnlich sehr niedergeschlagen und mutlos und möchte fortwährend weinen (Natrium muriaticum, Pulsatilla, Sepia).«

Differenzialdiagnose - Stannum und Pulsatilla

- Stannum macht oft links Beschwerden - Pulsatilla rechts.

- Stannum hat vorherrschend Beschwerden in äusseren Teilen - Pulsatilla in inneren.

- Stannum hat Jucken in inneren Teilen - Pulsatilla in äusseren.

- Stannum hat trockenen Ausschlag - Pulsatilla meist feuchten.

- Stannum hat vorherrschend Beschwerden im oberen Brustraum, in der Milz und der Ellbogenspitze - Pulsatilla im unteren Brustraum, in der Leber und in der Ellbogenbeuge.

- Stannum hat erst Hitze und dann Frost - Pulsatilla erst Frost und dann Hitze.

- Stannum-Hitze vermehrt sich bei Bewegung - Pulsatilla-Hitze lässt bei Bewegung nach.

- Bei Stannum herrscht Durst vor - bei Pulsatilla ist Durstlosigkeit vorherrschend.

- Stannum hat Durst besonders zwischen Hitze und Schweiss - Pulsatilla hat Durst mehr vor der Hitze als danach.

- Stannum hat selten eine verdriessliche Stimmung, ist selten verliebt und hat keine Delirien - Pulsatilla hat wechselnde Stimmung, ist gleichgültig, misstrauisch, dreist, habsüchtig und zerstreut.

- Stannum hat keine Apoplexie - Pulsatilla hat Apoplexie.

- Stannum hat Abneigung gegen Bier - Pulsatilla Appetit darauf.

- Stannum hat vorherrschend Verstopfung - Pulsatilla Durchfall.

- Stannum hat eine zu frühe und zu starke Regel - Pulsatilla eine zu späte und meist spärliche.

- Stannum hat vorherrschend Stockschnupfen - Pulsatilla meist Fliessschnupfen, besonders rechtsseitig.

- Stannum hat Auswurf besonders bei Tage und abends - Pulsatilla hat ihn morgens und bei Tage.

- Stannum-Beschwerden lassen nach Mitternacht und bei Tage nach - Pulsatilla-Beschwerden von Mitternacht bis Mittag.

- Stannum bessert sich beim Tiefatmen - Pulsatilla verbessert oder verschlimmert sich dabei.

- Stannum bessert sich beim Essen und verschlimmert sich danach - Pulsatilla bessert sich beim Trinken und verschlimmert sich danach.

- Stannum verschlimmert sich durch Aufstossen - Pulsatilla verschlimmert oder verbessert sich dadurch.

- Stannum verschlimmert sich nach dem Stuhl - Pulsatilla verbessert oder verschlimmert sich danach.

- Stannum verschlimmert sich nach dem Schlaf - Pulsatilla verschlimmert oder verbessert sich nach dem Schlaf.

- Stannum bessert sich nach dem Aufstehen aus dem Bett oder vom Sitzen - Pulsatilla verbessert oder verschlimmert sich dabei.

- Stannum bessert sich bei Bewegung des kranken Teils - Pulsatilla bessert oder verschlimmert sich dabei.

- Stannum verschlimmert sich beim Biegen des leidenden Teils - Pulsatilla verbessert oder verschlimmert sich dabei.

- Stannum bessert sich häufig beim Hängenlassen des kranken Gliedes und verschlimmert sich beim Heben desselben - Pulsatilla verschlimmert sich meist beim Hängenlassen des kranken Gliedes und bessert sich beim Heben desselben.

- Stannum verschlimmert sich beim Schlucken von Getränken - Pulsatilla verschlimmert sich beim Leerschlucken.

- Beim Schlucken und beim Essen, beim Hängenlassen des leidenden Teils und durch Lösen der Kleidung verschlimmert sich Pulsatilla und verbessert sich Stannum.

- Nach dem Stuhl, beim Heben des kranken Gliedes, beim Seitwärtsbiegen das leidenden Teils, beim Waschen oder Befeuchten des leidenden Teils, beim Aufstehen aus dem Bett, durch Festbinden der Kleidung und durch Weinen verbessert sich Pulsatilla und verschlimmert sich Stannum.

- Stannum fehlt die Überempfindlichkeit der Pulsatilla gegen Schmerz.

Differentialdiagnose - Stannum und Sulphur

- Stannum hat Neigung zu frischer Luft - Sulphur Abneigung dagegen.

- Stannum hat einen schnellen aber kleinen Puls - Sulphur einen schnellen, vollen und harten Puls, der manchmal aussetzt oder unfühlbar ist.

- Stannum hat äusseren Frost mit innerer Hitze - Sulphur hat inneren Frost mit äusserer Hitze.

- Stannum hat Durst besonders zwischen Hitze und Schweiss - Sulphur hat Durst am meisten in der Hitze und ist im Frost meist durstlos.

- Stannum hat vorherrschend Beschwerden an der Unterlippe, am Oberarm und an der Ellbogenspitze - Sulphur hat vorherrschend Beschwerden an der Oberlippe, am Unterarm und in der Ellbogenbeuge.

- Stannum hat selten eine gereizte Stimmung - Sulphur hat wechselnde Stimmungen, ist gleichgültig, ernst und feierlich.

- Stannum hat Abneigung gegen Bier - Sulphur hat Neigung oder Abneigung gegen Bier und andere Spirituosen.

- Stannum hat Übelkeit im Hals, seltener im Magen oder Unterleib - Sulphur hat Übelkeit im Magen, seltener im Hals.

- Stannum harnt zu spärlich - Sulphur harnt oft, aber spärlich (nur nach massivem Gaben reichlich).

- Stannum hat eine zu frühe und zu starke Regel - Sulphur hat häufig eine verspätete und schwache Regel.

- Stannum hat krampfhafte Geburtswehen - Sulphur hat schwache oder aufhörende Wehen.

- Stannum hat milden Weissfluss - Sulphur scharfen.

- Stannum hat dicken Nasenschleim - Sulphur wässrigen.

- Stannum hat eine heisere oder erhöhte Stimme - Sulphur hat eine heisere oder tiefe Stimme.

- Stannum hat vorherrschend Hustenauswurf (nicht konstant), besonders bei Tage und abends - Sulphur hat nicht konstanten Hustenauswurf, früh und bei Tage, seltener nachts.

- Stannum verschlimmert sich früh und abends, bis Mitternacht - Sulphur verschlimmert sich von Mitternacht bis Mittag und abends.

- Stannum verschlimmert sich in der Seitenlage und bessert sich in der Rückenlage - Sulphur verschlimmert sich meist in der Seitenlage und bessert sich in der Rückenlage.

- Stannum verschlimmert sich beim Aufstehen aus dem Bett und bessert sich danach - Sulphur bessert sich beim Aufstehen aus dem Bett und verbessert oder verschlimmert sich danach.

- Stannum bessert sich bei Bewegung des kranken Teils - Sulphur verschlimmert oder verbessert sich dabei.

- Stannum verschlimmert oder verbessert sich beim Ausstrecken des kranken Gliedes oder beim Heranziehen desselben - Sulphur wird beim Ausstrecken des kranken Gliedes fast immer verschlimmert und beim Heranziehen desselben gebessert.

- Stannum verschlimmert sich beim Schnauben und bessert sich danach - Sulphur verschlimmert sich dabei.

- Stannum bessert sich beim Tiefatmen - Sulphur verschlimmert oder verbessert sich dabei.

- Stannum verbessert oder verschlimmert sich bei körperlicher Anstrengung - Sulphur verschlimmert sich dadurch fast immer.

- Stannum verschlimmert sich beim Bücken - Sulphur verschlimmert oder verbessert sich dabei.

- Stannum verschlimmert sich durch Berührung, durch Weinen sowie nach dem Wasserlassen - Sulphur verschlimmert oder verbessert sich dabei.

- Stannum verschlimmert sich beim Schlucken der Getränke - Sulphur verschlimmert sich beim Schlucken trockener Speisen sowie beim Leerschlucken.

- Stannum verbessert sich beim Essen - Sulphur verschlimmert oder verbessert sich dabei.

- Stannum verschlimmert sich nach dem Stuhlgang - Sulphur verschlimmert oder verbessert sich danach.

- Stannum verschlimmert sich durch Aufstossen - Sulphur bessert sich dadurch fast stets.

- Beim Ausatmen, beim Aufstehen aus dem Bett sowie durch Aufstossen verschlimmert sich Stannum und verbessert sich Sulphur.

- Beim Einatmen, bei Bewegung des kranken Teils und beim Schlucken verbessert sich Stannum und verschlimmert sich Sulphur.

Fieber

- Frösteln über den ganzen Körper

- Schaudern, vormittags - mit Kälte der Hände und Gefühllosigkeit in den Fingerspitzen

- Schauder ist oft nur in einem Arm oder Fuss - dabei konvulsive Erschütterung desselben

- Schauder oft begleitet von Gänsehaut und Zähneklappern

- Hitze mal mehr am Kopf, mal über den ganzen Körper verteilt - mit Durst

- manchmal folgt auf die Hitze ein Frösteln

Schweiss

- bei nur geringer Bewegung bricht heisser Schweiss über den ganzen Körper aus - mit völliger Entkräftung

- heisser Schweiss, nachts (stark schwächende Nachtschweisse)

- heisser Schweiss, früh - meist am Hals, im Genick und an der Stirn

Indikationen nach Lutze

- krampfhafte Erscheinungen während des Zahnens der Kinder

- Epilepsie - mit Eintritt der Anfälle abends

- Schleimschwindsucht - bei reichlichem, grünlich oder gelblich gefärbtem Auswurf mit süsslichem oder salzigem Geschmack

- Gesichtsreissen, bei dem der Schmerz allmählich an- und ebenso abschwillt

Weitere bewährte Indikationen

- chronische Nasennebenhöhlenentzündungen

- chronischer Kehlkopfkatarrh - dabei Schwäche der Stimme

- Bronchiektasen

- Gebärmutterverlagerungen und Leukorrhoe bei mageren, entkräfteten Patientinnen

- funktionelle Leberstörungen

- chronische Hepatitis

- Leberzirrhose

- Arthrose

- Osteochondrose

- Spondylarthrosis

- Alzheimer im Anfangsstadium

Notfallsituationen

- Epilepsie - mit Eintritt der Anfälle abends

Geschichte zu Stannum

Stanni will sterben

Stanni ist nun schon 76 Jahre alt. Seit einigen Wochen fühlt sie sich überhaupt nicht mehr gut. Sie schafft nichts mehr richtig und ist darüber sehr sehr unglücklich. Noch nicht einmal zum Zähneputzen kann sie sich aufraffen. Irgendwie versteht sie selbst die Welt nicht mehr und ist verzweifelt über ihre mächtige Erschöpfung - eigentlich möchte sie jetzt am liebsten sterben und denkt, dass der Zeitpunkt wohl gekommen ist.

Wenn Sie auf ihr Leben zurückblickt, hat sie sehr viel geschafft. Die Firma ihres Vaters hat sie ganz alleine weitergeführt, da ihr Mann im Krieg gefallen ist. Auch die Kinder musste sie alleine grossziehen. Noch niemals vorher hat es ihr an Aktivität und Schaffenskraft gemangelt - sie war einfach immer ein Energiebündel.

Stanni schaffte früher alles mit links und half auch noch allen anderen bei ihren Problemen. Und so kannte sie natürlich auch jeder im Ort.

Als Samuel nun zu ihr gerufen wurde, traute er seinen Augen kaum, als er Stanni so hilflos im Bett liegen sah und er fragte sie:

"Stanni, was ist passiert?"

Darauf setzte sie zum Reden an, brachte aber nur ein:

"Ach Samuel, das ..."

heraus. Danach war sie schon wieder so erschöpft, dass sie in einen kurzen Schlaf fiel. Als sie aufwachte, wusste sie schon gar nicht mehr, dass Samuel zu Besuch war. Er fragte sie wieder:

"Stanni, was ist los mit Dir?"

Und sie antwortete:

"Ach Samuel, das siehst Du doch. Es geht halt zu Ende mit mir. Ich kann kaum noch etwas nachdenken, geschweige denn meine einfachsten Verrichtungen erledigen. Ich bin zu allem zu schwach, deswegen lege ich mich so oft hin."

Schon wieder schien sie von diesem kurzen Gespräch bis aufs äusserste erschöpft zu sein, sie begann zu zittern und nickte kurz ein. Samuel betrachtete Stanni ganz in Ruhe und dachte:

"Sie sieht aus, als hätte sie gerade eine schwere Krankheit überstanden, aber davon ist mir nichts bekannt - das kann also nicht die Ursache sein."

Als Samuel mit ihrem Sohn redete, erfuhr er von ihm:

"Sie hat in den letzten Tagen immer wieder so eigenartige Kopfschmerzen. Sie beginnen morgens ganz leicht und werden dann immer stärker - und danach nehmen sie genauso wieder ab."

Samuel nickte nur leicht mit dem Kopf, als Stanni wieder erwachte. Sie wollte gerade zum Reden ansetzen, als sie ein heftiger Hustenanfall überkam. Daraufhin sagte ihr Sohn:

"Das ist genauso komisch. Wenn sie redet oder lacht muss sie sehr oft husten. Dabei ist sie sogar zum Husten viel zu schwach."

Stannis Sohn verliess den Raum, um seiner Frau in der Küche behilflich zu sein. Als er die Tür öffnete, stieg Samuel der herrliche Duft des Sonntagsbratens in die Nase und sein Bauch fing an zu knurren.

Stanni wurde aber auf einmal schrecklich übel - es wurde so schlimm, dass sie sich sogar übergeben musste.

Samuel fragte sie, warum ihr plötzlich so schlecht würde und sie antwortete:

"Dieser Essensgeruch - ich kann ihn einfach nicht mehr ertragen. Obwohl ich manchmal sehr hungrig bin, kann ich einfach nichts mehr essen. Es ist halt so, mein Ende ist nahe."

Als Samuel ihren Bauch untersuchte, fiel ihm auf, dass er mächtig aufgebläht ist und Stanni sagte:

"Ich habe auch oft Bauchkrämpfe. Ich rufe dann immer meinen Sohn, damit er mir kräftig auf den Bauch drückt. Davon bessern sich nämlich die Schmerzen - was es nicht für eigenartige Dinge gibt, nicht wahr?"

Eigenartige Dinge war das Stichwort für Samuel. Sofort kam ihm nämlich der kleine Junge in den Sinn, den er letzte Woche behandelt hat. Sein Vater trug ihn mit dem Bauch über der Schulter in Samuels Praxis und begründete das damit, dass es die beste Lage für den Kleinen sei und er so keine Schmerzen habe. Auch hatte er die gleichen allmählich an- und absteigenden Schmerzen gehabt.

Dieser Junge hatte seine Beschwerden durch zuviel Zinn bekommen, was ihm wegen Wurmbeschwerden eingegeben wurde.

Samuel sah sich in Stannis Zimmer um, ob hier vielleicht auch eine Zinnfeile herumliegt und eventuell daher die Beschwerden kämen. Er erkundigte sich bei ihren Kindern, aber nichts dergleichen wurde Stanni verabreicht.

So gab ihr Samuel mit ruhigem Gewissen einige Globuli Stannum und schon einen Tag später kehrte ganz langsam die Kraft in Stanni zurück.

Quellenverzeichnis:

Eugene B. Nash

Leitsymptome in der homöopathischen Therapie - 19. Auflage - Karl F. Haug Verlag, Stuttgart

Samuel Hahnemann

Reine Arzneimittellehre

Samuel Hahnemann

Die Chronischen Krankheiten

Samuel Hahnemann

Organon der Heilkunst - 5. Auflage

Groß/Hering

Vergleichende Materia Medica - Barthel & Barthel Anstalt, Nendeln

Adolf Voegeli

Leit- und wahlanzeigende Symptome der Homöopathie - Karl F. Haug Verlag, Stuttgart

Robert Gibson Miller / Will Klunker

Arzneibeziehungen - Karl F. Haug Verlag, Stuttgart

Edeltraud Friedrich, Peter Friedrich

Charaktere homöopathischer Arzneimittel - Traupe-Vertrieb

Boericke

Homöopathische Mittel und ihre Wirkungen - Materia Medica und Repertorium - Verlag Grundlagen und Praxis, Leer

Ernst Gardemin

Homöopathische Reimregeln - Karl F. Haug Verlag, Stuttgart

Dr. Arthur Lutze

Lehrbuch der Homöopathie - Verlag Hans Greiner, Köthen-Anhalt

Willibald Gawlik

Arzneimittelbild und Persönlichkeitsportrait - Konstitutionsmittel in der Homöopathie - Hippokrates Verlag, Stuttgart

Alexander Gothe/Julia Drinnenberg
Homöopathische Leit-Bilder - Karl F. Haug Verlag, Stuttgart

Bruno Vonarburg/Sonja Burger Arzneimittel-Persönlichkeiten in Wort und Bild

Karl F. Haug Verlag, Stuttgart

Dr. Ernst Ferdinand Rückert

Kurze Übersicht der Wirkungen homöopathischer Arzneien auf den menschlichen Körper - Verlag von Ludwig Schumann, Leipzig

Dr. Ernst Ferdinand Rückert

Die Wirkungen homöopathischer Arzneien unter gewissen Bedingungen

Verlag von Ludwig Schumann, Leipzig

Max Daunderer

Gifte im Alltag - Verlag C.H. Beck, München

Max Daunderer

Amalgam - Sonderdruck aus: Handbuch der Amalgamvergiftung - ecomed Verlagsgesellschaft GmbH & Co. KG, Landsberg

Leseprobe

Annett Strauch

Steckbriefe homöopathischer Kindermittel

Lycopodium

Meister Lyc erblickt das Licht der Welt

Es ist geschafft. Das Baby ist endlich auf der Welt. Die Hebamme ruft plötzlich ganz laut aus:

"Oh - es ist ein Lyc!"

Mit diesem Ausspruch konnten Lycs Eltern gar nicht viel anfangen. Arseno schaute seine Frau Pulsi ganz erstaunt an. Aber sie dachten nicht weiter darüber nach, da die letzten Stunden ja wirklich sehr anstrengend waren.

Für Arseno wurde es nun auch Zeit, zur Arbeit zu gehen und Pulsi musste sich erst einmal von der schwierigen Geburt erholen.

Einige Stunden später wurde der jungen Mutter ihr Baby gebracht. Sie war nun auch ausgeruht und freute sich sehr, den kleinen Lyc bei sich zu haben.

Da er furchtbar schrie, stillte sie ihn sofort. Dabei saugte er unwahrscheinlich gierig und er schien einen Riesenhunger zu haben. Vor lauter Hast verschluckte er sich auch noch. Dummerweise schien er einen Schnupfen zu haben und bekam durch die Nase nicht richtig Luft.

Nachdem der kleine Lyc fürs erste gesättigt war und natürlich sein Bäuerchen gemacht hatte (die Hebamme hatte Pulsi nämlich ganz deutlich darauf hingewiesen, dass das bei einem Lyc sehr sehr wichtig ist!), schläft das Baby ein.

Jetzt sah Pulsi den kleinen erstmals in aller Ruhe an und dachte insgeheim bei sich:

"Mein Baby sieht nicht so niedlich aus wie die anderen hier. Warum nur hat er so ein ängstliches Gesicht. Es ist auch so dunkel und hat so viele Falten. Seine Brust ist so schmal - hoffentlich ändert sich das noch."

Aber so schnell, wie diese Gedanken kamen, vergingen sie auch wieder. Schließlich liebte Pulsi ihren kleinen Lyc von ganzem Herzen.

Die Zeit verging viel zu schnell und schon kam die Schwester ins Zimmer, um das Baby zu holen und es wieder in das Säuglingszimmer zu bringen.

Das gefiel unserem kleinen Lyc natürlich überhaupt nicht - er fühlte sich gerade so wohl in der Nähe seiner Mama - und wenn er schon reden könnte, würde er jetzt wohl sehr bestimmend sagen:

*"Ich **will** hierbleiben!"*

Da er aber nun mal noch nicht reden konnte, schrie er halt aus voller Lunge - schließlich war das das einzige, was er schon richtig gut konnte ;-)

Dabei schaute er mit seinen kleinen Augen ganz starr und misstrauisch diese fremde Schwester an - wenn sie nur nicht so laut reden würde! Zusätzlich runzelte er seine Stirn, so gut er nur konnte. Sie sollte ruhig sehen wie sehr ihm das alles missfällt!

Trotz alledem legte die Schwester unseren kleinen Meister Lyc in sein Bettchen im Säuglingszimmer und dachte:

"Er wird sich schon wieder beruhigen."

Da hatte sie aber weit gefehlt - denn sie wusste nicht, was ein Lyc ist ;-) Lyc schrie und schrie aus voller Kehle und wollte sich überhaupt nicht mehr beruhigen. Also nahm ihn die Schwester schweren Herzens und schon ziemlich genervt aus dem Bettchen heraus und brachte ihn zu seiner Mutter zurück - sollte die sich doch darum kümmern.

Und das war der allererste Triumph für unseren Meister Lyc.

In seinem kleinen Babykopf war nämlich schon jetzt klar:

"Okay - das ist also der schnellste Weg zu meiner Mutter, ich muss einfach nur laut und lange schreien."

Natürlich hat er auch schon wieder Hunger - schließlich ist schon mehr als eine Stunde vergangen. Also schrie er solange weiter, bis ihn seine Mutter endlich wieder an die Brust nahm. Allerdings hörte er auch danach nicht auf zu schreien, denn er hatte jetzt furchtbare Bauchschmerzen — weil seine Mutter dummerweise Kohl gegessen hatte.

Gott sei dank war aber unsere homöopathiebegeisterte Hebamme in der Nähe und wusste gleich was zu tun ist. Sie verpasste beiden eine Gabe Lycopodium und legte dem kleinen Lyc einen warmen Umschlag auf den Bauch. Schnell wurde alles wieder gut. Sie sagte zu Pulsi:

> *"Merk dir das gut! Iss keine blähenden Speisen und gib vor allem Lyc nichts davon - auch wenn er älter ist nicht. Er verträgt es nun mal nicht gut und bekommt davon heftige Bauchschmerzen und sogar Koliken - es ist halt ein Lyc - vergiss das nie ;-)"*

Sie gab ihr noch eine Liste mit einigen Hinweisen mit auf den Weg:

Gebrauchsanleitung zum Lycopodium-Säugling:

1. Blähende Nahrungsmittel vermeiden

2. Lycopodium verträgt Reis und Nahrungsmittel mit einem etwas höheren Weißmehlanteil recht gut

3. Vollkornbrot (getoastet) verträgt er besser als frisches Brot

4. eine typische Verschlimmerungszeit ist zwischen 16:00 Uhr und 20:00 Uhr

5. wenn Lycopodium krank ist, darf man ihn nicht alleine lassen - er braucht die Nähe einer Bezugsperson

6. hat Lycopodium Blähungen, möchte er gerne über der Schulter getragen werden

7. Lycopodium schläft sehr gerne bei den Eltern - das sollte man ihm immer wieder einmal gönnen

8. Lycopodium bekommt abends Hunger! Ist seit der letzten Mahlzeit zu viel Zeit vergangen, wird man ihn nicht zum Schlafen bewegen können, ohne ihm vorher noch etwas zu essen zu geben

An diese Liste hielt sich Pulsi so gut sie konnte und kam mit ihrem Lyc recht gut zurecht.

Als Meister Lyc etwas älter wurde, bekam er oft Erkältungen. Dummerweise blieb ihm dabei meist der Husten noch einige Wochen erhalten.

Der kleine Meister Lyc mag es übrigens überhaupt nicht, wenn seine Eltern Besuch bekommen. Er kann fremde Leute nun mal nicht leiden und hat das seinen Eltern auch schon mehrfach zu verstehen gegeben - sie scheinen es aber einfach nicht zu kapieren. Also denkt er bei sich:

"Dann muss ich wohl stärkere Geschütze auffahren."

Als nun also wieder einmal so ein Besuchstag ins Haus stand, schaute er als erstes den Besucher mit seinem bitterbösen Blick an und runzelte seine Stirn nach allen Regeln der Kunst. Er sah seine Mutter an und sagte sehr bestimmend:

"Der soll gehen - *jetzt gleich!"*

Darauf ließ sich seine Mutter allerdings nicht ein, denn sie erinnerte sich an die zweite Liste der Hebamme — die erste hatte ihr ja auch schon so gut bei ihrem Lyc geholfen:

Gebrauchsanleitung für das Lycopodium-Kind ;-)

1. Lycopodium braucht einen geregelten Tagesablauf, geregelte Erholungsphasen und ein aufgeräumtes Zimmer

2. Lycopodium sollte tägliche Pflichten haben, auf deren Einhaltung man achtet

3. Lycopodium muss rechtzeitig vor Prüfungen lernen - bevor sich seine Angst breit machen kann

4. man sollte versuchen, Lycopodium den Mittelweg zu zeigen zwischen seiner maßlosen Überschätzung und Prahlerei und seinen Minderwertigkeitskomplexen

5. Lycopodium sollte dazu angehalten werden, zu lesen was er geschrieben hat - auch wenn er das gar nicht mag!

6. Lycopodium braucht gleich morgens was "ordentliches" zu essen

7. mit Lycopodium muss man über seine Probleme reden

8. hat Lycopodium Probleme mit der Aussprache, darf man keinesfalls seinen Fehler ins Lächerliche ziehen oder ihn deshalb ermahnen - einfach das richtige Wort sagen

9. beginnt Lycopodium sein Königsverhalten, will er herrschen und auf seinen Thron steigen, sollte man schnellstmöglich reagieren - es sei denn, man möchte diesen Herrscher wählen ;-)

10. Lycopodiums Talente müssen gefördert werden! Von alleine passiert bei ihm nicht viel

11. Lycopodium braucht regelmäßige Mahlzeiten

12. kommt etwas Neues auf Lycopodium zu, sollte er gut darüber aufgeklärt werden, damit er keine übertriebene Angst aufbaut

Also geht sie mit ihm in sein Zimmer und klärt ihn in aller Ruhe über den Besuch auf. Danach geht se zu den anderen zurück und sagt zu ihm:

"Du kannst ja nachkommen, wenn Du soweit bist."

Das gefällt Meister Lyc allerdings auch nicht, denn er mag ja absolut nicht gerne alleine sein. Also beobachtete er diesen Besuch eine Weile aus der Ferne und gewöhnte sich nun doch langsam an diese Situation. Er denkt sich dann:

"Also gut, dann zieh ich mich jetzt zuerst schick an und gehe dann einfach zu den anderen."

Diese Überwindung hat sich für ihn gelohnt, denn hier wartete als Überraschung eine riesengroße Tafel Schokolade - ein Geschenk des von ihm vorher so gefürchteten Besuchs. Nun war die Welt wieder in Ordnung, denn Meister Lyc liebt Süßigkeiten.

Deswegen kam ihm natürlich auch seine Einschulung besonders gelegen. An diese Riesenzuckertüte wird er sich wohl immer erinnern können - einfach traumhaft so viele Süßigkeiten!

In der Schule kommt Lyc gut mit - nur manchmal nimmt er es mit dem Lernen nicht gar so ernst. Es reicht ja auch immer — er kann sich ja alles ganz gut merken. So schaute er also wieder einmal aus dem Fenster und sah plötzlich auf dem gegenüberliegenden Haus Leute auf dem Dach herumlaufen. Das fesselte seine Aufmerksamkeit unwahrscheinlich und er beobachtete nun täglich, was dort passiert. Er denkt sich:

"Das will ich später auch mal machen."

Und somit wahr sein lycopodischer Ehrgeiz geweckt.

So kam es wie es kommen musste - Meister Lyc gründete schon mit 21 Jahren seine eigene Dachdeckerfirma. Und diese ist noch heute die erste und beste Adresse in der ganzen Gegend, was natürlich auch Samuel weiß, denn eines Tages, als er nachts wach wurde, weil ...

Der Lycopodium-Säugling

Er kommt oft schon ängstlich und besorgt zur Welt. Sein Gesicht hat einen dunklen Teint und es sieht alt und runzlig aus. Er hat einen kleinen und schmalen Körper, was insbesondere auch an der Brust auffällt - ein schmalbrüstiges Baby.

Er braucht dringend die Nähe von Mutter oder Vater, da er sonst sehr ängstlich reagiert - insbesondere bei laut redenden Fremden. Nun kann man die Angst deutlich am Gesichtsausdruck des Babies ablesen - es bekommt einen starren und misstrauischen Blick.

Lycopodium-Babies runzeln häufig die Stirn und unter Umständen sieht man sogar deutliche Falten auf ihrer Stirn.

Der Lycopodium-Säugling begreift schon sehr früh, dass er mit Geschrei oder ungezogenem Verhalten seine, ihn natürlich liebenden, Eltern manipulieren kann, so dass sie sich ganz nach seinen kleinen und großen Wünschen richten.

Schon bei geringsten Provokationen ist Lycopodium gereizt - er runzelt die Stirn und beginnt laut zu schreien.

Ganz besonders schlecht gelaunt ist er beim Aufwachen, wenn er Hunger hat oder wenn er müde oder krank ist.

Die Mutter hat es nicht leicht mit ihrem Lycopodium- Säugling. Er hat sehr oft eine unangenehme Verstopfung der Nase und kann dadurch beim Stillen kaum atmen. Auch sonst ist seine Atmung oft behindert und er schläft deshalb mit offenem Mund.

Lycopodium-Säuglinge können Schwierigkeiten mit dem Saugreflex oder auch spätere Probleme mit der Koordination beim Krabbeln haben. Generell bestehen häufig Schwierigkeiten in der Koordination.

Lycopodium hat den ganzen Tag über Blähungen. Dadurch ist er unruhig, zappelt und will von der Mutter herumgetragen werden. Besonders nach dem Stillen bekommt er starke Blähungskoliken, welche sich nachmittags und am frühen Abend verschlimmern. Nach 20:00 Uhr beruhigt sich das Geschehen meist.

Nicht, dass es am Morgen danach dann besser wäre ;-) - nun hat Lycopodium nämlich heftigen Hunger - den hat er immer nach dem Aufwachen! Jetzt trinkt er sehr gierig und schluckt dabei viel Luft, was natürlich seine Blähungsbeschwerden wieder fördert...

Ende der Leseprobe

www.ingramcontent.com/pod-product-compliance
Lightning Source LLC
Chambersburg PA
CBHW021402170526
45164CB00002B/470